Medische geschiedenis

onder redactie van:
prof. dr. H.F.P. Hillen
prof. dr. E.S. Houwaart
prof. dr. F.G. Huisman

Medische geschiedenis

Ziekte
Kennis
Dokter en patiënt
Gezondheidszorg en maatschappij

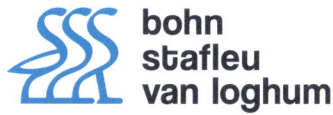

Houten 2018

ISBN 978-90-368-2168-1   ISBN 978-90-368-2169-8 (eBook)
https://doi.org/10.1007/978-90-368-2169-8

© Bohn Stafleu van Loghum is een imprint van Springer Media B.V., onderdeel van Springer Nature 2018
Alle rechten voorbehouden. Niets uit deze uitgave mag worden verveelvoudigd, opgeslagen in een geautomatiseerd gegevensbestand, of openbaar gemaakt, in enige vorm of op enige wijze, hetzij elektronisch, mechanisch, door fotokopieën of opnamen, hetzij op enige andere manier, zonder voorafgaande schriftelijke toestemming van de uitgever.

Voor zover het maken van kopieën uit deze uitgave is toegestaan op grond van artikel 16b Auteurswet j° het Besluit van 20 juni 1974, Stb. 351, zoals gewijzigd bij het Besluit van 23 augustus 1985, Stb. 471 en artikel 17 Auteurswet, dient men de daarvoor wettelijk verschuldigde vergoedingen te voldoen aan de Stichting Reprorecht (Postbus 3060, 2130 KB Hoofddorp). Voor het overnemen van (een) gedeelte(n) uit deze uitgave in bloemlezingen, readers en andere compilatiewerken (artikel 16 Auteurswet) dient men zich tot de uitgever te wenden.

Samensteller(s) en uitgever zijn zich volledig bewust van hun taak een betrouwbare uitgave te verzorgen. Niettemin kunnen zij geen aansprakelijkheid aanvaarden voor drukfouten en andere onjuistheden die eventueel in deze uitgave voorkomen. De uitgever blijft onpartijdig met betrekking tot juridische aanspraken op geografische aanwijzingen en gebiedsbeschrijvingen in de gepubliceerde landkaarten en institutionele adressen.

NUR 870
Basisontwerp omslag: Studio Bassa, Culemborg
Automatische opmaak: Scientific Publishing Services (P) Ltd., Chennai, India
De bijschriften van de afbeeldingen aan het begin van de hoofdstukken zijn opgenomen in de bijlage op pagina 276.

Bohn Stafleu van Loghum
Walmolen 1
Postbus 246
3990 GA Houten

www.bsl.nl

Inhoud

Deel I Ziekte

1 Het komen en gaan van ziekten 3
F.W.A. van Poppel
1.1 Inleiding 5
1.2 De epidemiologische transitietheorie 6
1.3 Het tijdperk van pest en hongersnood (tot circa 1875) 7
1.4 Het tijdperk van terugtredende pandemieën (1875–1945) 11
1.5 Het tijdperk van degeneratieve ziekten (1945-heden) 13
1.6 Oorzaken van de sterftedaling: McKeown en zijn critici. 15
1.7 Regionale en sociale verschillen: epidemiologische polarisatie 16
1.8 Ziekte en sterfte: kwaliteit en kwantiteit 16
Verder lezen. 18

2 De maatschappelijke reacties op ziekte 19
F.G. Huisman
2.1 Inleiding 21
2.2 Lepra en individuele zonde. 22
2.3 Pest en collectieve zonde. 24
2.4 Pokken en de goddelijke orde 25
2.5 Syfilis en de moralisering van ziekte. 27
2.6 Tuberculose en de vrees voor degeneratie 29
2.7 HPV en de scepsis over de wetenschap 32
2.8 Conclusie. 33
Verder lezen. 33

3 Wat is ziekte? 35
S. Werkhoven
3.1 Inleiding 37
3.2 Realisme versus sociaal constructivisme. 39
3.3 Ziektemodellen 43
3.4 Tot slot. 47
Verder lezen. 48

4 Lichaam en geest – een eenheid? 49
J. van Gijn
4.1 Lichaam, geest en ziel 51
4.2 Filosofen en de kerk over lichaam en geest: dualisme en materialisme 53
4.3 Zieke geesten, zieke hersenen?. 55
4.4 Zoeken naar de geest in de hersenen. 58
4.5 Materialisme en determinisme 60
4.6 Onverklaarde lichamelijke klachten 61
4.7 Tot slot. 63
Verder lezen. 64

| 5 | De ontmoeting met niet-westerse tradities | 65 |

H.J. Cook

5.1	Inleiding	67
5.2	Hoe 'niet-westerse geneeskunde' ontstond	68
5.3	'Niet-westerse' geneesmiddelen en 'westers' reductionisme	69
5.4	Medische denkstijlen	73
5.5	Conclusie	77
	Verder lezen	78

Deel II Kennis

| 6 | Bibliotheek – het tekstuele karakter van medische kennis | 81 |

P.J. van der Eijk

6.1	Inleiding	83
6.2	De cognitieve rol van taal en tekst	84
6.3	De ziektegeschiedenis als medisch genre	86
6.4	De klinische casus	87
6.5	Overzichtswerken	89
6.6	Medisch onderwijs en popularisering	89
6.7	Tekst, traditie en autoriteit	90
6.8	Boekenkennis, ervaringskennis en de wetenschappelijke revolutie	91
	Verder lezen	94

| 7 | Kliniek – observatie | 95 |

R. Knoeff

7.1	Inleiding	97
7.2	Nieuwe tradities van observeren	97
7.3	De geboorte van de kliniek	100
7.4	Objectieve kennis	106
7.5	Conclusie	107
	Verder lezen	107

| 8 | Laboratorium – het gezag van het experiment | 109 |

F.H. van Lunteren

8.1	Inleiding	111
8.2	Universitaire hervormingen	112
8.3	Vroege medische laboratoria: pathologie en fysiologie	115
8.4	De praktische betekenis van medische laboratoria	118
8.5	Doorbraak: de microbiologie	120
8.6	Het laboratorium in de 20^e eeuw	124
8.7	Conclusie	125
	Verder lezen	125

| 9 | Rekentafel – maat en getal | 127 |

T.C. Bolt

| 9.1 | Inleiding | 129 |
| 9.2 | Een empirische en stochastische traditie | 130 |

9.3	Methodestrijd (circa 1850)	130
9.4	De opkomst van maat en getal (1850–1950)	133
9.5	Het 'statistische tijdperk' in de geneeskunde (1950-heden)	137
9.6	Kansen en bedreigingen	142
	Verder lezen	143

10	**Technologische netwerken – innovatie door apparaten**	145
	E.S. Houwaart	
10.1	Inleiding	147
10.2	Opkomst van de arts-bricoleur (1850–1890)	148
10.3	Het ontstaan van technologische systemen (1890–1945)	150
10.4	Een medisch-technologisch landschap (1945–1990)	156
10.5	Personalized medicine (1990-heden)	159
	Verder lezen	160

Deel III Dokter en patiënt

11	**De arts-patiëntrelatie**	163
	F.G. Huisman	
11.1	Inleiding	165
11.2	De traditionele arts-patiëntrelatie: gelijkwaardigheid (tot circa 1880)	166
11.3	De moderne arts-patiëntrelatie: de arts gerespecteerd (1880–1950)	170
11.4	De postmoderne arts-patiëntrelatie: de arts bekritiseerd (1950-heden)	173
11.5	Tot slot	175
	Verder lezen	177

12	**Drie medische stijlen: verwijderen, bestrijden en ondersteunen**	179
	D.L. Willems	
12.1	Inleiding	181
12.2	De ziekte verwijderen – van ambachtelijk barbier tot academisch chirurg	183
12.3	Van zwarte gal naar *magic bullet* – de geneesheren	185
12.4	Lijden verlichten – het hospice	188
12.5	Conclusie – denkstijlen naast, met en tegenover elkaar	190
	Verder lezen	190

13	**De hospitalisering van zorg**	191
	E.S. Houwaart	
13.1	Inleiding	193
13.2	*Hospitalitas* in het christelijke godshuis (middeleeuwen)	193
13.3	Armenzorg in het geseculariseerde gasthuis (16e en 17e eeuw)	195
13.4	Medicalisering van het gasthuis (18e eeuw)	196
13.5	De betekenis van de Franse school	197
13.6	Het ziekenhuis als volledig medische instelling (19e eeuw)	198
13.7	Het ziekenhuis opnieuw gedefinieerd (20e eeuw)	204
	Verder lezen	206

Deel IV Gezondheidszorg en maatschappij

14	De medische professie	209
	F.G. Huisman	
14.1	Inleiding	211
14.2	Ongeorganiseerde arbeid (oudheid)	212
14.3	Scheiding tussen genees- en heelkunde (middeleeuwen)	213
14.4	Corporatieve fase (vroegmoderne tijd)	215
14.5	Staatsvorming en eenheid van stand (19^e eeuw)	216
14.6	Specialisten en generalisten (20^e eeuw)	219
14.7	De 'postmoderne staat' – bureaucratisering en vermarkting (21^e eeuw)	221
14.8	Nog een keer Freidson	223
	Verder lezen	224
15	Public health: gezondheid en burgerschap	225
	E.S. Houwaart	
15.1	Inleiding	227
15.2	Medische politie (1775–1840)	228
15.3	De hygiënische beweging en sanitaire hervormingen (1840–1900)	229
15.4	Sociale hygiëne (1900–1945)	233
15.5	Verzorgingsstaat en sociale geneeskunde (1945–1970)	236
15.6	Risicofactoren en politieke onzekerheid (1970–1990)	236
15.7	De 'new public health' (1990-heden)	240
	Verder lezen	241
16	Soelaas voor geest en samenleving: de GGZ als werkveld	243
	G. Blok	
16.1	Inleiding	245
16.2	De grote opsluiting (1850–1920)	246
16.3	Hulp in de 'vrije maatschappij' (1920–1970)	249
16.4	Crisis en vernieuwing (1970-heden)	251
16.5	Conclusie	256
	Verder lezen	257
17	Gezondheidszorg en de verzorgingsstaat: financiering, organisatie en bestuur	259
	R.A.A. Vonk en T.E.D. van der Grinten	
17.1	Inleiding	261
17.2	Gezondheidszorg – zelfsturing en sociale verzekeringen (1840–1945)	262
17.3	Toegankelijke gezondheidszorg voor iedereen (1946–1969)	268
17.4	Een nieuw geluid – gereguleerde concurrentie (1970-heden)	271
	Verder lezen	274
	Bijlagen	275
	Bronvermelding illustraties en figuurbijschriften afbeeldingen hoofdstukopeningen	276
	Register	281

Redactie en auteurs

Redactie

prof. dr. H.F.P. Hillen
Em. decaan Faculteit der Geneeskunde, em. hoogleraar Interne Geneeskunde,
Maastricht Universitair Medisch Centrum+, Nederland

prof. dr. E.S. Houwaart
Hoogleraar Medische Geschiedenis, Afd. Metamedica/Dep Health, Ethics, and Society,
Maastricht Universitair Medisch Centrum+, Nederland

prof. dr. F.G. Huisman
Hoogleraar Medische Geschiedenis, Afdeling Medical Humanities, Julius Centrum, Universitair Medisch Centrum Utrecht, Nederland

Auteurs

prof. dr. G. Blok
Hoogleraar Moderne Geschiedenis, Faculteit Cultuur- en Rechtswetenschappen, Open Universiteit, Amsterdam; Universiteit van Amsterdam, Nederland

dr. T.C. Bolt
Universitair hoofddocent Medische Geschiedenis, Maatschappelijke Gezondheidszorg, Erasmus Medisch Centrum, Rotterdam; Universitair Medisch Centrum Groningen, Nederland

prof. dr. H.J. Cook
John F. Nickoll Professor of History, History Dept, Brown University, Providence, RI, Verenigde Staten

prof. dr. P.J. van der Eijk
Hoogleraar Klassieke Oudheid en Wetenschapsgeschiedenis, Institut für klassische Philologie, Humboldt-Universität zu Berlin, Duitsland

prof. dr. J. van Gijn
Em. hoogleraar Neurologie, Universitair Medisch Centrum Utrecht, Nederland

prof. dr. T.E.D. van der Grinten
Em. hoogleraar Beleid en Organisatie Gezondheidszorg, Erasmus Universiteit Rotterdam, Nederland

prof. dr. E.S. Houwaart
Hoogleraar Medische Geschiedenis, Afd. Metamedica/Dep Health, Ethics, and Society,
Maastricht Universitair Medisch Centrum+, Nederland

prof. dr. F.G. Huisman
Hoogleraar Medische Geschiedenis, Afdeling Medical Humanities, Julius Centrum, Universitair Medisch Centrum Utrecht, Nederland

dr. R. Knoeff
Universitair hoofddocent Geschiedenis van de Geneeskunde, Afdeling Geschiedenis, Rijksuniversiteit Groningen, Nederland

prof. dr. F.H. van Lunteren
Hoogleraar Geschiedenis van de Natuurwetenschappen, Universiteit Leiden, Leiden; Sectie Algemene Vorming, Vrije Universiteit Amsterdam, Nederland

prof. dr. F.W.A. van Poppel
Em. hoogleraar Demografie, Universiteit Utrecht, Utrecht; Honorary fellow Nederlands Interdisciplinair Demografisch Instituut (NIDI/KNAW), Den Haag, Nederland

dr. R.A.A. Vonk
Wetenschappelijk medewerker, Centrum voor Kennisintegratie Volksgezondheid en Zorg, Rijksinstituut voor Volksgezondheid en Milieu (RIVM), Bilthoven; Maastricht Universitair Medisch Centrum+, Nederland

dr. S. Werkhoven
Universitair docent Ethiek Instituut, Departement Filosofie en Religiewetenschappen, Universiteit Utrecht, Nederland

prof. dr. D.L. Willems
Hoogleraar Medische Ethiek, Academisch Medisch Centrum/Universiteit van Amsterdam, Nederland

Inleiding: medische geschiedenis in kernthema's

Lange tijd is medische geschiedschrijving ideeëngeschiedenis geweest, met vooral aandacht voor geniale denkers, van Hippocrates tot Watson en Crick. Het was daarmee ook vooruitgangsgeschiedenis, met het heden als hoogte- en eindpunt. De Zwitsers- Amerikaanse arts en medisch historicus Henry Sigerist (1891-1957) brak voor het eerst met die benadering. Grote mannen en geniale ideeën waren zeker interessant, aldus Sigerist, maar slechts een deel van het verhaal. De medische geschiedenis kon niet beperkt blijven tot de geschiedenis van de medische wetenschap maar moest ook aandacht hebben voor de relatie tussen arts en patiënt, voor de medische professie, voor de staat en voor de vele maatschappelijke factoren die van invloed zijn op de gang van zaken in de gezondheidszorg. Voor het goede begrip van de medische geschiedenis was volgens Sigerist de context waarin de medische wetenschap tot stand kwam en functioneerde van essentieel belang. Onder zijn invloed breidde de medische geschiedenis zich uit tot sociale en cultuurgeschiedenis.

De nieuwe benadering van de medische geschiedenis sluit goed aan bij de behoeften van onze tijd, waarin de geneeskunde en de gezondheidszorg enorme veranderingen doormaken. De Britse medisch historicus Roy Porter (1946-2002) heeft gewezen op de paradox van overvloed en onbehagen in ons stelsel. De overvloed van de vooruitgang in de geneeskunde staat dan tegenover het onbehagen van de sociale ongelijkheid in de gezondheidszorg en het onbehagen van goed geïnformeerde kritische patiënten die meer dan ooit als de 'worried well' gepreoccupeerd zijn met hun gezondheid. Enerzijds zijn er wetenschappelijke en technologische ontwikkelingen die hun weerga in de geschiedenis niet kennen, anderzijds staat de arts-patiëntrelatie onder druk en is sprake van voortdurend groeiende kosten in de zorg. Nu de vele infectieziekten die de mensheid eeuwenlang hebben geteisterd min of meer onder controle zijn, worden we geconfronteerd met een nieuwe uitdaging: chronische en degeneratieve ziekten. Eeuwenlang was de geneeskunde onmachtig en dus onproblematisch, aldus Porter: iedereen boog voor de dood. Naarmate de geneeskunde echter aan inzicht en kracht won, groeiden ook de problemen en het ongemak. Volgens Porter is de geneeskunde de gevangene geworden van haar eigen succes. Als gevolg van de vele doorbraken van de afgelopen eeuw zijn de verwachtingen voor de toekomst hooggespannen. Maar kan de geneeskunde aan die verwachtingen voldoen? Wat zijn eigenlijk haar doelen, en hoe dienen die te worden bereikt? En wie beslist daarover?

De paradoxen die Porter signaleert en de vragen die hij opwerpt kunnen niet worden opgelost door het doen van nog meer biomedisch onderzoek en technologische innovatie. Ze kunnen alleen worden begrepen en geslecht door een reflectie op de grondslagen van de geneeskunde en die van het zorgstelsel. Met die reflectie kan de toekomstige arts niet vroeg genoeg beginnen. Van de moderne arts wordt immers verwacht dat hij of zij zich toetsbaar opstelt en zijn of haar handelen met doordachte en doorleefde argumenten kan onderbouwen. Het is onze overtuiging dat de medische geschiedenis een belangrijke bijdrage aan die reflectie kan leveren. Medische geschiedenis leert nadenken over de doelen, successen, tegenslagen en beperkingen van de geneeskunde. Leidende vragen van dit boek zijn: hoe is in de loop van de tijd gereageerd op bedreigingen van de volksgezondheid? Waar, hoe en door wie werd de daartoe benodigde kennis verworven? Hoe werd die kennis in de praktijk gebracht? Bij wie ligt eigenlijk de verantwoordelijkheid voor de gezondheidszorg? Wat kunnen we leren van het verleden?

Dit boek biedt een overzicht van zowel de wetenschappelijke als de maatschappelijke ontwikkelingen van de geneeskunde en de doorwerking daarvan in de moderne gezondheidszorg. We hebben daarom niet gekozen voor volledigheid en een chronologische opzet, maar voor een thematische. Ook is gekozen voor een accent op de afgelopen 250 jaar, met aandacht voor relevante ontwikkelingen in Nederland. Deze thematische opbouw past bij de moderne visie op de medische geschiedenis. In vier delen – Ziekte, Kennis, Dokter en patiënt en Maatschappij en gezondheidszorg – wil het boek een kader bieden voor reflectie op de huidige medische praktijk. Ieder hoofdstuk begint met een eigentijdse casus die illustratief en relevant is voor de in dat hoofdstuk behandelde thematiek.

Het boek is oorspronkelijk geschreven als Leerboek Medische Geschiedenis. De besproken thema's uit de medische geschiedenis zijn ons inziens echter niet alleen interessant voor studenten geneeskunde. De thema's bieden voor een breed veld van disciplines en professionals in de gezondheidszorg een basis voor reflectie. De inbedding van de geneeskunde en de gezondheidszorg in maatschappij en de cultuur is het hoofdthema van dit boek. De redactie hoopt daarom dat ook de lezer buiten de medische beroepsgroep deze benadering zal waarderen in het kader van het zeer levendige maatschappelijke debat over geneeskunde en gezondheidszorg in Nederland.

Bij het werken aan dit boek hebben we nooit vergeefs een beroep op anderen om advies gedaan. Onze aanvankelijke opzet werd van nuttig commentaar voorzien door de leden van de Interfacultaire Werkgroep Onderwijs & Onderzoek Medische Geschiedenis. Toen de hoofdstukken begonnen binnen te komen, leek het ons een goede gedachte de teksten te laten beoordelen op begrijpelijkheid door een aantal studenten en promovendi, en verder door twee huisartsen en een cardioloog. De redactie wil de volgende personen hartelijk bedanken voor hun waardevolle suggesties: Roland Bertens, Liselotte Bijker, Charlotte Heijnen, Cas Huisman, Jan Waling Huisman, Noortje Jacobs, Inez Laceulle, Kim Luijken, Alfred Sachs, Ivo Soliman en Hein Wellens.

We hopen dat het boek niet slechts leesplezier oplevert, maar ook een bijdrage levert aan het begrip van de wijze waarop ontwikkelingen in het verleden de basis hebben gelegd voor onze huidige gezondheidszorg.

Harry Hillen
Eddy Houwaart
Frank Huisman
Maastricht, juni 2018

Deel I Ziekte

Hoofdstuk 1 Het komen en gaan van ziekten – 3
F.W.A. van Poppel

Hoofdstuk 2 De maatschappelijke reacties op ziekte – 19
F.G. Huisman

Hoofdstuk 3 Wat is ziekte? – 35
S. Werkhoven

Hoofdstuk 4 Lichaam en geest – een eenheid? – 49
J. van Gijn

Hoofdstuk 5 De ontmoeting met niet-westerse tradities – 65
H.J. Cook

Het komen en gaan van ziekten

F.W.A. van Poppel

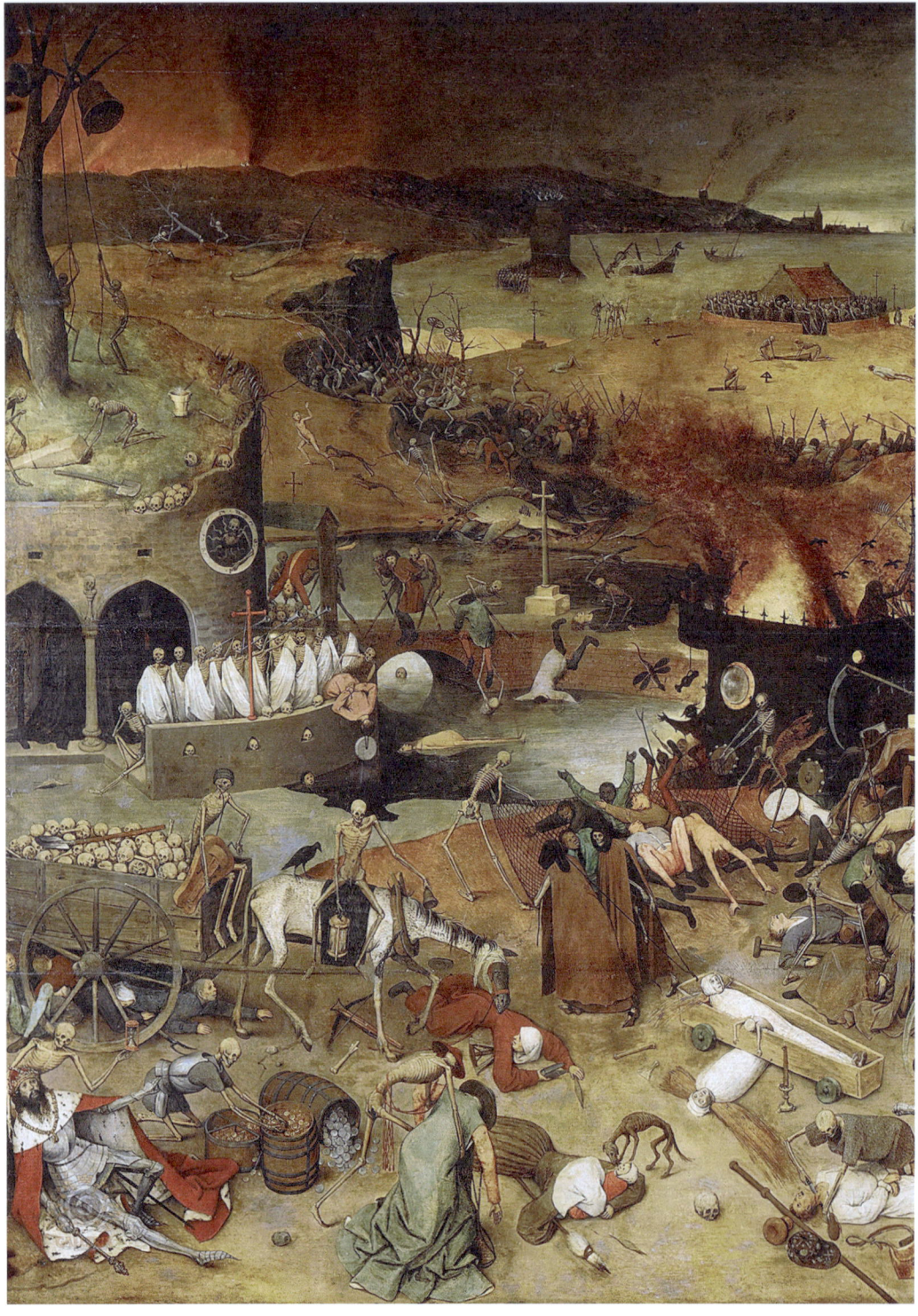

> **Casus**
>
> **Hygiëne of vaccinatie?**
> De vaccinatiegraad van zuigelingen in Nederland is internationaal gezien zeer hoog: rond de 94 %. Wel is de deelname aan het Rijksvaccinatieprogramma de afgelopen jaren licht gedaald. Weerstand tegen vaccinatie is geen nieuw verschijnsel: al sinds de late 18^e eeuw maken orthodoxe christenen om principieel-religieuze redenen bezwaar. Nieuw is de weerstand onder hoogopgeleide ouders; ze betwijfelen het nut van vaccinatie omdat zij menen dat goede voeding en hygiëne effectiever zijn tegen ziekte dan vaccinatie. Onderzoek wijst echter uit dat de massale vaccinatieprogramma's vanaf de jaren 1950 hebben geleid tot een veel sterkere daling van de kindersterfte dan op grond van de eerdere trendmatige ontwikkeling was te verwachten. In hoeverre gezondheidszorg en collectieve preventie hebben bijgedragen aan de verbetering van de gezondheid, de daling van de ziektelast en de afname van de sterfte is een centraal thema in de medische geschiedenis.

1.1 Inleiding

Ziekten komen en gaan. Honderd jaar geleden gold tuberculose nog als volksziekte nummer één, tegenwoordig komt de ziekte in Nederland nauwelijks meer voor. Omgekeerd sprak in 1900 niemand over hypertensie of het hartinfarct. En terwijl we verheugd zijn over het feit dat de pokken zijn uitgeroeid – als eerste en enige ziekte in de geschiedenis van de mensheid –, maken we ons zorgen over *emerging diseases* zoals Ebola, SARS en Zika en over de MRSA-bacterie. Het spectrum van voorkomende ziekten – en van doodsoorzaken – verandert dus door de tijd heen. Idealiter zou men de ontwikkeling van de gezondheidssituatie in heden en verleden willen beschrijven met objectieve grootheden; met cijfers die voor een representatief deel van de bevolking informatie geven over het aantal mensen dat te kampen had met ziekten, over de specifieke aard van die ziekten en over de duur en de ernst ervan. Sinds de 18^e eeuw hebben medici onderzoek gedaan naar (de oorzaken van) ziekte en sterfte. Toch blijkt het bepaald niet gemakkelijk om de trends goed in kaart te brengen – laat staan ze te verklaren. Dat heeft te maken met twee problemen: het eerste is *conceptueel* van aard, het tweede heeft te maken met de *registratie* van ziekten en doodsoorzaken.

Conceptueel: de termen die in de loop van de eeuwen voor ziekten werden gebruikt veranderen voortdurend van inhoud en betekenis. Zo verwees 'lepra' in de 16^e eeuw niet alleen naar de ziekte die we tegenwoordig lepra (of: ziekte van Hansen) noemen, maar kon de term even goed verwijzen naar lues. Infectieziekten van de darmen met diarree als hoofdsymptoom werden in de tijd voordat de bacteriologie tot ontwikkeling kwam, aangeduid als 'loop'. Vanaf het eind van de 19^e eeuw gaven medici steeds minder vaak 'waterzucht' als doodsoorzaak op, terwijl 'koorts' transformeerde van een ziekte naar een symptoom. In Nederland werden in de loop van de 20^e eeuw maar liefst tien verschillende doodsoorzakenclassificaties gehanteerd. En zo kan het gebeuren dat onze huidige classificatiesystemen (opgenomen in de ICD, de DSM en de ICF) ziekten bevatten die vroeger helemaal niet bestonden – dat wil zeggen: niet als ziekte werden (h)erkend. Het omgekeerde komt ook voor: klachten die medici vroeger beschouwden als het gevolg van ziekte komen in het medisch woordenboek van de 21^e eeuw niet meer voor (▶H. 3)[1]. Deze terminologische onzekerheid geldt voor bijna alle ziekten, zodat het reconstrueren van ziektepatronen in de loop der eeuwen een bijna onmogelijke opgave is.

---

1 Verwijzing naar het hoofdstuk waarin dit onderwerp verder wordt besproken.

Registratie: de reconstructie van ziektepatronen in de loop van de tijd wordt verder bemoeilijkt door een aanvankelijk onvolledige registratie. Pas na 1865 (toen de Wet op het Geneeskundig Staatstoezicht in werking trad (▶H. 14)), werd begonnen met de registratie van ziekten en doodsoorzaken, maar zelfs toen gebeurde dat nog tamelijk gebrekkig en onsystematisch. Eigenlijk werd de systematische registratie van ziekte pas na de Tweede Wereldoorlog ingevoerd. Het weinige materiaal dat we van vóór die tijd hebben, betreft specifieke groepen, regio's en periodes en is meer gericht op ongebruikelijke situaties dan op algemene patronen. Betrouwbare langetermijnoverzichten van ziektepatronen zijn daarom lastig te maken. Daar staat tegenover dat de registratie van *sterfte* in veel Europese landen al in de 18^e eeuw van de grond kwam. Om inzicht te krijgen in ziektepatronen in de loop van de tijd moeten we dus de omweg van de sterftepatronen bewandelen. Het voordeel van sterftecijfers boven ziektecijfers is dat ze vanaf 1810 in gestandaardiseerde vorm als overlijdensakten zijn overgeleverd. In meer rudimentaire vorm (als begraafregisters) gaan ze nog verder terug. Sterftecijfers hebben betrekking op de gehele bevolking en bieden belangrijke informatie, zoals het geslacht en beroep van de overledene en diens leeftijd bij overlijden.

In dit hoofdstuk wordt de ontwikkeling van mortaliteit door de eeuwen heen besproken, met speciale aandacht voor Nederland in de 19^e en 20^e eeuw. Het kader daarvoor wordt geboden door de theorie van de epidemiologische transitie. Vervolgens wordt een impressie gegeven van de achterliggende ziekten en doodsoorzaken in de verschillende fasen of tijdperken van deze transitie. Hoewel van bijna alle ons bekende ziekten wel sporen zijn terug te vinden (skeletresten, medische teksten, religieuze traktaten), kan van vrijwel geen enkele ziekte een volledig historisch overzicht worden gegeven (▶H. 3). Dit hoofdstuk beperkt zich daarom tot een bespreking van drie ziekten die typerend zijn voor de drie tijdperken die de Amerikaanse epidemioloog Abdel Omran onderscheidt in het ziekte- en sterftepatroon van de westerse wereld tussen de 18^e en de late 20^e eeuw.

1.2 De epidemiologische transitietheorie

Als eerste fase onderscheidde Abdel Omran het tijdperk van pest en hongersnood (*the age of pestilence and famine*). Deze fase werd volgens hem gekenmerkt door regelmatig terugkerende episodes van extreem hoge sterfte als gevolg van epidemieën en hongersnood. Het sterftecijfer lag niet alleen zeer hoog, maar fluctueerde ook sterk. De levensverwachting bij geboorte – het aantal jaren dat een pasgeborene kon verwachten te leven op grond van de sterftekansen die een bepaald jaar typeerden – was laag en uiterst variabel (tussen de 20 en 40 jaar).

Tijdens de tweede fase, het tijdperk van terugtredende pandemieën (*the age of receding pandemics*), daalde de sterfte sterk, vooral als gevolg van de afname van infectieziekten zoals tuberculose. De levensverwachting bij geboorte groeide in deze fase van 30 naar 50 jaar.

In het tijdperk van de degeneratieve en door de mens veroorzaakte ziekten (*the age of degenerative and man-made diseases*) ten slotte, daalde het sterftecijfer verder; de levensverwachting stabiliseerde rond de 70 jaar. In deze derde fase zette de dalende trend van infectieziekten door, terwijl degeneratieve aandoeningen zoals kanker en hart- en vaatziekten juist toenamen.

Later voegde Omran nog een vierde fase toe, te weten het tijdperk van ouderdoms- en chronische ziekten, opkomende nieuwe plagen en terugkerende oude ziekten (*the age of ageing, chronic diseases, emerging new scourges and the resurgence of older diseases*). De typering van deze fase liet hij in het midden.

De epidemiologische transitietheorie geldt als een van de weinige theorieën in het domein van de volksgezondheid. Het is een aantrekkelijk verklaringsmodel; niet alleen omdat het een vergelijking tussen landen mogelijk zou maken, maar ook omdat het model extrapolatie naar de toekomst en daarop gebaseerd gezondheidsbeleid mogelijk maakt. Toch is er ook altijd kritiek geweest. Volgens de critici zou het niet om een echte theorie gaan maar slechts om een generaliserende beschrijving van sterftetrends in een aantal westerse landen. Ook zou de theorie slechts patronen suggereren en geen verklaringen bieden. Ook werd de benaming *man-made diseases* niet bevredigend geacht: sommige infectieziekten zijn immers als man-made te beschouwen, en niet alle kankers en ischemische hartziekten zijn degeneratief (▶ H. 3). Ten slotte achtten velen de theorie onbevredigend door de vaagheid in de periodisering en de criteria die Omran daarvoor hanteerde. Terwijl de benamingen van de tijdperken verwijzen naar de dominerende ziektes, wordt in de karakterisering eerder de nadruk gelegd op de hoogte van het sterftecijfer en de variabiliteit van de levensverwachting. Ook geeft Omran niet duidelijk aan wanneer het eerste tijdperk begint en miskent hij de mogelijkheid van trends in de periode vóór 1600.

Ondanks deze kritiek biedt Omrans theorie nuttige aanknopingspunten voor wie trends in het ziekte- en sterftepatroon in kaart wil brengen om ze vervolgens te kunnen verklaren. In dit hoofdstuk wordt de fasering van Omran gebruikt om de trend in de Nederlandse sterftecijfers scherper in beeld te krijgen en te dateren. Pas vanaf het begin van de 19e eeuw kwamen voor Nederland als geheel sterftecijfers systematisch beschikbaar.

De drie tijdperken van Omran lijken zich er duidelijk in af te tekenen: het eerste tijdperk (dat een zeer grillig sterftepatroon kent) loopt van 1804–1875, het tweede (dat een dalende trend te zien geeft, met uitzondering van twee pieken: de influenza-epidemie aan het eind van de Eerste Wereldoorlog en de Hongerwinter aan het eind van de Tweede Wereldoorlog) loopt van 1875–1945 en het derde (waarin het sterftecijfer zich onder de 10 ‰ heeft gestabiliseerd) loopt van 1945 tot heden. Laten we de drie tijdperken eens nader bekijken.

1.3 Het tijdperk van pest en hongersnood (tot circa 1875)

Geen ziekte heeft op tijdgenoten een sterkere indruk gemaakt dan de pest. De Republiek der Verenigde Nederlanden werd in de 16e en 17e eeuw getroffen door een groot aantal pestepidemieën. De groei van het internationale handelsverkeer – met name de openlegging van het Middellandse zeegebied voor de Hollandse handel – was hieraan debet. In vergelijking met de gemiddelde sterfte per jaar (geschat op 3,5 ‰) maakte de pest minimaal tweemaal zoveel slachtoffers. In extreme gevallen was zelfs sprake van een vertienvoudiging van de normale sterfte. Vaak ging de ziekte gepaard met hongersnood. Omstreeks 1665 sloeg de pest in Nederland voor het laatst toe, vermoedelijk als gevolg van afnemende virulentie en een meer gecentraliseerd quarantainebeleid.

De regelmatige terugkeer van een ziekte als de pest en de daarmee gepaard gaande extreem hoge sterfte past bij uitstek in het grillige beeld van het eerste tijdperk van Omran. Sterftecijfers konden van het ene jaar op het andere met tientallen procenten fluctueren. Omran suggereert dat in deze fase geen sprake was van een toename van de levensduur (◯fig. 1.1). Sommige historici stellen zelfs dat de levensverwachting rond 1800 niet wezenlijk was verbeterd ten opzichte van de duizenden jaren daarvoor – zelfs niet in rijke delen van de wereld zoals Nederland. Zo weten we bijvoorbeeld dat de sterfte ook onder bevoorrechte groepen – zoals kunstenaars, medici en dominees – hoog was (◯fig. 1.2). Van honger

8 Hoofdstuk 1 · Het komen en gaan van ziekten

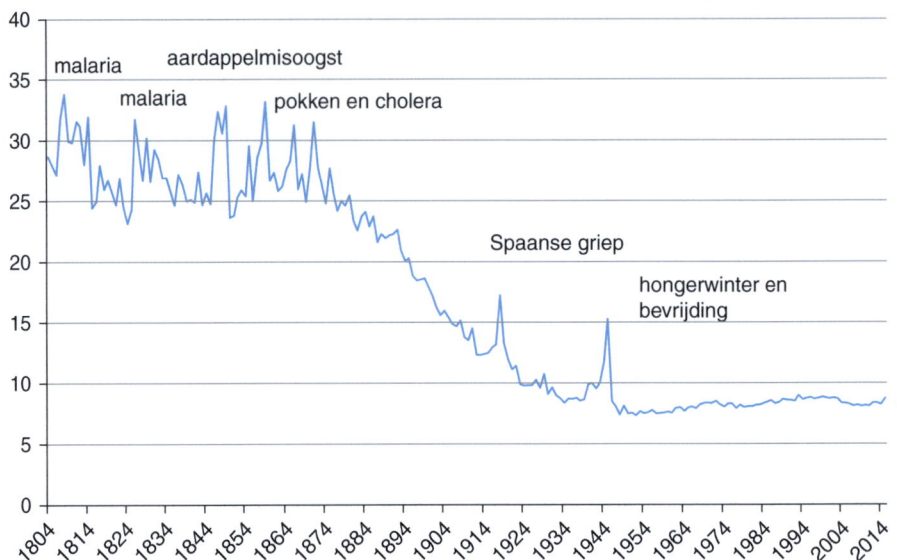

Figuur 1.1 Het aantal overledenen per 1.000 van de bevolking, 1804–2015

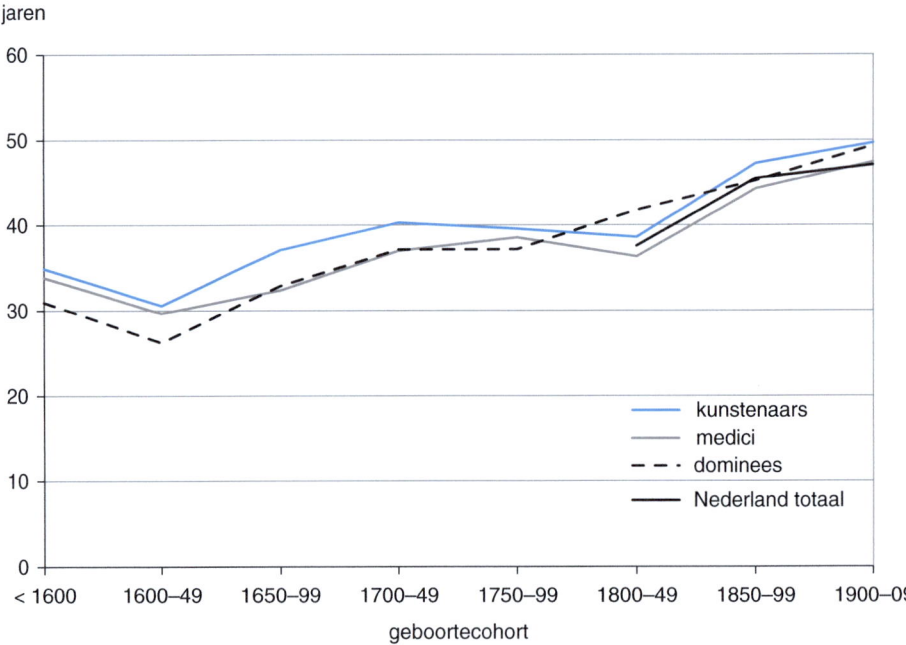

Figuur 1.2 Levensverwachting van een 25-jarige man naar geboortecohort en sociale groep

hadden deze groepen weinig te duchten, maar zelfs bij hen zien we de rampzalige invloed van de pest terug: mannen die waren geboren in de eerste helft van de 17e eeuw zagen hun levensverwachting ernstig afnemen als gevolg van een serie pestepidemieën.

Het tijdperk van pest en hongersnood vormde geen homogeen geheel. Het sterftecijfer fluctueerde tussen 25–35 ‰ en tot rond 1875 bleef het beeld grillig. Zo werden de kustprovincies in de jaren 1807–1809 en in 1826–1829 getroffen door wat waarschijnlijk malaria-epidemieën zijn geweest. In de jaren 1832–1833, 1848–1849, 1853–1855, 1859 en 1866–1867 werd Nederland bezocht door de cholera (▶kadertekst). Deze epidemieën eisten soms meer dan 20.000 extra slachtoffers (bij een normaal aantal van 75.000–85.000). Ook de pokken eisten hun tol, vooral in de jaren 1858 en 1871. Voedselcrises als gevolg van een mislukte aardappeloogst speelden vooral in de jaren 1846–1847 een rol: het aantal extra overledenen als gevolg van voedselschaarste wordt wel geschat op meer dan 50.000. Ondanks alles lijkt het erop dat zich zelfs binnen het eerste tijdperk spectaculaire transities hebben voorgedaan. De sterftefluctuaties in de 16e, 17e en 18e eeuw zijn immers veel heviger geweest dan die welke in de 19e eeuw plaatsvonden. Er is daarom wel gesuggereerd om een onderscheid te maken tussen het uitdoven van heftige epidemieën als de pest in de 17e eeuw en de latere teruggang van infectieziekten in de 19e eeuw.

> ### Cholera
> De enorme fluctuaties die zich tot diep in de 19e eeuw in het sterftepatroon voordeden werden vooral veroorzaakt door epidemieën van pest, pokken, tyfus en cholera. De eerste cholera-epidemie trof Nederland in 1832. De ziekte verspreidde zich razend snel vanuit de haven van Scheveningen en zorgde voor meer dan 10.000 slachtoffers – vooral in de (grote) steden waar de bevolking was aangewezen op oppervlaktewater. Aanvankelijk werd de oorzaak van de ziekte gezocht in de zogenoemde 'miasmata': giftige dampen die zich via de lucht zouden verspreiden. Veel later werd de cruciale rol van het drinkwater duidelijk. De 19e-eeuwse cholera-epidemieën behoorden tot de eerste waarover statistische gegevens werden verzameld. Door ziekte- en sterftecijfers in verband te brengen met gegevens over drinkwater, bevolkingsdichtheid en welvaart probeerden medici inzicht te krijgen in de aard en oorzaken van de ziekte. Pas in de late 19e eeuw werden – met de aanleg van drinkwatervoorzieningen en riolering – concrete maatregelen genomen ter verbetering van stedelijke hygiëne.

Overigens moet wel worden opgemerkt dat sterftecijfers per 1.000 van de bevolking een te simpel beeld geven van de veranderingen in het ziekte- en sterftepatroon, doordat geen rekening wordt gehouden met de leeftijdsopbouw van de bevolking. Nuljarigen (met hoge sterftekansen) brachten het gemiddelde sterftecijfer aanzienlijk omhoog. Rond het midden van de 19e eeuw kwam zelfs één op de dertig kinderen levenloos ter wereld (◘fig. 1.3; ter wille van de leesbaarheid zijn de cijfers voor doodgeborenen onder de horizontale as afgebeeld). De sterterisico's van een pasgeborene lagen op hetzelfde niveau als die van 80-plussers.

Om deze vertekening te kunnen corrigeren, hebben we informatie nodig over de aantallen sterfgevallen per leeftijdsgroep. Op die manier kan de sterftekans per leeftijdsgroep worden berekend. Op basis van de sterftekansen kan de levensverwachting bij geboorte of op andere leeftijden worden berekend. Was de hindernis van het eerste levensjaar eenmaal genomen, dan kon de overlevende nog een relatief lang leven tegemoet zien. In ◘fig. 1.4 is opgenomen welk deel van de geborenen – afgezet tegen het sterftepatroon van ieder jaar – de

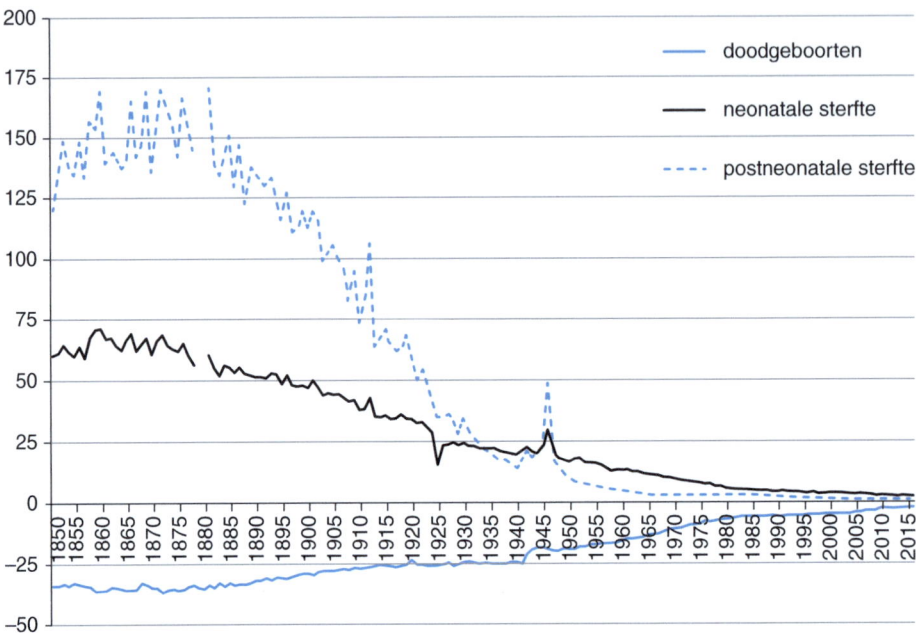

Figuur 1.3 Doodgeboorten (per 1.000 geboorten) en neonatale en postneonatale sterftecijfers (per 1.000 levendgeborenen), Nederland, 1850–2015

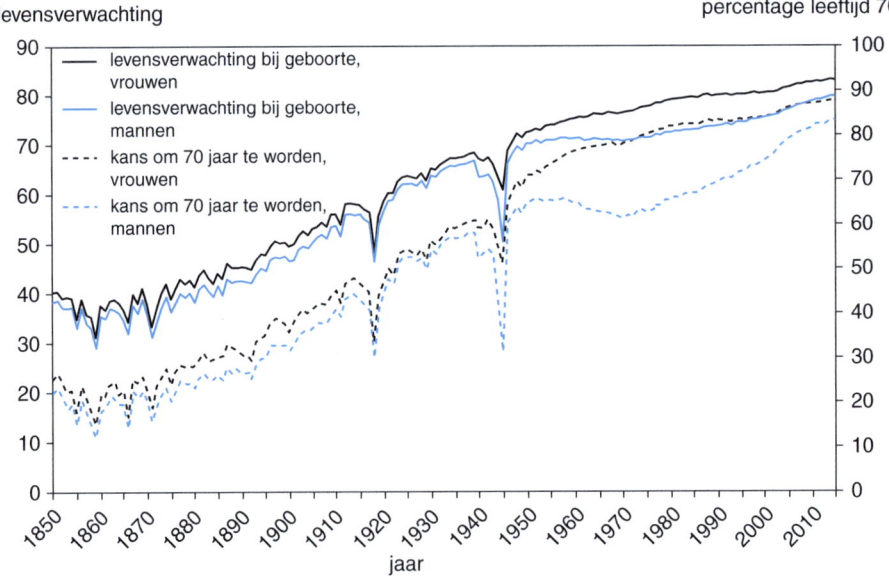

Figuur 1.4 Levensverwachting bij de geboorte (schaal links) en percentage dat leeftijd 70 bereikt (schaal rechts), periode 1850–2015

70-jarige leeftijd kon bereiken. Voor 1875 lag dat cijfer in goede jaren bij mannen iets boven de 22 %, bij vrouwen iets hoger. In slechte jaren lagen die cijfers respectievelijk op 10 en 15 %.

Onder 'normale' omstandigheden lag de levensduur van mannen in deze periode rond de 38 jaar, die van vrouwen rond de 40 jaar. In jaren met epidemische ziekten lagen die cijfers aanzienlijk lager. Zo daalde de levensduur van de mannen in 1859 als gevolg van een epidemie van pokken en cholera tot onder de dertig jaar. Pas toen de epidemieën vanaf 1875 uitdoofden vond een sterke toename van de levensduur plaats.

1.4 Het tijdperk van terugtredende pandemieën (1875–1945)

De tweede fase van de epidemiologische transitie begint volgens Omran in Europa pas laat in de 19^e eeuw, en Nederland past perfect in dat beeld. De kenmerken van het tweede tijdperk – het verdwijnen van de sterke schommelingen in de sterftecijfers en een geleidelijke stijging van de levensverwachting – zijn in ◘fig. 1.1 en 1.4 duidelijk terug te zien. Na 1875 blijkt het sterftecijfer nog nauwelijks schommelingen te vertonen, slechts een gestaag dalende trend. Tijdelijke opflakkeringen deden zich nog voor in 1918 (toen wereldwijd circa 16 miljoen mensen stierven aan de Spaanse griep) en in 1944–1945 (als gevolg van de Hongerwinter en de militaire acties bij de bevrijding). De levensverwachting bij geboorte biedt hetzelfde beeld van een continue stijging (◘fig. 1.4). Rond 1945 was de levensverwachting bij de geboorte ten opzichte van 1875 met circa 34 jaar toegenomen: bijna een verdubbeling. Een belangrijke verklaring hiervoor ligt in de sterke daling van de zuigelingensterfte. In 1945 was de kans om 70 jaar te worden meer dan driemaal zo groot als in 1875. Nederland had definitief gebroken met het hoge sterfteniveau van het eerste tijdperk.

In vergelijking met de periode vóór 1875 beschikken we voor de tweede fase van de epidemiologische transitie over meer en betere informatie over de aard van de ziekte- en sterfterisico's. Sinds de totstandkoming van de geneeskundige wetten van Thorbecke in 1865 hebben we een – aanvankelijk nog rudimentair – beeld van de doodsoorzaken. Op landelijk, provinciaal en gemeentelijk niveau werden statistieken van doodsoorzaken opgemaakt en gepubliceerd. In dat jaar werd niet alleen het Geneeskundig Staatstoezicht ingesteld, maar tevens de aangifteplicht van besmettelijke ziekten door artsen. Geleidelijk werden zowel de opgaven als het toezicht steeds beter, zodat we kunnen beschikken over veel beter en veel meer specifiek cijfermateriaal dan voor het eerste tijdperk.

> **Registratie doodsoorzaken**
> Vanaf 1865 wordt jaarlijks in de verslagen van het Geneeskundig Staatstoezicht en in het *Nederlands tijdschrift voor geneeskunde* (NTvG) een overzicht opgenomen van sterfte ingedeeld naar doodsoorzaken per provincie en per gemeente. Enkele belangrijke infectieziekten – zoals pokken, roodvonk, mazelen, tyfus en difterie – worden nog eens apart geregistreerd. De classificatie van doodsoorzaken (twaalf hoofdgroepen) was ontwikkeld door de Nederlandsche Maatschappij tot bevordering der Geneeskunst (NMG) en kwam grotendeels overeen met de internationale classificatie.

In de jaren direct na 1875 werd het sterftepatroon nog gedomineerd door infectieziekten. Op basis van hun verspreidingswijze zijn deze onder te verdelen in een aantal groepen. Ten eerste waren er ziekten die via voedsel of water werden overgebracht, zoals buiktyfus en cholera. Vervolgens waren er ziekten die werden overgebracht via de lucht, zoals longtuberculose

(▶kadertekst), pokken, kinkhoest en mazelen. Ten slotte was er de groep van overige infectieziekten, zoals syfilis en 'stuipen' bij kinderen. Luchtweginfecties – waartoe ook kinderziekten als roodvonk, mazelen, kroep en kinkhoest behoren – vormden de belangrijkste groep. Infectieziekten die via voedsel of water werden overgebracht – zoals paratyfus, cholera, diarree en dysenterie – troffen voornamelijk zuigelingen en jonge kinderen. Bij beide groepen van infectieziekten trad rond 1875 een belangrijke sterftedaling in. Het is vooral deze daling die verantwoordelijk was voor de algemene toename van de gemiddelde levensduur. Rond 1945 was de sterfte aan deze infectieziekten bijna verwaarloosbaar geworden, mede als gevolg van de introductie van antibiotica. Vanaf 1875 diende zich nog een andere trend aan, te weten een stijging van de sterfte aan chronische degeneratieve ziekten, met name aan kanker en hart- en vaatziekten. Hoewel de sterftecijfers aan kanker en hart- en vaatziekten ver achterbleven op de waarden die eerder werden gevonden voor infectieziekten, kruisten de opgaande lijnen van de chronische ziekten de dalende lijnen van de infectieziekten elkaar rond 1950.

Longtuberculose

Tot de jaren 1950 was longtuberculose volksvijand nummer één. Zeker gedurende de eerste decennia van de 20e eeuw was tuberculose veruit de belangrijkste doodsoorzaak, vooral onder de allerarmsten. Jaarlijks eiste de ziekte meer slachtoffers dan kanker en hart- en vaatziekten samen. Meer dan 80 % van de patiënten overleed binnen vijftien jaar aan tuberculose. Longtuberculose verspreidde zich voornamelijk door besmetting van mens op mens als gevolg van aanhoesting door een besmette persoon. Armoede, ondervoeding en overbevolkte woningen waren factoren die het besmettingsrisico belangrijk verhoogden. Naast verbetering in de sociaaleconomische situatie is de sterftedaling vanaf het begin van de 20^e eeuw vooral toe te schrijven aan de vroegdiagnostiek en de isolatie van een toenemend aantal patiënten in sanatoria. Na de Tweede Wereldoorlog leidde de introductie van nationale röntgencampagnes en van therapieën als streptomycine en tuberculostatica tot een verdere daling van de ziekte.

Aan het begin van de 20^e eeuw dienden zich ook nieuwe gezondheidsrisico's aan, zoals het roken van sigaretten. Hoewel we tegenwoordig weten dat circa 90 % van de sterfte aan longkanker valt toe te schrijven aan roken, bleef dat risico lange tijd onbekend. Tot circa 1910 waren sigaretten in Nederland nog een luxegoed. Daarna ontwikkelde de sigaret zich tot een consumptiegoed, vooral onder mannen, en steeds vaker werd vermoed dat er een relatie met longkanker moest bestaan. Toch zou het nog tot 1931 duren voordat longkanker als afzonderlijke doodsoorzaak in de statistieken werd opgenomen. En zelfs daarna bleef het een relatief onbeduidende deelcategorie, naast maagkanker, leverkanker en darmkanker.

Verkeersongevallen vormden een andere *man-made disease*. De auto was in 1896 in Nederland geïntroduceerd. Al in 1899 kwam de eerste persoon om het leven als gevolg van een auto-ongeval. Een tweede dodelijk slachtoffer viel in 1901. De snelle toename van het aantal auto's, de slechte staat van de wegen, de afwezigheid van een snelheidslimiet en de onervarenheid van de automobilisten leidden tot een snelle toename van het aantal dodelijke slachtoffers. In 1911 werd 'verkeersongeval' in de lijst met doodsoorzakenclassificaties opgenomen.

1.5 Het tijdperk van degeneratieve ziekten (1945-heden)

Uit ◘fig. 1.1 blijkt dat de sterftecijfers in Nederland na 1945 niet verder zijn afgenomen, en zelfs licht zijn gestegen. Momenteel liggen de sterftecijfers weer in dezelfde orde van grootte als in de jaren 1930. Het onderliggende sterftepatroon is echter wel degelijk veranderd.

In de decennia tussen 1950 en 1970 is de levensverwachting bij de mannen niet meer toegenomen, en in sommige jaren zelfs afgenomen. Bij de vrouwen is wel sprake geweest van een voortdurende toename (◘fig. 1.4). Vanaf eind jaren 1970 nam ook bij de mannen de levensverwachting weer toe. Het tijdelijke verschil in de sterfteontwikkeling bij mannen en vrouwen laat zich verklaren doordat onder jonge mannen sprake was van een sterke stijging van verkeersongevallensterfte, terwijl de sterftetoename bij oudere mannen een langetermijneffect was van de sterke stijging van de sigarettenconsumptie vanaf de jaren 1920. Na enkele decennia leidde dat tot een verhoogde sterfte aan longkanker en ischemische hartziekten.

De sterke daling van de kindersterfte zette zich ook na 1945 door (◘fig. 1.3). Ook toen lagen de sterftekansen van kinderen die de eerste levensmaand hadden overleefd lager dan die van kinderen in hun eerste levensmaand. Ingrijpen in externe risico's (het gevolg van gebrekkige voeding, onvoldoende zorg of een ongeval) had duidelijk veel meer effect dan een vermindering van de medische risico's vóór of tijdens de bevalling. Nederland stond bekend om zijn thuisbevallingen, en gold – zeker tussen de jaren 1920 en 1960 – als gidsland voor wat betreft het voorkómen van sterfte rondom de geboorte.

Ook voor wat betreft de kenmerken van de sterfteontwikkeling in het derde tijdperk past Nederland geheel in het schema van Omran (◘fig. 1.5 en 1.6). *Man-made and degenerative diseases* zoals kanker, hart- en vaatziekten (▶kadertekst) en ongevallen domineerden in deze periode, terwijl infectieziekten vanaf 1945 nog amper een rol speelden. Kanker en hart- en vaatziekten hadden ieder hun eigen dynamiek, en bij mannen lag die anders dan bij vrouwen. Terwijl de sterftecijfers voor hart- en vaatziekten tot circa 1945 bij vrouwen hoger lagen dan bij mannen, zette na 1960 een sterftedaling in bij de vrouwen. Bij mannen deed zich daarentegen juist een stijging voor, die pas rond 1975 ten einde kwam. Iets soortgelijks deed zich voor bij kanker: terwijl tot 1950 sprake was van min of meer gelijke sterftecijfers, deed zich daarna een lichte daling bij de vrouwen en een sterke stijging bij de mannen voor, gevolgd door een daling. Zowel bij kanker als bij hart- en vaatziekten was tussen mannen en vrouwen dus sprake van een tempoverschil in de sterftetransitie. Overigens gold toen dat hart- en vaatziekten relatief belangrijker waren als doodsoorzaak dan kanker.

> **Hart- en vaatziekten**
> Na 1950 liepen de sterftecijfers als gevolg van infectieziekten sterk terug, terwijl de sterfte aan hart- en vaatziekten juist toenam. De naoorlogse welvaartsgroei had geleid tot veranderingen in het voedingspatroon, een toename van het aantal rokers, een toename van gemechaniseerd vervoer en een afname van zwaar lichamelijk werk. Al snel hadden hart- en vaatziekten een belangrijk aandeel in de hoge zorgkosten. Enorme inspanningen op het terrein van preventie, diagnostiek en behandeling hebben ertoe geleid dat hart- en vaatziekten in Nederland niet langer de belangrijkste doodsoorzaak zijn. De sterftedaling die na 1975 inzette leidde niet alleen tot een sterke toename van het aantal chronische patiënten maar ook tot grotere overlevingskansen. Als gevolg daarvan steeg het aantal patiënten met dementie en met aandoeningen van het bewegingsapparaat.

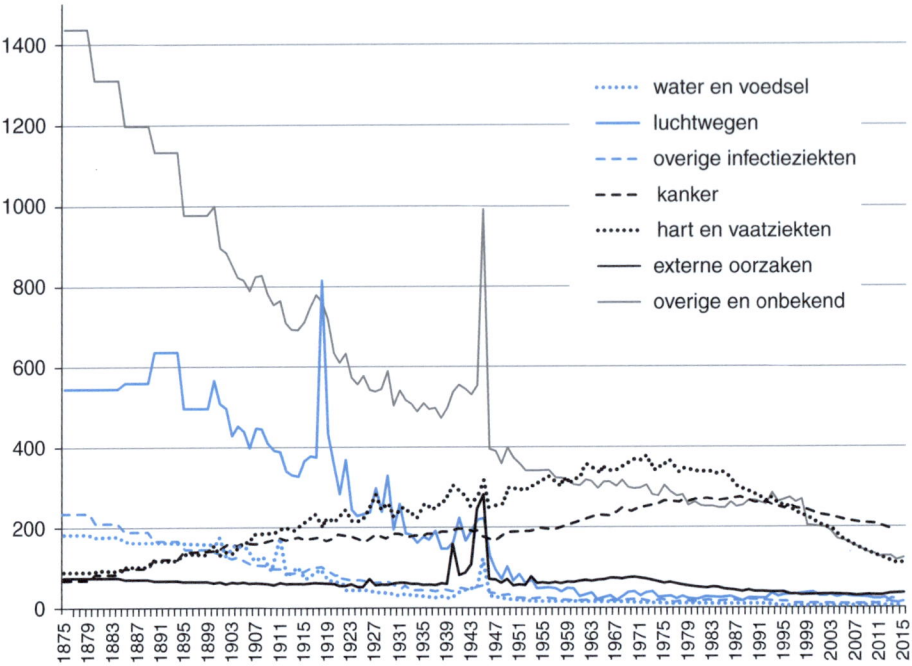

◘ **Figuur 1.5** Gestandaardiseerde sterftecijfers naar doodsoorzaak, mannen, 1875–2015, per 100.000 van de bevolking

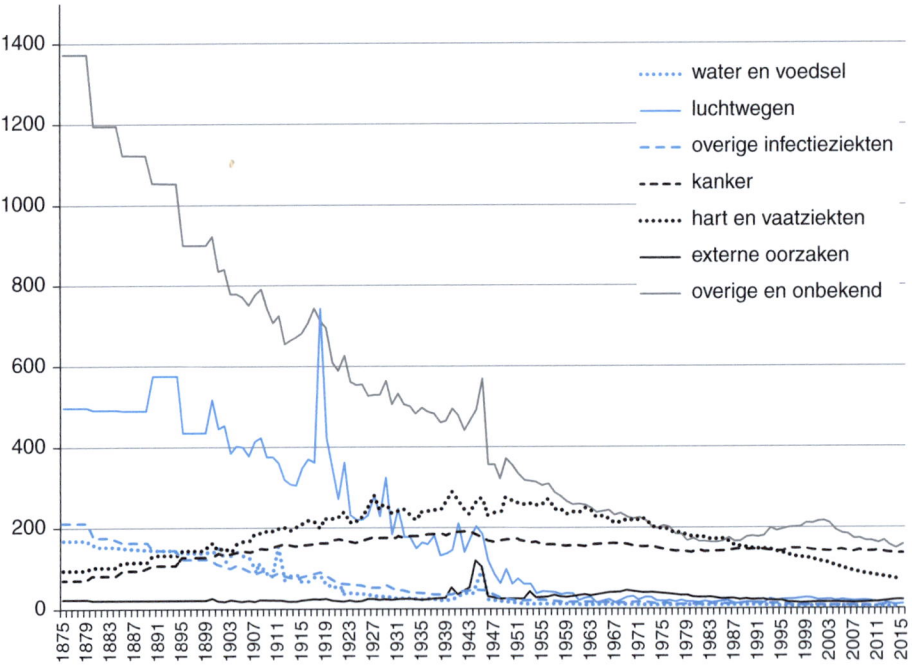

◘ **Figuur 1.6** Gestandaardiseerde sterftecijfers naar doodsoorzaak, vrouwen, 1875–2015, per 100.000 van de bevolking

1.6 Oorzaken van de sterftedaling: McKeown en zijn critici

Het is verleidelijk om de spectaculaire sterftedaling die zich vanaf 1875 inzette toe te schrijven aan de medicalisering van ziekte en sterfte. De toegenomen kennis van etiologie, diagnostiek en therapie zou – in combinatie met de gegroeide overheidsbemoeienis – verantwoordelijk zijn voor het proces dat Omran aanduidde als de 'epidemiologische transitie'. Tegen deze voorstelling van zaken maakte de Britse sociaal geneeskundige Thomas McKeown bezwaar. Zijn analyse van de sterfteontwikkeling publiceerde hij in 1976 in twee boeken: *The modern rise of population* en *The role of medicine: dream, mirage or nemesis?* McKeown meende dat de transitie niet het gevolg was van succesvol medisch-therapeutisch ingrijpen, maar van preventie en sociaal-politieke maatregelen. Volgens hem was de sterftedaling vooral het gevolg van een daling van de sterfte aan infectieziekten (vooral longtuberculose). Voor infectieziekten waren echter vóór het midden van de 20^e eeuw geen effectieve middelen beschikbaar. Met andere woorden: de daling van sterfte als gevolg van infectieziekten had zich ingezet lang voordat er antibiotica beschikbaar kwam. 'Spontane' veranderingen in de relatie tussen micro-organisme en gastheer achtte McKeown niet aannemelijk en hygiënische verbeteringen (drinkwater, riolering) werden pas na de sterftedaling doorgevoerd. Alles overziende meende McKeown daarom dat een algemene verhoging van het welvaartspeil – vooral verbeterde huisvesting en voeding – de belangrijkste verklarende factor voor de sterftedaling was.

Verschillende elementen van McKeowns verklaring werden direct al bekritiseerd. Zo zou de gezondheidszorg bijvoorbeeld wel degelijk een belangrijke bijdrage hebben geleverd aan de daling van de sterfte aan tuberculose. Zijn critici wezen erop dat consultatiebureaus belangrijk waren op het terrein van voorlichting, dieetadvies en contactopsporing, en dat sanatoria een grote rol hebben gespeeld bij de isolatie van patiënten. Diverse maatregelen en adviezen van de hygiënisten zouden wel degelijk hebben bijgedragen aan de sterftedaling: op het collectieve niveau door een vermindering van de woondichtheid; op het individuele niveau door het geven van persoonlijk hygiënisch advies. Het verdwijnen van cholera- en pokkenepidemieën vóór 1880 zou deels toe te schrijven zijn aan vormen van collectieve preventie en gezondheidzorg, zoals de aanleg van drinkwaterleiding en riolering, quarantaine van schepen, de verstrekking van veilig drinkwater, pokkenvaccinatie en de invoering van de vaccinatieplicht (▶H. 2 en 15).

De welvaartstoename en de daarmee gepaard gaande verbeteringen in de voeding en woonomstandigheden hebben zonder twijfel een grote rol gespeeld bij de grote sterftedaling na 1875. Dat geldt ook voor een aantal culturele veranderingen, zoals de gestegen onderwijsdeelname en de opbloei van sociale organisaties die bevorderlijk waren voor de aanvaarding van nieuwe gedragspatronen, die op hun beurt een gunstig effect hadden op de algemene volksgezondheid. Te denken valt daarbij ook aan de daling van de gezinsgrootte die bijdroeg aan verbetering van de gezondheid van moeder en kind. Voor een deel zijn deze gedragsveranderingen tot stand gekomen door collectief-preventieve activiteiten. Mackenbach wijst daarbij onder meer op de veranderingen in de persoonlijke verzorging, het toezicht op de melk- en voedselbereiding, de beschavingsarbeid van levensbeschouwelijke en niet-levensbeschouwelijke groepen gericht op een netter woongedrag, op verminderd alcoholgebruik en op meer aandacht voor opvoeding en verzorging van kinderen en grotere hygiëne. Al met al zouden de verschillende vormen van collectieve preventie circa 20 % aan de sterftedaling tussen 1875 en 1970 hebben bijgedragen, terwijl de gezondheidszorg voor circa 15 % verantwoordelijk was voor de sterftedaling. De gestegen welvaart en een serie autonome culturele en sociale veranderingen zijn verantwoordelijk voor de resterende 65 %.

Na 1970 is de rol van de collectieve preventie en de gezondheidszorg alleen maar verder toegenomen. Het roken van sigaretten is drastisch afgenomen, opsporing en behandeling van hypertensie is gemeengoed geworden, terwijl de kans op sterfte als gevolg van een verkeersongeval door een uitgebreid pakket van maatregelen werd gereduceerd.

1.7 Regionale en sociale verschillen: epidemiologische polarisatie

Uit het onderzoek naar sterftepatronen in de loop van de tijd blijkt dat de nationale sterftegegevens lang niet altijd van toepassing waren op iedere regio of op iedere bevolkingsgroep binnen een land. Als gevolg van regionale en sociale verschillen kunnen in sommige delen van de bevolking 'oude' infectieziekten en in andere delen 'nieuwe' chronische ziekten de hoofdrol spelen. Er is dan sprake van 'epidemiologische polarisatie'. Deze polarisatie dwingt tot het plaatsen van kanttekeningen bij het gebruik van *nationale* sterftegegevens. Binnen landen kunnen zich op hetzelfde moment verschillende fasen van de epidemiologische transitie voordoen:

− Regionale polariteit: in Nederland was bijvoorbeeld de levensverwachting in Zeeland, Noord- en Zuid-Holland in het midden van de 19^e eeuw meer dan tien jaar lager dan in de rest van het land. Voor personen geboren in de eerste helft van de 19^e eeuw was de gemiddelde levensduur in de provincie Zeeland lager dan 35 jaar; in Friesland bedroeg die echter 45 jaar. Pas na 1900 bedroegen de regionale sterfteverschillen circa twee jaar. Deze regionale verschillen werden voor een belangrijk deel bepaald door een groot verschil in zuigelingensterfte, dat op ecologische factoren valt te herleiden. Zo werd de sterftekans van een pasgeborene in de kustprovincies verhoogd door een combinatie van een sterke verzilting en vervuiling van het oppervlakte- en grondwater, een lage frequentie van borstvoeding (minder risicovol dan flesvoeding), endemische malaria en een hoge bevolkingsdichtheid. Aan deze situatie kwam pas een eind toen een economische opleving een verbetering van de voedingstoestand en een uitbouw van voorzieningen als waterleiding en riolering mogelijk maakte.

− Sociale polariteit: ook op basis van verschillen in de sociale en economische status kunnen bevolkingsgroepen zich in verschillende fasen van de transitie bevinden. Vanaf het midden van de 19^e eeuw verzamelden medici en statistici gegevens over verschillen in gezondheid en sterfte tussen sociale klassen. Uit hun verslagen komt een uitermate negatief beeld naar voren van de gezondheidstoestand van de arbeidende klasse. In Rotterdam liep de daling van de zuigelingensterfte van kinderen uit de laagste welstandsgroep die waren geboren in het laatste kwart van de 19^e eeuw zo'n twintig jaar achter op die van de hoogste welstandsgroep. In Den Haag was dat in het begin van de 20^e eeuw zelfs zo'n veertig jaar. Maar ook hier speelde de ecologie een belangrijke rol. In Friesland was men relatief gezond: van de in de eerste helft van de 19^e eeuw geboren boerenkinderen stierf slechts 12 % in het eerste levensjaar; van de ongeschoolde arbeiders 14 %. In Zeeland bleven zelfs de kinderen van de elite ver achter op de armste kinderen in Friesland: tussen de 23–30 % van de zuigelingen overleed er voor het einde van hun eerste levensjaar.

1.8 Ziekte en sterfte: kwaliteit en kwantiteit

Overzien we de ontwikkeling van de gezondheid en de levensverwachting sinds het midden van de 19^e eeuw, dan blijkt dat de levensduur zowel bij mannen als bij vrouwen sinds de jaren 1850 meer dan verdubbeld is. Deze Nederlandse trend blijkt zich ook te hebben voorgedaan

1.8 · Ziekte en sterfte: kwaliteit en kwantiteit

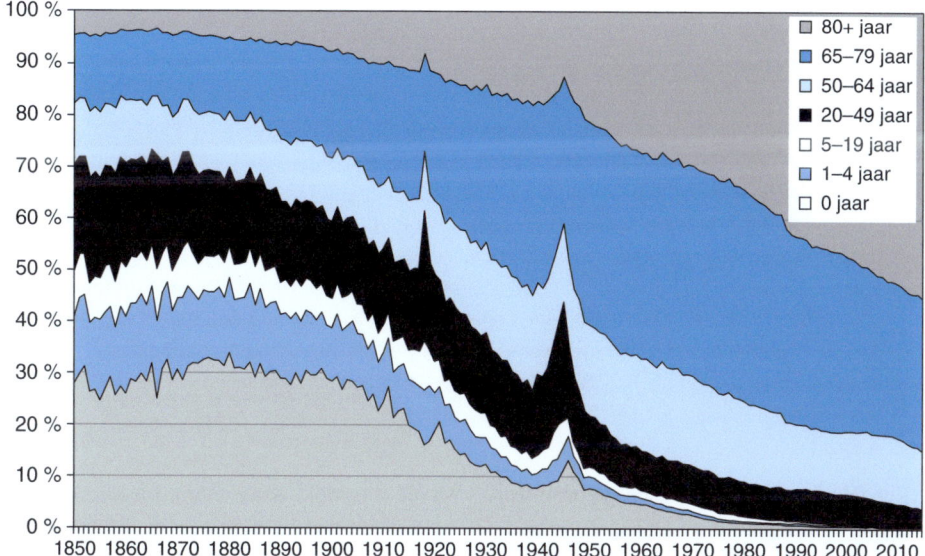

▣ **Figuur 1.7** Relatieve verdeling van de sterfgevallen naar leeftijd bij overlijden, Nederland, mannen en vrouwen, 1850–2015

in andere landen in Europa, zoals Frankrijk, Engeland, België en Zweden. Wel dient te worden opgemerkt dat Nederland aanvankelijk op deze landen achterliep en pas in de jaren 1920 tot de Europese koplopers ging behoren. Die positie ging in de jaren 1980 weer verloren, vooral doordat de stijging van de levensverwachting bij vrouwen achterbleef.

Het traditionele beeld van de zieke en de stervende is door deze ontwikkelingen enorm veranderd. Tot ver in de 19e eeuw werden gezinnen met een hoge zuigelingen- en kindersterfte geconfronteerd (▣fig. 1.7). Rond 1850 betrof 28 % van de totale sterfte kinderen jonger dan een jaar; 13 % betrof kinderen tussen 1–5 jaar. Tegenwoordig valt minder dan 1 % van de overlijdensgevallen in de leeftijdsgroep van onder de 20 jaar. Rond 1850 betrof 5 % van alle sterftegevallen personen van boven de 80 jaar; tegenwoordig is dat maar liefst 55 %. Rond 1850 was 18 % van de overledenen ouder dan 65 jaar; tegenwoordig is dat 85 %.

Door de veranderingen van het ziektepatroon, door de toegenomen levensverwachting en door de verschuiving van de sterfte van jong naar oud is ook de verhouding tussen ziekte en levensverwachting veranderd. De epidemieën van de 18e en 19e eeuw resulteerden in acute, kortdurende ziekten die vooral bij zuigelingen en kinderen hoge sterfte veroorzaakten. In de loop van de 19e en 20e eeuw is dat verband tussen morbiditeit en mortaliteit veel minder sterk geworden. Deze verandering vond plaats vanaf de jaren 1940, onder andere als gevolg van de introductie van antibiotica, de moderne farmacotherapie en toegenomen chirurgische mogelijkheden. De sterftedaling en de gelijktijdige verschuiving van acute naar chronische ziekten hebben geresulteerd in een langere ziekteduur en een grotere ziektelast (▶kadertekst). Deze ontwikkeling heeft grote consequenties voor de wijze waarop de volksgezondheid wordt geëvalueerd. De vraag is immers of een langere levensduur ook een verbetering van de volksgezondheid betekent.

> **Effecten langere levensduur**
> In de loop van de 20ᵉ eeuw is de gemiddelde levensduur in Nederland aanmerkelijk gestegen. Maar een verouderende bevolking brengt nieuwe uitdagingen met zich mee. De verlenging van de levensduur wordt tegenwoordig niet langer bepaald door de uitschakeling van ziekte, maar door uitstel van ziekte naar hogere leeftijden. Een ruime meerderheid van personen boven de 75 blijkt te kampen met twee of meer chronische ziekten (multimorbiditeit). De zorg voor mensen met multimorbiditeit is complex en leidt tot problemen van organisatorische, financiële en ethische aard. Bij dit type zorg zijn veel verschillende zorgverleners betrokken, hetgeen niet zelden leidt tot tegenstrijdige adviezen of medicatie. Daarnaast leiden de snel stijgende kosten tot een steeds sterkere roep om politiek beleid rond chronische zorg en is ten slotte een maatschappelijke discussie gaande over de vraag wanneer sprake is van een voltooid leven en over het recht op een waardig levenseinde.

Globaal zijn drie hypothesen geformuleerd over de mogelijke samenhang tussen veranderingen in levensduur en volksgezondheid. De eerste hypothese gaat ervan uit dat het aantal zieke levensjaren zal afnemen. Dit idee is gebaseerd op de overtuiging dat de levensduur van de mens beperkt is en dat de eerste verschijnselen van chronische ziekte door een gezonde leefstijl kunnen worden uitgesteld tot op hoge leeftijd. Mensen worden dan gezond en vitaal 90 jaar en overlijden in de nacht ongemerkt door een hartinfarct. Volgens de tweede hypothese zal het aantal ziektejaren als gevolg van de geneeskunde juist toenemen: medisch ingrijpen leidt weliswaar tot een verlenging van de levensduur, maar de gewonnen levensjaren zullen worden doorgebracht met een chronische ziekte. Daarin schuilt de paradox van de moderne gezondheidszorg: wie langer leeft, loopt meer risico op het ontwikkelen van een chronische aandoening. De aanhangers van de derde hypothese gaan er weliswaar van uit dat levensverlenging leidt tot een toename van het aantal ziektejaren, maar zij stellen dat het aantal jaren met ernstige ziekten beperkt zal blijven, deels omdat de klinische gevolgen van veel chronische ziekten veelal pas op latere leeftijd van betekenis worden en deels door de vooruitgang van de geneeskunde en de geneeskunst.

De ziektelast en de ernst van de ziekte bepalen de balans tussen kwaliteit en kwantiteit van het leven. De discussie daarover is geleidelijk steeds belangrijker en actueler geworden, maar wordt bemoeilijkt doordat veel van de gegevens die uitsluitsel over de ontwikkeling moeten geven op subjectieve indicatoren zijn gebaseerd ('ervaren' gezondheid) en waardering van de eigen gezondheid ook bepaald wordt door de omgeving. Ook het in een steeds vroeger stadium van de ziekte stellen van de diagnose speelt een rol. Ziekten komen en gaan – ook in volgende generaties.

Verder lezen

Mackenbach JP. De veren van Icarus: over de achtergronden van twee eeuwen epidemiologische transities in Nederland. Utrecht: Wetenschappelijke uitgeverij Bunge; 1992.

Floud R, Fogel RW, Harris B, Hong SC. The changing body: health, nutrition, and human development in the Western world since 1700. Cambridge: Cambridge University Press; 2011.

Mercer A. Infections, chronic disease, and the epidemiological transition: a new perspective. Rochester: Boydell and Brewer; 2014.

De maatschappelijke reacties op ziekte

F.G. Huisman

© Bohn Stafleu van Loghum is een imprint van Springer Media B.V., onderdeel van Springer Nature 2018
H. F. P. Hillen, E. S. Houwaart en F. G. Huisman (Red.), *Medische geschiedenis*,
https://doi.org/10.1007/978-90-368-2169-8_2

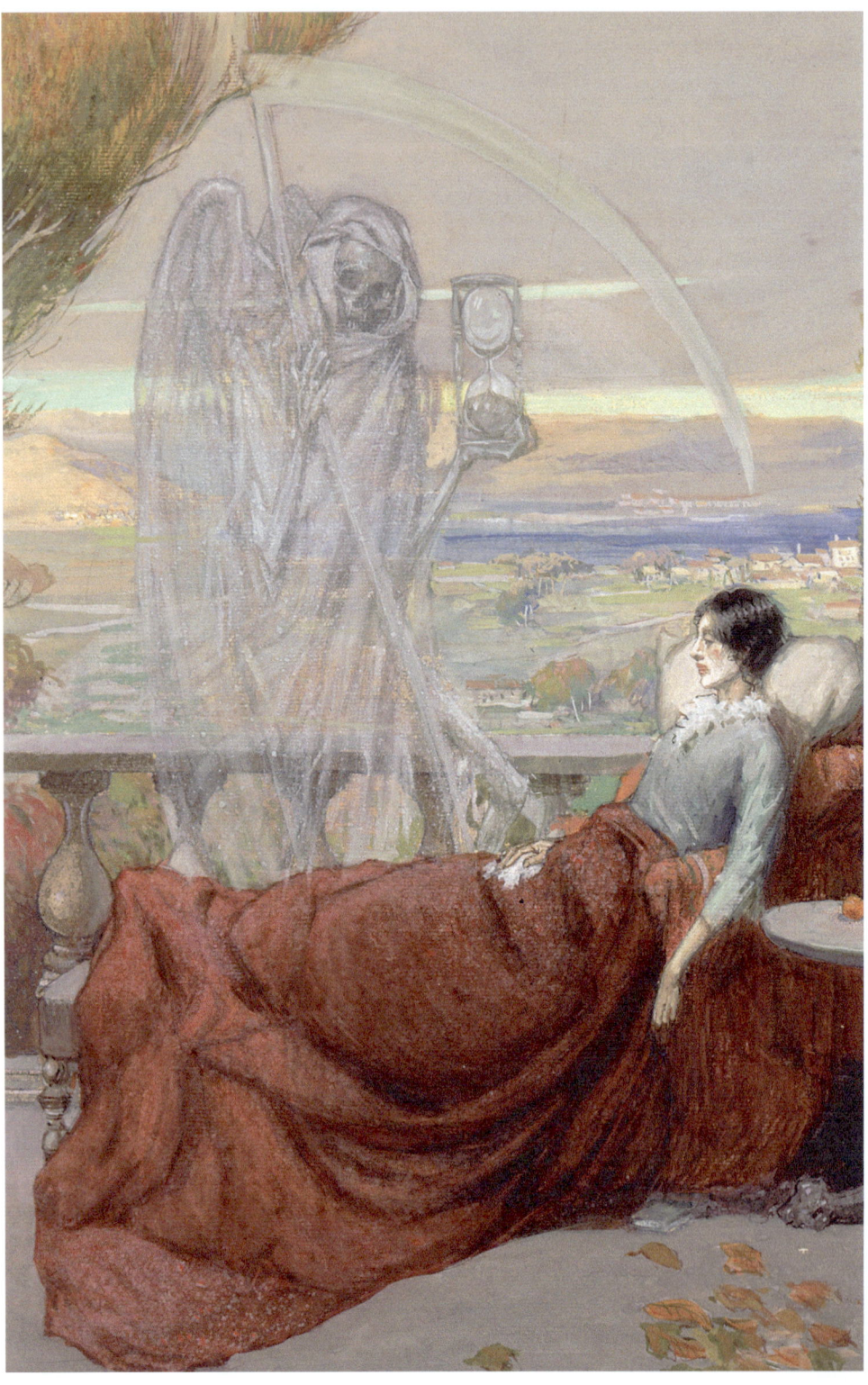

> **Casus**
>
> **Hiv/aids**
> Rond 1980 openbaarde zich – aanvankelijk in de Verenigde Staten, later ook in Europa – een tot dan toe onbekende ziekte die tot veel maatschappelijke onrust leidde. In 1986 werd vastgesteld dat een retrovirus (*humaan immunodeficiëntievirus; hiv*) het immuunsysteem zodanig verzwakte dat patiënten vatbaar werden voor opportunistische infecties (*acquired immunodeficiency syndrome; aids*). Bij normale afweer hadden die geen kans, maar nu leidden ze vaak tot een ziekte met dodelijke afloop. Terwijl de wetenschap onderzoek deed, ontwikkelde zich ook een – heftige – maatschappelijke reactie op de mysterieuze ziekte. Doordat de ziekte vooral werd gezien bij homoseksuele mannen, ging het in de publieke beeldvorming al snel om een 'homoziekte'. De aandoening zou het gevolg zijn van een verwerpelijke levenswijze – volgens sommigen was zij zelfs een straf van God. In het maatschappelijk verkeer dienden homoseksuelen hoe dan ook te worden gemeden. De homoseksuele gemeenschap wierp deze gedachtegang ver van zich en riep op tot het doen van meer wetenschappelijk onderzoek (◘ fig. 2.1).

2.1 Inleiding

Hoewel de biomedische wetenschap een diepgaander begrip heeft van ziekteoorzaken dan ooit en de moderne arts steeds verdergaand kan ingrijpen in het lichaam van de patiënt, heeft de geneeskunde niet het monopolie op de omgang met gezondheid en ziekte. Naast een wetenschappelijke is er ook een maatschappelijke reactie op ziekte. Die kan van religieuze aard zijn, maar ook van meer algemeen-culturele aard of gebaseerd op een specifieke overtuiging. Zo kan ziekte bijvoorbeeld worden geduid als een beproeving of een loutering, maar ook als een goddelijke straf voor begane zonde. Ook kan een medische handeling als een vaccinatie om geloofsredenen worden geweigerd, omdat men niet wil treden in het goddelijke plan met de wereld. Daarmee is niet gezegd dat de maatschappelijke reactie op ziekte antiwetenschap is; vaak komt ze voort uit een houding en een wereldbeeld waarin geen absolute prioriteit wordt gegeven aan strikt biomedisch denken.

De biomedische reactie op ziekte is in onze tijd dominant geworden, maar de maatschappelijke reactie erop is zeker niet verdwenen. Het is de vraag of dat ooit zal gebeuren en of het überhaupt mogelijk is (►H. 3 en 5). In de loop van de geschiedenis bleek keer op keer dat veel mensen niet genoeg hebben aan een strikt medisch-wetenschappelijke duiding van ziekte; ze hebben ook behoefte aan *betekenisgeving*, aan een duiding die recht doet aan hun wereldbeeld en belevingswereld, en die antwoord geeft op de vraag waarom de ziekte juist hen treft, en waarom juist nu. Ziekte krijgt op die manier betekenis in het leven van de zieke. Het is goed dat een arts – hoe hij of zij ook mag denken over vaccinatieweigeraars of over mensen die alternatieve behandelaars raadplegen – zich bewust is van het bestaan van die andere, niet-biomedische reactie op ziekte.

In dit hoofdstuk wordt de maatschappelijke reactie op een aantal ziekten vanaf de late middeleeuwen gepresenteerd, te beginnen met lepra en pest. Het is daarbij niet relevant om vast te stellen of het ook 'werkelijk' ging om lepra en pest in de zin van de laatste editie van de ICD. Ten eerste valt dat niet te achterhalen (►H. 1), maar belangrijker: het gaat in dit hoofdstuk om de *percepties* van patiënten. In de (medische) geschiedschrijving gaat het erom mensen – nu en in het verleden – serieus te nemen, niet om hen als 'achterlijk' te ontmaskeren.

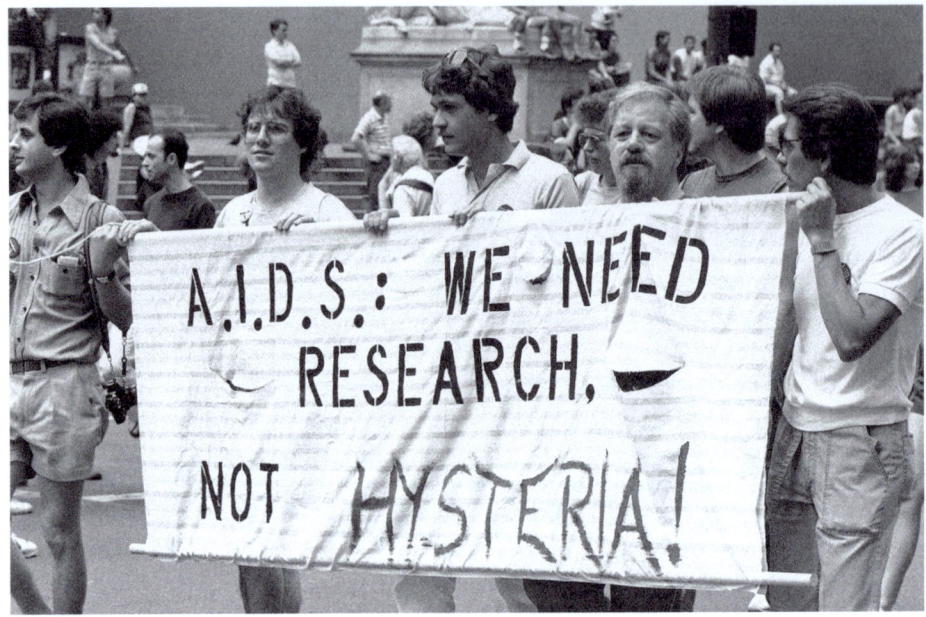

◘ **Figuur 2.1** De homogemeenschap vraagt om onderzoek in plaats van hysterie

We zullen dus varen op het kompas van de zogenoemde *actors categories*: wat de middeleeuwer aanduidde als 'lepra' wàs het ook. Alleen dan kan recht worden gedaan aan hun angsten, percepties en betekenisgeving; alleen dan kunnen we hopen iets meer begrip op te brengen voor maatschappelijke reacties op ziekte in onze eigen tijd.

Iedere ziekte die in dit hoofdstuk wordt behandeld, lokte een specifieke maatschappelijke reactie uit. Aanvankelijk was die vooral religieus van aard (zoals bij lepra en pest), later kwam zij voort uit zorg om ontwikkelingen in wetenschap en samenleving. Daarbij was niet altijd sprake van een strikte scheidslijn tussen medici en leken. Zo werden de pokken beschouwd als een gegeven, maar was het juist de vaccinatie tegen de ziekte die op verzet stuitte: ofwel omdat het indruiste tegen het goddelijk plan, ofwel omdat het 'onnatuurlijk' werd gevonden. De discussie over syfilis had aanvankelijk betrekking op de verhouding tussen de klassen, later op die tussen de seksen. In het denken over tuberculose ten slotte, openbaarde zich de angst voor de degeneratie van het ras als geheel. In zekere zin zijn de ziektes te beschouwen als een soort projectiescherm waarop de angsten en de preoccupaties van de tijdgenoten werden afgebeeld.

2.2 Lepra en individuele zonde

Lepra is bij uitstek het ziektebeeld waardoor de middeleeuwen worden gekenmerkt. Hoewel lepra – door de verminking van de lijder – wel door medici werd gezien, was de duiding van de ziekte en de bejegening van de lijder eraan door en door religieus. Op grond van een fragment in het Bijbelboek Leviticus (13:46) werd de leproos niet beschouwd als ziek maar als onrein. Leviticus is opgenomen in het Oude Testament en onderdeel van de Hebreeuwse Thora. Bij de vertaling van het Hebreeuwse *zara'ath* naar het Griekse *lepra* werd het begrip anders geïnterpreteerd; terwijl in de Hebreeuwse context nog sprake was van tijdelijke

2.2 · Lepra en individuele zonde

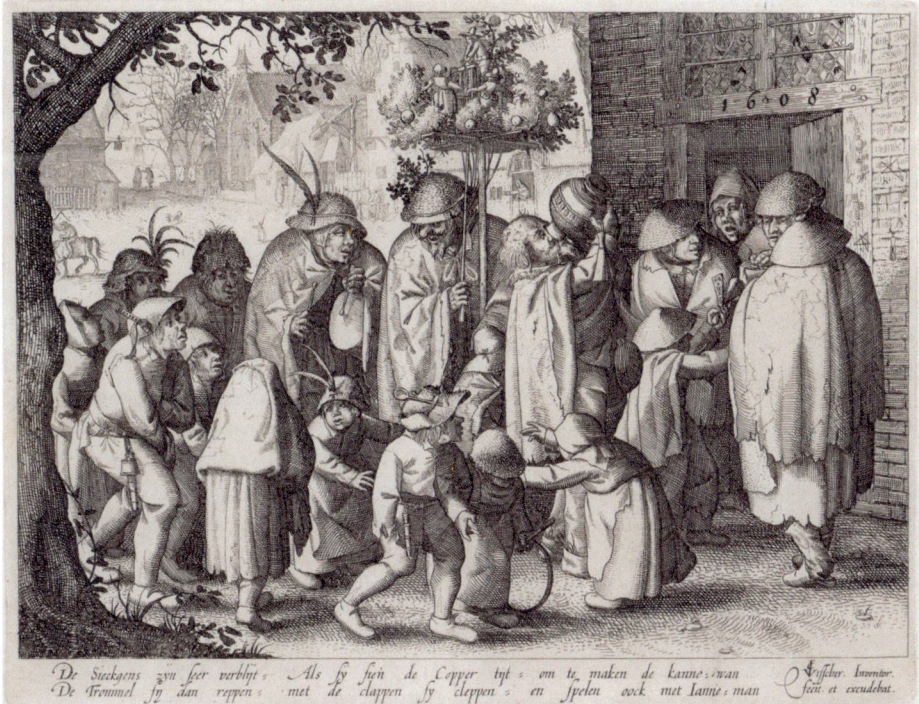

• **Figuur 2.2** Ommegang der leprozen op Koppermaandag (Claes Jansz. Visscher 1608)

onreinheid die kon worden opgeheven, was de onreinheid in de christelijke context definitief. Dat had grote gevolgen voor de lepralijder, want wie onrein was werd de toegang tot de eredienst ontzegd. Nog meer dan andere ziekten werd lepra beschouwd als een straf van God voor een begane zonde, in het bijzonder de zonde van de vleselijke lust. Om die reden had lepra vaak een seksuele connotatie: men meende dat de lepralijder seksueel actiever was dan andere mensen. Terwijl ziekte werd behandeld door een medicus, moest de onreinheid die met lepra gepaard ging worden vastgesteld door een priester. Leviticus geeft uitvoerige aanwijzingen wie als rein moest worden beschouwd en wie niet. Als bewijs van zijn onreinheid ontving de lijder een 'vuylbrief', op vertoon waarvan het hem was toegestaan te bedelen. Wanneer iemand onrein werd verklaard, werd hij uit de gemeenschap verstoten. Concreet betekende dit dat zijn aardse goederen verbeurd werden verklaard, dat een eventueel huwelijk werd ontbonden en dat een dodenmis werd opgedragen voor de (in leven zijnde) lepralijder. Na de mis werd deze op rituele wijze uit de stad geleid; de stadsmuren vormden niet alleen de concrete, maar ook de symbolische grens van de goede christelijke gemeenschap. Voortaan zou de lepralijder wonen in een lepragasthuis of lazaret (genoemd naar Lazarus, een bekende Bijbelse lepralijder), dat zich op enige afstand van de stad bevond. Het ommuurde terrein van het lepragasthuis bevatte een mannen- en een vrouwenafdeling, een begraafplaats en – vanzelfsprekend – een kerk. In heel Europa werden er vele duizenden gebouwd.

De afzondering van leprozen was evenwel niet absoluut: op gezette tijden was het hen toegestaan terug te keren naar de stad om er te bedelen (• fig. 2.2). Ze moesten dan wel herkenbaar zijn aan een speciale mantel en hoed, en dienden hun komst kenbaar te maken met een zogenoemde lepraklepper. De bedeloptochten naar de stad wijzen erop dat lepra door de middeleeuwer niet als besmettelijk werd beschouwd. Wanneer dat het geval was geweest zou veel strenger op een strikte isolatie zijn toegezien. De betekenis van de optocht was tweeledig: terwijl de lepralijders (wier bezittingen waren afgenomen) op deze manier konden voorzien in hun levensonderhoud, konden de stedelingen werken aan hun zielenheil. Door zich barmhartig te betonen jegens een arme lepralijder probeerden ze zich van een plaats in de hemel te verzekeren. Wie niets gaf, moest in het hiernamaals boeten voor zijn egoïsme, terwijl de lepralijder – na diens aardse lijdensweg – van een plaats in de hemel was verzekerd (Lucas 16:19–25).

2.3 Pest en collectieve zonde

De bekendste uitbraak van de pest (tussen 1347 en 1351) maakte zoveel slachtoffers dat hij zelfs een eigen naam heeft gekregen: de Zwarte Dood. Naar schatting een kwart van de totale bevolking van Europa stierf aan de ziekte; dorpen raakten ontvolkt en de economie ontwricht. De maatschappelijke reactie was er een van totale verlamming en paniek, en van maatschappelijke ontwrichting en losbandigheid (fig. 2.3). Boccaccio beschreef de epidemie in Florence – waaraan zijn vader, stiefvader en vele vrienden waren bezweken – in zijn beroemde boek *Decamerone*:

» Het was in het jaar onzes Heren 1348 toen in de edele stad Florence, de parel aan de kroon van Italiaanse steden, de dood en verderf zaaiende pestepidemie uitbrak, die door een noodlottige samenstand van de hemellichamen of door de rechtmatige toorn van God om onze wandaden over het hoofd van de stervelingen was neergedaald. Geen enkele menselijke voorzorg, hoe scherpzinnig ook, mocht tegen deze afschuwelijke ziekte baten.

De reactie van de Florentijnen liep sterk uiteen: sommigen ontvluchtten de stad, anderen meenden dat het eind der tijden nabij was. Weer anderen wezen zondebokken aan, zoals joden, moslims, lepralijders of de stedelijke elite. Niet zelden vielen leden van deze groepen aan volkswoede ten prooi. Boccaccio beschreef de totale morele ontreddering:

» Alsof het einde der tijden was aangebroken, gooide iedereen zichzelf en zijn bezittingen te grabbel. Bij zoveel leed en ellende was in onze stad ook alle respect voor de goddelijke en menselijke wetten verloren gegaan.

In vijf maanden tijd zouden alleen al in Florence 'meer dan honderdduizend' mensen zijn overleden.

In tegenstelling tot de lepra werd de pest beschouwd als een *collectieve* straf voor begane zonde, die een hele stad of regio trof. Iedereen moest tot inkeer komen en boete doen – door gebed of processie, door te vasten of door zelfkastijding. In heel Europa geselden zogenoemde flagellanten zichzelf in het openbaar tot bloedens toe om zichzelf te straffen, en in de hoop God gunstig te stemmen. Naast goddelijke oorzaken werden ook natuurlijke oorzaken erkend; men voelde dat niet als een tegenstelling. Zo werd de pest toegeschreven aan de stand van de planeten, of aan kwalijke uitwasemingen van rottende kadavers, uitwerpselen of stilstaand water. Sommigen meenden dat de pest besmettelijk was; om die reden waren ze voorstander van een isolatie van pestlijders. Een quarantaine duurde veertig dagen (het Italiaanse woord voor veertig is *quaranta*); daarna was de patiënt ofwel genezen, ofwel overleden. Wanneer het tot een uitbraak kwam, werden de stedelijke gasthuizen ontruimd om dienst te kunnen doen als pestgasthuis tot de epidemie was geweken.

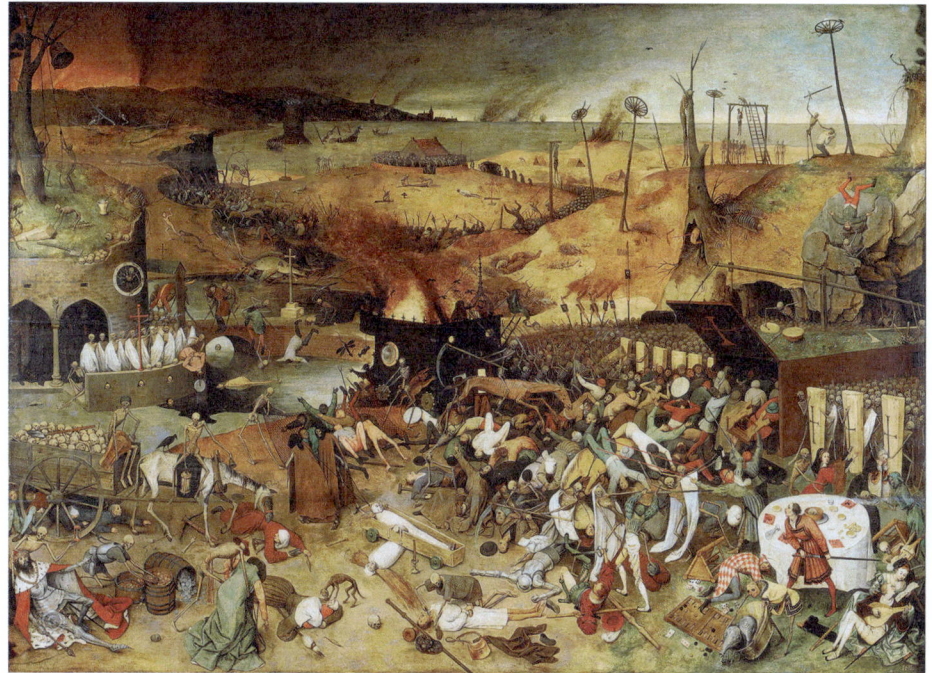

Figuur 2.3 De triomf van de dood (Pieter Brueghel de Oudere 1562)

Bij de meerderheid van de bevolking en bij de kerk overheerste de religieuze reactie op de pest, die werd aangeduid als 'de gave Gods' of als 'de gesel Gods'. In de Republiek der Verenigde Nederlanden verschilde de reactie van de calvinisten, lutheranen, doopsgezinden en katholieken niet wezenlijk van elkaar. Die reactie werd heel beeldend verwoord door de doopsgezinde leraar Twisck. Volgens hem moest God wel ingrijpen vanwege 'het vreten, zuipen, slempen, dobbelen, spelen, brassen, pronken en pralen zonder eind of maat' van zijn tijdgenoten. Terwijl gelovigen in katholieke streken zich in hun gebed richtten tot pestheiligen als St. Rochus, St. Sebastiaan of St. Antonius Abt, organiseerden protestanten bededagen met grootschalige gebedsdiensten. Voorts werd dansen en feesten verboden, evenals het bezoek aan kermis, toneel of andere frivoliteiten die de toorn van God zouden kunnen opwekken. Daarentegen werd het bezoeken en troosten van pestlijders door de kerk juist aangeprezen, als blijk van godsvrucht en deemoed.

2.4 Pokken en de goddelijke orde

Lange tijd stonden de pokken (*variola*) in de schaduw van de pest, maar nadat de laatste pestepidemie in Nederland was geweken (1666) kwam de ziekte centraler in het collectieve bewustzijn te staan. De ziekte was vermoedelijk al in de 12^e eeuw door de kruisvaarders naar Europa gebracht. Aanvankelijk was het 'gespikkelde monster' nog heel virulent. In zogenoemde *virgin communities* – waarin iedereen nog ontvankelijk was – maakten de pokken enorme aantallen slachtoffers. Maar nadat de zwaksten waren overleden en de sterksten levenslange immuniteit hadden verworven, namen de pokken de vorm aan van een endemische kinderziekte. Hoewel de ziekte werd gevreesd – door de hoge kindersterfte en de blijvende 'pokdaligheid' bij wie de ziekte overleefde – was er geen sprake van een ontwrichting van het maatschappelijk leven, zoals bij de pest. De pokken werden eerder gezien als een onvermijdelijke passage naar de volwassenheid dan als een goddelijke straf. De kerk zag daarom geen reden bededagen te organiseren, zoals bij de pest.

Van heftige maatschappelijke reacties was pas sprake toen de inenting tegen de pokken werd geïntroduceerd: eerst de inoculatie (ook wel variolatie) en later de vaccinatie. Aan het begin van de 18^e eeuw gaf Lady Mary Wortley Montagu (1689–1762) – de echtgenote van de Britse consul in Constantinopel – in Londen ruchtbaarheid aan het Turkse gebruik van de inoculatie (▶H. 5). Daarbij werd het variolavirus van een pokkenpatiënt via punctie of incisie in de huid van een gezond kind 'geënt' om zodoende een milde vorm van pokken op te wekken. Nadat de ziekte was geweken zou het kind blijvend immuun zijn voor pokken. Van medische zijde werd afhoudend gereageerd in verband met de wisselende resultaten, terwijl van religieuze zijde sprake was van regelrechte afwijzing. Dat gold zeker voor gelovige medici. Zo reageerde Arnoud Helvetius (1690–1742), medicus van de Waalse diaconie in Middelburg, heftig op de Engelse experimenten. Hij noemde de pokken een gevolg van 'de slaande en bezoekende hand Gods', waaraan een christen zich niet kon of mocht onttrekken. Inoculatie vond hij 'een God tergende, ongeoorloofde en geen christelijk geneesheer passende praktijk'. Ook vele predikanten en gewone gelovigen waren van mening dat tegenslag in het leven moest worden beschouwd als het gevolg van een goddelijk besluit. Het was niet toegestaan tegen een godsbesluit in te gaan, bijvoorbeeld door te inoculeren.

Aan het eind van de 18^e eeuw ontwikkelde de Britse medicus Edward Jenner (1749–1823) de koepokvaccinatie. Hij had gezien dat melkmeisjes immuun waren voor de pokken en concludeerde dat dit het gevolg moest zijn van hun voortdurende blootstelling aan koepokken. Dat bracht Jenner op het idee dat immuniteit tegen pokken ook door toediening van het koepokvirus kon worden bereikt. Jenners ontdekking ondervond veel meer bijval dan destijds de variolatie, vermoedelijk omdat het enthousiasme voor wetenschappelijk onderzoek in de tussentijd sterk was gegroeid. In de Republiek deed de Rotterdamse medicus Levi Salomon Davids (1771–1820) al in 1800 proeven met koepokstof, en al snel werden overal in het land vaccinatiegenootschappen opgericht. Ook de centrale overheid begon verantwoordelijkheid te voelen voor de gezondheid en het welzijn van de bevolking. De nieuwe taakopvatting van wetenschap en politiek leidde tot een vaccinatiebeleid dat gebruikmaakte van zachte dwang (op scholen en in weeshuizen) en van morele druk (op de hele bevolking). In het onderwijs en in de armenzorg deed het zogenoemde pokkenbriefje zijn intrede: zonder dat inentingsbewijs had men geen recht op onderwijs of een uitkering.

Niet iedereen was van deze pressie gediend en de bezwaren ertegen waren van drieërlei aard. Koepokbestrijders maakten bezwaar tegen staatsdwang, tegen het onchristelijke karakter van vaccinatie en tegen het onnatuurlijk karakter ervan. De bekende dichter en geleerde Willem Bilderdijk (1756–1831) ging tekeer tegen alles wat de Verlichting aan rationalisme en vrijheidszin had voortgebracht. Daartoe behoorde wat hem betreft ook vaccinatie. In een gedicht vroeg hij zich af:

» Waarom toch met verwoede drift/Het vuil en walg'lijk rundergift/Der kinderen aders in doen jagen?

Ook anderen gruwden bij de gedachte dat vaccineren inhield dat de mens een beestenziekte kreeg ingeplant (◨fig. 2.4). Al deze krachten en tegenkrachten leidden tot een grillig vaccinatiepatroon in Nederland, waar het gezondheidsbeleid op lokaal niveau gestalte kreeg.

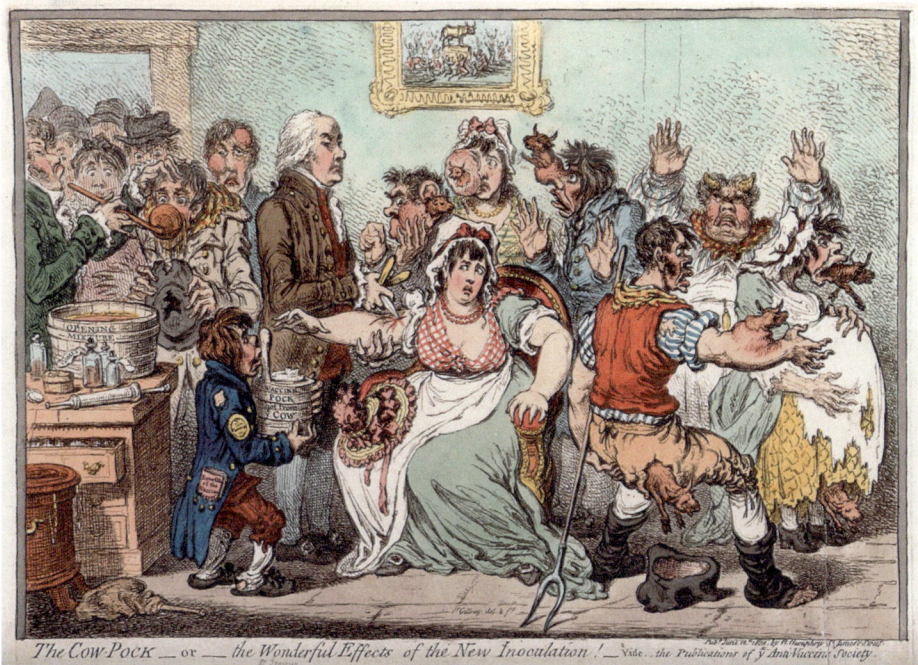

◘ **Figuur 2.4** Edward Jenner vaccineert patiënten tegen de pokken. Uit allerlei lichaamsdelen groeien koeien (James Gillray 1802)

Omstreeks 1870 hadden drie miljoen Nederlanders zich tegen de pokken laten inenten, maar de regionale vaccinatiegraad varieerde sterk, al naar gelang het succes van de lokale lobby tegen koepokvaccinatie.

2.5 Syfilis en de moralisering van ziekte

Het machtige Aztekenrijk is waarschijnlijk niet ten val gebracht door Spaanse soldaten, maar door het pokkenvirus dat deze met zich meebrachten. Tegen de pokken had de inheemse bevolking van Midden-Amerika geen verworven immuniteit; als gevolg daarvan bezweken miljoenen aan de ziekte. Op hun beurt brachten Columbus en de andere ontdekkingsreizigers na 1492 syfilis mee terug naar Europa. Deze epidemiologische transitie – die bekend staat onder de naam *Columbian exchange* – stond aan het begin van de syfilis in Europa.

Aanvankelijk werd de ziekte beschouwd als een van de vele pestilentiën waarmee God de mens kon treffen om hem te beproeven of te straffen. Vooralsnog was het geen schande aan de ziekte te lijden. Dit veranderde snel toen – in de vroege 16^e eeuw – de seksuele oorsprong van syfilis algemeen werd aanvaard. Dit inzicht betekende het begin van een eeuwenlange moralisering van de ziekte. Zelfs nadat de ziekteverwekker (*treponema pallidum*) was ontdekt, bleek het voor veel mensen moeilijk syfilis als een infectieziekte te beschouwen. Lange tijd was de reactie op syfilis en de bejegening van de syfilislijder een afgeleide van de seksuele en huwelijksmoraal van een bepaalde tijd.

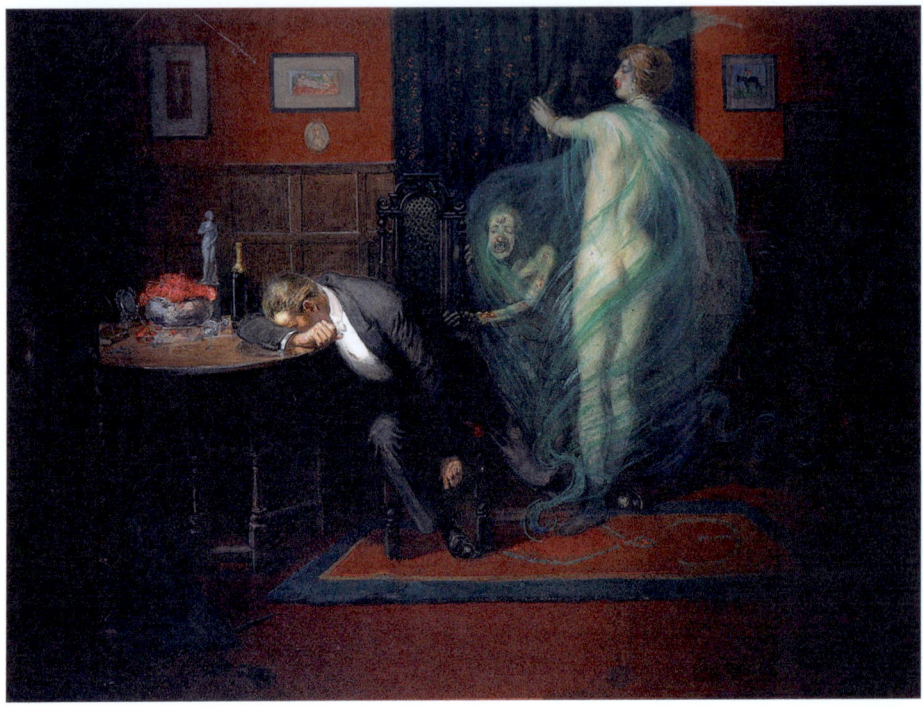

Figuur 2.5 Syfilis ligt op de loer in het bordeel (Richard Tennant Cooper 1912)

In de 16^e en de 17^e eeuw gold de syfilislijder als zondaar. Voor zijn vleselijke zonden moest hij niet alleen worden behandeld, hij moest ook worden gereinigd en getuchtigd. Hij werd daarom ingesmeerd met kwikzalf – een pijnlijke en gevaarlijke behandeling die regelmatig leidde tot kwikvergiftiging en de dood. Onder de adel raakte in de loop van de 17^e en 18^e eeuw een ander 'ideaal' in zwang: dat van de cavalier. Dit aristocratische ideaal behelsde enerzijds galante omgangsvormen jegens vrouwen, maar anderzijds amoureuze avonturen. Wie de kunst van het behagen van vrouwen niet verstond was geen echte edelman. De keerzijde van deze ridderlijke levenswijze was syfilis, die tot merkteken werd van de ware edelman: syfilis werd tot 'cavaliersziekte' gepromoveerd. Het bekendste voorbeeld van dit ideaal is de 18^e-eeuwse Venetiaanse vrouwenveroveraar Giacomo Casanova.

De 19^e eeuw geldt als het tijdperk van de emancipatie van de bourgeoisie. Met de nieuwe klasse deed ook een nieuwe moraal zijn intrede. In de burgerlijke moraal stonden huwelijkse trouw en het gezin hoog in het vaandel. Huiselijk geluk was het gevolg van deugdzaamheid en oprechte liefde; syfilis daarentegen van buitenechtelijke seks, vooral bedreven in bordelen (◘ fig. 2.5). De ziekte was het tegendeel van burgerlijke deugdzaamheid en kreeg het stigma van schande en onreinheid. Prostitutie diende daarom streng te worden gereglementeerd. Op aandrang van militaire geneeskundigen – die zich zorgen maakten om de toename van syfilis onder soldaten – en de zogenoemde hygiënisten – een groep maatschappelijk geëngageerde artsen die zich sterk maakten voor preventieve zorg op populatieniveau (▶ H. 15) – werd een strenge reglementering van de prostitutie van kracht. Bordelen moesten worden geregistreerd bij de politie, terwijl de aldaar werkzame prostituees werden verplicht tot een wekelijkse medische keuring. Wie besmet bleek werd het werken verboden en onderworpen aan een verplichte medische behandeling.

In de late 19ᵉ eeuw eisten ook arbeiders, vrouwen, protestants-christelijke 'kleine luyden' en katholieken een plaats onder de zon voor zichzelf op. Ze zetten zich in voor betere arbeidsomstandigheden, voor gelijkberechtiging en voor stemrecht, en ontmaskerden de klassiek-liberale politiek van de 19ᵉ eeuw als klassepolitiek en de heersende moraal als een dubbele moraal. De maatschappelijke verhoudingen – zowel tussen de klassen als tussen de seksen – dienden te worden herijkt, en dat had ingrijpende gevolgen voor het prostitutiebeleid. De zogenoemde abolitionisten – een bont gezelschap bestaande uit feministen, socialisten, radicaal-liberalen en confessionelen – zetten zich in voor de afschaffing van de prostitutiewetgeving. Ze uitten felle kritiek op de dubbele moraal van de 'reglementaristen' en hun visie op de mannelijke geslachtsdrift. Die werd beschouwd als een niet te beteugelen natuurverschijnsel. Voor het behoud van de gezondheid van de man was het goed om de – nu eenmaal niet te bedwingen – seksuele driften de vrije loop te laten. Om het huwelijk niet in gevaar te brengen kon dat het best gebeuren in het bordeel. In de gedachtegang van de reglementaristen werd prostitutie dus beschouwd als een noodzakelijk kwaad. In hun model was de prostituee de dader en haar klant het slachtoffer. Omdat syfilis zich vanuit de prostituee in alle richtingen kon verspreiden, diende het kwaad bij de bron te worden aangepakt. De abolitionisten draaiden het om: zij beschouwden juist de man als dader en diens onwetende echtgenote en ongeboren kinderen als de slachtoffers. Ze bepleitten de afschaffing van de – in de praktijk weinig effectief gebleken – prostitutiewetgeving en riepen mannen op tot zelfbeheersing. Voor mannen en vrouwen dienden de eisen der zedelijkheid hetzelfde te zijn.

De reglementaristen verloren het prostitutiedebat en de abolitionisten bezegelden hun overwinning in 1911 met een nieuwe zedelijkheidswet. De minachting waarmee de eerste generatie van hygiënisten over prostituees had gesproken behoorde tot het verleden en de maatschappelijke reactie op syfilis was ingrijpend van karakter veranderd. De ziekte werd voortaan niet slechts beschouwd als een aantasting van het gestel van de individuele zieke, maar tevens als een bedreiging van het *maatschappelijke* lichaam. Uit zorg om de vruchtbaarheid en de kwaliteit van de bevolking en om degeneratie van het menselijk geslacht tegen te gaan, werden adviesbureaus van de Nederlandse Vereniging tot bestrijding der Geslachtsziekten opgericht. Repressie werd vervangen door verheffing, en het medisch keuren en bestraffen van prostituees door seksuele voorlichting en opvoeding van het gehele volk.

2.6 Tuberculose en de vrees voor degeneratie

In 1882 maakte Robert Koch (1843–1910) bekend dat hij het *mycobacterium tuberculosis* had ontdekt: de bacterie die tuberculose veroorzaakt. De ontdekking, die in 1905 met de Nobelprijs werd bekroond, betekende de definitieve doorbraak van de bacteriologie als discipline, en van de gedachte dat specifieke ziekteverwekkers specifieke infectieziekten kunnen veroorzaken. Hoewel lang niet iedereen direct voor dat idee was gewonnen, raakten steeds meer mensen ervan overtuigd dat tuberculose niet het gevolg was van een ontvankelijke constitutie, van erfelijkheid of van een lage morele standaard – zoals tot dan toe was aangenomen –, maar van een specifieke bacterie.

Al in de 4ᵉ eeuw vóór Christus had Hippocrates een klinisch beeld beschreven dat hij aanduidde als *ftisis*; het woord verwees naar een langzaam wegteren van het lichaam – vandaar ook de naam (long)tering. Door de eeuwen heen zou de ziekte honderdduizenden slachtoffers maken, meer dan welke andere ziekte dan ook. In de loop van de tijd werd tuberculose op verschillende manieren geduid. Omdat de ziekte vaak hele families trof werd ze erfelijk geacht, en omdat vaak de armere wijken van een stad werden getroffen werd de ziekte geassocieerd met armoede en een lage morele standaard. De ziekte gold als een aandoening van het gehele lichaam en niet slechts van de longen. 'Teringlijders' klaagden over een alles verterend vuur in hun lichaam. Wanneer zich bij de fluimen eerst bloed en vervolgens pus voegde, wist men dat de ziekte een fataal stadium had bereikt. De lijder teerde van binnenuit langzaam weg.

Ook bij tuberculose was de maatschappelijke reactie religieus gekleurd. In dit geval werd de ziekte echter niet zozeer gezien als een straf voor begane zonde, maar als een beproeving die lijdzaam moest worden ondergaan. Daarnaast was er ook een andere – voor ons heel opmerkelijke – reactie op de tering. Zoals er een 'aristocratisch-ridderlijke' omgang was met syfilis, zo bestond er een 'romantisch-literaire' duiding van tuberculose. In de vroege 19^e eeuw – de tijd van de Romantiek – werd de tering gecultiveerd als bij uitstek de ziekte van het romantische genie. In de tijd van de Romantiek – een periode waarin veel waarde werd gehecht aan emotie, spontaniteit en creativiteit – werd een oude gedachte nieuw leven ingeblazen, namelijk dat er een relatie zou bestaan tussen tering en genialiteit. De leidende gedachte was dat hetzelfde vuur dat de geest feller doet oplichten het lichaam te gronde richt. De beroemde Engelse dichter John Keats (1795–1821) overleed op 26-jarige leeftijd aan de tering. Twee jaar voor zijn dood schreef hij: 'Youth grows pale, and spectre thin, and dies.' Het beeld dat na zijn dood is gecreëerd is dat van het kwetsbare genie dat niet is opgewassen tegen de harde buitenwereld en van binnenuit opbrandt. Vooral gevoelige naturen zouden ontvankelijk zijn voor de tering. Ook de virtuoze violist Nicolo Paganini, de componist Frédéric Chopin, de gezusters Charlotte en Emily Brontë overleden aan de ziekte, terwijl de opera's van Verdi (La traviata) en Puccini (La bohème) dit thema bevatten. Het zwakke en uitgeteerde lichaam van teringlijders appelleerde aan het vrouwelijke schoonheidsideaal van die tijd.

De 19e eeuw was echter ook de tijd van de industriële revolutie, met alle sociale problematiek van dien. De nieuwe industrie had een onverzadigbare behoefte aan arbeiders, die in groten getale naar de steden trokken. Steeds meer mensen woonden en werkten op een klein gebied, in krotten, sloppen en stegen waar armoede en ziekte heerste. In de overbevolkte en verarmde achterbuurten was gebrek aan alles: voedsel, schoon drinkwater, woonruimte en brandstof. Van een georganiseerde vuilafvoer was geen sprake en alcoholisme en prostitutie tierden er welig. De woon- en leefomstandigheden leidden tot uitbraken van allerlei infectieziekten waarvan cholera de meest zichtbare was, maar waartoe ook dysenterie, kinkhoest, mazelen, roodvonk, syfilis, pokken, tyfus, difterie en tuberculose hoorden. In de gesegregeerde standenmaatschappij die Nederland toen was, was er maar weinig aandacht voor. De maatschappelijke orde was even hiërarchisch als statisch; net als het geval was bij syfilis vloeide de bejegening van de teringlijder voort uit een waardepatroon dat niet ter discussie stond: het was vooral een ziekte van de armen, van mensen die in geestelijk en moreel opzicht te zwak werden geacht controle over hun leven te nemen.

Vanaf de jaren 1880 keerde ook hier het tij. Het klassieke liberalisme van staatsonthouding kwam onder vuur te liggen en het inzicht groeide dat de maatschappelijke orde niet was gegeven maar kon worden veranderd en verbeterd. De zogenoemde 'sociale kwestie' kwam hoog op de politieke agenda en leidde aan het begin van de 20^e eeuw tot een ware golf van sociale wetgeving. Er kwam onder meer een woningwet, een sociale verzekeringswet en een gezondheidswet. Na de ontdekking van de tuberkelbacil werd duidelijk dat iedereen kon worden besmet en dat zelfs de samenleving als geheel door de ziekte werd bedreigd: het menselijk ras zou worden bedreigd door degeneratie. Omdat niet alles zich door wetgeving laat afdwingen en omdat de overheid terughoudend bleef met het verstrekken van subsidies, won de gedachte terrein dat de Nederlandse bevolking moest worden opgevoed en voorgelicht over besmettelijke ziekten, waaronder tuberculose (fig. 2.6). In de eerste helft van de 20^e eeuw werd een fijnmazig netwerk van consultatiebureaus, kruisverenigingen en sanatoria

2.6 · Tuberculose en de vrees voor degeneratie

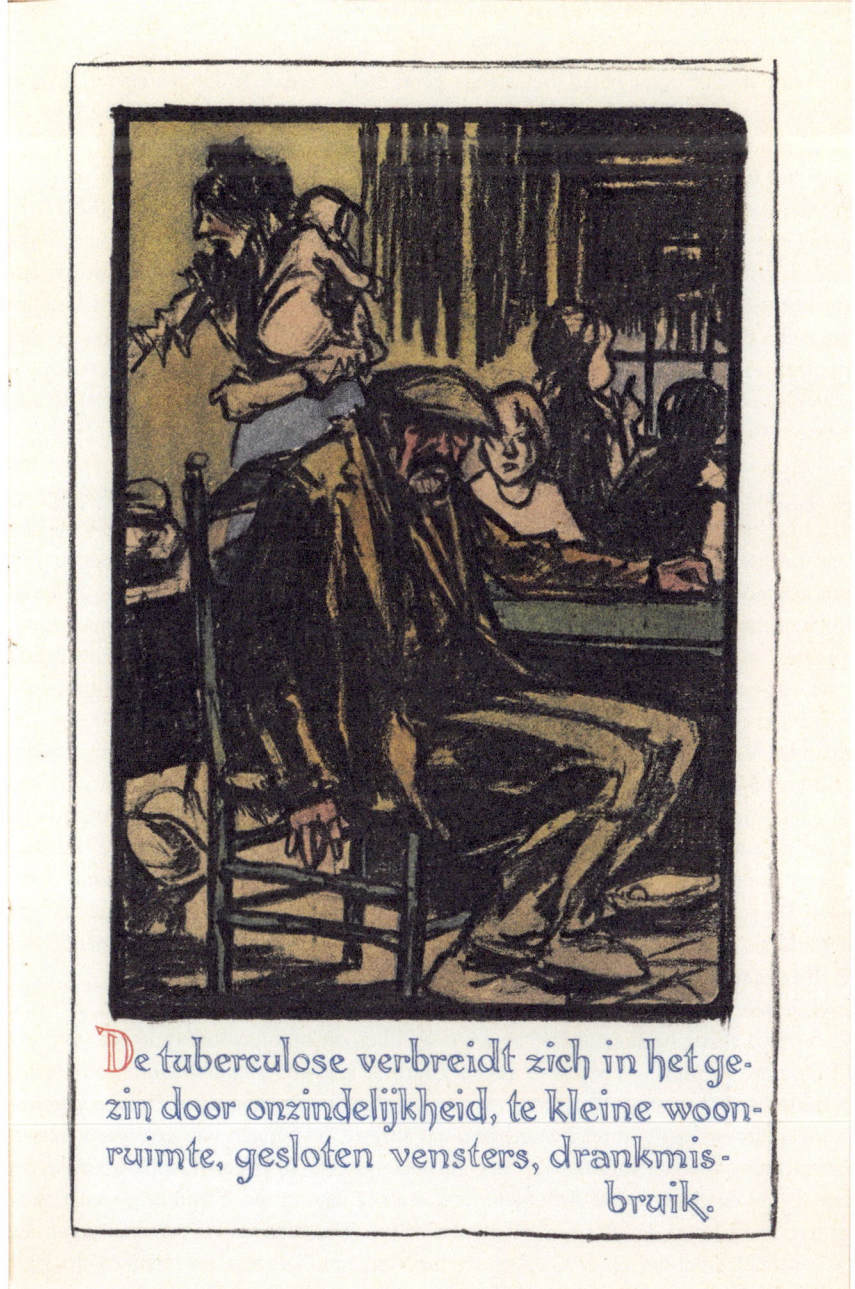

◼ **Figuur 2.6**   Voorlichting van de Nederlandse Centrale Vereniging (CNV) in 1927

opgebouwd dat hierin voorzag. De consultatiebureaus gaven voorlichting over voeding, hygiene en verzorging, kruisverenigingen zorgden voor ziekenverpleging aan huis en in sanatoria werden de meeste besmettelijke gevallen geïsoleerd. Tuberculoselijders konden er aansterken onder een regime van 'rust, reinheid en regelmaat'.

2.7 HPV en de scepsis over de wetenschap

In de loop van de 20^e eeuw werd het steeds gebruikelijker dat de bevolking op diverse momenten in hun leven aan voorlichting en controles werden onderworpen: direct na de geboorte, op school, op het werk, in het leger en tijdens de zwangerschap. Het netwerk dat daartoe aan het begin van de eeuw werd opgetuigd bestaat nog steeds, zij het dat de overheidsbemoeienis enorm is toegenomen, vooral na de Tweede Wereldoorlog. De overheid licht de bevolking niet alleen voor over gezondheid en ziekte (onder meer via de Gemeentelijke gezondheidsdienst of GGD), maar is ook bereid tot het maken van hoge kosten door vaccinaties gratis beschikbaar te stellen aan de gehele bevolking. In 1957 werd het Rijksvaccinatieprogramma (RVP) geïntroduceerd. Deelname aan het Rijksvaccinatieprogramma is niet verplicht, maar de opkomst – en daarmee de vaccinatiegraad van de Nederlandse bevolking – is hoog: 95 %. Ieder jaar worden ruim twee miljoen vaccinaties gegeven en de sterfte aan infectieziekten is sinds de introductie van het RVP spectaculair gedaald.

Het door de overheid aangeboden en uitgevoerde programma – alsmede het eraan ten grondslag liggende biomedische onderzoek – werd door brede lagen van de bevolking geaccepteerd, totdat het ministerie van Volksgezondheid, Welzijn en Sport (VWS) in 2009 besloot er een recent ontwikkeld vaccin tegen Humaan papillomavirus (HPV) aan toe te voegen. Het werd gratis aangeboden aan alle 12- en 13-jarige meisjes van Nederland, maar slechts 45 % van de opgeroepen meisjes kwamen de drie prikken halen. De verantwoordelijke wetenschappelijke en politieke autoriteiten waren verbijsterd en weten de lage opkomst aan de onrust die op het internet was gezaaid. Daar waren niet alleen websites te vinden van het Rijksinstituut voor Volksgezondheid en Milieu (RIVM) en het Nederland Kankerinstituut (NKI), maar ook van de Nederlandse Vereniging Kritisch Prikken, van de alternatieve nieuwssite Niburu (motto: 'onthullend en bewustmakend nieuws') en van de actiesite *De wereld verandert* (motto: 'van democratie naar politiestaat'). Niburu stelde dat aan het vaccin een nanochip was toegevoegd die zich aan de rode bloedlichaampjes van de gevaccineerde meisjes zou hechten. Het doel van de autoriteiten zou zijn om 'elk mens op de planeet te microchippen en elk kind vanaf de geboorte'. De website *De wereld verandert* beschuldigde de Minister ervan de jonge meisjes van Nederland als proefkonijn te willen gebruiken voor een vaccin dat nog onvoldoende was getest, terwijl de farmaceutische industrie slechts ordinair geldelijk gewin nastreefde.

Hoewel de biomedische wetenschap tegenwoordig dominanter is dan ooit en door velen wordt beschouwd als de beste kennis over gezondheid en ziekte die voorhanden is, betekent dit niet dat andere vormen van betekenisgeving daarmee tot het verleden behoren. Zo bevinden zich onder de vaccinatieweigeraars mensen van diverse overtuigingen. Terwijl gereformeerden vaccinatie weigeren omdat ze geloven dat alleen God bepaalt wie ziek wordt en wie niet, zijn antroposofen van mening dat het immuunsysteem op eigen kracht weerbaarder wordt dan als het daarmee wordt geholpen. Ze kiezen er daarom voor hun kinderen ziek te laten worden, in de hoop dat ze immuniteit verwerven. Weer andere weigeraars menen dat sommige vaccinaties pathogeen zijn, en onder meer autisme kunnen veroorzaken. In 1997 publiceerde het gezaghebbende *British Medical Journal* een artikel onder de opmerkelijke titel 'Geneeskunde, postmodernisme en het eind van zekerheid', waarin een manier werd gesuggereerd om met deze diversiteit om te gaan. Er stond onder meer te lezen:

> We moeten ons afvragen waarom zoveel van onze patiënten hun toevlucht nemen tot zogenaamde alternatieve therapieën waarvoor weinig of geen wetenschappelijk bewijs bestaat. Het is omdat we onze waarheid opleggen aan onze patiënten, die wel eens hun eigen waarheid zouden kunnen hebben.

2.8 Conclusie

Aan wie komt het recht toe ziekte en gezondheid te definiëren en aan die definitie concrete handelingen te verbinden? Bij het verschijnen van nieuwe bedreigende ziekten reageren politici, medici en burgers ieder op hun eigen wijze – maar altijd binnen de grenzen van hun mentale en culturele horizon. In dit hoofdstuk is gebleken dat medici en leken soms hetzelfde dachten (in het geval van lepra) en dat er soms complexe mengvormen waren (bij de pest). Soms was sprake van scepsis of zelfs verzet tegen wetenschap (bij de pokken- en de HPV-vaccinatie) en soms liep er een morele of politieke dimensie door de discussies (bij syfilis en tuberculose). Dit hoofdstuk heeft laten zien dat gezondheid en ziekte nog een andere dimensie hebben dan de strikt biomedische. Sommige ziekten betekenen een crisis in het leven van een patiënt. Wie door een ziekte wordt overvallen, heeft behoefte aan duiding en betekenisgeving. Hoewel die duiding misschien niet altijd door iedereen wordt geaccepteerd, is het voor de arts belangrijk zich in de omgang met patiënten bewust te zijn van de maatschappelijke dimensie van ziekte.

Verder lezen

Dubos RJ. Tuberculosis, man and society. 3rd edition. New Brunswick: Rutgers university press; 1996.
Noordegraaf L, Valk G. De gave Gods. De pest in Holland vanaf de late Middeleeuwen. Bergen: Octavo; 1988.
Mooij A. Geslachtsziekten en besmettingsangst: een historisch-sociologische studie 1850–1990. Amsterdam: Boom; 1993.

Wat is ziekte?

S. Werkhoven

© Bohn Stafleu van Loghum is een imprint van Springer Media B.V., onderdeel van Springer Nature 2018
H. F. P. Hillen, E. S. Houwaart en F. G. Huisman (Red.), *Medische geschiedenis*,
https://doi.org/10.1007/978-90-368-2169-8_3

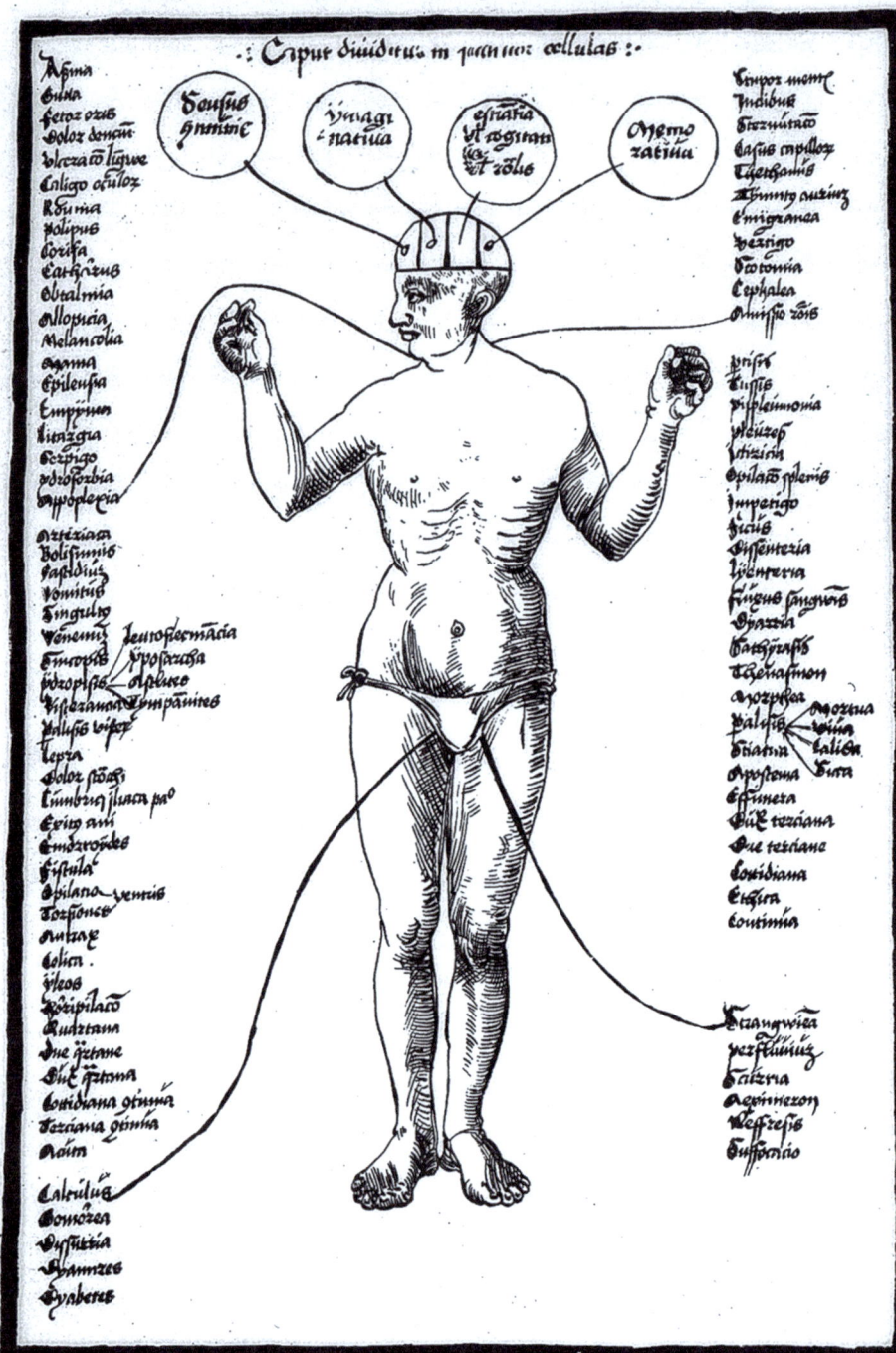

> **Casus**
>
> **De medicalisering van homoseksualiteit**
> Eeuwenlang is homoseksualiteit beschouwd als een zonde. Vanaf het eind van de 19e eeuw kwam daarin verandering: voortaan werd het als een ziekte beschouwd. Tot 1987 is homoseksualiteit opgenomen geweest in de DSM, het classificatiesysteem van internationaal erkende geestelijke aandoeningen. Als kenmerken waren daarin onder meer opgenomen een relatief kleinere hersenkern in de hypothalamus en specifieke genetische markeringen. Bij ziekte hoort een therapie. In het geval van homoseksualiteit was dat de zogenoemde conversietherapie, bestaande uit allerlei vormen van psychotherapie en hormonale behandeling. Sinds 1987 geldt homoseksualiteit niet langer als een ziekte, maar wordt erover gesproken in termen van geaardheid of identiteit.
> Dit roept de vraag op wat nu precies onder ziekte dient te worden verstaan. Hoe objectief zijn onze ziektecategorieën eigenlijk? En wie bepaalt wanneer iets een ziekte is?

3.1 Inleiding

De geschiedenis van de geneeskunde laat zien dat diagnostische categorieën aan voortdurende verandering onderhevig zijn. Wie de diverse edities van de *International Classification of Diseases* (ICD) naast elkaar legt, ziet dat ziektecategorieën komen en gaan, en soms van inhoud veranderen. Wanneer binnenkort de nieuwe ICD-11 verschijnt, zal opnieuw blijken dat nieuwe ziektecategorieën hun intrede hebben gedaan terwijl andere zijn afgestoten of gewijzigd (zie ◘ fig. 3.1). Dit is niet alleen het gevolg van het feit dat sommige ziekten zijn verdwenen (zoals de pokken) en andere zijn ontstaan (zoals SARS of Ebola). Het domein van ziekten wordt ook – op basis van voortschrijdend inzicht – steeds anders ingedeeld. Zo kan het gebeuren dat condities die voorheen niet als ziekte werden (h)erkend nu wel in de ICD worden opgenomen en andersom: een conditie die voorheen nog als ziekte werd aangemerkt kan in een latere editie zijn verdwenen.

Ook in de psychiatrie zijn dergelijke veranderingen goed zichtbaar. Elke nieuwe editie van de *Diagnostic and Statistical Manual of Mental Disorders* (DSM) laat steeds grote verschuivingen zien. Een voorbeeld is 'hysterische neurose', een stoornis waaraan Sigmund Freud veel bekendheid gaf, maar die vanaf 1980 niet langer in de DSM is opgenomen. Misschien nog illustratiever is de verwijdering van homoseksualiteit uit de DSM in 1987. Tot dat moment was homoseksualiteit geclassificeerd als een mentale stoornis, al liepen de meningen uiteen of homoseksualiteit ook behandeling behoefde. De meest recente editie van de DSM (2013) liet wederom vele verschuivingen zien: specificaties van autismestoornissen zoals Asperger zijn eruit verwijderd, terwijl nieuwe aandoeningen zoals *premenstrual dysphoric disorder*, *restless legs syndrome* en *disruptive mood dysregulation disorder* hun intrede hebben gedaan.

Deze verschuivingen roepen twee belangrijke wetenschapsfilosofische vragen op, die centraal staan in dit hoofdstuk. Ten eerste: hoe objectief is de classificatie van ziekten? Weerspiegelen de ICD en de DSM een objectieve werkelijkheid? Anders gezegd: bestaan de ziekten die erin zijn opgenomen ook echt, dat wil zeggen los van onze concepten en gedachten erover? Of zijn de ziekten vooral het *product* van ons denken en sociaal-maatschappelijke veranderingen? Hiermee zijn twee filosofische posities gegeven: die van het realisme (ziekten hebben een reëel bestaan, los van onze gedachten erover) en die van het sociaal constructivisme (ziekten zijn het product van menselijke belangen en perspectieven). Terwijl een realist

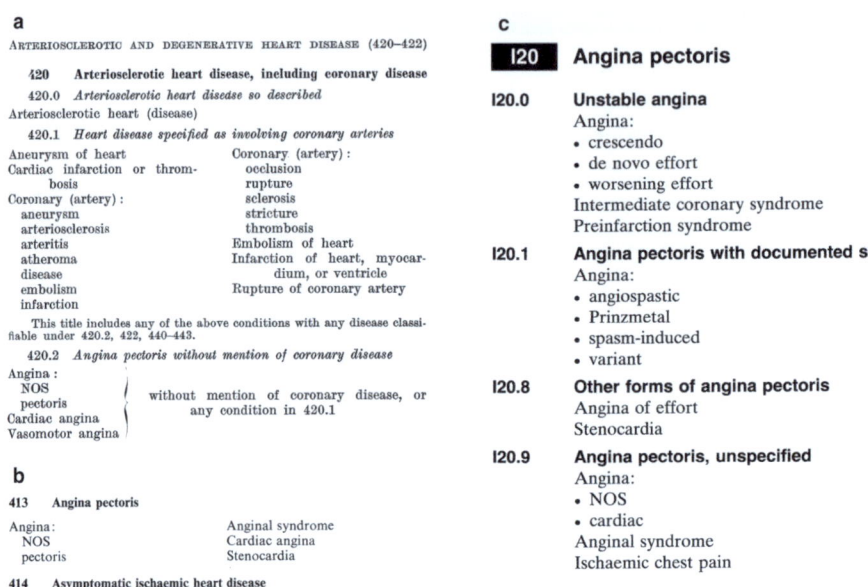

◨ **Figuur 3.1** **a** In 1948 werd de diagnose 'angina pectoris' (pijn op de borst) uitsluitend gebaseerd op het klachtenpatroon van de patiënt. **b** In 1967 werd de diagnose daarnaast ook gebaseerd op veranderingen in het ECG tijdens de pijnklachten. **c** In 1992 was de kennis over oorzaken, diagnostiek en behandeling van angina pectoris opnieuw veranderd, als gevolg van de introductie van coronair angiografie, hartcatheterisatie en bypasschirurgie

aanpassingen in ICD en DSM beschouwt als aanpassingen om de objectieve werkelijkheid beter te beschrijven, ziet een sociaal constructivist ze vooral als de uitkomst van processen van sociaal-politieke, economische en culturele aard.

> **'Angina pectoris' in de ICD**
> Het denken over oorzaken, diagnostiek en behandeling van ziekte is in de tweede helft van de 20^e eeuw ingrijpend veranderd. Hier wordt dat aan de hand van de classificatie van 'angina pectoris' voor de hart- en vaatziekten geïllustreerd (◨fig. 3.1). De drie edities van de ICD (uit respectievelijk 1948, 1967 en 1992) geven een prachtig beeld van de ontwikkelingen die in de afgelopen 70 jaar hebben plaatsgehad, en die steeds opnieuw een nieuwe omschrijving in de ICD nodig maakten. De recente ontwikkelingen op genetisch en moleculair gebied zullen in de toekomst ongetwijfeld aanleiding zijn tot een nieuwe herziening van de ICD.

De tweede vraag gaat over wanneer iemand ziek is en wanneer niet. Wat *is* een ziekte eigenlijk? Is het mogelijk er een algemene definitie van te geven? Dit is een belangrijke vraag; ziektecategorieën verschuiven immers niet alleen, maar er lijken ook steeds meer ziekten bij te komen. Enerzijds is dat het gevolg van een beter inzicht in ziekteprocessen: wat eerst een vorm van ziekte leek, kan blijken een verzameling van verschillende ziekten te zijn. Anderzijds is het een gevolg van het feit dat we condities die we aanvankelijk beschouwden als normaal, op een later moment benaderden als te behandelen ziekten. Dit proces heet *medicalisering*. Recente voorbeelden van dit verschijnsel zijn menopauze, overgewicht, excessief of verminderd eetgedrag, seksueel verlangen en concentratievermogen. Een duidelijk ziektebegrip kan ons helpen ziekten te onderscheiden van normale niet-pathologische verschillen tussen mensen. Daarmee kunnen de grenzen van de geneeskunde worden bewaakt.

De eerste vraag is een vraag naar de *status* van ziektecategorieën: zijn ze 'echt en objectief' of zijn ze 'sociaal geconstrueerd'? De tweede vraag heeft betrekking op het *onderscheid* tussen ziekte en gezondheid, ongeacht de status van individuele ziektecategorieën. Omdat het hier twee verschillende vragen betreft zullen ze apart worden besproken.

3.2 Realisme versus sociaal constructivisme

Al geruime tijd woedt er een heftige discussie onder wetenschappers en wetenschapsfilosofen over de status van wetenschappelijke theorieën en de concepten waarvan deze theorieën gebruikmaken. Volgens *realisten* komen kloppende theorieën overeen met de werkelijkheid zelf. Elektronen, quarks, magnetische velden, de wetten van Maxwell en Einstein: ze bestaan echt – *ook* als we deze concepten en wetten niet hadden bedacht. *Antirealisten* staan hier lijnrecht tegenover: concepten en wetten zijn slechts namen en theoretische constructen die wij gebruiken om de wereld te begrijpen en te voorspellen. *Sociaal constructivisme* is een vorm van antirealisme die de laatste decennia steeds populairder is geworden. De meest uiteenlopende zaken – zoals gender, ras, seksuele oriëntatie, ziekte – worden steeds vaker begrepen als sociaal geconstrueerd. Sociaal constructivisten stellen dat vermeende feiten over gender, ras en ziekte niet verankerd liggen in de werkelijkheid, maar het gevolg zijn van hoe wij er als maatschappij tegenaan kijken en ermee omgaan. Laten we eens kijken naar de consequenties van beide posities voor de geneeskunde en de psychiatrie.

Realisme

Alle wetenschappelijke disciplines groeperen de objecten die zij bestuderen in soorten (*kinds*). De natuurkunde groepeert deeltjes in soorten als quarks, neutrino's en elektronen; de scheikunde ordent elementen als zink en natrium in het periodiek systeem; de astronomie deelt het universum op in sterrenstelsels; de biologie verdeelt organismen in dier- en plantensoorten. De geneeskunde op haar beurt groepeert ziekten en aandoeningen in taxonomieën als de ICD en DSM. Wanneer de soorten in de classificaties overeenkomen met de structuur van de werkelijkheid zelf, gaat het om natuurlijke soorten (*natural kinds*). Het beste voorbeeld van natuurlijke soorten zijn de chemische elementen uit het periodiek systeem. Elementen als zink en natrium zijn niet slechts door ons gemaakte soorten, ze bestaan ook in de werkelijkheid. Zink en natrium hebben een plaats in de objectieve wereld, los van de mens. Dat geldt niet voor categorieën als 'auto's gemaakt in Japan' of 'eetbare groenten', die menselijke perspectieven en belangen weerspiegelen. Als we die perspectieven en belangen wegdenken, dan bestaan deze soorten ook niet meer.

De natuurwetenschappen lijken het meest geschikt om te ontdekken wat de natuurlijke soorten zijn. Wanneer de natuurkunde bijvoorbeeld gebruikmaakt van quarks in hun beste theorieën, hebben we reden te denken dat quarks natuurlijke soorten zijn. De wetenschap kan het echter ook mis hebben. De voorlopers van het huidige periodieke systeem waren tenslotte alle incompleet of op een bepaalde manier incorrect. Maar dat neemt niet weg dat we mogen aannemen dat quarks, elektronen, chemische elementen, sterrenstelsels en organismen verwijzen naar *natural kinds*, met andere woorden, naar soorten die als soort echt bestaan, los van onze indelingen.

In het biomedische domein is het realisme de meest dominante manier van denken over ziekte. De medische wetenschap onderscheidt ziekten op basis van symptomatologie en etiologie. Zo wordt bijvoorbeeld onderscheid gemaakt tussen infectieziekten, auto-immuunziekten, hart- en vaatziekten en orthopedische aandoeningen. Het feit dat deze ziekten bestaan, staat volgens realisten los van onze ideeën over ziekten. De realistische opvatting van ziektecategorieën is dan ook dat ziekten en aandoeningen natuurlijke soorten zijn, en dus in de objectieve wereld bestaan. Veranderingen in ziektecategorieën weerspiegelen volgens realisten onze pogingen deze werkelijkheid beter te beschrijven, zoals chemici sinds de late 18^e eeuw hebben gewerkt aan de perfectionering van het periodiek systeem. Realisten geloven dan ook in de mogelijkheid van wetenschappelijke vooruitgang: op basis van solide bewijs benaderen we steeds meer 'hoe het echt zit in de wereld'.

Volgens een realist zijn ziektecategorieën objectief, omdat ze in de structuur van de organische werkelijkheid besloten liggen. Nieuwe inzichten maken bijstelling van de kennis nodig, maar uiteindelijk bestaat er een *fact of the matter* over welke ziekten er zijn. Ondanks haar feilbaarheid komt de medische wetenschap daarom de autoriteit over het ziektedomein toe. Volgens realisten spelen menselijke perspectieven, maatschappelijke waarden of individuele belangen geen enkele rol in het biomedische domein.

Sociaal constructivisme

Terwijl het realisme stelt dat wetenschappelijke categorieën de objectieve werkelijkheid weerspiegelen, stelt het sociaal constructivisme dat 'feiten' over soorten het gevolg zijn van sociaalhistorische processen die ons de werkelijkheid op een bepaalde manier doen zien. Een soort is volgens hen niet door de natuur gegeven, maar door de mens geconstrueerd in een matrix van instituties, sociale praktijken, wet- en regelgeving en taalgebruik. Een bekend voorbeeld van een sociaal geconstrueerde soort is gender. Terwijl sekse verwijst naar het biologische verschil tussen mannen en vrouwen, daar staat gender voor de rol die mannen en vrouwen in de samenleving krijgen toegedicht – en wat geldt als 'typerend' mannelijk of vrouwelijk. Deze ideeën zijn niet door de natuur gegeven, maar worden door de mens geconstrueerd en hadden dus net zo goed anders kunnen zijn. Essentieel aan sociaal constructivisme is dan ook dat aangenomen feiten net zo goed anders hadden kunnen zijn (ook wel 'contingentie' genoemd) of helemaal niet hadden hoeven bestaan.

Nu is het één ding om te beweren dat onze ideeën worden vormgegeven door sociale processen (in plaats van door de structuur van de wereld zelf) en dat onze ideeën dus ook anders hadden kunnen zijn; het is iets anders om te beweren dat het *object* waarop onze ideeën betrekking hebben ook door ons is geconstrueerd – dat is veel moeilijker te vatten. Opnieuw vormt gender een mooi voorbeeld. Stel: we construeren een idee van vrouwelijkheid waarin vrouwen verleidelijk zijn en sociaal intelligent, maar slecht in oriëntatie. Het kan zijn dat vrouwen zich hiernaar gaan gedragen en daadwerkelijk verleidelijk en sociaalintelligent gedrag gaan vertonen en vaak verdwalen. Op dat moment is niet alleen het idee – 'vrouw' – sociaal geconstrueerd, maar ook het object – vrouwen zelf –, aangezien ze zich gaan gedragen naar het idee, naar het sociaal construct. Daarmee wordt een sociale constructie als gender ineens reëel. Laten we het eerste soort constructivisme *idee-constructivisme* noemen, het tweede *object-constructivisme*.

Wanneer niet alleen gender, maar ook ziektecategorieën sociaal geconstrueerd zijn, dan heeft dat twee belangrijke implicaties. Ten eerste betekent het dat ziektecategorieën niet in de werkelijkheid besloten liggen, maar dat de bron van 'ziekte' in onze denk- en constructiearbeid moet worden gezocht. Volgens deze zienswijze bepalen tijd- en plaatsbepaalde ideeën welke ziekten er 'bestaan', wie als 'ziek' wordt aangeduid. Een duidelijk voorbeeld van een sociaal-geconstrueerde ziektecategorie is *drapetomania* in 1851: een ziekte die ervoor zou zorgen dat zwarte slaven uit gevangenschap probeerden te ontsnappen. Wij kunnen nu duidelijk herkennen dat deze ziektecategorie alleen bestond omdat de bedenkers dit zo zagen, in een periode waarin slavernij wijdverspreid was. Andere voorbeelden zijn *sluggish schizophrenia* en *reformist delusions*, categorieën gebruikt in de voormalige Sovjet Unie om politieke dissidenten te beschrijven. Sociaal constructivisten stellen dat *alle* ziekten – lichamelijk en psychisch – gelijkwaardig zijn aan *drapetomania* en *reformist delusions*: alle ziekten zijn ziekten alleen omdat wij ze als zodanig zien, en omdat ze in stand worden gehouden door sociale instituties, praktijken en taalgebruik.

Dit brengt ons bij de tweede implicatie van het sociaal constructivisme, te weten contingentie: ziekten hadden net zo goed anders kunnen zijn of zelfs helemaal niet kunnen bestaan. Andere sociaal-politieke, economische en culturele omstandigheden hadden kunnen leiden tot een ander onderscheid tussen ziek en gezond, en tot andere ziekteclassificaties. Er is, met andere woorden, niets natuurlijks of *onvermijdelijks* aan de huidige ziektecategorieën. Sociaal constructivisten proberen dan ook vooral bepaalde categorieën te *ontmaskeren* voor wat ze, volgens hen, daadwerkelijk zijn: door de mens gemaakt, in plaats van door de objectieve werkelijkheid gedicteerd.

De meeste sociaal constructivisten voegen hier een kritische dimensie aan toe. Zo meende de Amerikaanse psychiater Thomas Szasz (1920–2012) dat alle mentale ziekten slechts een verzinsel waren; een mythe gebaseerd op pseudowetenschap, die we beter in zijn geheel konden afschaffen. Een andere bekende kritische sociaal constructivist is de Franse filosoof Michel Foucault, die stelde dat criminelen, bedelaars, prostituees en zieken bij elkaar werden opgesloten omdat ze werden beschouwd als irrationeel, immoreel en/of een bedreiging voor de openbare orde vormden (▶kadertekst). Foucault wantrouwde de psychiatrie, die zich presenteerde als neutraal, objectief en wetenschappelijk, maar in feite de belangen van de heersende orde legitimeerde. Dat sommige mensen zichzelf als gek of ziek zijn gaan beschouwen, en dat disciplinerende technieken werden ingezet om hen gewenst gedrag te laten vertonen, was volgens Foucault een sociale realiteit die zelf bekritiseerd diende te worden.

Michel Foucault

Michel Foucault (1926–1984) was een Frans filosoof en sociaal criticus die was geïnteresseerd in de relatie tussen kennis en macht. Zijn werk is te typeren als een kritische geschiedenis van de moderniteit. Hij analyseert hoe wetenschap en politiek sociale controle uitoefenen door middel van maatschappelijke instituties als het ziekenhuis, de psychiatrische inrichting en de gevangenis. Achtereenvolgens publiceerde hij boeken over de psychiatrie (*Geschiedenis van de waanzin*), de geneeskunde (*Geboorte van de kliniek*), de criminologie (*Discipline, toezicht en straf*) en de seksualiteit (*Geschiedenis van de seksualiteit*). Kennis over de mens – biologisch, psychologisch, criminologisch – is een sociale constructie, zo betoogde Foucault, maar eenmaal verheven tot algemeen aanvaarde wetenschap gaat er een objectiverende en normaliserende werking van uit. Omdat wetenschap wordt geacht objectief en neutraal te zijn, hebben menswetenschappen als de geneeskunde en de psychiatrie volgens Foucault een depolitiserend en disciplinerend effect, waarmee veelal de belangen van de heersende orde worden gediend.

Terwijl sommige critici menen dat onze wetenschappelijke *ideeën* over ziekten sociaal geconstrueerd zijn, betogen andere critici dat het *object* van studie – de ziekten zelf – geconstrueerd zijn. Dit laatste is moeilijk te vatten. Immers, hoe kunnen hartfalen, nierstenen, longontsteking nu geconstrueerd worden door het perspectief dat we op deze aandoeningen hebben? Misschien zijn deze object-constructivisten over lichamelijke ziekte verward, maar ze baseren zich op een nog radicaler idee, namelijk het idee dat alle wetenschappelijke soorten sociale constructen zijn. Laten we, tot slot, ook hier eens nader naar kijken.

Is alle wetenschap een sociaal construct?

Een belangrijke bron voor sociaal constructivisme is het beroemd geworden boek *The structure of scientific revolutions* dat de fysicus Thomas Kuhn in 1962 publiceerde (▶kadertekst). Kuhn laat hierin zien dat de natuurwetenschappen zich niet lineair ontwikkelen, maar af en toe radicale veranderingen (revoluties) ondergaan, gevolgd door periodes van relatieve stabiliteit. In een stabiele periode heerst een gemeenschappelijk denkkader – ook wel paradigma genoemd – bestaand uit het geheel van basale veronderstellingen, overtuigingen en ideeën over goede wetenschap. Het paradigma van een bepaald moment bepaalt hoe wetenschappers de wereld zien en bestuderen. Wanneer er dermate veel of belangrijke empirische gegevens worden gevonden dat het paradigma niet meer gehandhaafd kan worden, dan kan er een revolutie plaatsvinden. Fundamentele veronderstellingen worden dan overboord gegooid en een nieuw denkkader wordt omarmd waarbinnen de wereld anders wordt gezien, begrepen en bestudeerd. Te denken valt aan de revolutie die mensen als Copernicus, Newton en Lavoisier teweeg hebben gebracht in respectievelijk de astronomie, de fysica en de chemie. Als medische voorbeelden (niet door Kuhn genoemd) valt te denken aan mensen zoals William Harvey (de grote bloedsomloop), Louis Pasteur (bacteriologie) en James Watson en Francis Crick (genetica). Volgens Kuhn hebben wetenschappers geen neutrale toegang tot de wereld: ze zien de wereld altijd door een theoretisch gekleurde bril, en er is geen paradigmaoverstijgend perspectief dat kan worden ingenomen om verschillende paradigma's met elkaar (of op hun 'juistheid') te vergelijken.

Thomas Kuhn
De Amerikaanse fysicus Thomas Kuhn (1922–1996) geldt als een van de belangrijkste wetenschapsfilosofen van de 20[e] eeuw. In zijn invloedrijke maar ook controversiële boek *The structure of scientific revolutions* (1962) introduceerde Kuhn het begrip 'paradigma'. Volgens Kuhn ontwikkelt de wetenschap zich niet volgens een lineair proces van kennisaccumulatie, maar kent zij paradigmawisselingen. Na een dergelijke wisseling of 'wetenschappelijke revolutie' verandert alles volledig: het type vragen dat kan worden gesteld, de methoden die worden gebruikt en de theorieën die aanvaardbaar worden geacht. Na een revolutie treedt een nieuwe fase van 'normale wetenschap' in, waarin wetenschappers zich opnieuw overgeven aan het oplossen van kleine puzzels binnen het nieuwe paradigma, tot het moment waarop dat onbevredigend wordt gevonden en een crisis intreedt die een nieuwe revolutie inluidt. De meeste kritiek heeft Kuhn gehad op zijn stelling dat twee paradigma's 'incommensurabel' (onvergelijkbaar) zijn, waarmee hij vooruitgang in de wetenschap ter discussie leek te stellen.

Na Kuhn gingen sociologen bestuderen hoe wetenschappers te werk gaan: hoe verloopt het proces van de interpretatie van nieuwe data, het bijstellen van theorieën en, eventueel, het omgooien van een paradigma nu precies? De Franse etnograaf Bruno Latour (1947-) en de Britse socioloog Steve Woolgar (1950-) observeerden in een endocrinologisch laboratorium hoe onderzoekers in de praktijk van alledag te werk gingen. In *Laboratory life: the social construction of facts* beschreven ze nauwkeurig hoe wetenschappelijke theorievorming plaatsvindt op basis van overleg tussen wetenschappers, het bijstellen van meetapparatuur en de (her)interpretatie van data. De sociale interactie tussen wetenschappers *produceerde* datgene wat uiteindelijk als wetenschappelijke 'feiten' zou gelden. De stelling van Latour en Woolgar is rigoureus: niet alleen onze *ideeën* worden geconstrueerd door technologische instrumenten en sociaalgevormde interpretaties, maar ook de bestudeerde *objecten* worden dat. Het is om deze reden dat theoretici het object-constructivisme over somatische aandoeningen omarmen: onze interpretaties – zo denken zij – roepen deze objecten letterlijk in het leven.

3.3 Ziektemodellen

Tot nu toe hebben we gekeken naar de status van ziektecategorieën: zijn ziekten door de natuur gegeven of zijn ziektecategorieën sociaalhistorisch bepaald? We kunnen ook de meer algemene vraag stellen wat ziekten zijn, ongeacht of ze nu reëel zijn of geconstrueerd. Wat maakt ziekten nu precies tot ziekte? Hierna volgt een overzicht van de belangrijkste theorieën, waarbij steeds enkele voor- en nadelen van elke theorie worden aangegeven.

Ziekte als verminderde levensverwachting

De eerste internationaal geaccepteerde taxonomie en voorloper van de ICD, samengesteld door de Franse arts en statisticus Jacques Bertillon (1851–1922), werd bekend onder de naam *Bertillon classification of causes of death*. Het simpele uitgangspunt ervan luidt dat ziekten het soort van condities zijn waaraan men overlijdt. Dit model werd recentelijk nog verdedigd door psychiater Robert Kendell (1935–2002): ziekten zijn condities die de levensverwachting significant inperken. Volgens Kendell geldt dit ook voor mentale aandoeningen zoals depressie en angststoornissen: het zijn ziekten omdat ze levensbekortend zijn.

Critici zagen al snel de beperkingen van dit model. Ernstige ziektebeelden mogen weliswaar vaak tot de dood leiden, er zijn ook tal van condities die we als ziekte beschouwen maar die helemaal geen invloed hebben op de levensverwachting. Denk bijvoorbeeld aan herpes of aan huidaandoeningen als psoriasis: dit zijn ziekten, maar ze kondigen geen vroegtijdige dood aan. Omgekeerd zijn er tal van condities en gedragingen te bedenken die wel de levensverwachting beperken, maar overduidelijk geen ziekte of aandoening zijn. Te denken valt aan bergbeklimmen, autoracen en dienst nemen bij het leger ten tijde van oorlog. Door de vele uitzonderingen op de definitie is 'verminderde levensverwachting' dus geen overtuigend ziektemodel.

Ziekte als functionele abnormaliteit

Een veel invloedrijker model baseert zich op de gedachte dat zieke mensen *abnormaal* zijn. De abnormaliteit ligt volgens de Amerikaanse filosoof Christopher Boorse (1946-) op het niveau van het biologische functioneren van de organen en functionele eenheden

(▶kadertekst). De functie van elk orgaan bestaat volgens Boorse uit de bijdrage die het levert aan overleving en voortplanting van het organisme als geheel. Iemand geldt als ziek wanneer tenminste één biologische functie abnormaal functioneert, oftewel te weinig bijdraagt aan de overleving en voortplanting van het organisme. Volgens Boorse kunnen we de abnormaliteit van een lichamelijke functie het beste statistisch begrijpen. We gaan dan uit van mannen of vrouwen in een bepaalde leeftijdsgroep en meten het statistische gemiddelde van deze groep; die waarde definiëren we als 'normaal'. Er is sprake van ziekte wanneer een orgaan afwijkt van het gemiddelde, omdat er dan sprake is van suboptimale efficiëntie.

Deze ziekteopvatting sluit goed aan bij het biomedische model, waarin mensen worden beschouwd als een verzameling fysiologische processen op orgaan- en celniveau. Als deze processen normaal verlopen ten opzichte van de rest van de populatie dan geldt iemand als gezond; is dat niet het geval dan is sprake van een aandoening of ziekte. Het ziektemodel van Boorse is in lijn met het (hierboven beschreven) realisme: ziekten hebben een reëel bestaan in de werkelijkheid en bestaan uit een functionele abnormaliteit.

Christopher Boorse
Als hoogleraar in de filosofie van de geneeskunde geldt de Amerikaan Christopher Boorse (1946-) als de belangrijkste stem in het kamp van de realisten, die een naturalistische opvatting van ziekte huldigen en de meeste aansluiting vinden bij de biomedische denktrant. Boorse probeert weer te geven hoe de termen ziekte en gezondheid gebruikt worden in de medische wetenschap. Voor hem is het onderscheid tussen normaal (gezond) en abnormaal (ziek) statistisch van aard: er is sprake van een ziekte als één of meer organen statistisch abnormale uitkomsten produceren. Wanneer dat niet het geval is, dan is er geen ziekte en is het de het organisme gezond. Gezondheid en ziekte hebben volgens Boorse daarom betrekking op de mate waarin de organen erin slagen de overleving en de voortplanting van het organisme als geheel te waarborgen.

Dit ziektemodel is echter ook bekritiseerd. De belangrijkste kritiek is dat de keus voor overleving en voortplanting als doel van het functioneren van een orgaan een normatieve waarde binnensmokkelt: waarom zijn overleven en voortplanting de doelen van een organisme, en niet iets anders? Daar komt nog bij dat het criterium van statistische abnormaliteit nogal onprecies is: wat is het omslagpunt tussen normaal en abnormaal? Ten slotte zijn er tal van condities die heel normaal zijn en toch gelden als een ziekte. Denk bijvoorbeeld aan cariës: 95 % van de wereldbevolking heeft er last van – zodat het als normaal zou moeten gelden – maar toch is het een infectieziekte. Hetzelfde geldt voor atherosclerose: heel veel mensen hebben het – dus is het statistisch normaal – maar toch beschouwen we het als een aandoening. Ook soa's kunnen binnen een bepaalde populatie heel normaal zijn. Kortom: het verband tussen statistische normaliteit en gezondheid op functieniveau wordt door velen problematisch bevonden.

Ziekte als schadelijke dysfunctie

In verband met de bezwaren tegen Boorse's ziektemodel heeft de invloedrijke psychiater Jerome Wakefield een alternatief ziektemodel ontwikkeld. Ook volgens Wakefield dient ziekte te worden geïdentificeerd op het niveau van biologische functies, maar hij stelt echter dat een dysfunctie pas plaatsvindt wanneer het betreffende orgaan zijn door de evolutie geselecteerde taak niet langer kan uitvoeren (in tegenstelling tot Boorse, die dysfunctie beschouwde als een statistische abnormaliteit). Aangezien dit nog steeds zou betekenen dat tal van normale condities zouden moeten worden beschouwd als ziekten, voegt Wakefield er nog een tweede, sociaal constructivistische dimensie aan toe: een dysfunctie geldt alleen als ziekte wanneer deze in de maatschappij als schadelijk wordt beschouwd. Wakefields ziektemodel is dus tweeledig: het vereist zowel een objectieve component (evolutionaire dysfunctie) als een sociale component (gepercipieerde schadelijkheid). Zijn theorie berust niet op een notie van normaliteit: iedereen kan ziek zijn en wat normaal is doet er niet toe. Daarnaast voorkomt hij dat allerlei onschuldige dysfuncties – één dode cel, samengegroeide tenen, een onschuldige huidconditie – als ziekte worden aangemerkt.

Maar ook op het model van Wakefield kwam kritiek. Allereerst lijkt de evolutietheorie een slechte raadgever. Zo bleken bijvoorbeeld de veren van een vogel – ooit geëvolueerd om de vogel warm te houden – heel handig om mee te vliegen. Wat is nu de ware 'natuurlijke' functie van veren? Warm houden of vliegen? Iets dergelijks geldt voor alle organen: hun huidige functionaliteit wordt niet noodzakelijk bepaald door het doel waarvoor ze ooit zijn geëvolueerd. Een andere zwakte van dit ziektemodel is gelegen in het cultuurrelativisme dat het toelaat. Of iemand ziek is of niet wordt volgens dit model bepaald door de visie op een bepaalde dysfunctie binnen die cultuur. Wanneer bijvoorbeeld psoriasis binnen een bepaalde cultuur niet wordt beschouwd als schadelijk, geldt het niet als ziekte. Of om een ander voorbeeld te geven: wanneer posttraumatische stressklachten niet worden erkend als schadelijk, dan moet dat tot de conclusie leiden dat mensen met dergelijke klachten geen gezondheidsprobleem hebben. Dat is volgens critici een onaanvaardbare implicatie.

Ziekte als verminderde capaciteit

Terwijl biomedische modellen als die van Boorse en Wakefield ziekte lokaliseren op het niveau van cellen en organen (reductionisme), zijn er ook modellen die ziekten definiëren op het niveau van het organisme als geheel (holisme). Volgens deze ziektemodellen moeten we kijken naar wat het organisme als geheel in staat is te doen. Wanneer we ziek zijn, zijn we letterlijk *dis-abled* geraakt. Het is deze vermindering in wat we in staat zijn te doen die ziekten definieert, volgens het holisme. Dit model is op verschillende manieren uitgewerkt. Volgens de Finse filosoof Lennart Nordenfelt is sprake van ziekte wanneer iemand niet in staat is te doen waar hij of zij op de lange termijn gelukkig van wordt; wanneer iemand zijn of haar centrale doelen in het leven niet (langer) kan verwezenlijken. Nordenfelt doet zich hiermee kennen als constructivist: de individuele doelen en ambities zijn bepalend voor wanneer een conditie een ziekte is. Volgens de Britse psychiater en filosoof Bill Fulford is er sprake van ziekte wanneer iemand niet langer in staat is te doen wat hij of zij normaal gesproken doet. Ziekten werpen hordes op voor activiteiten die we normaal gesproken gedachteloos kunnen uitvoeren. Wanneer dat gebeurt, is er sprake van ziekte. Ook Fulfords model is constructivistisch, omdat het onze ervaring is van een onderbreking in alledaagse handelingen die bepaalt of we ziek zijn of niet. Ook de auteur van dit hoofdstuk stelt voor ziekte te definiëren op het niveau van de capaciteit voor het verrichten van handelingen, maar dit niet te koppelen aan individuele doelen (zoals Nordenfelt doet) of gewoontes (zoals Fulford voorstelt): iemand is gezonder naarmate hij of zij meer kan doen. Daaruit volgt dat ziekte een significante reductie is van wat iemand kan doen – dus onafhankelijk van wat die persoon normaal gesproken doet of gelukkig maakt.

Een belangrijk voordeel van de ziektemodellen van Nordenfelt, Fulford en Werkhoven is dat er geen moeilijk verhaal nodig is over functies en dysfuncties, zoals we bij Boorse en Wakefield zagen. Bovendien doen ze alle recht aan het feit dat ziekte capaciteiten ontneemt. Een nadeel is dat sommige ziekten geen invloed lijken te hebben op wat we uiteindelijk kunnen doen. Denk bijvoorbeeld aan preklinische vormen van kanker of aan ziekten die pas na de dood worden ontdekt. Ook zijn er verschillende huidziekten die niet wezenlijk beïnvloeden wat we in staat zijn te doen. Deze tegenvoorbeelden zouden pleiten tegen een ziektemodel dat ziekte definieert in termen van verminderde capaciteit voor het verrichten van handelingen.

Ziekte als ervaring van pijn en lijden

Er zijn ook modellen die ervan uitgaan dat ziekte primair bestaat uit het hebben van bepaalde ervaringen, voornamelijk die van pijn, ongemak, beperking en lijden. Een bekende voorstander van dit model was de Franse arts en historicus Georges Canguilhem (1904–1995). Canguilhem stelt dat we ziekte het best kunnen definiëren op het niveau van ervaring – in plaats van in termen van biologische functies of capaciteiten tot het verrichten van handelingen. De motivatie voor dit model is dat veranderingen in fysiologische functies of handelingscapaciteiten niets anders zijn dan feitelijke fysieke veranderingen. Maar die worden pas negatief wanneer er subjecten zijn die deze veranderingen als zodanig ervaren. Volgens Canguilhem hebben de termen ziekte en gezondheid geen enkele betekenis op het niveau van chemische interacties. Pas wanneer er een *ervaringscomponent* bij komt, kunnen we spreken van ziekte of gezondheid. De bron van het onderscheid tussen ziekte en gezondheid komt dus voort uit subjectieve ervaring. Ook dit lijkt een constructivistische benadering van ziekte te zijn: de subjectieve reactie van een organisme bepaalt wanneer iets geldt als ziekte: slechts die condities gelden als ziekte, die een ervaring van pijn, ongemak, beperking of lijden teweeg brengen.

Het voordeel van dit model is dat het recht doet aan de ervaringsdimensie van ziekte. We leren tenslotte meestal dat we ziek zijn omdat we ons niet goed voelen. De nadelen zijn echter ook direct duidelijk. Er zijn tal van ziekten die geen invloed uitoefenen op gevoel. Denk bijvoorbeeld aan hoge bloeddruk, blindheid, doofheid, afasie, verstandelijke beperkingen, of Alzheimer – geen van deze ziekten hoeft subjectief lijden te genereren. Sterker nog: de conditie waarin mensen geen pijn meer kunnen ervaren wordt erkend als een ziekte: *congenital analgesia*. Tegelijkertijd zijn er tal van normale condities die wel pijnlijk en ongemakkelijk zijn maar niet gelden als ziekte. Te denken valt aan zwangerschap, bevalling, doorbrekende tanden, hard werken voor een onplezierige manager of een afgebroken liefdesrelatie – zaken die allemaal zeer pijnlijk zijn en vaak gepaard gaan met lijden, maar niet gelden als ziekte (▶H. 4). Ook een definitie van ziekte in termen van pijn, ongemak en lijden is om deze redenen niet overtuigend.

Ziekte als negatief gewaardeerde conditie

Een ander ziektemodel is volledig gebaseerd op sociaal constructivisme en stelt dat ziekte een conditie is die negatief wordt gewaardeerd binnen een bepaalde maatschappij. Waar Wakefield nog aan een objectieve component vasthield (dysfunctie), stelt dit ziektemodel dat het enige dat ziekten gemeen hebben is dat ze als iets slechts en schadelijks worden gezien.

Dit model wordt door verschillende auteurs gehanteerd en vindt zijn duidelijkste uitdrukking in het werk van Britse filosofe Rachel Cooper (1974-). Haar model benadrukt dat ziekte een waardeoordeel is: iemand diagnosticeren met een ziekte (lichamelijk of psychisch) is zeggen dat deze persoon niet is zoals hij zou moeten zijn. De bron van dit waardeoordeel is de cultuur en maatschappij waarin we leven. Oftewel: ziekten zijn condities die we in onze cultuur en maatschappij als *slecht* en *onvoordelig* zien.

Natuurlijk is het zo dat de meeste ziekten ongewenst zijn. Toch is het de vraag of ziekten het best kunnen worden gedefinieerd in termen van ongewenstheid. Er zijn tal van zaken die we zien als slecht of ongewenst, maar die toch geen ziekten zijn. Zo vinden we het ongewenst om lelijk te zijn, asociaal, immoreel, heel klein of stompzinnig. Niemand wil dit zijn, in onze cultuur hebben we er een negatief waardeoordeel over, maar toch zijn dit geen ziekten. Een ziektemodel dat puur en alleen uitgaat van negatieve sociale waardering, lijkt daarom toch ongeschikt.

Ziekte als datgene wat artsen behandelen

Nadat is gebleken dat al deze theorieën keerzijdes hebben, gooien sommigen de handen in de lucht door te kiezen voor een simpeler oplossing: misschien is het enige dat alle ziekten gemeen hebben wel het feit dat ze worden behandeld door een arts. Het beste model is daarom misschien wel heel pragmatisch: je hebt een ziekte als je iets hebt wat artsen behandelen. Dit ziektebegrip werd ooit verdedigd door de psychiater Frederick Kräupl Taylor. Het voordeel van deze benadering is dat we niet de lastige vraag hoeven te beantwoorden of ziekte primair op het niveau van biologische functies ligt, of op het niveau van capaciteiten van de mens als geheel, of in onze ervaring, of in maatschappelijke waarden. Het ziektebegrip sluit bovendien naadloos aan op de medische praktijk: alleen ziekten worden behandeld, omdat ziekten nou precies, en per definitie, de zaken zijn die door een arts worden behandeld.

Maar de nadelen van deze pragmatische oplossing zijn ook direct duidelijk. In de geschiedenis waren er tal van ziekten die niet behandeld werden of behandeld konden worden, zoals rabiës, metastase, aangeboren blindheid of doofheid – om er maar enkele te noemen. Het is vreemd om te zeggen dat deze mensen geen ziekte hadden simpelweg omdat ze niet werden behandeld. Andersom behandelen artsen ook mensen die helemaal niet ziek zijn, zoals bij contraceptie, abortus, cosmetische ingrepen en besnijding. Het is vreemd om deze mensen als ziek te bestempelen simpelweg omdat ze door een arts worden behandeld. Bovendien ontnemen we ons zelf op die manier de mogelijkheid om valse ziekten te ontmaskeren of ongewenste medicalisering aan te kaarten. Om deze reden heeft deze pragmatische uitweg dan ook weinig aanhangers.

3.4 Tot slot

Wat is ziekte? Deze vraag hebben we op twee manieren proberen te beantwoorden. Eerst hebben we gekeken of ziekten reëel zijn of een sociaal construct. Volgens realisten zijn ziekten soorten die echt bestaan, hoe wij er verder ook over nadenken. Realisten kijken positief naar de geschiedenis van de geneeskunde: niet alleen hebben we veel ziekten uit de wereld verbannen (in ieder geval uit de welvarende delen ervan) en zijn we technologisch tot steeds meer in staat, ook komen de gehanteerde ziektecategorieën steeds meer overeen met de objectieve werkelijkheid van ziekte. Volgens sociaal constructivisten zijn ziekten echter soorten die wij zelf in het leven hebben geroepen. Zij kijken eerder argwanend en kritisch naar de geschiedenis van de geneeskunde. Volgens constructivisten zijn wij het uiteindelijk zelf die bepalen welke ziekten bestaan; op dit besluitvormingsproces kunnen zelfs politieke en economische belangen van invloed zijn. Als we niet uitkijken, gaan mensen zich gedragen naar deze zelfgemaakte categorieën en worden ze als een *selffulfilling prophecy* onderdeel van de werkelijkheid. Uiteraard hoeven we hier niet zwart of wit naar te kijken: misschien zijn sommige ziektecategorieën echt en andere sociaal geconstrueerd. Sociaal constructivisme maakt ons in ieder geval alert op de *mogelijkheid* dat sommige ziekten constructies zijn die we beter niet zouden kunnen accepteren.

Daarnaast hebben we gekeken naar pogingen om te definiëren wat ziekten zijn: hebben alle ziekten iets met elkaar gemeen? Het meest invloedrijke, biomedische ziektemodel definieert ziekte als statistisch abnormaal functioneren van organen en onderdelen van organen. Holistische modellen definiëren ziekten in termen van wat een organisme als geheel (niet meer) in staat is te doen. Subjectieve modellen stellen dat ziekte primair moet worden gedefinieerd op ervaringsniveau, in termen van pijn en lijden. Cultureel-maatschappelijke modellen stellen dat het in eerste instantie maatschappelijk gedeelde (negatieve) waardeoordelen zijn die condities tot ziekten omdopen. Al deze modellen belichten, ondanks hun individuele tekortkomingen, een belangrijk aspect van ziekte. Voor het verkrijgen van inzicht in de aard van ziekte is het belangrijk kritisch te blijven nadenken over de verschillende modellen van ziekte, of ziekten nu echt zijn of uiteindelijk toch onze eigen creaties.

Verder lezen

Kuhn TS. The structure of scientific revolutions. Chicago: University of Chicago Press; 1970.
Hacking I. The social construction of what? Cambridge, MA: Harvard University Press; 1999.
Boorse C. Concepts of health and disease. In: Gifford F, editor. Handbook of the philosophy of science, vol. 16: philosophy of medicine. New York: Elsevier; 2011. pp. 13–64.

Lichaam en geest – een eenheid?

J. van Gijn

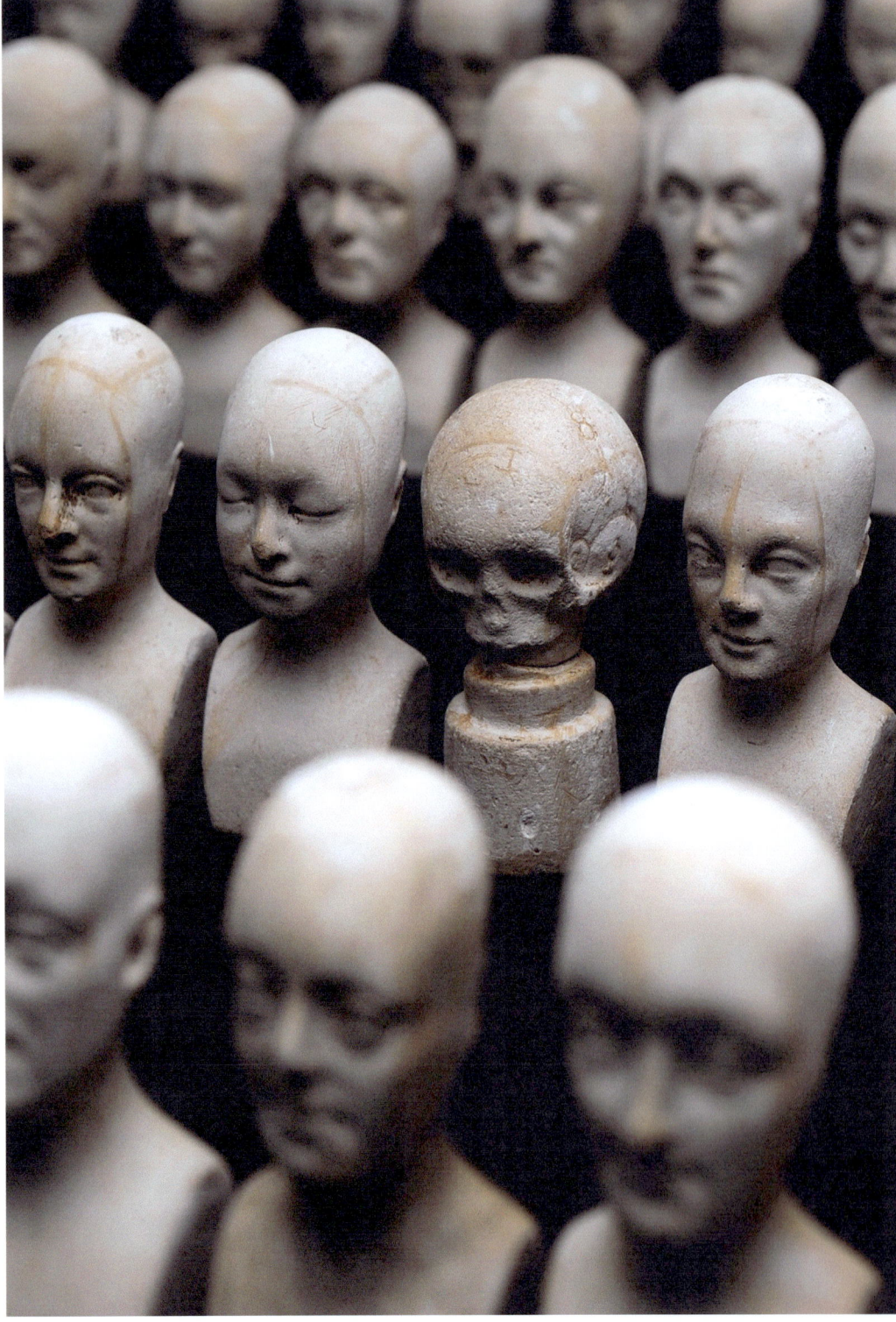

> **Casus**
>
> **Lage rugpijn**
> Mevrouw Van D., 53 jaar, bezoekt een neuroloog – niet voor het eerst. Al jarenlang heeft zij onafgebroken pijn in de rug en het rechterbeen. Het begon rond haar trouwen – ze was toen 20 jaar – en werd hinderlijk vanaf haar 40^e. Uiteindelijk onderging zij driemaal een operatie aan verschillende kraakbeenschijven tussen de lendenwervels. Desondanks is de pijn blijven bestaan en zelfs verergerd. Daarnaast heeft zij zes andere operaties ondergaan tussen haar 20^e en 50^e jaar, in verband met diverse pijnklachten. Tegenwoordig is de pijn het ergst bij zitten en staan, maar ook lopen kan zij niet langer dan een half uurtje – dan moet zij gaan liggen. Door dit alles is zij ernstig in haar activiteiten beperkt. Zij deed vroeger administratief werk, maar na de rugoperaties is zij arbeidsongeschikt. In het huishouden kan zij alleen lichte klusjes verrichten. Haar man en inwonende dochter doen de boodschappen, houden het huis schoon en maken het eten klaar; verder komt er eens per week gezinshulp. Het grootste deel van de dag brengt mevrouw Van D. door in haar bed, dat naar de huiskamer is verplaatst. Van daaruit heeft zij de leiding in handen. Zij lijdt niet alleen onder de pijn, maar ook onder de uitzichtloosheid van de situatie en het onbegrip van anderen. Bij lichamelijk onderzoek zijn er geen objectiveerbare uitvalsverschijnselen.

4.1 Lichaam, geest en ziel

Het woord 'geest' ligt ons allemaal in de mond bestorven. Meestal wordt er dan gedoeld op een samenhangend geheel van indrukken, gevoelens, verlangens, gedachten, herinneringen, dromen en uitingen; dit alles samen vormt het meest wezenlijke onderdeel van een menselijk individu. Maar dat geheel – en daar beginnen de moeilijkheden – is ijl en ongrijpbaar; het laat zich niet meten, wegen, aanraken of aanwijzen. Dat is heel anders bij het lichaam, dat tot in onderdelen is te beschrijven en te analyseren.

De vraag in dit hoofdstuk is dan ook hoe de onstoffelijke geest en het stoffelijke lichaam zich tot elkaar verhouden – in opvattingen uit vroegere tijden en uit onze 21^e eeuw. Nauwkeuriger gezegd: kan 'geest' nog steeds beschouwd worden als een zinvol en geldig begrip of dient het langzamerhand gezien te worden als een historische abstractie die zijn tijd gehad heeft, nu de activiteit van hersenweefsel steeds beter met verfijnde technieken zichtbaar kan worden gemaakt? Maar eerst moeten nog twee aspecten van het begrip 'geest' worden verduidelijkt. Ten eerste: kunnen we datgene wat wij geest noemen zonder meer gelijkstellen aan het zenuwstelsel, in het bijzonder de hersenen? En vervolgens: is 'ziel' hetzelfde als 'geest' of toch iets anders?

Hangt 'geest' alleen met hersenen samen?

Stel, u zit in de trein en u kijkt stiekem naar een aantrekkelijk iemand tegenover u. Plotseling kruisen de blikken elkaar. Dat heeft lichamelijke gevolgen: u kunt bijvoorbeeld gaan blozen of u laat allebei even een glimlach zien. De verwijding van bloedvaatjes in de wangen of een veranderde gelaatsuitdrukking zijn lichamelijke uitingen van een geestelijk proces. Dat is niet beperkt tot mensen: mijn hond gaat hevig kwispelen als zij in de verte een makkertje ziet aankomen. Er zijn talloze andere voorbeelden. Als iemand 's nachts in een donker steegje een arm om zijn nek voelt knellen en met allerlei dreigementen beroofd wordt, dan komt het angstgevoel in tal van lichamelijke verschijnselen tot uiting: hartkloppingen, wijde pupillen en zweetsecretie. Dat alles gebeurt zelfs automatisch, onbewust, terwijl het glimlachje in de trein nog half bedoeld kan zijn.

Omgekeerd heeft het lichaam ook invloed op de geest. Als een student een pijnlijke kies heeft, is dat een flinke belemmering bij een tentamen. Verder kan een uiterlijk kenmerk zoals een ontsierend litteken of een moeizame manier van lopen een negatieve invloed hebben op iemands stemming – of soms een positieve ('ik laat me niet klein krijgen').

Kortom, vanuit alle delen van het lichaam is er via zenuwen een voortdurende wisselwerking met de hersenen. Lichaam en zenuwstelsel functioneren als één geheel.

Geest en ziel

Het woord 'ziel' wordt op allerlei overdrachtelijke manieren gebruikt – zo beweren zelfs sommige winkelbedrijven een ziel te hebben. Betrokken op het menselijk individu roept het woord van oudsher associaties op met bovennatuurlijke eigenschappen, in het bijzonder onsterfelijkheid. De Griekse oudheid is natuurlijk niet het eerste begin van de beschaving, maar wel een vroeg tijdperk waarvan we verhoudingsgewijs veel weten. Het Homerische epos (circa 9^e eeuw v. Chr.) schildert hoe Odysseus op zijn tien jaar durende terugtocht naar huis het schimmenrijk bezoekt en de zielen van overleden vrienden en verwanten tegenkomt. Ongeveer zeven eeuwen later zou de Romein Vergilius (70–19 v. Chr.) zijn held Aeneas een vergelijkbaar avontuur laten beleven.

Onder Griekse filosofen zijn de oudste opvattingen die van Plato (circa 427–347 v. Chr.). De denkbeelden in zijn geschriften – alle in de vorm van een samenspraak – zijn ten minste voor een deel afkomstig van zijn leermeester Socrates (circa 469–399 v. Chr.). De ziel, zo wordt gesteld in de dialoog *Menon*, bestaat al voorafgaand aan de verhuizing naar een bepaald mensenlichaam (incarnatie). Ook bezit de ziel een zeker vermogen tot redeneren dat onafhankelijk is van de ervaring tijdens het leven. Ons menselijk leven, aldus andere dialogen van Plato, speelt zich af in een wereld die een onvolmaakte afspiegeling is van een ware wereld met volmaakte vormen, zoals het Goede en het Schone. Door ijver en toewijding kan de menselijke ziel dichter bij deze idealen komen, gedurende opeenvolgende reïncarnaties. Aristoteles (384–324 v. Chr.), op zijn beurt een tijdlang leerling van Plato, moest niets hebben van het voortbestaan van de ziel (*psuchè*). Bovendien verstond hij onder die term niet het geheel van gedachten en gevoelens dat wij nu geest (psyche) noemen, maar meer een algemeen levensbeginsel.

De bloei van de monotheïstische godsdiensten – Jodendom, Christendom en Islam – gaf nieuw voedsel aan denkbeelden over het voortleven van de ziel na de dood, al zijn er nogal wat verschillen, zowel tussen als binnen de drie hoofdstromen.

Omdat de geneeskunde tot de natuurwetenschappen gerekend wordt, is het niet zinvol om hier de ziel in zijn betekenis van bovennatuurlijk bestaan in de beschouwingen te betrekken. De geest is weliswaar eveneens onstoffelijk, maar kan niet bestaan zonder de hersenactiviteit die eraan ten grondslag ligt.

4.2 Filosofen en de kerk over lichaam en geest: dualisme en materialisme

De 17^e eeuw wordt wel gekenschetst als het tijdperk van de wetenschappelijke revolutie. Wetenschappers kenden steeds meer gewicht toe aan hun eigen waarnemingen en afleidingen dan aan traditionele inzichten, vaak mythologisch of religieus gekleurd. Vooral binnen de natuurwetenschappen werd aan gevestigde theorieën geknaagd. Zo stelde de arts William Harvey (1578–1657) dat het bloed steeds rond ging in het lichaam. Tot dan toe dacht men, op gezag van de invloedrijke Griekse arts en veelschrijver Galenus (130–210), dat bloed na aanmaak in de lever tussen verschillende organen heen en weer ging en daarna in de spieren werd verbrand. Wat de astronomie betreft plaatste Galileo Galilei (1564–1642) de zon en niet de aarde in het centrum van ons planetenstelsel, een theorie die al eerder was geopperd door de Pool Nicolaus Copernicus (1473–1543). De katholieke kerk had het heliocentrisme van Copernicus afgedaan als een hypothetisch model, maar toen Galilei in woord en geschrift liet merken dat hij het als de werkelijkheid beschouwde, bracht dit hem in conflict met het pauselijke gezag; het gevolg was een veroordeling en huisarrest.

Dit proces in Rome (1633) dreunde door in de rest van Europa, ook in Nederland (toen de Verenigde Provinciën), waar de filosoof René Descartes (1596–1650; ▸kadertekst en ▢fig. 4.1) toen al een paar jaar verbleef. Aanvankelijk geschoold in de Aristotelische natuurfilosofie, met doelgerichtheid als belangrijk principe, had hij geleidelijk het voornemen ontwikkeld om een geheel nieuwe verklaring te ontwikkelen voor de omringende wereld. Dit betrof vooral de stoffelijke wereld, gevuld met materie (*res extensa*), van de kleinste deeltjes tot aan het heelal, met inbegrip van levende wezens, maar ook het denken (*res cogitans*). Ten tijde van het proces tegen Galilei had hij al enkele delen van het manuscript afgerond, maar uit bezorgdheid voor conflicten met kerkelijke en misschien ook wereldlijke autoriteiten waagde hij het niet om de gedeelten over het planetenstelsel en over de mens te publiceren. Wie de – postuum gepubliceerde – tekst *De mens* bekijkt, kan dat ook wel begrijpen. De eerste zin lijkt niet erg gevaarlijk: 'Deze mensen zullen zijn samengesteld als wij, uit een Ziel en een Lichaam'. Dit is zijn – beroemde en beruchte – Cartesiaanse *substantiedualisme*. Descartes laat het voorkomen, door het gebruik van het woord 'deze' en door de toekomende tijd, alsof hij een verzonnen model schetst en niet de werkelijkheid. Maar in de rest van het boek komt de ziel (*âme*) niet meer aan bod en verdwijnt vaak ook het voorbehoud dat het alleen om veronderstellingen gaat. Verder behoren in de visie van Descartes waarnemingen en geheugen, die wij nu tot 'de geest' rekenen, niet tot de ziel, maar tot een ingewikkelde machinerie in de hersenen. Net als de andere organen worden de hersenen, zo stelt hij, uitsluitend aangedreven door de warmte in het hart, zoals een klok door zijn gewichten.

Wat Descartes voor de ziel over laat zijn vooral bewustzijnsinhouden, zo verduidelijkt hij in een afzonderlijk boek over de passies dat kort voor zijn dood verscheen; deze onderscheidt hij weer in 'passies' en 'wilsuitingen'. Zo hoopte hij misschien de kerkelijke gemoederen te bedaren, al laat hij religieuze aspecten van de ziel buiten beschouwing. Het is daarom geoorloofd om de 'ziel' bij Descartes op te vatten als 'geest'.

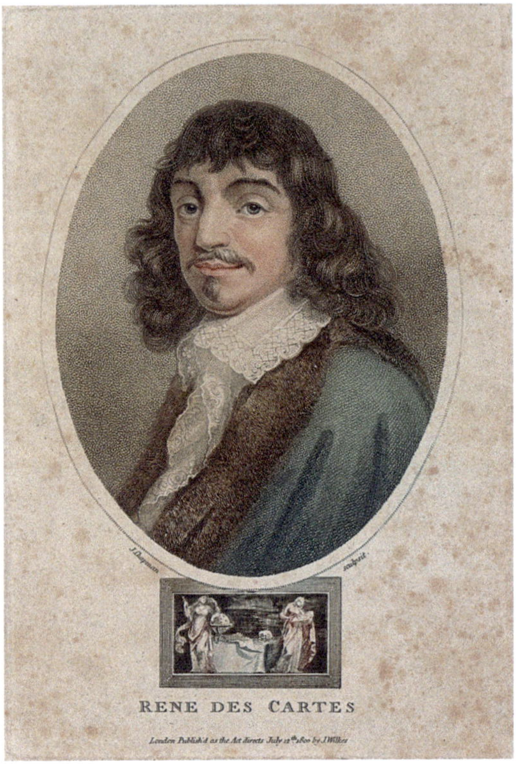

Figuur 4.1 René Descartes (1596–1650)

> ### René Descartes
> René Descartes (1596–1650) werd geboren in La Haye (Touraine). Zijn moeder stierf een jaar na zijn geboorte in het kraambed. Zijn vader, jurist en landeigenaar, zag hij weinig. Na de jezuïetenschool in La Flèche en een baccalaureaat rechten te Poitiers (1616) diende hij een jaar als mathematicus bij het Franse regiment van Prins Maurits te Breda. In de jaren 1619–1625 reisde hij door Midden- en Zuid-Europa; in die periode rijpte zijn voornemen om in de filosofie nieuwe wegen te zoeken. Vanaf 1629 woonde Descartes vrijwel onafgebroken in de Verenigde Provinciën, zij het in steeds andere plaatsen; slechts weinigen in Frankrijk kenden zijn adres, terwijl de Nederlanders hem met rust lieten. Hij onderhield wel contact met enkele geleerden, zoals de Utrechtse hoogleraar geneeskunde Henricus Regius. In 1649 liet hij zich overhalen om de jonge Zweedse koningin Christina in de filosofie te onderwijzen. In februari van het volgende jaar overleed hij aan een koortsende ziekte.

Een kleine eeuw na Descartes beweerde Julien Offray de la Mettrie (1709–1751), filosoof en arts, in zijn boek *De mens als machine* (Leiden 1748) dat alle geestelijke verschijnselen door lichamelijke processen worden veroorzaakt. Zoals zijn collega Pierre Cabanis (1757–1808) het een halve eeuw later zou zeggen: 'Zoals de maag en darmen spijs verteren, de lever gal maakt en de mondklieren speeksel, zo maken de hersenen gedachten.' De la Mettrie ontkende ook het bestaan van een hogere ziel. Begrijpelijkerwijs riep zijn materialistische visie veel weerstand op bij zowel kerken als overheid; het leidde tot vervolging en inbeslagname. Hij was tot zijn inzichten gekomen tijdens een periode met koorts, toen hij werd geplaagd door hallucinaties. Het voorkomen van zulke abnormale gewaarwordingen, vaak visueel van aard, maar soms ook auditief, olfactorisch of tactiel, leidt naar de vraag naar een mogelijk verband tussen geesteziekten en afwijkingen in de hersenen.

4.3 Zieke geesten, zieke hersenen?

In het tijdperk vlak na de Franse revolutie was het de arts Philippe Pinel (1745-1826) die een nieuwe aanpak voorstelde bij de behandeling van geesteszieken in Parijs. Daar bevonden zich enorme instellingen voor zieken, gebrekkigen, straatrovers en krankzinnigen. Er werd alleen onderscheid gemaakt tussen mannen (Hôpital Bicêtre) en vrouwen (Hôpital de la Salpêtrière). In plaats van aderlaten, purgeren en blaartrekken, streefde Pinel naar een 'morele' behandeling van geesteszieken, door middel van observatie en gesprekken. Volgens de mythe, vastgelegd op diverse schilderijen, bevrijdde hij de krankzinnigen uit hun ketenen. Hij was daarin echter niet de enige en bovendien bleef vastbinden soms nodig. In elk geval hadden Pinel en zijn jongere collega Jean-Etienne Dominique Esquirol (1772-1840) door het succes van hun begrijpende aanpak weinig behoefte om betekenis toe te kennen aan anatomische afwijkingen van de hersenen bij geesteszieken.

De 'functionele' opvatting van Pinel en Esquirol werd geleidelijk breed gesteund. Daarom veroorzaakte het de nodige opschudding toen Antoine Bayle (1799-1858) ontstekingsverschijnselen van de hersenen ontdekte bij obductie van patiënten met dementia paralytica, zoals wij nu weten een tertiaire vorm van syfilis. Bovendien stelde hij stoutmoedig dat vermoedelijk alle geesteszieken het gevolg waren van ziekelijke hersenveranderingen. Het aantal geesteszieken dat door aantoonbare hersenveranderingen kon worden verklaard, bleef echter kleiner dan Bayle verwachtte. Toch bleven er in opvattingen over oorzaken van geestesziekten twee min of meer tegengestelde benaderingen bestaan: de psychologiserende en de biologische.

De Fransman Jean-Martin Charcot (1825-1893; ▶kadertekst en ◘fig. 4.2) volgde beide benaderingen. De disciplines neurologie en psychiatrie waren destijds ook niet scherp gescheiden. Aanvankelijk had hij zich vooral toegelegd op patiënten met verlammingen, onwillekeurige bewegingen en aanvalsgewijze stoornissen, aandoeningen die nu meestal onder de neurologie worden gerangschikt. Onder zijn leiding (in de Salpêtrière) werden door pathologisch-anatomisch onderzoek na de dood verschillende ziekten anatomisch gedefinieerd en onderscheiden, zoals multipele sclerose, ziekte van Parkinson en amyotrofische laterale sclerose (ALS). Charcot is echter bij velen vooral in de herinnering gebleven door zijn latere aandacht voor wat hij 'hysterie' noemde; het woord heeft in onze tijd een andere, tamelijk negatieve lading, verwijzend naar onbeheerst gedrag of aanstellerij. Charcot stelde de diagnose 'hysterie' bij patiënten met aanvallen, verlammingen of andere uitvalsverschijnselen die wisselden in uitingsvorm, bizar van aard waren of die beïnvloed konden worden, in het bijzonder door hypnose of door aanraking van de onderbuik ter plaatste van het ovarium. Lange tijd vermoedde hij eveneens een biologische oorzaak bij deze groep patiënten, maar de bevestiging van dat vermoeden bleef alsmaar uit.

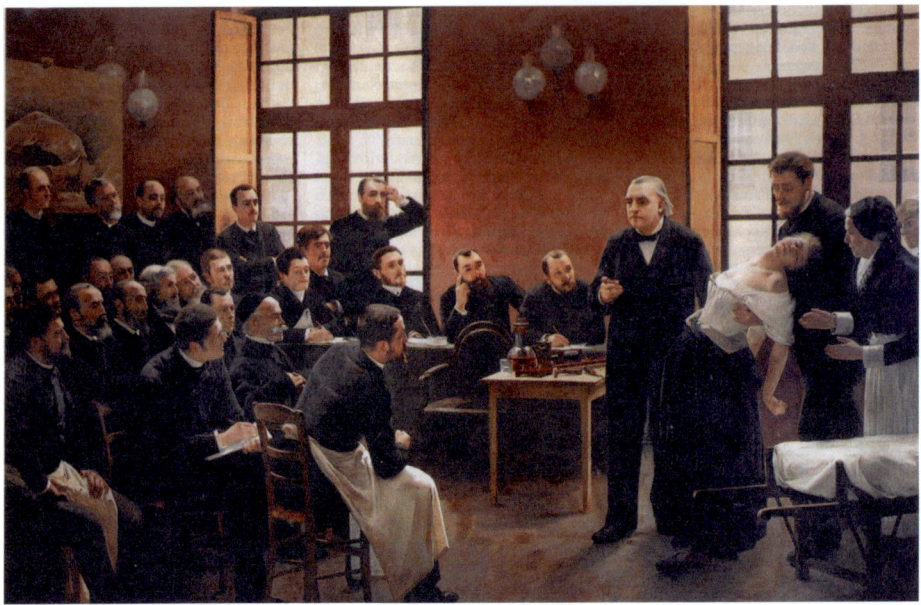

◨ Figuur 4.2   Demonstratie van hysterie door Charcot in de Salpêtrière (Pierre Brouillet 1887)

Jean-Martin Charcot

Jean-Martin Charcot (1825–1893) was de oudste zoon van een zadel- en rijtuigmaker in Parijs. Door zijn intelligentie en werkkracht bracht hij het tot de studie geneeskunde en een promotie over chronische gewrichtsaandoeningen. Na allerlei tijdelijke aanstellingen keerde hij in 1862 terug naar de instelling van zijn studententijd, de Salpêtrière, het Parijse ziekenhuis voor duizenden vrouwen met chronische ziekten. In 1872 werd hij tevens benoemd tot hoogleraar pathologische anatomie. Charcot definieerde tal van zenuwziekten door het systematisch vergelijken van morfologische afwijkingen na de dood met voorafgaande verschijnselen als verlammingen, epilepsie, onwillekeurige bewegingen of gevoelsstoornissen. Onder zijn toegewijde medewerkers waren Joseph Babinski, Pierre Marie en Gilles de la Tourette. In 1982 werd hij benoemd op de eerste leerstoel voor zenuwziekten. Uit die tijd stamt zijn belangstelling voor hysterie. Door zijn roem kreeg hij weinig weerwoord en zowel medewerkers als patiënten spanden zich in om bij demonstraties verschijnselen als 'hysterische aanvallen' goed te laten uitkomen.

Sigmund Freud (1856–1939), die in Parijs diverse colleges van Charcot had bijgewoond, ontwikkelde een psychoanalytische benadering van 'hysterie' en andere 'neurosen', zoals angst of dwangverschijnselen. Vooral in de eerste helft van de 20^e eeuw had hij veel aanhangers in de psychiatrie, een vak dat zich aan het einde van de 19^e eeuw als specialisme in de geneeskunde begon af te tekenen. Freud kende aan de geest een eigen gelaagdheid en dynamiek toe, die tot ziekte kan leiden. Daarbij hechtte hij veel betekenis aan kindertijd, seksualiteit en onbewuste strevingen. Zijn gespreksmatige aanpak, met de patiënt op de beroemde divan, had veel gemeen met die van Pinel, met als verschil dat de psychoanalyse vooral werd toegepast bij minder ernstige stoornissen, die het functioneren binnen gezin en maatschappij niet of niet ernstig

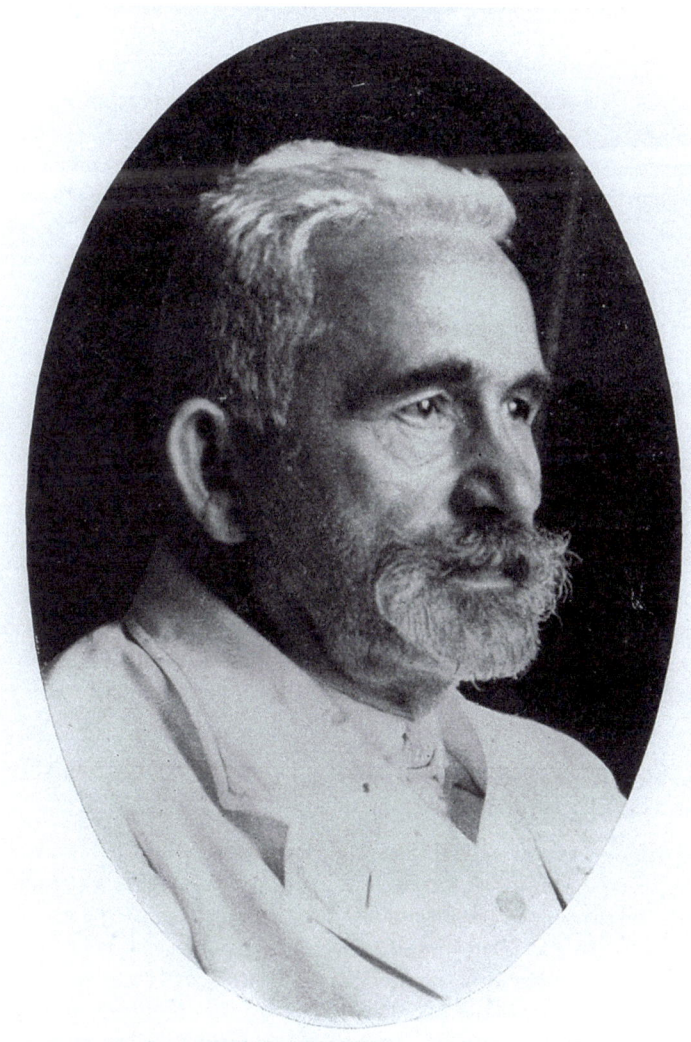

Figuur 4.3 Emil Kraepelin (1856–1926)

in de weg stonden. Ook in de 20ᵉ eeuw had de psychoanalytische benadering veel aanhangers, onder meer de Leidse hoogleraar Gerbrandus Jelgersma (1859–1942). In onze tijd wordt deze methode in aangepaste vorm nog steeds toegepast, zowel door psychiaters als door psychologen.

Onvermijdelijk waren er ook altijd patiënten met geestelijke stoornissen die zodanig ernstig waren dat zij niet in de huiselijke kring en de maatschappij konden leven. De Duitse psychiater Emil Kraepelin (1856–1926; ▶kadertekst en ◘fig. 4.3) bracht een nieuwe ordening en nomenclatuur aan in deze ernstige geestesziekten, zoals manie, melancholie, paranoia en dementia praecox (later schizofrenie genoemd). Kraepelin veronderstelde in al deze gevallen een structurele hersenafwijking, al dan niet erfelijk bepaald; hij kan dus als een tegenhanger van Freud worden gezien.

> **Emil Kraepelin**
>
> Emil Kraepelin (1856–1926), geboren in Neustrelitz (provincie Mecklenburg), studeerde geneeskunde in Würzburg en in Leipzig, waar hij kennis maakte met de experimentele psychologie van Wilhelm Wundt (1832–1920). Daarna besloot hij zich te specialiseren in de behandeling van geesteszieken. Na een periode in Dorpat (Estland), werd hij hoogleraar psychiatrie in Heidelberg en uiteindelijk (1903) in München. Kraepelin streefde ernaar ordening aan te brengen in het verwarrende aantal psychiatrische ziektebeelden. Daarbij stapte hij af van de methode om elk symptoom als een afzonderlijke ziekte te beschouwen; hij onderscheidde een kleiner aantal ziekten door deze te koppelen aan een combinatie van symptomen, in samenhang met het beloop.
>
> Kraepelin was meer een observator dan een betrokken arts. Sommige van zijn inzichten zijn – achteraf – bedenkelijk, zoals het veronderstellen van een erfelijke aanleg tot stoornissen van de geest bij een bepaald ras of bij antimilitaristen.

De organische zienswijze van Kraepelin kende een sterk wisselende populariteit: vrij laag in de hoogtijdagen van de psychoanalyse, een stuk hoger toen in 1950 het eerste antipsychotische middel op de markt kwam (chloorpromazine of Largactil®), en weer lager in de jaren 1970, toen de beweging van de 'antipsychiatrie' opkwam die vooral de maatschappij als ziekmakende factor beschouwde. In de laatste decennia ten slotte maakt de biologische psychiatrie weer een opgang door, door de toegenomen kennis over neurotransmitters en onder invloed van geavanceerde technieken voor beeldvorming van processen in de hersenen.

4.4 Zoeken naar de geest in de hersenen

Het lokaliseren van psychische functies in de hersenen heeft altijd veel schrijf- en tekenpennen in beweging gebracht, en doet dat nog steeds. In de middeleeuwen werden cognitieve functies als waarneming, overweging en geheugen vaak toegekend aan de drie grootste hersenholten. In de eerste helft van de 19e eeuw bloeide in verschillende landen – vooral onder het welgestelde publiek – een leer die was bedacht door de Duitse arts Franz-Joseph Gall (1758–1828) en die bekend is geworden als frenologie (◘fig. 4.4). In die theorie komt een veelvoud van intellectuele en emotionele functies overeen met telkens een bepaald deel van het hersenoppervlak, als op een landkaart.

De meeste artsen en wetenschappers maakten daarentegen in dit opzicht weinig onderscheid: onder aanvoering van Jean Pierre Flourens (1794–1867) veronderstelde men dat alle delen van de hersenschors bij alle functies betrokken waren (equipotentialiteit). Dit veranderde in de tweede helft van de 19e eeuw, toen Paul Broca (1824–1880) de motorische afasie koppelde aan de linker frontale kwab, terwijl Duitse onderzoekers de motorische hersenschors ontdekten door middel van dierexperimenten (ablatie en elektrische stimulatie). Sindsdien zijn ook representaties op de hersenschors voor de zintuiglijke waarnemingen bekend geworden: visueel, auditief, tactiel en olfactorisch.

Daar bleef het lange tijd bij, tot moderne afbeeldingstechnieken het mogelijk maakten om activiteit van hersenweefsel te meten, niet alleen aan het hersenoppervlak maar ook in diepere delen en in onderlinge verbindingen. Daarbij gaat het vooral om de recente techniek magnetische kernspinresonantie (*magnetic resonance imaging* of MRI), in het bijzonder de functionele variant ervan (fMRI). Deze laatstgenoemde methode berust op het onderscheid in magnetische eigenschappen tussen geoxygeneerd en niet-geoxygeneerd bloed. Als een

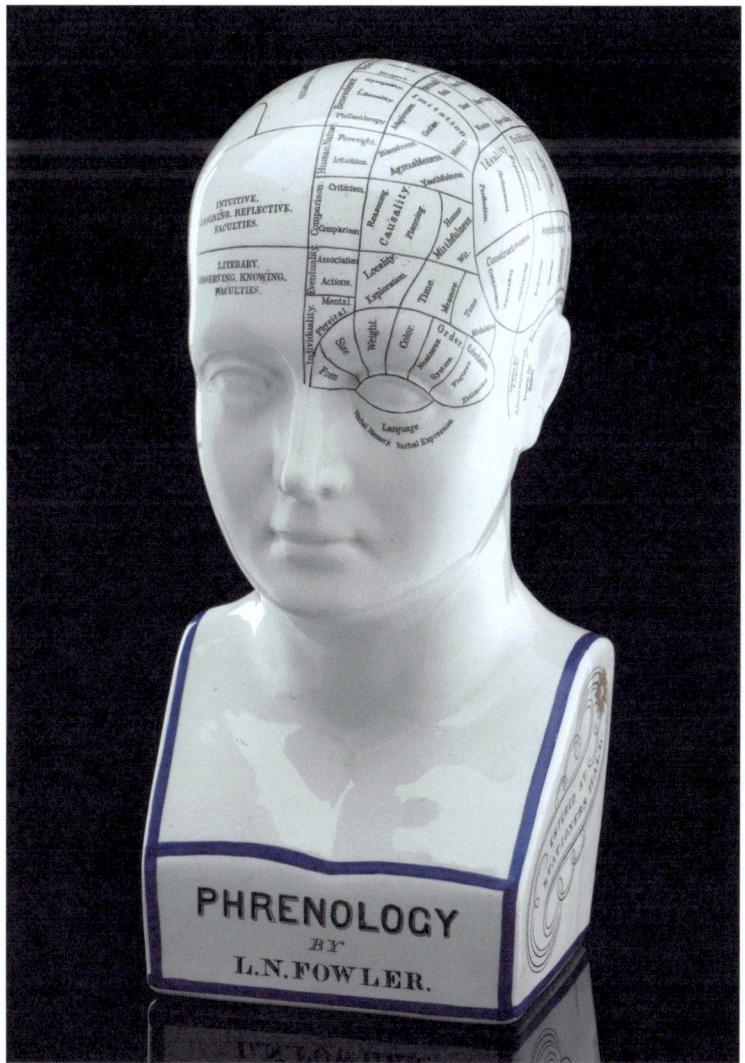

Figuur 4.4 Frenologisch model met een indeling van diverse eigenschappen op de hersenschors

gedeelte van de hersenen relatief veel niet-geoxygeneerd bloed bevat, betekent dit dat daar veel zuurstof is verbruikt, dus dat zenuwcellen daar actief zijn geweest. Zowel in de psychologie als de psychiatrie wordt deze techniek wijd en zijd toegepast, met steeds nieuwe verfijningen. Door proefpersonen of patiënten in de scanner een bepaalde mentale taak te laten verrichten, is het mogelijk om die taak te koppelen aan de plaats of plaatsen in de hersenen waar zenuwcellen relatief veel zuurstof gebruiken.

Betekent dit nu dat een onderzoeker op een dergelijke manier te weten kan komen wat de proefpersoon of patiënt op een bepaald moment denkt? Dat is niet meer dan een illusie. Er zijn namelijk tal van beperkingen, veronderstellingen en barrières die het onmogelijk maken een kleurenplaatje met gradaties van hersenactiviteit te vertalen in een menselijke gedachte. Die moeilijkheden vallen in drie hoofdgroepen uiteen.

- Ten eerste is de afbeelding niet dynamisch, maar statisch: de weergave is niet als een film, maar als een *still* daaruit, een kiekje van de hersenactiviteit een paar seconden na het uitvoeren van de taak, bijvoorbeeld het indrukken van een knop als antwoord op een keuze tussen bepaalde beelden of zinnen. Omdat het signaal zo zwak is, moeten de tests meestal diverse malen worden herhaald en worden alle kiekjes bij elkaar opgeteld. Vervolgens wordt de hersenactiviteit in rust van dit geheel afgetrokken en wordt het resultaat geprojecteerd op een standaardmodel van de hersenen.
- Ten tweede is de resolutie van het beeld heel beperkt, in elk geval in verhouding tot de structuur van het hersenweefsel. Elk beeldpunt – in het platte vlak van de afbeelding een minuscuul vierkantje (pixel) – komt overeen met een klein kubusvormig stukje weefsel waarin zich honderdduizenden tot miljoenen zenuwcellen of zenuwvezels bevinden. Al die cellen of vezels houden soms misschien wel verband met eenzelfde mentale functie, bijvoorbeeld het verwerken van geluid of het voorbereiden van een beweging, maar hebben daarbij natuurlijk niet allemaal dezelfde bestemming en dezelfde taak (inhibitie of excitatie).
- Ten derde en als belangrijkste: wat iemand denkt is niet alleen zo complex dat daarbij uitgebreide netwerken op diverse plaatsen in de hersenen betrokken zijn, maar een overweging of een beslissing is iets van een geheel andere orde dan een beeld van zuurstofverbruik in de hersenen, weergegeven door een palet van kleuren.

Een gedachte kun je niet zien, alleen maar denken – talig of niet. Het is om al deze redenen dat sceptici de term fMRI wel interpreteren als 'frenologische MRI'.

4.5 Materialisme en determinisme

Toch valt het niet te ontkennen dat die zo ongrijpbare gedachten het product zijn van onze hersenen, een onvoorstelbaar ingewikkeld samenstel van ongeveer honderd miljard zenuwcellen. Ook van dat getal valt nauwelijks een voorstelling te maken – misschien helpt het om te bedenken dat het overeen komt met vijftien maal de hele wereldbevolking. Maar, hoe talrijk en ingewikkeld ook, de bouwstenen ervan zijn wel te begrijpen: cellen die actiepotentialen ontvangen via hun dendrieten en deze langs hun axon verder geleiden en overdragen op andere zenuwcellen. Hoe de hersenen van een pasgeboren baby eruitzien, is volledig afhankelijk van de erfelijke informatie en van de omstandigheden bij de moeder, dat wil zeggen de voeding en het 'milieu interieur'. Tijdens het leven komen daar talloze invloeden van buitenaf bij, zoals voeding, opvoeding, spel, opleiding en relaties. Bij elkaar geven al deze invloeden vorm aan de hersenontwikkeling van het individu, vooral via verbindingen tussen zenuwcellen. Kortom, alle zenuwcellen in de hersenen verkrijgen hun vorm en hun contacten door twee factoren: erfelijkheid en omgeving, *nature and nurture*.

Als dit gegeven tot het uiterste wordt doorgedacht, is de mens niet meer dan een speelbal in handen van de genetica en de omstandigheden. Het is het ultieme *materialisme*: de geest is slechts een onderdeel van het lichaam, dat onder meer als hersenen en zenuwen vorm heeft gekregen in weefsels, cellen, moleculen en atomen (*reductionisme*). Een menselijke handeling is dan slechts een ingewikkelde reflex, weliswaar via ontelbare factoren en langs ontelbare wegen, maar toch niets anders dan een onontkoombaar gevolg van alles wat eerder bepaald en ondervonden is. Dit *determinisme* is echter in strijd met het algemeen aanvaarde beginsel, ook in de wetgeving, dat een volwassen mens zelfstandig kan beslissen en zelf volledig verantwoordelijk is voor zijn of haar handelen.

Andere opvattingen gaan minder ver. Het persoonsbewustzijn – een mysterieus in de hersenen verankerd besef een uniek individu te zijn – wordt juist door de maatschappelijke norm van de eigen verantwoordelijkheid gedwongen tot het maken van afwegingen, alvorens te handelen. In dat enorm ingewikkelde samenspel op moleculair niveau is het denkbaar, zo stellen sommigen, dat het systeem als geheel één of meer eigenschappen heeft die niet terug te voeren zijn op de eigenschappen van de ontelbare onderdeeltjes waaruit het systeem is opgebouwd. Dit wordt wel *niet-reductief materialisme* genoemd. Ook op een heel ander terrein, de natuurkunde van elementaire deeltjes, blijkt dat dezelfde oorzaken niet steeds dezelfde gevolgen hebben. Juist bij nietige gebeurtenissen speelt ook toeval een rol. Zo zou een miniem, maar spontaan elektrisch 'zetje' bij het maken van een keuze uiteindelijk kunnen leiden tot een besluit en een afloop die niet bij voorbaat uit al het voorgaande is af te leiden. In die visie is er ruimte voor de vrije wil in de vorm van een autonoom 'ik', dat sturend optreedt en niet een louter passieve weerslag is van alles wat het vroeger heeft ondergaan.

Deze veronderstelling van een sturend en bewust 'zelf' leidt naar een daarmee contrasterend denkbeeld over het onbewuste of half bewuste deel van het menselijk denken. Bij dat laatste valt niet alleen te denken aan Freudiaanse driften en verdringingen, maar ook aan een omvangrijke groep patiënten waarmee de geneeskunde nog steeds weinig raad weet, juist omdat het begrip 'geest' hier steeds om de hoek komt kijken.

4.6 Onverklaarde lichamelijke klachten

Van de patiënten die de polikliniek van een internist of een neuroloog bezoeken, heeft ongeveer een derde deel klachten die niet toegeschreven kunnen worden aan ziekten die 'in het boek staan': bekende afwijkingen in de bouw of functie van het lichaam. In de wachtkamer van de huisarts zijn het er zelfs nog wat meer en alle andere disciplines in de geneeskunde hebben er ook mee te maken. Gelukkig verdwijnen dit soort klachten vaak ook weer spontaan. Toch blijven bij sommige patiënten de klachten bestaan of verergeren ze zelfs, zodat ze het functioneren in het dagelijks leven belemmeren.

Deze groep patiënten is niet uit de lucht komen vallen; artsen hebben al eeuwen met dit type verschijnselen geworsteld. De Amerikaanse neuroloog George Beard (1839-1883) bracht patiënten met onverklaarde pijn, lichamelijke uitputting en verwante klachten samen onder de term 'neurasthenie'. De Amsterdamse internist Joannes Juda Groen (1909-1990) muntte het begrip 'psychosomatische aandoeningen', waarbij hij de invloed van de psyche vooral toepaste op aandoeningen van inwendige organen zoals asthma bronchiale, myocardinfarct en ulcus ventriculi. Tegenwoordig is bij deze ziekten de aandacht voor het psychologische element vrijwel verdrongen door een veelheid van nieuw ontdekte biologische factoren.

De meest voorkomende varianten zijn chronische pijn en chronische vermoeidheid, maar de verscheidenheid is groot. Uitingen als een bizarre lichaamshouding, op epilepsie gelijkende spierschokken of onvermogen tot spreken – de 'hysterie' van de al eerder genoemde Charcot – worden nu 'conversieverschijnselen' genoemd en vormen een kleine minderheid in deze groep. Bij de meerderheid gaat het om subjectieve belevingen. In Nederland worden ze samengevat als 'somatisch onvoldoende verklaarde lichamelijke klachten' (SOLK). De Engelse term luidt *somatoform disorders* (vertaald als *somatoforme stoornissen* of *somatisatie*). Nu zijn er onder deze groep patiënten ongetwijfeld enkelen met een nog onontdekte lichamelijke aandoening die eigenlijk in het boek had moeten staan. Daarom is het ontbreken van een herkenbare ziekte niet voldoende voor het stellen van de diagnose 'somatoforme stoornis'.

Er moeten ook positieve aanwijzingen zijn, in de vorm van bepaalde kenmerken in het gedrag, maar in het kader van dit boek voert het te ver om die hier uitgebreid te schetsen. Als voorbeeld van SOLK geef ik een beschrijving van chronische pijn.

De gewaarwording 'pijn'

Als iemand zich brandt aan een hete pan, zit de pijn natuurlijk in de vingers. Toch is het in de hersenen en niet in de huid dat de sensatie 'pijn' ontstaat. Zoals bekend komt elk gedeelte van huid, botvliezen en pezen overeen met een bepaald gedeelte van de sensibele hersenschors, via opstijgende banen in ruggenmerg, hersenstam en thalamus. Maar hoe sterk of hoe onaangenaam de aanraking of de pijn wordt gevoeld, is niet een kwestie van simpele projectie. Dat wordt vooral bepaald door een parallel systeem, dat de gevoelssignalen versterkt of verzwakt onder invloed van allerlei bijkomende factoren, zoals verwachtingen, herinneringen, angst, stemming, vermoeidheid, opwinding en agressie. Overigens zijn dat allemaal abstracte begrippen, die niet op schema's van het zenuwstelsel zijn in te kleuren.

Soldaten in een gevechtssituatie kunnen een ernstige verwonding oplopen zonder dat zij dit meteen opmerken. De wond wordt pas ontdekt achter de linies, of als de strijd voorbij is. De aandacht is dan zozeer gericht op overleven dat alle andere gevoelsindrukken worden onderdrukt. Bij de patiënt met onbegrepen klachten gebeurt het omgekeerde. Deze voelt pijn zonder dat er iets 'stuk' is. Misschien is het begonnen met iets onschuldigs, zoals een verrekte spier. Maar dat pijntje kan onder bepaalde omstandigheden juist verergeren, onder invloed van de persoonlijkheid. Mensen verschillen geestelijk enorm van elkaar, en niet alleen in intellect. Er zijn ook verschillen in emotionele 'bedrading', waardoor de één wat somber is aangelegd, de andere juist altijd opgeruimd en zonnig, en weer een ander zomaar door angstverschijnselen wordt overvallen of moeite heeft met het onderhouden van vriendschappen of liefdesrelaties.

De uitleg

Heel vaak krijgen patiënten met onbegrepen klachten alleen te horen wat ze *niet* hebben. Dat wordt door hen vaak beleefd als een verhulde afwijzing. Nog erger zijn alle termen waarin het woord 'psychisch' voorkomt. Daardoor voelt de patiënt zich weggezet als aansteller of als iemand die niet flink genoeg is. Een vaak bewandelde uitweg uit de gêne die vele artsen dan voelen, is het stellen van een verlegenheidsdiagnose, die zelden meer is dan een vertaling van de klachten in het Grieks, Latijn of Engels. Een modern voorbeeld is de *repetitive strain injury* (RSI of 'muisarm'), een diagnose die vaak gesteld werd toen de computer op alle kantoren verscheen; inmiddels is het fenomeen 'RSI' geruisloos van het toneel verdwenen. Het grote nadeel van dit type etiketteringen is dat de patiënt daardoor de indruk kan krijgen dat een geheimzinnige aandoening bezit van haar of hem heeft genomen. De dokter is dan degene die met de oplossing moet komen, terwijl de behandeling juist moet slagen door actieve deelname van de patiënt zelf.

De verklaring die het dichtst komt bij wat er *wel* aan de hand is, gaat uit van de complexiteit en de kwetsbaarheid van de schakelingen in het zenuwstelsel. Bij onverklaarde chronische pijn bijvoorbeeld, is de 'bedrading' voor het verwerken van gevoelssignalen anders aangelegd of ingesteld dan bij de meeste andere mensen, zodat het alarm 'zomaar afgaat'. Ook andere vergelijkingen zijn mogelijk, bijvoorbeeld 'een soort kortsluiting' of 'een verkeerde afstelling' in het zenuwstelsel. Omdat het gaat om zowel piepkleine als ontelbare celstructuren, is het niet mogelijk om de storing op een foto of op een andere manier aan te tonen. Natuurlijk zoeken patiënten vaak naar 'de' oorzaak. In werkelijkheid gaat het zelden om één enkele factor, maar meestal om een heel stel bij elkaar. Het kan vergeleken worden met onweer: niemand kan precies uitleggen waarom een onweersbui juist op die dag en op die plaats uit de lucht kwam vallen. Het is een samenloop van omstandigheden, die zelden goed valt te reconstrueren. Vaak is de enige en de beste strategie het bestrijden van de gevolgen, namelijk het gebrekkige functioneren.

Terug bij de patiënt uit de casus

Op deze manier probeert de neuroloog het uit te leggen aan mevrouw Van D. Om het zenuwstelsel geleidelijk anders 'af te stellen', moet patiënte zelf het nodige doen. Om te beginnen raadt de neuroloog haar aan een lijst te maken van alle bezigheden die zij nu moet laten schieten. Daarna moet zij met hulp van de huisarts of fysiotherapeut een programma opstellen waarbij zij in acht maanden tijd al deze activiteiten stapje voor stapje gaat hervatten. Van het grootste belang is dat zij op goede dagen niet méér onderneemt dan zij met zichzelf had afgesproken, maar op slechte dagen ook niet minder. De neuroloog legt ook uit dat er voor haar geen behandeling is die in korte tijd voor totale genezing zorgt; het zenuwstelsel moet voorzichtig 'getraind' worden, maar vele kleine stapjes bij elkaar kunnen samen toch een grote verbetering opleveren.

Een medisch student komt vijf jaar later bij mevrouw Van D. langs in het kader van een wetenschappelijke studie (zowel de huisarts als patiënte zelf hebben daarin toegestemd). Zij vertelt dat de pijn niet weg is maar dat deze haar leven niet langer overheerst. Een jaar na het consult deed zij het meeste huishoudelijke werk weer zelf. Ook bezoekt ze een fitnessclubje en wil ze weer gaan tennissen. Makkelijk was het niet geweest om zover te komen. In het begin was ze teleurgesteld dat er geen kant-en-klare oplossing kwam, maar daarna was ze met steun van man en dochter toch begonnen 'haar grenzen te verleggen'. Uiteindelijk is ze ontzettend blij dat ze 'uit bed gekomen is'.

4.7 Tot slot

De nauwe samenhang van lichaam en geest houdt de mens al eeuwen bezig. In de geneeskunde komt deze wisselwerking niet alleen tot uiting bij somatoforme stoornissen. Het psychisch welbevinden wordt direct of indirect beïnvloed door alle ziekten, natuurlijk ook door ziekten als gevolg van bekende en aantoonbare afwijkingen van organen, van longemfyseem tot de ziekte van Parkinson, of stoornissen van regelsystemen, zoals suikerziekte. Een mens is meer dan de som van organen, zoals de oorsprong van het woord 'individu' al zegt ('datgene wat niet gedeeld kan worden'). Artsen die goed voor hun patiënten willen zorgen en ook plezier in hun werk willen houden, doen er daarom goed aan een brede blik te behouden, in het bijzonder voor de verbondenheid tussen lichaam en geest.

Verder lezen

Gijn J van. Lijf en leed: geneeskunde voor iedereen. Amsterdam: Atlas Contact; 2011.

Hijdra A, Vermeulen R, Willems D. Geneeskunde: de theorie achter de praktijk. Amsterdam: Reed Business; 2012.

Rose N, Abi-Rached J. Neuro: the new brain sciences and the management of the mind. Princeton: Princeton University Press; 2015.

De ontmoeting met niet-westerse tradities

H.J. Cook

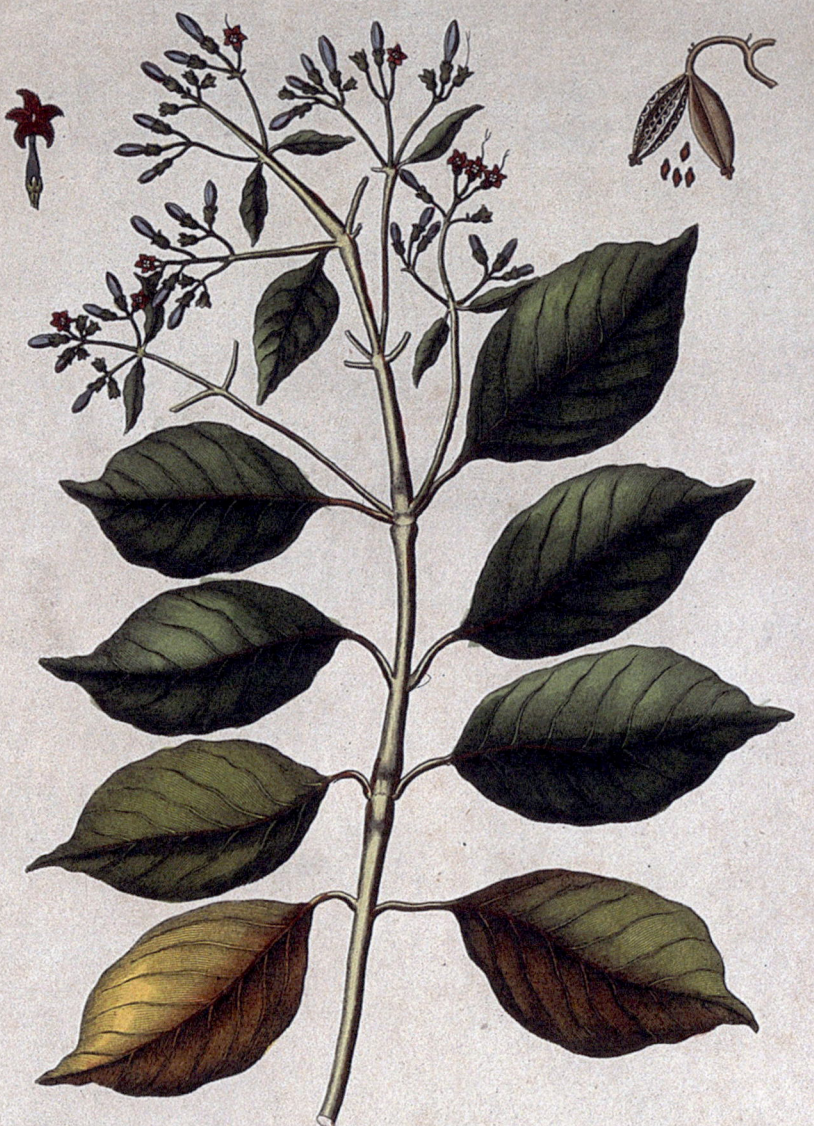

The Officinalis, or true Jesuits Bark.

> **Casus**
>
> **De Gezondheidsraad over alternatieve behandelwijzen**
> In 1983 vroeg de minister van Volksgezondheid advies aan de Gezondheidsraad over methoden waarmee de effectiviteit van alternatieve behandelwijzen aantoonbaar zouden kunnen worden gemaakt. Aanleiding was de onverminderde populariteit van alternatieve behandelwijzen in een tijd waarin de biomedische wetenschap de ene doorbraak na de andere boekte. Alleen al in Nederland waren 259 alternatieve stromingen bekend, en in de praktijk bleek een academische graad of ander formeel bewijs van kwaliteit niet noodzakelijk voor erkenning door patiënten of verzekeraars. Tien jaar lang boog een Gezondheidsraadscommissie zich over 'dit complexe onderwerp'. In 1993 werd het rapport *Alternatieve behandelwijzen en wetenschappelijk onderzoek* gepresenteerd. De commissie gaf een analyse van het fenomeen 'positief behandelresultaat' en had daarbij onder meer de volgende vragen gesteld: wat kan er schuilgaan achter een hulpvraag? Welke factoren spelen een rol bij het therapeutisch contact? Wat is de essentie van het geneesproces? Het rapport constateerde: 'men wil graag op wetenschappelijk verantwoorde wijze behandeld worden, maar zoekt daarbij tevens waardering voor zijn gevoelens en zijn neigingen tot irrationaliteit'. De commissie – die onder meer onderzoek had gedaan naar acupunctuur, homeopathie en natuurgeneeswijzen – adviseerde de minister onderzoek te laten doen naar het placebo-effect.

5.1 Inleiding

Veel alternatieve geneeswijzen in het moderne Westen hebben een niet-westerse oorsprong. Tegelijk geldt dat de biomedische wetenschap zich graag laat inspireren door middelen en remedies uit de niet-westerse wereld. Dit maakt de vraag interessant waarin precies het onderscheid gelegen is. Dit hoofdstuk gaat op zoek naar het onderscheid tussen beide systemen, zowel temporeel als geografisch en conceptueel.

Niet-westerse geneeskunde wordt gedefinieerd door wat het *niet* is: het omvat alles wat niet behoort tot de 'westerse' geneeskunde. In de loop van de 20^e eeuw werd 'het Westen' een geaccepteerde categorie en werd 'westerse geneeskunde' gelijkgesteld met *wetenschappelijke* geneeskunde (te weten de geneeskunde van wiskunde en laboratoria). Maar geneeskunde wordt over de gehele wereld beoefend. Daarnaast is het van belang dat we ons realiseren dat de 'westerse' geneeskunde vele 'niet-westerse' elementen in zich heeft opgenomen. Zo gaan de wortels van de Europese geneeskunde bijvoorbeeld terug op eeuwenoude teksten uit het Midden-Oosten, te weten uit Babylonië, Assyrië, Egypte, het Hippocratische eiland Kos en de Galeense plaats Pergamum (aan de kust van het moderne Turkije). De belangrijkste medische tekst die aan de middeleeuwse universiteit werd gedoceerd was de *Canon* van Avicenna, die uit Centraal-Azië afkomstig was. Medische chemie kwam voort uit de alchemie – het woord alleen al is aan het Arabisch ontleend. Veel mensen in het westen ondervinden baat bij acupunctuur, een praktijk die zijn oorsprong in Oost-Azië vindt. Veel krachtige thans in gebruik zijnde geneesmiddelen zijn ontleend aan remedies die oorspronkelijk werden gebruikt in Azië, Afrika, en Noord- en Zuid-Amerika. Met andere woorden: westerlingen en niet-westerlingen zijn al eeuwenlang zo sterk met elkaar verbonden dat het moeilijk is een onderscheid tussen hen te maken. Het belangrijkste onderscheid lijkt dat te zijn tussen biomedische wetenschap en al het andere. Medische geschiedenis gaat dus eigenlijk altijd over niet-westerse geneeskunde, met uitzondering van één onderdeel – de biomedische wetenschap – dat slechts ongeveer twee eeuwen oud is.

Wanneer 'westerlingen' onderzoek doen naar de geneeskunde van andere volkeren en culturen komen ze niet alleen in aanraking met hun eigen (niet-westerse) verleden, maar stuiten ze ook op allerlei interpretatieproblemen, culturele verschillen en fel verdedigde principes. Aan de hand van een aantal in het oog springende voorbeelden biedt dit hoofdstuk een eerste kennismaking met deze ingewikkelde materie. Een reflectie op het thema werpt fascinerende vragen op over de aard van de geneeskunde zelf.

5.2 Hoe 'niet-westerse geneeskunde' ontstond

Omdat het begrip 'niet-westerse geneeskunde' een negatieve bijklank heeft, is het van belang na te gaan wat er precies onder het westen en het niet-westen wordt verstaan. Het blijkt dan dat het concept 'het Westen' van recente datum is en zijn bestaan dankt aan de gedachte dat er zoiets bestaat als 'westerse beschaving'. Dit begrip verwijst naar veel meer dan de aanwezigheid van burgerlijk leven in de westelijke gebieden van Eurazië. Hoewel het teruggaat op de pogingen van het geleerde Latijnsprekende deel van Europa om zich de erfenis van het Romeinse Rijk toe te eigenen, kwam het pas echt in zwang in de loop van de 19^e eeuw, tijdens de periode van relatieve vrede na de napoleontische oorlogen. Het begrip 'westerse beschaving' verwees naar een verzameling waarden die door alle Europese naties en hun koloniale regeringen werden gedeeld. Ook landen die werden bestuurd door mensen van Europese afkomst – zoals Rusland, de Verenigde Staten, Canada, Brazilië en grote delen van voormalig Spaanse gebieden in Zuid Amerika – werden ertoe gerekend, terwijl Japan gold als een soort erelid. Andere landen – zoals China – werden weliswaar geacht een beschaving te hebben, maar hun cultuur werd toch als niet-westers beschouwd. Na de Eerste Wereldoorlog kreeg het idee van de westerse beschaving een raciale invulling. Na de Tweede Wereldoorlog volgde de Koude Oorlog en een langdurig, vaak gewelddadig proces van dekolonisatie. Het leidde tot een verdere inperking van het begrip. Voortaan beschouwden de Noord-Atlantische landen en hun internationale bondgenoten zichzelf als 'het Westen'. Kortom: de identiteit van 'het Westen' wordt dus bepaald door een verzameling naties met politieke, militaire en commerciële macht die – ondanks hun onderlinge rivaliteit – een gevoel van een gezamenlijk verleden delen. In de vroege variant kwamen daar nog gevoelens van raciale superioriteit bij. Hoewel het begrip 'het Westen' dus een problematische oorsprong heeft, wordt het nog vaak gebruikt. Voor zelfbenoemde westerlingen verwijst het begrip 'niet-westers' naar 'de Ander' – meestal met een negatieve bijklank.

Toch bevat de intellectuele erfenis van het Westen ook zelfkritiek. Een belangrijk onderdeel ervan is de waardering voor het primitieve als alternatief voor de problemen van de beschaving. In deze gedachtegang worden niet-westerse ideeën en praktijken vaak gezien als natuurlijker, authentieker en zelfs gezonder dan biomedische. Een meer geleerde variant van zelfkritiek gaat terug op antropologen zoals Franz Boas, die een 'relativistische' visie op culturen had waarbij alle mensen en culturen als gelijkwaardig werden beschouwd. Het leidde tot een nieuwe benadering van niet-westerse geneesstelsels, waarbij onderzoekers probeerden de ideeën en praktijken te begrijpen op basis van de waarden en regels van de behandelaars en patiënten zelf – dus zonder ze te beoordelen op een universele hiërarchische waardeschaal. Aan het eind van de 20^e eeuw was een dergelijke benadering gemeengoed geworden in de westerse medische geschiedenis. Het voordeel ervan is dat ze zowel sympathieke als kritische verhalen over de geneeskunde – op verschillende plaatsen en tijden – toelaten.

Toch blijft de wrijving en het ongemak bestaan. Onderdelen van de westerse geneeskunde die niet in lijn zijn met het moderne biomedische denken zijn in andere delen van de wereld soms heel populair, zoals de homeopathie in Mexico en India. Tegelijk geldt dat grote aantallen wetenschappelijk opgeleide personen uit niet-westerse regio's zich vestigen in het Westen en omgekeerd dat de moderne, westerse farmaceutische industrie fabrieken bouwt in niet-westerse regio's om van daaruit te concurreren op de internationale markt. Tegen het eerder besproken relativisme bestaat veel verzet: niet alleen de chirurgie, maar ook antibiotica, vaccins, *public health*, schoon drinkwater, consultatiebureaus en vele andere zaken die de wetenschappelijke geneeskunde heeft voortgebracht, hebben geleid tot een aantoonbaar hogere levensverwachting dan voorheen (of elders). De critici van het relativisme vinden dat we het ons in een tijdperk waarin de mensheid door vele gevaren wordt bedreigd niet kunnen permitteren de wetenschappelijke methode te verlaten. In een welvarende samenleving kunnen patiënten alles tegelijk doen: ze bezoeken een acupuncturist én een arts, een kruidkundige én een apotheker, een homeopaat én een chirurg, al naar gelang het hen uitkomt. Maar in landen waar schaarse bronnen de keuzevrijheid beperken kiezen regeringen vaak voor de biomedische optie, om de meetbare en gebleken voordelen ervan. En zo wil de ironie van de 21e eeuw dat sommige niet-westerse regeringen zich sterker hebben gecommitteerd aan de biomedische benadering van gezondheid en ziekte dan sommige westerse.

5.3   'Niet-westerse' geneesmiddelen en 'westers' reductionisme

In 2015 werd de Nobelprijs voor Fysiologie of Geneeskunde toegekend aan twee nieuwe benaderingen van ziekte. Een ervan ging naar Youyou Tu voor haar ontdekking van een nieuw middel tegen malaria dat ze had gewonnen uit zomeralsem (*artemisia annua*). Ze had deel uitgemaakt van een Chinees onderzoeksteam dat de oude Chinese kruidkundige literatuur nauwkeurig had bestudeerd en zo het middel artemisinine had weten te ontwikkelen. Tegenwoordig wordt artemisinine beschouwd als een van de belangrijkste middelen voor de behandeling van malaria, naast kinine, dat tot het midden van de 20[e] eeuw de belangrijkste therapie tegen de ziekte was geweest. Kinine op zijn beurt was in 1820 door Pierre-Joseph Pelletier (1788–1842) geïdentificeerd als de medisch actieve alkaloïde in de bast van de kinaboom. Destijds was deze medicinale bast opgevallen aan missionarissen van de Jezuïeten die werkzaam waren in het onderkoninkrijk Peru. Ze hadden gezien hoe de lokale bevolking kinabast gebruikte voor de behandeling van 'tussenpozende' koorts (zoals malaria toen werd genoemd), en sinds het midden van de 17[e] eeuw werd het middel ook gebruikt door Europeanen (▶kadertekst). Vanaf de jaren 1860 werd de kinaboom op grote schaal en op wetenschappelijke wijze gecultiveerd op plantages in Nederlands-Indië (het huidige Indonesië). De exploitatie was zeer succesvol: de Nederlanders beheersten de internationale markt totdat de Japanse bezetting tijdens de Tweede Wereldoorlog daar een eind aan maakte. Kinine werd vervangen door synthetisch geproduceerde malariamiddelen, totdat deze recent weer werden vervangen door artemisinine. Er zijn talloze andere voorbeelden te geven van middelen zoals kinine en artemisinine – middelen die voortkwamen uit niet-westerse tradities om te worden opgenomen in de westerse wetenschappelijke geneeskunde (◘fig. 5.1).

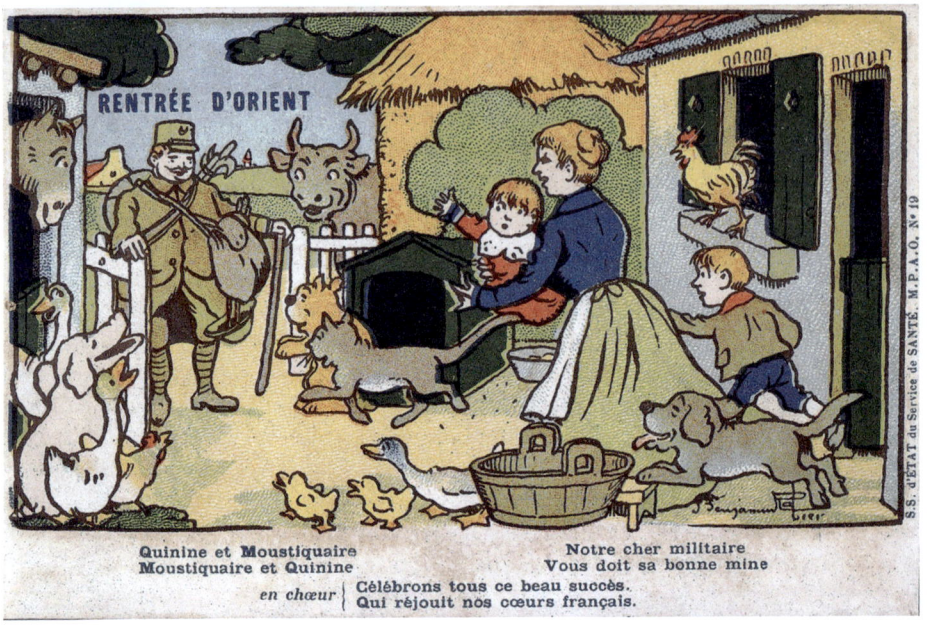

Figuur 5.1   Teruggekeerd dankzij kinine

Kinine

Jezuïtische missionarissen uit de 17ᵉ eeuw viel het op dat de lokale bevolking van het onderkoninkrijk Peru een aftreksel maakten van de bast van de kinaboom om er koorts mee te behandelen. Omdat ze meenden dat het ook goed zou kunnen werken tegen 'tussenpozende koortsen' (nu aangeduid als malaria), besloten ze het mee te nemen naar Rome. Tegen het midden van de 17ᵉ eeuw groeide in West-Europa de vraag naar de Peruviaanse of Jezuïetenbast, en tegen het eind van de eeuw hadden ook veel artsen het middel als een effectief specificum geaccepteerd. In de jaren 1810 werd uit de kinabast het alkaloïde 'kinine' geïsoleerd dat vanaf de jaren 1840 in zwang raakte als profylaxe tegen malaria. In de jaren 1850 werd de kinaboom met groot succes op Java geïntroduceerd: door de combinatie van wetenschappelijk onderzoek en grootschalige plantages slaagde het Nederlandse koloniale bewind erin grote hoeveelheden kinine van hoge kwaliteit te produceren. In de jaren 1880 had Nederland praktisch het monopolie op de wereldmarkt. De Japanse bezetting tijdens de Tweede Wereldoorlog maakte daaraan een eind.

Het is overigens niet zo verwonderlijk dat dit gebeurde, aangezien de zoektocht naar aangename specerijen en heilzame geneesmiddelen altijd de drijvende kracht was geweest achter de Europese expansie. Uit Oost-Azië kwamen peper, nootmuskaat en kaneel, die zowel in de geneeskunde als in de keuken werden gebruikt. Toen de Portugezen hun handelsondernemingen in het Verre Oosten vestigden, ontdekten ze nog vele andere nuttige en winstgevende producten; vele daarvan werden beschreven in Garcia de Orta's *Colóquios dos simples e drogas ... da India* uit 1563. Het is bekend dat Columbus – die een westelijke route naar Oost-Indië zocht – voet aan wal zette in wat later West-Indië ging heten. Zowel hij als zijn opvolgers troffen er allerlei balsems aan waarvan ze aannamen dat ze het equivalent waren van de beroemde geneeskrachtige balsems uit de Oudheid. Ook stuitten ze er op voorheen onbekende geneesmiddelen zoals guaiacum, een houtsoort die door de bewoners van Santo Domingo werd gebruikt voor de behandeling van syfilis. Grote hoeveelheden werden naar Europa geëxporteerd. In reactie op De Orta publiceerde de Spanjaard Nicolás Monardes in 1565 het eerste deel van zijn vierdelige werk over de medicinale planten van West-Indië, *Historia medicinal de las cosas que se traen de nuestras Indias Occidentales*. De boeken van De Orta en Monardes werden in het Latijn vertaald door de Vlaamse botanicus Carolus Clusius, de latere beheerder van de hortus botanicus van de Leidse universiteit. In 1570 stuurde koning Philips II van Spanje een van zijn lijfartsen, Francisco Hernandes, op reis om studie te maken van de geneeskrachtige planten van Nieuw Spanje (het huidige Midden-Amerika); Hernandes zou er zeven jaar blijven. Ook andere koloniale mogendheden deden onderzoek naar de kruiden waarmee de lokale bevolking ze in aanraking had gebracht. Zo introduceerden de Nederlanders de ipecacuanha (braakwortel) in Europa, nadat ze er door de Braziliaanse Tupi mee in aanraking waren gekomen.

Empirisch werkende inheemse genezers

Pleitbezorgers van de Nieuwe Wetenschap in de 17^e eeuw waren van mening dat men kon leren van iedereen met praktische ervaringskennis. Nederlandse medici uit die tijd verwierven veel feitelijke informatie door hun nauwgezette onderzoek van de natuur, maar ook door te leren van empirisch werkende inheemse genezers. Zo verzamelde Jacobus Bontius in de late jaren 1620 vele medische observaties van Javanen en Chinezen in Batavia (Nederlands-Indië). Het indrukwekkende boek *Historia Naturalis Brasiliae* (1648), over de geneeskunde en de natuurlijke historie van Brazilië, werd samengesteld door Georg Marcgraf en Willem Piso, vooral op basis van hun werk met de inheemse bevolking. Vanaf de jaren 1660 werd veel van het in Azië uitgevoerde onderzoek naar effectieve lokale geneesmiddelen gestimuleerd door Andreas Cleyer, stadsmedicus van Batavia. Het opmerkelijke twaalfdelige *Hortus Malabaricus* (1678–1693) kwam voort uit de samenwerking van Henricus van Reede met vele lokale experts. Deze teksten worden nu nog steeds geraadpleegd.

Geneesmiddelen leverden grote winsten op; om die reden hebben ze altijd een belangrijk aandeel gehad in de Europese handel (▶kadertekst). Ook tegenwoordig is het een belangrijke motivatie voor westerlingen om alert te blijven op niet-westerse praktijken. Soms leidt het onderzoek naar effectieve geneesmiddelen gewonnen uit botanische ingrediënten – ook wel *bioprospecting* genoemd – tot een toevallige ontdekking. Zo werd bijvoorbeeld het kankermiddel Taxol – gewonnen uit de bast van de taxis uit de Stille Zuidzee (*taxus brevifolia*) – ontdekt. In de jaren 1960 sloot het Amerikaanse National Cancer Institute een contract met het ministerie van Landbouw voor het doen van onderzoek op deze planten, met onverwacht gunstig resultaat. Vaker begint de zoektocht met de studie van historische farmaceutische literatuur – zoals bij artemisinine – of met de analyse van lokale middelen – zoals bij de zogenoemde 'paradijskorrels' uit West-Afrika (*aframomum melegueta*).

Dergelijk onderzoek, uitgevoerd door etnofarmacologen, roept echter wel vragen op met betrekking tot het eigenaarschap. Mogen middelen die in 'traditionele' medische praktijken worden gebruikt zomaar worden toegeëigend of is hier sprake van diefstal? Zou op zijn minst een vergoeding moeten worden betaald, en zo ja, aan wie? In dit verband werd ooit de term biopiraterij (*biopiracy*) gesuggereerd door Vandana Shiva, een activiste uit India. Ze diende een aanklacht in tegen het Amerikaanse bedrijf W.R. Grace, dat een Europees patent had verworven op een schimmelwerend middel, gewonnen uit de neem-boom (*azadirachta indica*). De neem werd al gedurende millennia op verschillende manieren gebruikt door genezers uit de Unani, Siddha en Ayurvedische tradities, en was ook al beschreven door De Orta. In 2005 wist de regering van India de herroeping van het patent te bewerkstelligen. Het voorbeeld maakt duidelijk dat de transformatie van 'traditionele' middelen tot levensreddende en winstgevende geneesmiddelen niet zonder complicaties is.

Het proces dat traditionele middelen moeten ondergaan om te worden toegelaten tot de westerse geneeskunde berust op de principes van het wetenschappelijk reductionisme. Alleen langs die weg kunnen lokale kruiden transformeren tot bewezen effectieve en universele geneesmiddelen. Want de ingrediënten van een nieuw middel mogen dan afkomstig zijn van tribale geneesrituelen, vanaf het begin hebben de Europeanen ze van dergelijk 'bijgeloof' ontdaan om het werkzame bestanddeel te kunnen achterhalen (hetzelfde gebeurde overigens met 'volksremedies' die in Europa zelf werden aangetroffen, zoals met digitalis tegen waterzucht en vaccinatie tegen de pokken). De kwaliteit van het middel wordt altijd bepaald door het hout, de bast of het blad in kwestie aan nauwgezet experimenteel onderzoek te onderwerpen.

In de tijd van Pelletier was een nieuwe alkaloïdenchemie ontstaan. Een van de eerste substanties die hij (in 1817) identificeerde was 'emetine', dat hij aantrof in de wortel van de ipecacuanha. Hij werd zo genoemd in verband met het sterk emetische (braakopwekkende) effect ervan. Tegen de late 19^e eeuw waren chemische methoden ontwikkeld waarmee op gerichte wijze moleculen konden worden geëxtraheerd, om ze vervolgens – op industriële wijze verpakt of gebotteld – op grote schaal te kunnen verkopen. Een van de beroemdste voorbeelden is Aspirine, de merknaam van een product dat in 1897 door de Duitse verffabriek Bayer op de markt werd gebracht. Een nieuw procedé werd gebruikt om acetylsalicylzuur te extraheren uit salicylrijke planten als de wilg, die al sinds de Oudheid in gebruik was tegen koorts. Elders in de wereld werd deze wetenschappelijk-industriële productiewijze overgenomen. Zo wist een Chinese apothekersfamilie Tijgerbalsem tot een enorm internationaal succes te maken. De vraag of deze middelen nu niet-westers (lokaal) of westers (universeel) zijn, lijkt niet zo relevant. Door natuurlijke substanties te onderwerpen aan een proces van wetenschappelijk reductionisme en industriële productie worden ze 'gedelokaliseerd'.

Opium, morfine en heroïne

Al sinds het Neolithicum was het sap uit de zaadbollen van de papaver in heel Afro-Eurazië in gebruik, zowel voor het plezier als voor medicinale doeleinden. Vanaf de 16^e eeuw werd in Europa gebruikgemaakt van het sterk verdovende en pijnstillende middel *laudanum* (een mengsel van opium en alcohol). De handel in opium bleek heel lucratief: het Britse Rijk voerde in de 19^e eeuw maar liefst twee opiumoorlogen om de toegang tot de Chinese markt te behouden. In 1805 slaagde Friedrich Serturner erin een alkaloïde uit opium te isoleren dat hij 'morfine' noemde. In de jaren 1870 werd een acetaat van morfine geïntroduceerd dat niet verslavend zou zijn. Vanaf 1896 bracht Bayer er een versie van op de markt onder de merknaam 'heroïne'. Het werd aangeprezen als een effectieve hoestonderdrukker bij tuberculose en werd in grote hoeveelheden geproduceerd. Nadat de injectiespuit was ontwikkeld, werd het ook mogelijk morfine en heroïne direct in te spuiten, hetgeen tot veel verslaving leidde. Ook tegenwoordig hebben opioïden ingrijpende maatschappelijke gevolgen.

5.4 Medische denkstijlen

Wie de ideeën en theorieën van niet-westerse tradities beter wil leren kennen kan zich verdiepen in teksten en mondelinge tradities buiten het Europese taalgebied. De vergelijking van beschavingen – elk met hun formatieve oerteksten en idealen – is een hachelijke onderneming. Het model van gezaghebbende ('Bijbelse') teksten beperkt zich niet slechts tot de Abrahamitische religies (Jodendom, Christendom en Islam); de gedachte dat een beschaving teruggaat op een bepaalde oertekst wordt ook aangetroffen bij de Perzische, Tibetaanse, Chinese en Sanskriet taal- en cultuurgebieden in Afro-Eurazië, elk met een uitgebreide medische literatuur. In Noord- en Zuid-Amerika werden al vroeg pogingen gedaan om de overgebleven bevolking van Mexico en Peru te kerstenen. Spaanse en Creoolse intellectuelen produceerden teksten die een indruk geven van de precolumbiaanse ideeënwereld. Critici van de westerse geneeskunde zochten vaak inspiratie bij alternatieve denkstijlen over gezondheid en ziekte die ze vonden in niet-Europese teksten en in de publicaties van westerse antropologen over niet-westerse mondelinge tradities.

Chinese geneeskunde

Zo wordt de 'Chinese geneeskunde' algemeen beschouwd als een van de belangrijkste alternatieven voor de westerse geneeskunde. Hoewel het geen eenheid vormt – evenmin als de Griekse of de Byzantijnse geneeskunde – wordt het vaak gezien als een coherent geheel van ideeën en praktijken. Een aantal geschreven bronnen werd bij het Europese publiek bekend door vertalingen uit het Chinees in het Latijn in de late 17[e] eeuw, gemaakt door dezelfde Jezuïtische missionarissen die Confucius in Europa introduceerden. De vertalers meenden dat de Chinese geneeskunde terugging op de eerste wetgever – de legendarische Gele Keizer – die heerste kort nadat God de wereld had geschapen, en die dus dicht bij de bron van menselijke wijsheid stond. Ze beschouwden daarom de Chinese geneeskunde als de gelijke van de Egyptische geneeskunde. Ze introduceerden ook woorden als 'yang' (als equivalent van het middeleeuwse concept *calidum innatum*, aangeboren warmte), 'yin' (vergelijkbaar met het middeleeuwse *humidum radicale*, radicaal vocht) en 'qi' (als vitale geest). Op dezelfde manier werd – ten onrechte – een gelijkwaardigheid aangenomen tussen de vier humoren van de Griekse geneeskunde (bloed, gele gal, zwarte gal en slijm) en de vijf oorzaken van verandering die in China werden aangetroffen (*wu-hsing*): water bestrijdt vuur, dat metaal doet smelten, dat weer sterker is dan hout, dat boven de aarde gaat, die sterker is dan water. De meeste overgeleverde Chinese teksten lijken afkomstig uit de vroeg-keizerlijke tijd en brengen het menselijk lichaam in verband met de staat, en de staat met de natuurlijke orde. Op deze manier wordt vormgegeven aan een kosmologie waarin de natuur in lijn wordt gebracht met het menselijk leven en deze tezamen met een geordende samenleving. Veranderingen in de ene laag hebben gevolgen voor de andere lagen. Dit gegeven – het menselijk bestaan wordt geacht op interactieve wijze samen te hangen met het universum – heeft ertoe geleid dat de Chinese geneeskunde vaak wordt aangeduid als 'holistisch'. Zowel de Jezuïeten uit de 17[e] eeuw, als vitalistische artsen uit de 18e eeuw, als westerlingen uit de 21e eeuw hebben in het Chinese medische denken daarom altijd een krachtige inspiratiebron gevonden voor hun kritiek op wetenschappelijk materialisme en reductionisme.

Door archeologisch onderzoek is inmiddels komen vast te staan dat er niet sprake was van één, maar van meerdere soorten Chinese geneeskunde. Alle gaan ze terug op rijke lokale tradities waarin zielen, geesten en andere machten werden aangeroepen. Veelal werd geprobeerd gezondheid en ziekte te verklaren door gebruik te maken van de onderliggende natuurkrachten en het ideaal van zelfverzorging. Later werden aan de klassieke teksten de door het Boeddhisme beïnvloede teksten van de Taoïstische geneeskunde toegevoegd. Chinese teksten waren in heel Oost-Azië in gebruik en werden ook vertaald in talen die langs de Zijderoute werden gesproken. Op die manier kenden ze ook een verspreiding in Centraal- en Zuid-Azië.

Tegenwoordig worden de verschillende vormen van Chinese geneeskunde over de hele wereld aangetroffen onder de noemer 'traditionele Chinese geneeskunde' (ook wel TCM, *Traditional Chinese Medicine*). TCM kreeg vorm onder het regime van Mao Zedong. In zijn streven China te moderniseren werd een medisch systeem ontwikkeld dat zowel vertrouwd als effectief was. Onderdelen van TCM, zoals acupunctuur, moxibustie, tai chi en allerlei 'Chinese' medische middeltjes, zijn over de hele wereld bekend geworden (▶kadertekst en ◘fig. 5.2). Misschien worden tegenwoordig zelfs meer TCM-beoefenaars buiten China aangetroffen dan in het land zelf: de Chinese regering stelt alles in het werk om TCM te laten vervangen door 'westerse' biomedische wetenschap. Daarnaast wordt nog steeds geprobeerd TCM te laten opgaan in de biomedische wetenschap. Maar de pogingen om de Chinese medische terminologie te vertalen in biomedische termen – en andersom – lopen steeds op niets uit, hetgeen erop wijst dat beide denkstijlen onverenigbaar zijn.

Acupunctuur

Hoewel de oorsprong van acupunctuur duister is, is het mogelijk gerelateerd aan het aderlaten, een gebruik dat ook elders in Eurazië in zwang was. In Oost-Azië ontwikkelden de lancetten van jade zich tot naalden die op bepaalde plekken in het lichaam werden gestoken om het te ontlasten van schadelijk 'qi'. Het eerste onderzoek naar acupunctuur door een Europeaan werd gedaan door Willem ten Rhijne, een medicus in dienst van de Vereenigde Oostindische Compagnie die in de jaren 1670 twee jaar in Japan doorbracht, waar hij nauw samenwerkte met medische vertalers. Hij verwierf er een aantal illustraties waarop de plaatsen van het lichaam stonden aangeduid waar de naalden moesten worden ingebracht. Met de hulp van de Royal Society of London publiceerde hij een boek – zowel in het Latijn als in het Nederlands – waarin hij het gebruik van de naalden nauwkeurig beschreef. Even leek het erop dat acupunctuur in Europa zou aanslaan, vooral bij chirurgijns, maar in de vroege 18e eeuw raakte het in onbruik. In het midden van de 19e eeuw en opnieuw in de late 20e eeuw maakte de acupunctuur een korte opleving door.

Ayurveda

In Zuid-Azië zijn nog andere bekende alternatieven voor de westerse biomedische wetenschap te vinden, vele zelfs officieel ondersteund door de regering van India. Het beroemdste stelsel is bekend onder de naam Ayurveda, ooit geformuleerd als inheems alternatief voor de westerse geneeskunde die door het Britse koloniale bewind in India werd gesteund (◘fig. 5.3). Groepen genezers noemden het een 'systeem' door het formuleren van een canon van zeer oude teksten – waaronder de *Caraka Samhita* en de *Susruta Samhita*. Ze zouden vele concepten van de moderne biomedische wetenschap – zoals die van de bacteriologie – al hebben aangekondigd. In welke periode de teksten zijn ontstaan blijft onduidelijk, maar naar alle waarschijnlijkheid is de *Caraka* door meerdere geleerden samengesteld in de 3e en 2e eeuw v.Chr.

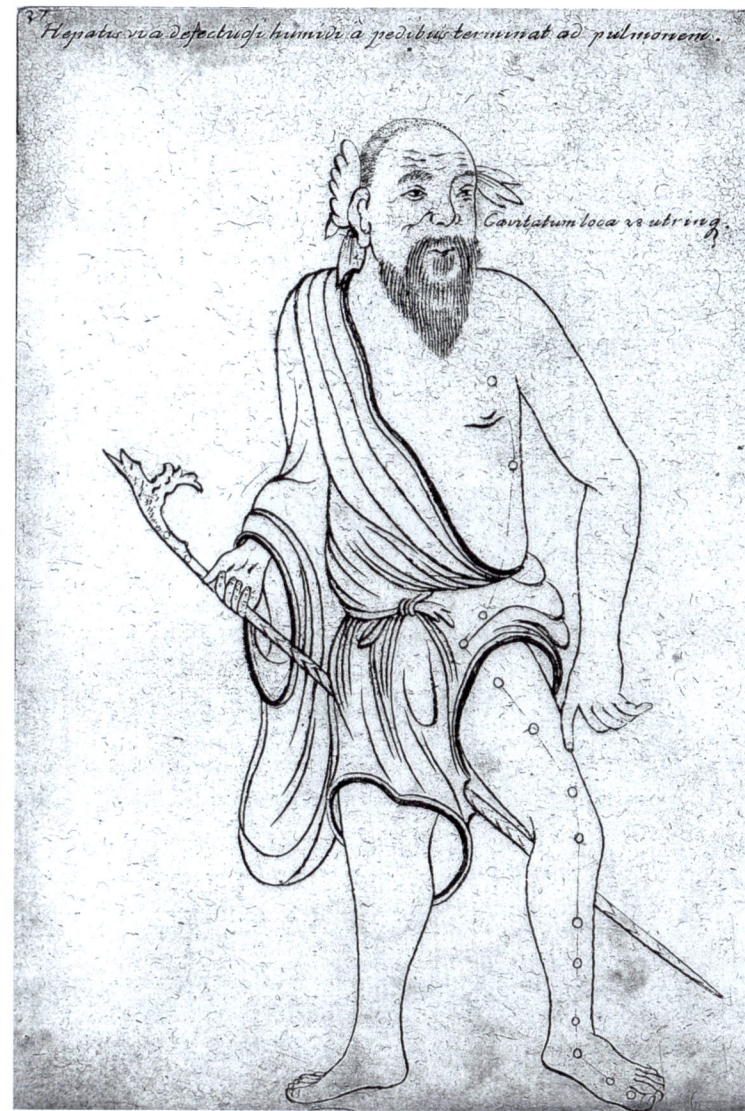

Figuur 5.2 Een afbeelding van de meridianen uit Andreas Cleyer, *Specimen medicinae Sinicae* (1682)

In het midden van de 20ᵉ eeuw werden verschillende vertalingen gepubliceerd, onder meer in het Sanskriet, het Hindi, het Urdu en het Engels. Een andere belangrijke medische tekst – de *Vagbhata* – stamt vermoedelijk uit de 8ᵉ eeuw.

In de Ayurvedische geschriften treffen we drie *dosas* aan: wind, gal en slijm. Door het bloed zouden ze worden gemengd en door het lichaam vervoerd. De teksten maken ook gewag van vijf *maha-bhu-tas*: aarde, water, vuur, wind en ether. Verder worden nog zeven samenstellende onderdelen van het lichaam onderscheiden: chijl, bloed, vlees, vet, been, merg en zaad (of menstrueel bloed). Evenals in de Griekse en de Chinese geneeskunde worden in de Ayurveda de analogieën tussen micro- en macrokosmos benadrukt. Om gezond te blijven dient men in overeenstemming te leven met de natuur en de samenleving. Vooral de wind

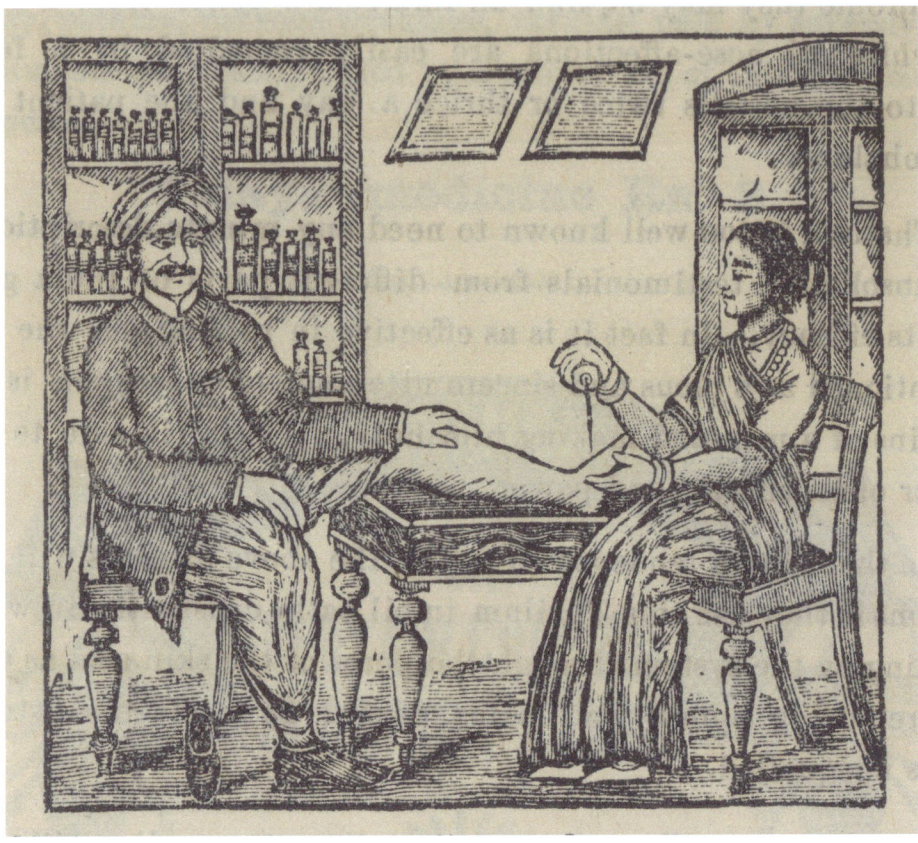

◘ **Figuur 5.3** Ayurvedische middelen tegen jicht, reuma en verlamming, bereid door Ayurveda Marthanda Bhishangmani

is belangrijk, met in het verlengde daarvan de aandacht voor de ademhaling, die van grote invloed is op yoga. Het beroemdste geneesmiddel uit de klassieke Ayurveda is *soma*, dat wordt gewonnen uit een niet nader aangeduide plant, dat de mogelijkheid van verjonging zou bieden.

Een ander wijd verbreid 'systeem' in Zuid-Azië is Unani, ook wel Tibb-i-Yúnání genoemd. Het zou zijn afgeleid van de klassieke Griekse geneeskunde en in de 20^e eeuw zijn gecodificeerd in reactie op de Ayurveda en de biomedische wetenschap.

Islamitische geneeskunde

Hoewel ook de geneeskunde van de Islam af en toe wordt genoemd als alternatief voor de biomedische wetenschap, gaat het in feite om een mengeling van vele medische tradities afkomstig uit vele regio's en taalgebieden, die door het Arabisch bijeen worden gehouden. De beroemdste Arabische medische geleerde was ibn Sina (in Europa bekend geworden onder de naam Avicenna). Zijn ouders waren afkomstig van een belangrijke nederzetting in het Saminidische Rijk, in het midden van de Centraal-Aziatische Zijderoute. Zijn *Kitāb al-Qānūn* (of *Canon*) dateert van het begin van de 11^e eeuw. De vijf delen omvatten de gehele geneeskunde: van de algemene theorie tot specifieke ziekten en hun geneesmiddelen. Hoewel de *Canon* voor een belangrijk deel steunde op de Griekse filosofie zijn de Perzische, Turkse en Oost- en Zuid-Aziatische medische verwijzingen waarschijnlijk belangrijker dan tot nog toe werd aangenomen. Aangezien de Islam zich uitstrekte van de Atlantische tot de Stille Oceaan slaagde geen enkel regionaal medisch system erin de andere te domineren; toch ontwikkelde het Arabisch zich tot een van de belangrijkste medische talen van Afro-Eurazië.

Natuurlijk doet dit handjevol voorbeelden geen recht aan de enorme variëteit van niet-westerse medische stelsels. Alle verhalen over koloniale geneeskunde gaan over de strijd tussen de ambities van de koloniale autoriteiten – of westerse instellingen zoals de Rockefeller Foundation – en de medische praktijken van de lokale bevolking. Niet zelden worden de inheemse tradities daarbij voorgesteld als deel van het verzet tegen opgedrongen westerse gebruiken. Maar inheemse genezers deden vaak veel meer. Omdat ze vaak leiders van hun gemeenschap waren, bemiddelde een sjamaan bij de 'uitoefening van de geneeskunde' niet zelden tussen mensen onderling en tussen mensen en andere wezens. Ze deden dat in een poging de rust en cohesie van de gemeenschap te behouden of te herstellen. Hun therapieën variëerden van het voorschrijven van voedsel en kruiden tot het uitvoeren van rituelen. Zo bezien zijn er ook vele overeenkomsten tussen westerse en niet-westerse genezers aan te wijzen. De Spaanse veroveraars van het voormalige Aztekenrijk ontdekten bijvoorbeeld dat hun medische denkbeelden en gebruiken in veel opzichten leken op die van de inheemse bevolking.

Zelfs wanneer ze streefden naar onafhankelijkheid binnen een imperialistische wereldorde hebben niet-westerse naties veel gedaan ter bevordering van de westerse geneeskunde in hun gebieden. Nadat Mexico in 1821 de onafhankelijkheid op Spanje had verworven stichtte het in 1854 een volgens wetenschappelijke maatstaven ingerichte medische faculteit. Iran stichtte in 1851 de school van de Dal al-Fonun, om ambtenaren en officieren volgens de modernste methoden te kunnen opleiden; 20 % van hen was medicus. In het Thaise Bangkok werd in 1888 een medisch-wetenschappelijke opleiding ingericht in het Siriraj-ziekenhuis, en in 1928 behaalde koning Mahidol een medische graad aan Harvard University. Ten slotte waren verschillende revolutionaire leiders van onafhankelijkheidsbewegingen wetenschappelijk gevormde artsen, van Sun Yat-sen tot Che Guevara. Wanneer het over religie gaat, heeft men vaak wel oog voor culturele mengvormen; maar wanneer het de geneeskunde betreft, doet zich het vreemde feit voor dat men spreekt in termen van 'westerse wetenschap versus traditie'.

5.5 Conclusie

De discussie over niet-westerse geneeskunde is van groot belang voor wie wil nadenken over de waarden die artsen, patiënten en hun gemeenschap met elkaar verbinden. Het gaat dan om menselijke relaties, die niet kunnen worden herleid op wetenschappelijk bewijs. Het in 1978 georganiseerde congres van de World Health Organization (WHO) besloot daarom 'traditionele geneeskunde' te erkennen als een onderdeel van primaire zorg. Nationale regeringen werden aangespoord samen te werken met allerlei soorten van behandelaars. In Nederland stelde de staatssecretaris van Volksgezondheid drie jaar later de Commissie Alternatieve Geneeswijzen in. In 2008 werd opnieuw een WHO-congres over traditionele geneeskunde georganiseerd, maar de visie van de WHO had in de tussentijd een ingrijpende verandering ondergaan. Terwijl men in 1978 nog nieuwsgierig was geweest naar de mogelijke bijdrage die de traditionele geneeskunde aan de gezondheidszorg zou kunnen leveren, was het streven er later op gericht traditionele genezers op te nemen in het biomedische systeem – opdat ze konden worden gebruikt als bemiddelaar in hun gemeenschap. Voor de meeste *regeringen* is het belangrijker geworden om de principes van de biomedische wetenschap te verspreiden dan om nieuwe, effectieve therapieën te verkrijgen uit niet-biomedische bronnen. Voor de meeste *burgers* in het westen biedt de niet-westerse geneeskunde daarentegen juist een alternatief voor de dominante biomedische wetenschap in hun landen.

Als gevolg van de dominantie van de biomedische wetenschap in onze tijd – zowel institutioneel als commercieel – is het onderscheid tussen de verschillende denkstijlen gepolariseerd geraakt: het is biomedische wetenschap tegenover de rest. Het verschil wordt aangeduid in dialectische begrippen: beschaving tegenover primitivisme, biomedische wetenschap tegenover relativisme, koloniale overheersing tegenover lokale tradities en reductionisme tegenover holisme. Arthur Kleinman – een Amerikaans medicus en antropoloog die onderzoek deed naar de gezondheidszorg in China – laat zien dat het ook anders kan. Hij introduceerde het onderscheid tussen *disease* (als biologisch proces) en *illness* (als persoonlijke en sociale ervaring) en hij spoorde artsen aan steeds oog te hebben voor beide dimensies. Doordat het in de geneeskunde zowel gaat om zorg (*care*) als om genezing (*cure*), komen door het onderscheid dat Kleinman maakt ook mensen zonder academische graad in beeld. In de geneeskunde gaat het niet alleen om de behandeling van ziekte door een expert, maar evenzeer om het behoud van de gezondheid op alle manieren die daartoe dienstig lijken. Ieder mens wil gezond blijven, en ieder mens streeft ernaar ziekte en dood op afstand te houden. Om dat doel te bereiken gebruiken mensen alle middelen die hen ter beschikking staan – of ze nu van natuurlijke, sociale, economische, politieke, culturele of intellectuele aard zijn.

De geschiedenis van de niet-westerse geneeskunde wijst ons daarom niet alleen op het bestaan van de vele variëteiten van medisch handelen buiten het Westen, maar ook op al die benaderingen van gezondheid en ziekte die mensen, overal ter wereld, gebruiken in relatie tot hun familiale, sociale, politieke en natuurlijke omgeving. Wie de geschiedenis van de niet-westerse geneeskunde zo benadert, krijgt een veel bredere kijk op de geschiedenis van de mensheid. We worden eraan herinnerd dat het woord 'ervaring' (Lat. *experientia*) verwant is aan het woord 'experiment', maar zich er niet toe beperkt. Hoewel het concept 'niet-westerse geneeskunde' heel problematisch blijkt te zijn, daagt het ons ook uit na te denken over onze vooronderstellingen. Uiteindelijk ligt daarin misschien het grootste belang van het begrip: niet als duidelijk afgebakende positie, en evenmin als antiwetenschappelijke beweging, maar als een verzameling fenomenen die ons doet nadenken over het wezen van de geneeskunde zelf.

Verder lezen

Unschuld PU. What is medicine? Western and eastern approaches to healing. Berkeley: University of California Press; 2009.
Osseo-Asare AD. Bitter roots: the search for healing plants in Africa. Chicago: University of Chicago Press; 2014.
Gómez PF. The experiential Caribbean: creating knowledge and healing in the early modern Atlantic. Chapel Hill: University of North Carolina Press; 2017.

Deel II Kennis

Hoofdstuk 6   Bibliotheek – het tekstuele karakter
               van medische kennis – 81
               P.J. van der Eijk

Hoofdstuk 7   Kliniek – observatie – 95
               R. Knoeff

Hoofdstuk 8   Laboratorium – het gezag van het experiment – 109
               F.H. van Lunteren

Hoofdstuk 9   Rekentafel – maat en getal – 127
               T.C. Bolt

Hoofdstuk 10   Technologische netwerken – innovatie
               door apparaten – 145
               E.S. Houwaart

Bibliotheek – het tekstuele karakter van medische kennis

P.J. van der Eijk

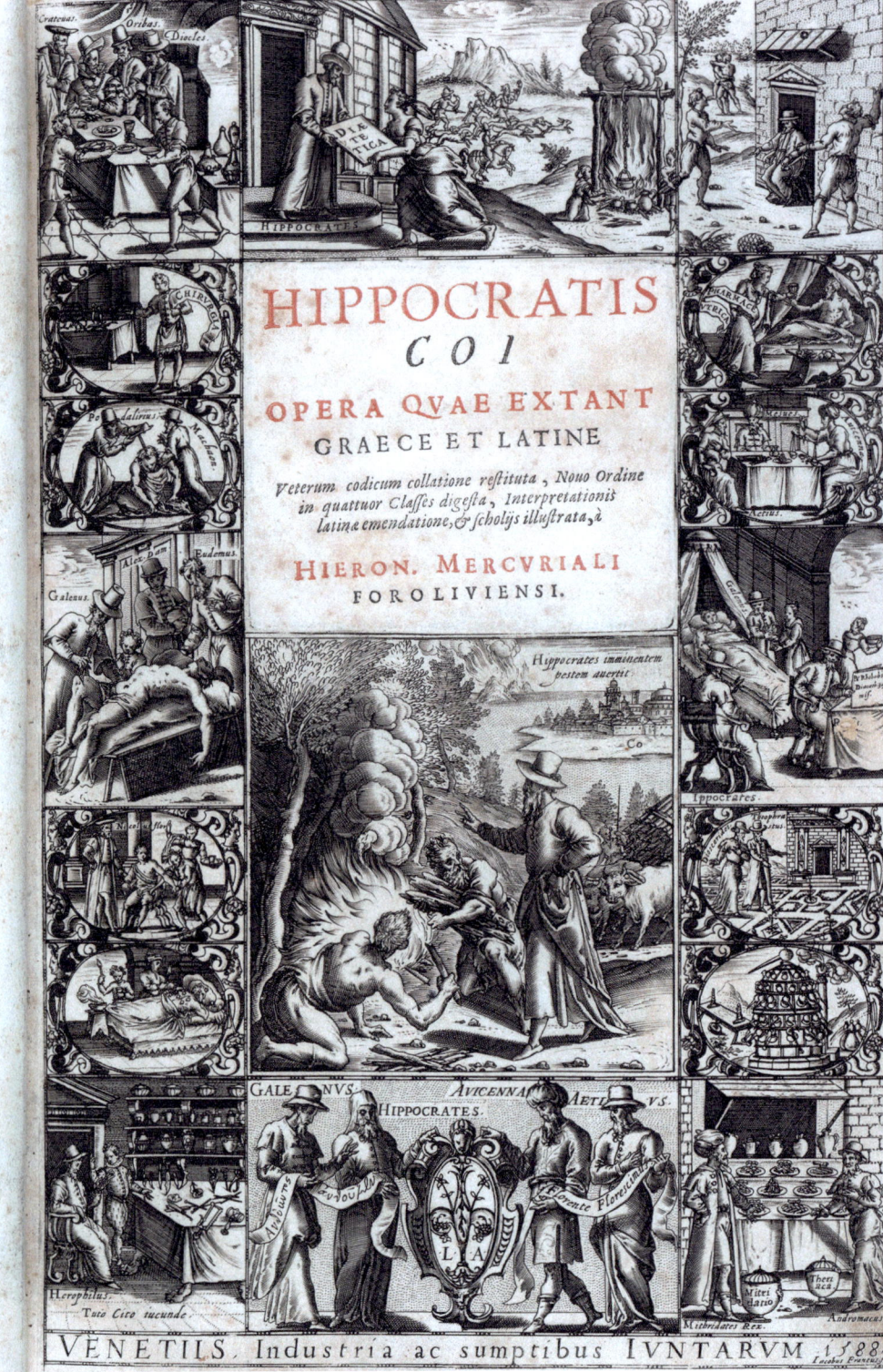

HIPPOCRATIS
COI
OPERA QVAE EXTANT
GRAECE ET LATINE

Veterum codicum collatione restituta, Nouo Ordine in quattuor Classes digesta, Interpretationis latinae emendatione, & scholijs illustrata, à

HIERON. MERCVRIALI
FOROLIVIENSI.

VENETIIS, Industria ac sumptibus IVNTARVM 1588.

> **Casus**
>
> **Narrative-based medicine**
> In het jaar 2000 werd aan de medische faculteit van Columbia University een nieuw studieprogramma ingevoerd: *narrative medicine*. Het wilde recht doen aan het tekstuele, verhalende karakter van medische kennis en ervaring. In korte tijd heeft deze nieuwe benadering veel navolging gevonden aan medische faculteiten in de Verenigde Staten en Europa. De ontwikkeling dient als tegenwicht tegen de vrijwel exclusieve heerschappij van natuurwetenschappelijke en kwantitatieve benaderingen in de geneeskunde; naast *evidence-based medicine* wil men ook plaats inruimen voor *narrative-based medicine*. In eerste instantie gaat het daarbij om het verhaal van de patiënt, maar op een dieper kennistheoretisch (of: epistemologisch) niveau gaat het ook om de narratieve, tekstuele dimensie van medische kennis als zodanig. Daarmee sluit zich een cirkel die begon in de klassieke oudheid, toen Griekse en Romeinse artsen het literaire genre van de ziektegeschiedenis ontwikkelden. Dit genre stond aan de basis van de vorming van de antieke medische wetenschap en bood de grondslag voor een vorm van medische behandeling die recht probeerde te doen aan de individualiteit van iedere patiënt.

6.1 Inleiding

Net als in de meeste andere vakgebieden speelt ook in de geneeskunde taal een uiterst belangrijke, maar allerminst voor de hand liggende rol. Het geven van zinvolle namen aan lichaamsdelen of lichamelijke processen, het nauwkeurig beschrijven van klinische observaties, het systematisch categoriseren van ziekteverschijnselen, het adequaat verwoorden van fysieke klachten of gevoelens van pijn en het begrijpelijk en tactvol uitleggen van een diagnose vereisen allemaal een trefzekere beheersing van woorden en termen en een passend gebruik van stilistische en retorische registers. Maar over wat zinvol, nauwkeurig, adequaat of passend is, is in de loop van de medische geschiedenis zeer verschillend gedacht.

De ontwikkeling en cultivering van een medische vakterminologie en het voeren van een effectieve communicatie – tussen medici onderling, tussen arts en patiënt of tussen medisch docent en student – zijn verre van eenvoudig of vanzelfsprekend. Ze zijn ook niet waardevrij, maar impliceren vaak bepaalde normen en vooronderstellingen die aan verandering onderhevig zijn en waarvan de taalgebruikers zich niet altijd bewust zijn.

De manieren waarop artsen, verpleegkundigen, patiënten, beleidsmakers, ziektekostenverzekeraars, farmaceutische bedrijven, berichtgevers en andere belanghebbenden spreken en schrijven over geneeskundige onderwerpen kunnen grote verschillen vertonen, zowel in tijd als in plaats. Die verschillen hebben soms rechtstreeks te maken met inhoudelijke veranderingen in medische inzichten en theorieën, bijvoorbeeld met de manier waarop pathologische verschijnselen moeten worden geïnterpreteerd en geclassificeerd. Zo hebben veranderende inzichten in het relatief jonge vakgebied van de psychiatrie geleid tot telkens nieuwe begrippen, categorieën, indelingen en terminologische onderscheidingen in de elkaar snel opvolgende afleveringen van de *Diagnostic and Statistic Manual of Mental Disorders* (DSM). Hetzelfde geldt overigens voor de somatische geneeskunde en de *International Classification of Diseases* (ICD), die wordt samengesteld door de World Health Organization (WHO). Soms ook hebben veranderingen in medisch taalgebruik te maken met de bredere sociale en culturele context waarin medisch denken en handelen zijn ingebed. Zo ligt vandaag de dag in de manier waarop over onderwerpen als invaliditeit of een handicap wordt gesproken de keuze van woorden extreem gevoelig, wat te maken heeft met veranderende normen en waarden op dit gebied en met opvattingen over wat wel en niet discriminerend is. Soms hebben variaties in medische taal en terminologie te maken met het feit dat de ene taal lichamelijke verschijnselen heel anders tot uitdrukking brengt en aan elkaar relateert dan de andere: zo heeft het Chinees geen vaste term voor wat wij 'gezondheid' noemen; het idee is er wel maar het wordt anders verwoord of omschreven (▶H. 5). Soms ook bestaat voor eenzelfde medisch begrip in de ene taal wel een eigenlijke term, terwijl het in een andere taal eerder metaforisch wordt aangeduid (▶H. 3). Medisch taalgebruik is in het algemeen rijk aan metaforen, soms impliciet, soms expliciet. En ten slotte zijn ook in de manier waarop artsen met patiënten omgaan en communiceren in de loop der tijden enorme veranderingen opgetreden (▶H. 11): waar vandaag de dag veel patiënten mondig en goed geïnformeerd op het spreekuur verschijnen en het als hun vanzelfsprekend recht beschouwen onmiddellijk van alle resultaten van de hen betreffende onderzoeken op de hoogte te worden gesteld, is het nog niet zo lang geleden dat artsen voornamelijk onderling en *over* patiënten communiceerden. Ook met de vertrouwelijkheid van medische informatie wordt ten gevolge van de moderne technologie vandaag de dag op andere manieren omgegaan dan in het recente verleden.

De geschiedenis van de geneeskunde is daarmee ook een geschiedenis van menselijke pogingen – in verschillende tijdvakken en op verschillende plaatsen in de wereld – medische observaties en inzichten in taal en tekst tot uitdrukking te brengen, communiceerbaar te maken en te presenteren als basis voor wetenschappelijk debat, als object van geneeskundige studie of als grondslag voor medisch handelen. Het beschrijven van de veranderingen die daarin zijn opgetreden is een belangrijke taak van de medisch historicus.

6.2 De cognitieve rol van taal en tekst

In de geschiedenis van de geneeskunde hebben taal en tekst (naast beeldmateriaal, tabellen en statistieken) altijd een voorname rol gespeeld in de weergave van medische informatie. Lezen was daarom – naast het doen van empirisch onderzoek en veldwerk, klinische observaties en experimenten – van oudsher een van de belangrijkste methoden voor medische kennisverwerving (◘fig. 6.1). Lange tijd was men daarbij vooral aangewezen op boeken en tijdschriften, soms ook in de vorm van brieven (van dokters aan patiënten en omgekeerd), dagboeken, pamfletten en krantenartikelen, of mondeling in de vorm van redevoeringen, gesprekken tussen arts en patiënt of wetenschappelijke debatten tussen medische onderzoekers. In de laatste decennia zijn daar websites, blogs en andere digitale vormen van tekstpresentatie bij gekomen. Tot op de dag van vandaag beschikken de meeste artsen over een kleine vakbibliotheek die ze in hun praktijk kunnen raadplegen, al hebben ook hier elektronische media de laatste jaren steeds meer terrein gewonnen. Ziekenhuizen, medische faculteiten en openbare bibliotheken bezitten vaak omvangrijke collecties van medische handboeken, encyclopedieën en andere medische teksten in boek- of tijdschriftvorm, of archieven met historisch materiaal dat de sociale en institutionele geschiedenis van de medische zorg in een bepaalde periode documenteert.

De rol van zulke bibliotheken was en is enerzijds conserverend, als bewaarder van het kennisbestand op een bepaald gebied, geordend naar vakmatige categorieën. Daarnaast zijn bibliotheken echter ook belangrijke instanties voor kennisoverdracht en leveranciers van materiaal voor actuele discussies en debatten over de meest recente ontwikkelingen in een bepaald vakgebied. In de laatste twintig à dertig jaar – door de opkomst van digitale technologie en multimedia – is die functie voor een deel overgenomen door het internet, en naast fysieke zijn er nu ook virtuele medische bibliotheken (zoals PubMed), die in principe overal ter wereld

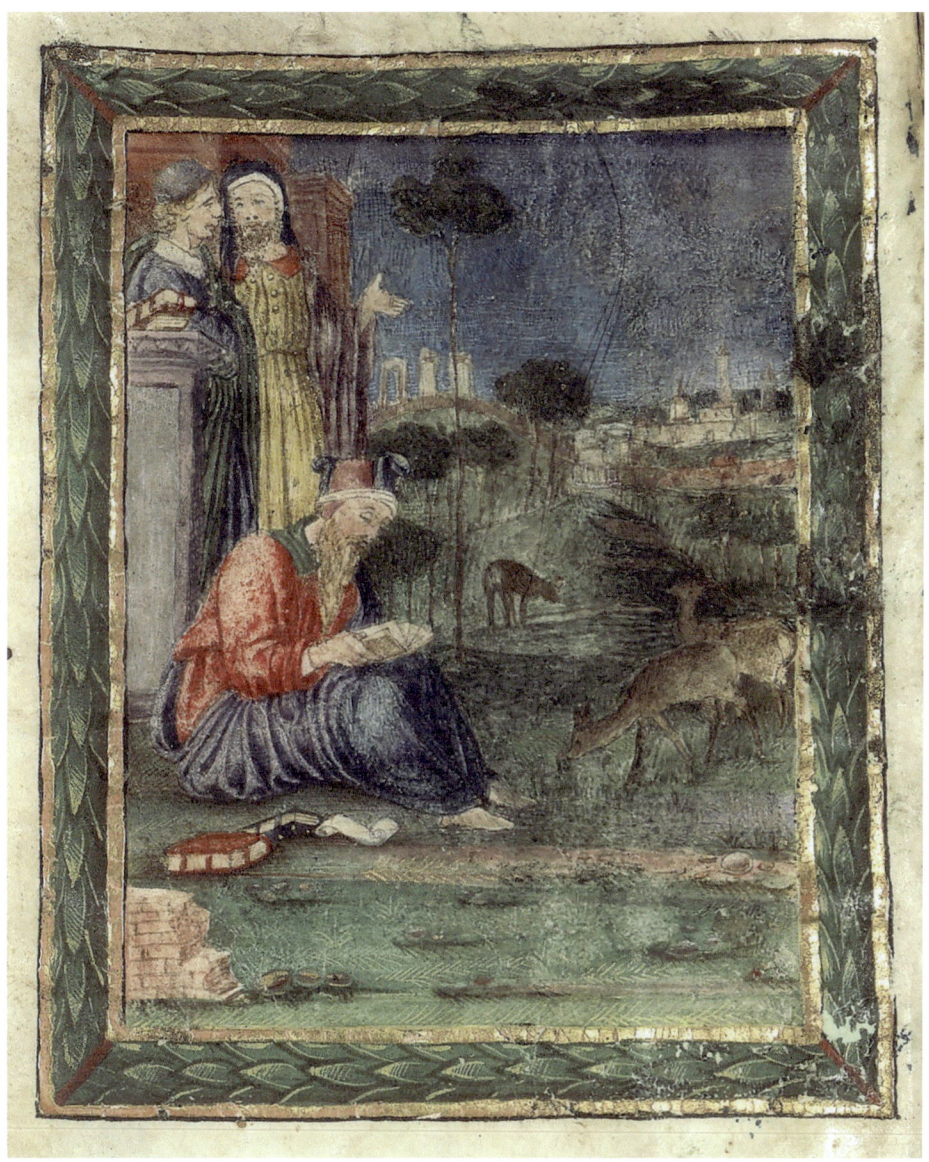

◘ **Figuur 6.1** Een lezende Hippocrates. Op de achtergrond twee disputerende filosofen

kunnen worden geraadpleegd. Ook de mogelijkheden tot het raadplegen van teksten in combinatie met visuele en kwantitatieve informatie zijn door de technologische ontwikkelingen van de laatste jaren enorm vergroot. Dat verandert echter niets wezenlijks aan de fundamentele betekenis van taal en tekst in de productie en overdracht van medische kennis door de eeuwen heen tot op de dag van vandaag. Zeer recente ontwikkelingen in de geneeskunde – zoals de opkomst van de Medical Humanities en de 'narratieve geneeskunde' – benadrukken juist weer het belang van het gesproken en geschreven woord in de geneeskunde, het verhalende karakter van medische kennis en de rol van *patient narratives*: naast evidence-based medicine (EBM) moet er ruimte zijn voor narrative-based medicine (NBM), zo betogen deze nieuwe richtingen.

Historisch beschouwd kunnen we dus zeggen dat de rol van teksten in de totstandkoming van medische kennis verschillende vormen heeft aangenomen. Enerzijds kunnen teksten reeds bestaande medische inzichten toegankelijk maken voor wie daarvan kennis wil nemen, zoals de medische student die zich voor zijn opleiding op de hoogte moet stellen van de stand van zaken in een bepaald medisch specialisme, de huisarts die een naslagwerk of een vaktijdschrift wil raadplegen over de laatste ontwikkelingen op het gebied van bepaalde diagnostische of therapeutische technieken, de patiënt die na het horen van een diagnose nadere informatie zoekt over de ziekte waaraan hij lijdt, de journalist die voor een krant of populair tijdschrift wil berichten over actuele ontwikkelingen of het bredere publiek dat kennis wil nemen van de wetenschappelijke stand van zaken op een bepaald medisch vakgebied. In dit soort gevallen vervullen medische vakteksten in principe een reproducerende, bemiddelende taak als naslagwerk of vraagbaak: ze dienen de overdracht van kennis en informatie die in principe reeds bekend zijn – althans bij de wetenschappelijke onderzoekers die op het betreffende terrein zijn gespecialiseerd – aan anderen die deze kennis en informatie willen verwerven, gebruiken of doorgeven.

Daarnaast kunnen teksten echter ook een productieve rol spelen in het vergroten van geneeskundige kennis en het ontwikkelen van nieuwe medische inzichten (*frontier science*). Ze doen dat in de vorm van bespreking, beschrijving, verklaring, dialoog en discussie, kritiek en analyse, bijvoorbeeld waar het de interpretatie of evaluatie van empirische gegevens betreft. Grafieken, tabellen en beelden spreken zelden voor zichzelf en vaak is commentaar nodig in de vorm van taal en tekst om ze zeggingskracht te verlenen – of om te laten zien dat ze verre van eenduidig zijn. Zo vormt bijvoorbeeld een hersenscan waarin bepaalde delen van de hersenen oplichten bij bepaalde emotionele of cognitieve prikkels allerminst eenduidig bewijs voor de lokalisering van bepaalde functies in bepaalde gebieden van de hersenen; de empirische gegevens behoeven interpretatie en inbedding in een breder theoretisch kader (▶H. 4). Taal en tekst zijn ook vaak onmisbare instrumenten in de formulering van hypothesen, het afleiden van conclusies uit premissen, het leggen van verbanden tussen verschijnselen of het door vraag en antwoord verkrijgen van bepaalde, nog niet bekende gegevens. Taal en tekst gaan verder dan het weergeven van bestaande kennis, door hun scheppende, kritisch onderzoekende en ordenende werking hebben ze een *cognitieve meerwaarde*.

6.3 De ziektegeschiedenis als medisch genre

Deze dubbele functie van taal en tekst – het reproduceren van bestaande en het creëren van nieuwe medische kennis – is al aanwijsbaar in de vroegste perioden van de geschiedenis van de geneeskunde. Uit het oude Egypte zijn talrijke medische teksten op papyrus overgeleverd, die het verloop van ziektes beschrijven en therapeutische, met name ook chirurgische handelingen voorschrijven. Uit het antieke Mesopotamië bezitten we een zeer omvangrijke hoeveelheid medische kleitabletten met gedetailleerde diagnostische informatie en therapeutische instructies. En ook uit het oude China is een rijke hoeveelheid teksten overgeleverd waarin medische observaties en inzichten schriftelijk zijn vormgegeven en vastgelegd.

Zoals in zoveel opzichten biedt ook hier de antieke, Grieks-Romeinse geneeskunde de meest tastbare en concrete overblijfselen van een zeer omvangrijke medische taal- en tekstcultuur, die eeuwenlang in de westerse medische geschiedenis heeft nagewerkt en het moderne medische *discours* vergaand heeft bepaald. Dat begint al op het gebied van de woorden. Veel van de medische – vooral anatomische – terminologie die de geneeskunde vandaag de dag nog altijd gebruikt, stamt uit het Grieks of het Latijn en werd gecreëerd en ontwikkeld door Griekse en Romeinse artsen. De vorming van een dergelijke professionele, functionele en door artsen algemeen aanvaarde en gebruikte vakterminologie was een langdurig proces, dat zijn aanvang nam in de 5ᵉ eeuw v.Chr. in de school van de Griekse arts Hippocrates (460–370; ▶kadertekst). Het was grotendeels een scheppingsproces uit het niets: artsen konden niet voortbouwen op een reeds bestaand basisvocabulaire, maar moesten hun eigen terminologie ontwikkelen. In diezelfde tijd werd bovendien een grote diversiteit aan vormen en genres van medische teksten ontwikkeld, die tot op de dag van vandaag in de medische communicatie worden gebruikt.

> **Hippocrates**
> Hippocrates (460–370 v. Chr.) was een Griekse arts en medisch leraar, die rondreisde in het antieke Griekenland en langs de kust van Klein-Azië. Reeds tijdens zijn leven genoot hij grote faam om zijn wetenschappelijke methode en zijn grote schare volgelingen. Onder zijn naam is een grote hoeveelheid in het Grieks geschreven medische teksten overgeleverd, die meestal het *Corpus Hippocraticum* wordt genoemd, maar die het werk is van een aantal verschillende auteurs. Deze verzameling teksten representeert de oudste omvangrijke bibliotheek van medische teksten en geeft een goede indruk van de rol van de geschreven tekst in de productie en organisatie van medische kennis. De werken van Hippocrates waren eeuwenlang invloedrijk en gezaghebbend en worden ook in de moderne tijd nog als relevant beschouwd.

Het is niet toevallig dat het ontstaan van een dergelijke medische taal- en tekstcultuur chronologisch ongeveer samenviel met de geleidelijke overgang van mondeling naar schriftelijk taalgebruik. In de antieke wereld werd veel kennis en informatie mondeling uitgewisseld en overgeleverd en dat bleef zo tot in de vroege middeleeuwen. Daarnaast nam de geletterdheid gaandeweg toe en in veel takken van literaire, culturele en wetenschappelijke activiteit ontwikkelde zich, naast mondelinge communicatievormen, een schriftcultuur die grote hoeveelheden vakliteratuur heeft voortgebracht: eerst in de vorm van papyrusrollen, daarna in de vorm van gebonden boeken (*codices*). Grote wetenschappelijke centra zoals Alexandrië, Constantinopel, Pergamum en Rome hadden omvangrijke bibliotheken; daarnaast beschikten medische scholen soms ook over een eigen bibliotheek met medische teksten van voorgangers en leermeesters.

6.4 De klinische casus

De ontwikkeling van dergelijke schriftelijke vakliteratuur moet worden begrepen uit een verscheidenheid aan doelstellingen. Ten eerste beseften de antieke artsen dat de talige, tekstuele vastlegging en schriftelijke vormgeving van hun observaties en inzichten een belangrijk middel was tot vergroting van medische kennis. Zo ontwikkelden Griekse artsen in de 5ᵉ eeuw v. Chr. het literaire genre van de ziektegeschiedenis, de klinische *casus* of *case history*: een beknopt, schematisch, schriftelijk verslag van het ziekteverloop van een individuele patiënt, van dag tot dag bijgehouden, met vermelding van de symptomen, de reactie van de patiënt op de behandeling en de afloop van de ziekte. In de teksten die ons zijn overgeleverd op naam van Hippocrates – met name de zogenoemde *Epidemieën* – vinden we honderden van zulke ziektegeschiedenissen, die ook naar huidige maatstaven getuigen van scherpe, doelgerichte medische observaties.

Door middel van het verzamelen en vergelijken van deze ziektegeschiedenissen werd het mogelijk algemenere inzichten te vormen en theorieën te ontwikkelen over de samenhang tussen diverse symptomen en verschijnselen. In de *Epidemieën* kunnen we dit proces van het verzamelen van individuele waarnemingen en het daaruit ontwikkelen van meer algemene gezichtspunten bijna op de voet volgen. We vinden er een combinatie van individuele ziektegeschiedenissen – waarbij de patiënt soms met naam en toenaam wordt genoemd – met 'constituties', dat wil zeggen beschrijvingen van de algehele ziekte- en gezondheidssituatie in een bepaald gebied gedurende een bepaalde periode. In deze constituties lezen we algemenere beschouwingen over de verspreiding van bepaalde ziektes, de sterfte onder verschillende bevolkingsgroepen en de invloed van het klimaat in een bepaalde regio (bijvoorbeeld het eiland Thasos in het noorden van de Egeïsche zee) in een bepaald jaar. Het is duidelijk dat de ziektegeschiedenissen de grondslag vormen voor deze algemenere beschouwingen, die echter op hun beurt weer een achtergrond vormen voor een beter begrip en een nauwkeuriger diagnose van individuele gevallen. De schrijver van deze tekst zegt ook uitdrukkelijk dat hij zijn diagnoses stelt en zijn inzichten vormt 'op basis van de individuele natuur van afzonderlijke patiënten en de algehele natuur van de mens'. De teksten weerspiegelen verder de wisselwerking tussen empirische waarneming en theorievorming, want de ziektegeschiedenissen zijn in hun structuur en in de impliciete vragenlijst die ze beantwoorden theoretisch geladen: ze volgen een schematisch patroon dat uitgaat van vooronderstellingen over bepaalde zaken waarop de arts moet letten en waarnaar hij de patiënt moet vragen, welke symptomen relevant zijn en welke niet. Ook de woorden die in de ziektegeschiedenissen worden gebruikt, weerspiegelen al bepaalde theoretische concepten – zoals de notie van de *crisis* in het ziekteverloop – of ze geven uitdrukking aan een specifieke interpretatie van bepaalde, door het lichaam van de patiënt uitgescheiden vloeistoffen in het wijdere theoretische kader van de leer van de lichaamssappen.

Dit schematische karakter van de ziektegeschiedenissen heeft onderzoekers tot de veronderstelling gevoerd dat deze teksten in zekere zin opzettelijk gestileerd en geschematiseerd zijn, mogelijk met didactische bedoelingen om medische studenten aan de hand van voorbeelden te leren hoe ze een anamnese moesten opstellen. Want inderdaad vertonen deze teksten door hun aard en structuur sterke overeenkomsten met wat later het genre van de anamnese is geworden. Hoewel ze niet in vraag- en antwoordvorm zijn geformuleerd, bevatten ze veel informatie die de arts slechts door ondervraging van de patiënt kan hebben verkregen; aan de structuur van de informatie ligt duidelijk een soort vragenlijst ten grondslag. Uit de latere oudheid is ons een tekst overgeleverd van de arts Rufus van Efese (eind 1[e], begin 2[e] eeuw na Chr.), die precies gaat over de manier waarop de arts de patiënt moet bevragen om zo veel en zo accuraat mogelijke informatie te verkrijgen. We zien hier een duidelijk bewustzijn van de theorie en de methode van het klinisch vraaggesprek en van de kennistheoretische functie van teksten.

Het genre van de ziektegeschiedenis of case history kent een lange geschiedenis en heeft verschillende vormen aangenomen. Bij Galenus (▶kadertekst) in de 2[e] eeuw na Chr. hebben ziektegeschiedenissen al een heel andere functie dan bij Hippocrates; ze dienen vooral de retorische presentatie van de arts, het etaleren van zijn competentie, professionaliteit en expertise, soms ook de polemiek met andere artsen of het weerleggen van onjuiste diagnoses. Ziektegeschiedenissen waren populaire lectuur in de middeleeuwse islamitische geneeskunde en werden ook in de moderne tijd door artsen als Herman Boerhaave verder ontwikkeld. In de 18[e] en 19[e] eeuw krijgen we ook meer en meer toegang tot de stem van de patiënt zelf, die zich in brieven en andere egodocumenten over zijn lichamelijke en geestelijke toestand uitspreekt, soms in antwoord op vragen die de arts hem heeft gesteld.

> **Galenus**
> Galenus (129–216 na Chr.) was een Griekse arts uit Pergamum, later lijfarts van diverse Romeinse keizers, zeer productief schrijver van een omvangrijk en alomvattend corpus medische geschriften. Galenus was ook filosofisch onderlegd en ontwikkelde gedetailleerde denkbeelden over de kennistheoretische aspecten van de geneeskunde, waarbij hij een systematisch onderscheid maakte tussen theoretische kennis en ervaringskennis. Galenus beschouwde zichzelf als een volgeling van Hippocrates en schreef talrijke commentaren op Hippocratische geschriften, die op hun beurt de receptie van Hippocrates sterk hebben beïnvloed. Hoewel het Galenisme in de moderne tijd gaandeweg aan betekenis verloor, golden de werken van Galenus nog tot in de 19ᵉ eeuw in de geneeskunde als behartigenswaardig.

6.5 Overzichtswerken

Naast ziektegeschiedenissen schreven Griekse en Romeinse artsen overzichtswerken over anatomie, fysiologie en pathologie en ze produceerden gedetailleerde verhandelingen over specifieke medische onderwerpen. Deze verhandelingen of 'tractaten' werden de basisvorm voor wetenschappelijke output en ze vormen in zekere zin het beginstadium van wat wij tegenwoordig kennen als het wetenschappelijk artikel: een betoog met een bepaalde vraagstelling, bewering of hypothese, die met bewijsmateriaal (argumenten, empirische gegevens) wordt ondersteund of aangevochten, soms onder verwijzing naar andere teksten en soms ook met sterk polemische trekken waar het rivaliserende opvattingen betreft. In de latere oudheid ontwikkelden de antieke artsen bovendien het genre van de medische encyclopedie: thematisch gerangschikte citaten en parafrasen uit de werken van eerdere medische schrijvers over vrijwel alle deelgebieden van de medische wetenschap. Ook schreven artsen commentaren op de werken van eerdere autoriteiten, zoals Hippocrates en Galenus. Die commentaren waren veel meer dan alleen maar uitleggingen van de geschriften van grote voorgangers. Ze boden de schrijver vaak een medium voor het uiteenzetten van zijn eigen standpunten. Dat kon zijn in de vorm van een verdere uitwerking van de gedachten van de auteur van de becommentarieerde tekst, soms echter ook in de vorm van kritiek of in een tussenvorm van vrije parafrase en voortborduren, zonder dat nog de pretentie werd volgehouden dat hier de gedachten van Hippocrates of Galenus werden weergegeven. Rivaliserende commentaren op eenzelfde tekst boden vaak podia tot polemiek en discussie, weerlegging van onjuiste denkbeelden op grond van empirische toetsing of verder onderzoek. Commentaren waren vaak ook medium voor kritiek op de becommentarieerde auteur of platform voor innovatie. Tot ver in de 18ᵉ eeuw bleef het commentaar, naast de verhandeling, een vaste vorm van wetenschappelijke output.

6.6 Medisch onderwijs en popularisering

Teksten speelden dus een belangrijke rol in de cumulatie, organisatie en structurering van medische kennis en in de interne communicatie in vakkringen. Daarnaast speelden ze van oudsher een voorname rol in de overdracht van kennis aan studenten en leerlingen. Zo kennen we uit het laatantieke Alexandrië de canon van teksten die medische studenten in hun curriculum in een vaste volgorde moesten doorwerken. Maar teksten werden ook gebruikt om medische kennis over te dragen aan een groter publiek van leken. Reeds vanaf het begin van de medische literatuur zien we bij de antieke artsen een streven medische kennis ook voor de niet-vakman toegankelijk te maken en zo bij te dragen tot een breder bewustzijn van ziekte en gezondheid onder grotere lagen van de bevolking, alsook praktische richtlijnen te geven voor het behandelen van kwalen en het vermijden van ziekte. De Grieks-Romeinse opvatting van medische kennis was alles behalve exclusief of esoteer; men probeerde de informatie zo breed mogelijk te verspreiden en medische kennis praktisch hanteerbaar te maken.

Daar was nog een verdere reden voor: het gebruik van teksten diende de geneeskunde ook tot zelfprofilering en zelfdefiniëring ten opzichte van andere disciplines en vakgebieden, met name de filosofie of verwante terreinen zoals sport of diëtetiek. Dit had ermee te maken dat de geneeskunde in de oudheid altijd een betrekkelijk lage sociale status had en nooit boven rechtvaardigingsplicht was verheven (▶H. 14). Antieke medische teksten vertonen een sterk retorisch karakter: ze zijn uit op overtuigen, indruk maken, vertrouwen wekken, punten scoren, vaak ook kritiek leveren op andere artsen.

Vanaf de klassieke oudheid werd zodoende in de geneeskunde een omvangrijk discours ontwikkeld van discussie en debat, kritische analyse en polemiek, waarin teksten een centrale rol speelden. Genres als de verhandeling en het commentaar leenden zich bij uitstek voor zulke kritische uiteenzettingen. De functie van teksten was, kortom, niet slechts statisch, conserverend en reproducerend, maar ook dynamisch en gericht op verandering.

De antieke artsen waren zich echter ook bewust van de grenzen van tekst en schriftelijkheid. Op verschillende plaatsen in de antieke medische literatuur zien we een besef van de begrensde mogelijkheden van het woord – vooral het geschreven woord – om de medische praktijk en de individuele eigenheid van iedere patiënt recht te doen. We zien hier een besef van de kloof tussen theorie en praktijk, tussen de 'wereld in woorden' van een tekst en de concrete toepassing van de in die tekst vervatte inzichten of instructies in de concrete realiteit van het medisch handelen. Anders gezegd: artsen waren zich bewust van de spanning tussen algemene principes en individuele gevallen. De geneeskunde is een vakgebied dat enerzijds streeft naar wetenschappelijke kennis – die per definitie algemeen geldig moet zijn – en anderzijds naar toepassing van die kennis in individuele situaties. Bovendien zijn bepaalde vormen van kennis zeer moeilijk theoretisch overdraagbaar, zoals het vermogen om aan de pols of aan de kleur van bepaalde lichaamsdelen een grote variatie aan verschillende aandoeningen te kunnen aflezen. Zulke dingen moet de arts in opleiding voelen en zien in plaats van erover te lezen. Hier zijn de *viva vox* (= levende stem) van de medische leraar, het mondelinge contact in de leraar-leerlingrelatie, en het in de praktijk nadoen en imiteren van de handelingen van de leraar te verkiezen boven het in indirecte vorm via teksten kennis nemen van de inzichten van de meester. Ook het individuele klinische beeld van elke afzonderlijke patiënt is uiteindelijk 'onuitsprekelijk' – zoals Galenus het uitdrukt –, niet volledig in woorden te vatten (*individuum est ineffabile*). Antieke artsen waren er zich dus van bewust dat er grenzen waren aan de mogelijkheid om door middel van teksten kennis te verwerven.

6.7 Tekst, traditie en autoriteit

Met de ontwikkeling van omvangrijke medische teksten gaat vaak ook de vorming van gezaghebbende medische tradities gepaard. Teksten kunnen een belangrijke rol spelen in de totstandkoming van zulke tradities, stromingen, scholen of denkrichtingen. De geschriften van de stichter van zo'n stroming krijgen een bepaald gezag toegekend en worden binnen die stroming als richtlijn of oriëntatie gebruikt. Latere artsen en medische onderzoekers identificeren zich met zo'n stroming en plaatsen zich in een bepaalde traditie. Reeds in de klassieke

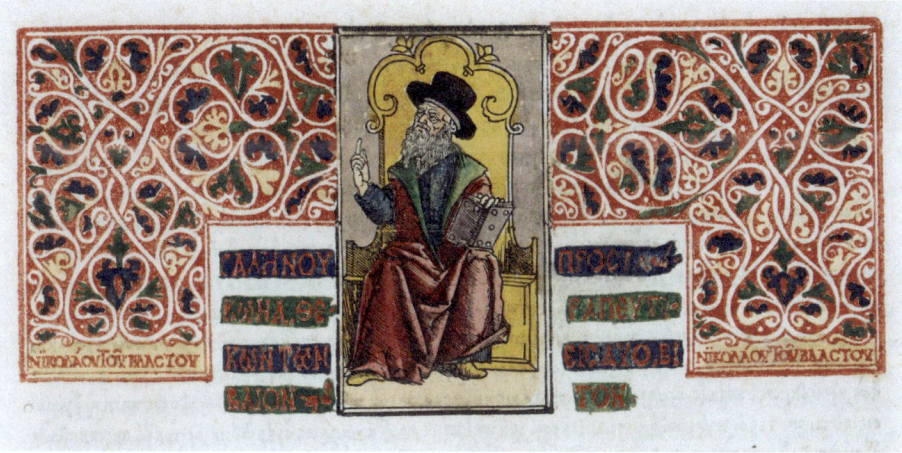

Figuur 6.2 Claudius Galenus

oudheid ontstonden medische scholen en tradities en ook in de moderne tijd konden medici worden onderverdeeld volgens bepaalde vaststaande denkkaders of paradigma's, zoals Galenisme of Paracelsisme. Meer in het algemeen waren vooral de meer geletterde artsen geneigd zich in hun denken, schrijven en handelen expliciet te oriënteren op bestaande kennisbestanden die in de geschriften van illustere voorgangers waren vervat. Het verleden was niet slechts van historisch of antiquarisch belang, integendeel: een juist gebruik van de geschriften van voorgangers (*doxografie*) werd gezien als een belangrijk en waardevol instrument van kennisverwerving. Zo was het tot ver in de 19^e eeuw voor artsen gebruikelijk de werken van Hippocrates en Galenus in hun bibliotheek te hebben staan, naast andere medische handboeken van recentere datum (fig. 6.2).

Deze overtuiging van een continuïteit in het medische denken en van het bestuderen van de teksten van medische voorgangers – alsof het ging om een wetenschappelijke uitwisseling tussen gelijkwaardigen – werd echter gaandeweg minder dominant. In de late 19^e eeuw leidden belangrijke doorbraken op het gebied van de celbiologie en de pathologie tot een definitieve breuk met de Hippocratische en Galenistische traditie (▶H. 8). Vanaf dat moment lijkt de 'doxografische' dimensie – de rol van traditie en autoriteit en het belang van de bestudering van de geschriften van voorgangers in de geneeskunde – steeds verder af te nemen.

6.8 Boekenkennis, ervaringskennis en de wetenschappelijke revolutie

Tot dusver hebben we ons gericht op het schrijven en bestuderen van teksten, zowel voor het reproduceren van bestaande als voor het creëren van nieuwe medische kennis. Naast teksten bestaan er natuurlijk ook andere vormen, methoden en media die leiden tot de verwerving van medische kennis, zoals de klinische ervaring in de medische praktijk, het experimenteel onderzoek in het laboratorium, veldwerk en epidemiologisch onderzoek onder grote populaties en kwantitatieve en statistische analyses (▶H. 7, 8 en 9).

Die veelheid aan wegen en methoden tot kennis werd reeds door de antieke artsen onderkend, en het zou dan ook een misverstand zijn te denken dat het primaat van empirisch onderzoek boven teksten een recente ontwikkeling is. Zo zien we reeds bij Galenus een tot in details uitgewerkte medische kennisleer (*epistemologie*), waarin hij de theorie (*logos*) en de ervaring (*empeiria*) van elkaar onderscheidt en beide een verschillende status in het proces van medische kennisverwerving toeschrijft. De bestudering van de teksten van gezaghebbende generaties van voorgangers in het vak ('de ouden') was hierin een belangrijke, maar zeker niet de enige methode.

Het is in de geschiedschrijving van de geneeskunde lange tijd gebruikelijk geweest een onderscheid te maken tussen boekenkennis en ervaringskennis, die gebaseerd zou zijn op empirisch en experimenteel onderzoek. In combinatie met deze voorstelling van zaken werd soms een tegenstelling geconstrueerd tussen het geloof aan de autoriteit van een lange, in teksten vastgelegde traditie en zelfstandig, onafhankelijk empirisch onderzoek; deze tegenstelling werd als een belangrijke factor beschouwd in de verandering en vernieuwing van medische kennis. De wetenschappelijke revolutie die zich in de 16^e en 17^e eeuw heeft voltrokken, werd lange tijd voorgesteld als het tijdperk waarin de nieuwsgierige kritische onderzoeksgeest van de moderne mens de overhand kreeg over het gevangen zitten in oude paradigma's die de geneeskunde uit de middeleeuwen en de late oudheid zou kenmerken. Zo zou de Vlaamse medicus Andres Vesalius (1514–1564) door zelfstandig anatomisch onderzoek van het menselijk lichaam met de gezaghebbende en onjuiste – op dieranatomie gebaseerde – inzichten van de oude Griekse arts Galenus hebben afgerekend. En waar de antieke en middeleeuwse geneeskunde nog uitging van de Aristotelische, ook door Galenus overgenomen gedachte dat het bloed vanaf het hart naar de andere lichaamsdelen stroomt en daar als voedsel wordt geconsumeerd, zou de Engelse medicus William Harvey (1578–1657) door zelfstandige waarnemingen de bloedsomloop hebben ontdekt.

Inmiddels beschouwen we deze voorstelling van zaken als een naïeve en misleidende vereenvoudiging. We zeiden al dat het kritisch met elkaar vergelijken van informatie uit geschreven bronnen en eigen observatie reeds in de oudheid expliciet werd aanbevolen. Verder gaat deze voorstelling voorbij aan het feit dat ook ogenschijnlijk onafhankelijke geesten als Vesalius en Harvey werkten binnen bepaalde paradigma's en zich daar ook niet voor schaamden (Harvey bijvoorbeeld was en bleef sterk Aristotelisch denken en maakt in zijn geschreven verhandelingen overvloedig gebruik van Aristotelische begrippen en concepten). Medici uit de 17^e en 18^e eeuw creëerden een wetenschappelijke en professionele identiteit door zich op een selectieve manier te plaatsen in de traditie, waaruit ze kozen wat hun bruikbaar scheen. Zo beriep ook de grote Nederlandse arts Herman Boerhaave (1668–1738 ▶kadertekst en ◘fig. 6.3) zich veelvuldig op Hippocrates, terwijl hij tegelijkertijd een groot aantal vernieuwingen doorvoerde. Verder bleef de productieve en structurerende dimensie van taal en tekst in de totstandkoming van medische kennis ook in de moderne tijd bestaan, en antieke genres als de ziektegeschiedenis, het tractaat, het commentaar en de medische encyclopedie bleven in zwang als uitdrukkingsvormen van medische kennis en als media tot discussie en debat. Ten slotte is er nog het probleem van de vertekening door het beschikbare bronnenmateriaal. Voor onze kennis en beeldvorming van oudere periodes zijn we bijna uitsluitend aangewezen op teksten, terwijl we over de klinische praktijk nauwelijks andere informatiebronnen hebben. Die praktijk was er natuurlijk wel degelijk, maar ze onttrekt zich grotendeels aan onze waarneming.

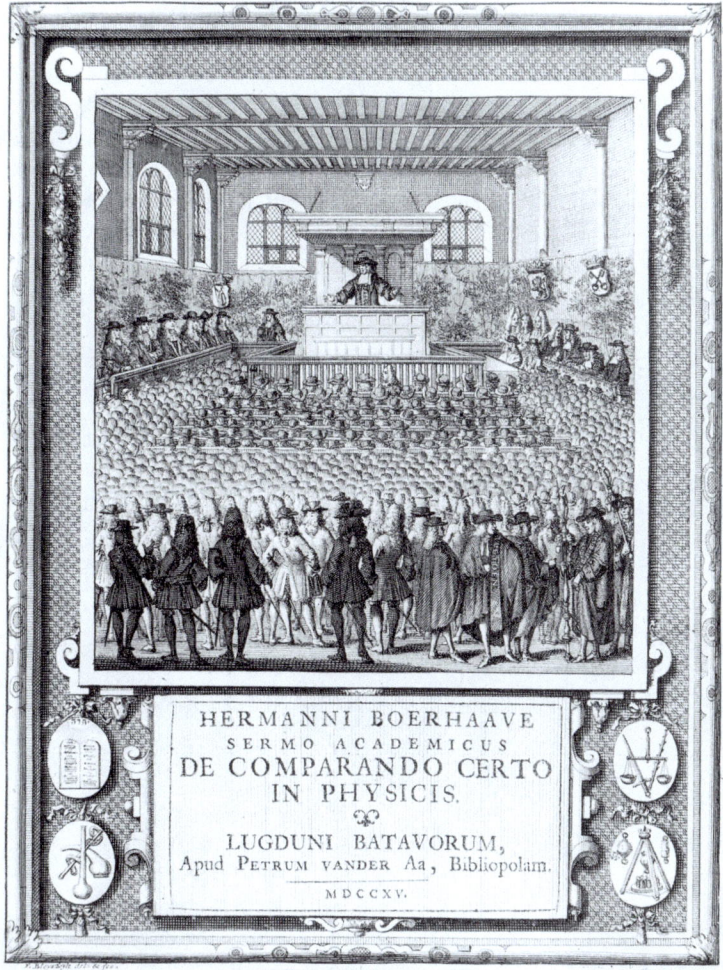

◘ **Figuur 6.3** Herman Boerhaave geeft college

Herman Boerhaave

Herman Boerhaave (1668–1738) was een groot Nederlands arts en hoogleraar geneeskunde aan de Universiteit Leiden, waar hij jarenlang doceerde. Hij produceerde een groot aantal medische geschriften, waaronder ook een aantal werken in de traditie van Hippocrates, zoals aforismen en ziektegeschiedenissen. Hij wordt wel de 'Nederlandse Hippocrates' genoemd en vormde een belangrijke schakel in de adaptatie van de klassieke Hippocratische geneeskunde aan de stand van kennis in de moderne periode.

De snelheid waarmee medische kennis in de 20^e en 21^e eeuw is veranderd en gegroeid, en de schaalvergroting van het medische onderzoek zelf, maken het moeilijker om hier de rol van teksten en tradities in de geneeskunde in beeld te krijgen. De constructivistische benadering van de medische wetenschap (▶H. 3) laat zien dat er in de geneeskunde nog steeds diverse denktradities naast elkaar bestaan. Scholen bekritiseren elkaar, gezaghebbende tradities en canons oefenen macht en invloed uit in het wetenschappelijke en culturele veld en is er een veelheid van behandelwijzen en methoden die naast elkaar bestaan en elkaar soms ook beconcurreren (▶H. 12). Met deze schaalvergroting en pluraliteit is ook een enorme toename in de productie van medische teksten gepaard gegaan, die met de digitale revolutie van de laatste twintig jaar nog verder is toegenomen. Dat laatste heeft ook tot een toename in de verscheidenheid aan genres geleid: met de uitersten van het gespecialiseerde artikel in een vaktijdschrift en het populariserende artikel in een algemeen dag- of weekblad of het YouTube-filmpje op het internet, is een grote verscheidenheid aan tussenvormen ontstaan. In deze overvloedige hoeveelheid teksten, data- en informatiebronnen is het vaak moeilijk het overzicht te bewaren en – vooral ook – om betrouwbare criteria aan te leggen voor de kwaliteit van de geboden informatie. Een hernieuwd bewustzijn van de tekstuele dimensie van het medische discours, zoals dat door recente ontwikkelingen in de Medical Humanities en in narrative medicine wordt nagestreefd, is daarmee van groot actueel belang.

Verder lezen

Eijk PJ van der. Towards a rhetoric of ancient scientific discourse. Some formal characteristics of Greek medical and philosophical texts. In: Bakker EJ, editor. Grammar as interpretation: Greek literature in its linguistic context. Leiden: Brill; 1997. pp. 77–129.
Segal JZ. Health and the rhetoric of medicine. Carbondale: Southern Illinois University Press; 2005.
Kalitzkus V, Mathiesen P. Narrative-based medicine: potential, pitfalls, and practice. Perm J. 2009;13(1):80–6.

Kliniek – observatie

R. Knoeff

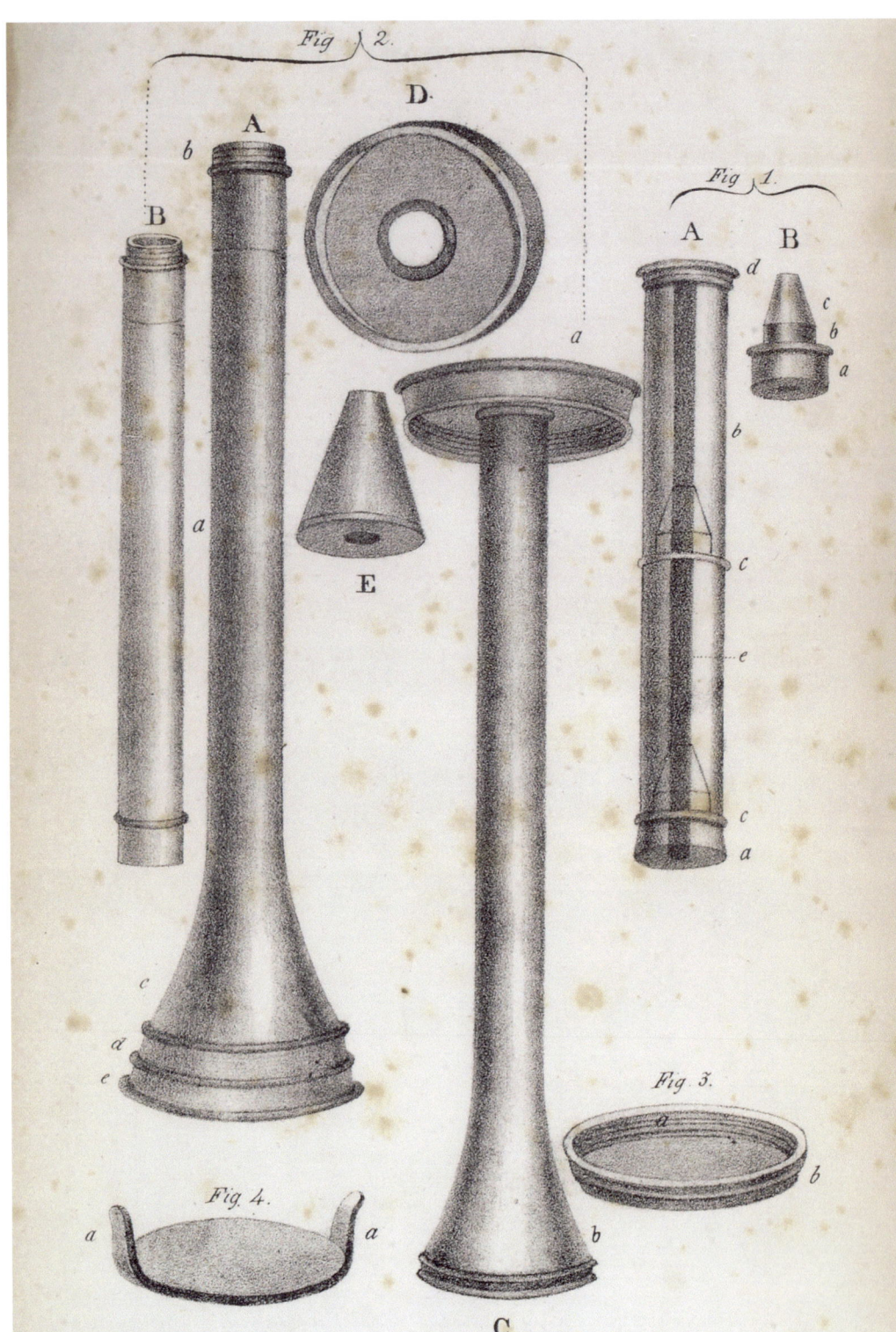

> **Casus**
>
> **Kijken naar kunst**
> Sinds 2005 is 'Kijken naar kunst' een gewaardeerde cursus in enkele grote Amerikaanse *medical schools*, en sinds kort ook in Nederland. Studenten geneeskunde gaan onder leiding van een kunsthistoricus naar het museum om te leren observeren. De achterliggende redenering is dat het bestuderen van een kunstwerk het oog van de dokter traint zodat hij later, in de spreekkamer, details en nuances die van belang zijn voor de diagnostische observatie van een patiënt eerder en beter opmerkt. Dit is blijkbaar nodig omdat het oog van de dokter tegenwoordig wordt geleid door de beelden van scans en de resultaten uit het laboratorium. Het gevolg is dat in het moderne ziekenhuis de ziekte centraal staat en in mindere mate de patiënt zelf. Hoewel medische vaktijdschriften nog kritisch zijn over de meetbaarheid van de resultaten van het kunsthistorische onderwijs, lijken de colleges te voorzien in de meer algemene behoefte om beter te leren observeren. *Visual literacy* zou niet alleen de waarneming, maar ook de interpretatie van klinische observaties bevorderen.

7.1 Inleiding

In de casus 'Kijken naar kunst' valt een aantal zaken op: ten eerste het belang van een gedetailleerde observatie voor het stellen van een diagnose; ten tweede het directe verband dat wordt gelegd tussen observatie en objectiviteit; en ten slotte de moderne techniek van het ziekenhuis die objectieve observatie in de weg lijkt te staan. Opvallend genoeg waren deze drie zaken ook in de periode 1750–1850 aan de orde. Veranderingen in manieren van observeren en de gevolgen ervan voor het stellen van een diagnose gingen hand in hand met het ontstaan van de moderne kliniek. In algemene zin veranderden praktijken van observeren van 'onbevangen' individuele waarnemingen in de eerste helft van de 18^e eeuw, naar seriële waarnemingen van ziekte in de periode 1750–1800, tot het soort waarnemingen die we ook nu nog kennen en die zijn ingebed in een dwingend medisch systeem. Dit had gevolgen voor de kijk van de dokter. Waar hij eerst vooral aandacht had voor de zieke, werd zijn blik steeds meer gericht op de ziekte en de representatie daarvan in autopsies en laboratoria. Bovendien riepen de nieuwe observatietechnieken vragen op over de betekenis van het begrip objectiviteit – vragen die steeds urgenter werden naarmate nieuwe (klinische) technieken observaties mechaniseerden.

7.2 Nieuwe tradities van observeren

Observeren is geen vrijblijvende bezigheid. Integendeel, observeren is een vaardigheid gebonden aan regels en conventies. Volgens het historische *Woordenboek der Nederlandsche Taal* heeft 'observeren' al sinds 1500 twee belangrijke betekenissen:

» OBSERVEREN ('observeeren') werkwoord (transitief, zwak)
– M.betr.t. natuurverschijnselen, menschen of de samenleving: zorgvuldig en aandachtig beschouwen, zoowel zintuiglijk (m.n. visueel) als intellectueel, met als doel de karakteristieke kenmerken, de feiten, de structuur en den samenhang ervan te leeren kennen.
– M.betr.t. wetten, geboden, verordeningen, keuren, voorschriften, regels e.d.: naleven, nakomen, in acht nemen.

Met andere woorden: observeren doe je weliswaar met je zintuigen, maar het is tegelijk ook een intellectuele bezigheid gericht op het identificeren van onderliggende structuren. Vertaald naar de geneeskundige praktijk betekent dit dat je symptomen en tekenen in de patiënt waarneemt en deze in je hoofd vertaalt in een diagnose. Deze vertaalslag is aangeleerd, wat ons brengt bij het tweede punt. Observeren betekent ook het naleven van regels, zoals een monnik de regels van zijn klooster observeert. Het is, met andere woorden, gebonden aan normen en bepalingen. Dit is niet alleen het geval in een middeleeuwse kloostergemeenschap, maar ook in de geneeskundige praktijk. De manier waarop studenten leren observeren is geworteld in medische conventies die bijvoorbeeld voorschrijven hoe een observatie opgeschreven dient te worden, of welke voorzorgsmaatregelen genomen moeten worden om het proces van observeren zo goed mogelijk te laten verlopen.

Zo bezien zijn praktijken van observeren historisch veranderlijk en cultureel bepaald. Immers: de regels van observeren zijn afhankelijk van tijdgebonden opvattingen over wat een goede observatie is. De veranderlijkheid van tradities van observeren is vooral zichtbaar in de periode 1600–1800. En het zijn juist de veranderingen uit die tijd die onlosmakelijk zijn verbonden met het ontstaan van het moderne ziekenhuis.

Waarneming van zieken (1600–1750)

In de loop van de 16^e eeuw werden wetenschappelijke praktijken van waarnemen, experimenteren en beschrijven voor het eerst samengevat onder de term 'observeren' (*observatio* in het Latijn). In die tijd verschenen steeds meer wetenschappelijke boeken met *observationes* ('aanmerkingen' in het Nederlands) in de titel. Deze observationes beschreven niet langer rationele bespiegelingen, maar empirische waarnemingen. Observationes waren in eerste instantie vooral gerelateerd aan anatomische praktijken. Sinds de publicatie van Vesalius' beroemde anatomische atlas in 1543, gebruikten anatomen steeds vaker het woord *observare* in relatie tot dingen die ze zelf hadden waargenomen (dit in tegenstelling tot wat hen in de tekstboeken werd geleerd). Ook op het gebied van ziektebeschrijvingen werden *observationes* een belangrijk wetenschappelijk genre. Een goed voorbeeld zijn de waarnemingen van de Delftse dokter Pieter van Foreest (1521–1597). Van 1584 tot 1619 verzamelde hij maar liefst 32 boeken vol *observationes*. Een ander voorbeeld zijn de *Hondert anatomische en chirurgicale aanmerkingen* (1690) van Frederik Ruysch, waarin Ruysch 100 cases beschrijft die hij met eigen ogen had waargenomen (◘fig. 7.1). Het is overigens aardig op te merken dat *observationes* of *aanmerkingen* heel vaak waren gebundeld in groepen van 100.

In de vroege *observationes* zijn twee zaken van belang. In de eerste plaats verwezen observaties naar individuele patiënten en niet – zoals eerder het geval was – naar algemene ziektebeelden. In de praktijk betekende dit dat de casus (ofwel de geneeskundige waarneming) in de hoofdtekst stond en de algemene leer van de ziekte (de theorie) in de voetnoot terechtkwam. Voordien was dit andersom. Vroegere gezaghebbende medische tekstboeken (vooral commentaren op Hippocrates en Galenus), waren natuurfilosofisch van aard. In deze boeken stond de theorie centraal en werden individuele casus in de kantlijn genoteerd (▶H. 6). De nieuwe *observationes* vormden echter niet een willekeurig geheel van toevallige en uitzonderlijke casus. Als wetenschappelijk genre bevatten ze gespecialiseerde medische kennis over de behandeling van specifieke gevallen. Een tweede belangrijk kenmerk was dat ze niet refereerden aan de medische leer en dus vrij waren van controverse. Ze waren vooral gericht op het delen van medische kennis zonder onderscheid van medische rang. Gevolg was dat observaties breed werden gedeeld door middel van brieven en publicaties. Dit stond lijnrecht

7.2 · Nieuwe tradities van observeren

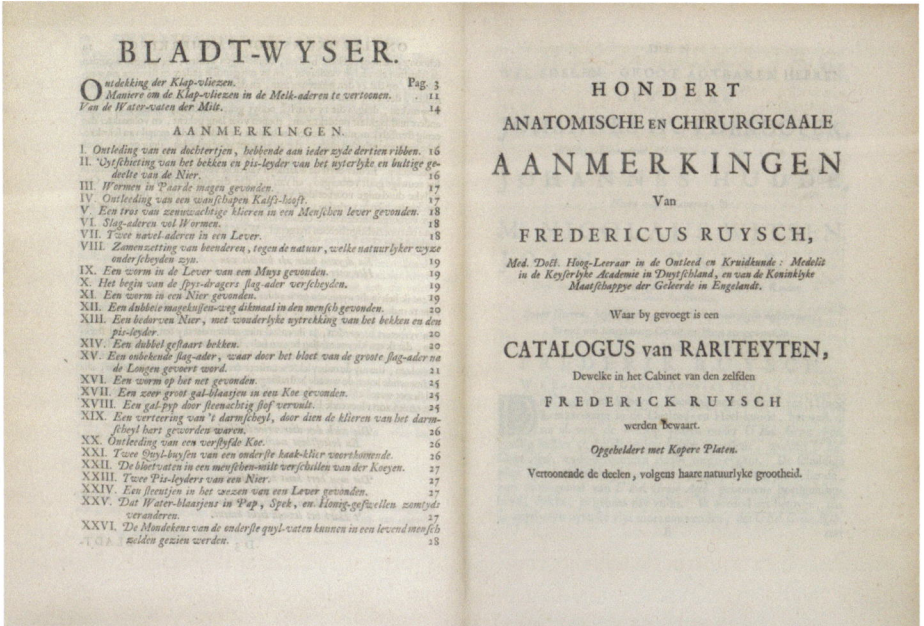

▶ **Figuur 7.1** Titelpagina van Ruysch' *Aanmerkingen*; op de linkerpagina een lijst met 'aanmerkingen', waaruit blijkt dat het gaat om casuïstische beschrijvingen

tegenover de eerdere praktijk van het overbrengen van exclusieve medische kennis van leermeester op leerling. Heel expliciet stelden medici dat zij met hun *observationes* wilden bijdragen aan het gezamenlijke doel van een brede wetenschappelijke gemeenschap te vormen, een *res publica*, ofwel – in de woorden van de Nederlandse vertaling – een 'republiek van geneeskunde'. Zo publiceerde Frederik Ruysch uitgebreid over de baarmoederverzakkingen die hij regelmatig (soms zelfs twee keer per week) tegenkwam – 'op dat yder Heelmeester zulks beter in zyn gedagten zoude houden, en dat niemand in zoodanige zwaare zaak meerder zoude bedrogen werden'.

Seriële waarneming van ziekten (1750–1800)

In de loop van de 18^e eeuw werd de praktijk van het observeren theoretisch onderbouwd, dat wil zeggen dat observeren in een geleerde en gedisciplineerde vorm van kennis veranderde. De populariteit van *observationes* leidde tot een ware explosie van waarnemingen. Medici, geleerden, maar ook wetenschappelijke genootschappen en handelsondernemingen (zoals de Vereenigde Oostindische Compagnie) waren geobsedeerd door de nauwkeurige beschrijving van allerhande waarnemingen. Daar komt bij dat in de 18e eeuw het doel van waarnemingen nog meer kwam te liggen op het collectief verbeteren van het algemeen welzijn. De vraag hoe de kluwen van waarnemingen gesorteerd, gesystematiseerd en gestandaardiseerd moest worden, was één van de grootste opgaven van de eeuw (▶ H. 6). Meer dan voorheen werden de twee eerdergenoemde woordenboekdefinities van 'observeren' met elkaar verbonden en werd de praktijk van observeren gebonden aan regels voor 'correcte' waarnemingen. Een belangrijke voorwaarde was bijvoorbeeld dat observaties herhaald moesten worden en in een serieel verband gezet. Het notitieboek met eindeloze tabellen van waarnemingen is een typisch

18^e-eeuws gevolg van deze trend. Daarnaast moesten waarnemingen nauwkeurig worden geanalyseerd door ze uit elkaar te trekken en tot in de miniemste details te bespreken. Geen wonder dat de microscoop en het vergrootglas uitgroeiden tot instrumenten *par excellence* voor juiste observaties. Immers, zij garandeerden niet alleen een minutieuze observatie, maar focusten ook de aandacht van de waarnemer. Uiteindelijk zou de stortvloed aan observaties en de roep om systematisering in de 19^e eeuw leiden tot het ontwikkelen van statistische methoden (▶H. 9), maar zover was het nog niet in de 18^e eeuw.

De laat-18^e-eeuwse nadruk op observatie als een manier van redeneren was ook belangrijk in de context van het moderne ziekenhuis. In tegenstelling tot de eerdergenoemde 17^e-eeuwse nadruk op het scheiden van observatie en theorie, werden de twee weer bij elkaar gebracht. Handboeken benadrukten dat observeren meer was dan het verzamelen van waarnemingen. Wetenschappers hechtten er steeds meer belang aan de massa's gedetailleerde waarnemingen onder te brengen in algemene theorieën. Vervolgens waren de theorieën weer te gebruiken om observaties te toetsen, patronen te ontdekken en nieuwe hypothesen te formuleren. Dit betekende dat niet alleen de oorspronkelijke waarneming, maar ook de vertaling daarvan in tabellen en grafieken opnieuw onder het vergrootglas werden gelegd. Met andere woorden: observeren werd een manier van klinisch redeneren. Het zijn precies deze systematiek van observeren en de bijbehorende laat-18^e-eeuwse hang naar theoretische onderbouwing die van belang zijn geweest in de 'geboorte' van de moderne kliniek (▶kadertekst).

De geboorte van de kliniek

We kennen de veranderingen van de 19^e-eeuwse geneeskunde nu meestal onder de zinsnede 'de geboorte van de kliniek'. Deze uitdrukking is afkomstig uit het boek *Naissance de la clinique*, in 1963 geschreven door de filosoof en ideehistoricus Michel Foucault (1926–1984). In zijn boek beschrijft Foucault het ontstaan van de 'klinische blik' (*le regard*), een nieuwe manier van kijken naar patiënten gecombineerd met de resultaten van dissectie. Volgens Foucault zorgde de klinische blik ervoor dat het begrip van ziekte werd losgekoppeld van eerdere moralistische noties over ziekte en zonde. In medisch-historische zin was Foucault niet langer geïnteresseerd in grote ontdekkingen of medische helden. Integendeel, hij beschreef de veranderende opvattingen over mensen en hun ziekten. In zijn latere werk verbond Foucault zijn opvattingen over de kliniek en de klinische blik met ideeën over sociale controle en de macht van de expert (op medisch of ander gebied).

7.3 De geboorte van de kliniek

In de loop van de 18e eeuw veranderde het ziekenhuis van een gasthuis voor de verzorging van armen en bejaarden in een plaats waar zieken werden behandeld en medische kennis werd gegenereerd (▶H. 13). Eén van de bekendste Nederlandse gasthuizen was het Caeciliagasthuis in Leiden, het gebouw waarin nu het Boerhaave-museum is ondergebracht (▶kadertekst). In de omslag naar het moderne ziekenhuis was de nieuwe nadruk op 'observatie als manier van redeneren' van cruciaal belang. De drang naar meer en systematische observaties leidde tot een concentratie van patiënten op één plek. Bovendien werd de kennis uit observaties gebruikt in de behandeling van patiënten waardoor het ziekenhuis steeds meer veranderde in de logische plaats voor zieken. Op deze manier werd de kliniek niet alleen de plaats bij uitstek om patiënten te observeren, maar tevens de plek waar observaties konden worden verbonden met nieuwe vormen van onderwijs en onderzoek.

> **Het Caeciliagasthuis**
> Het meest bekende historische ziekenhuis in Nederland is het Caeciliagasthuis in Leiden, waarvan gezegd wordt dat Herman Boerhaave (1668-1738) er voor het eerst onderwijs gaf aan het ziekbed. Het Caeciliagasthuis had een speciale afdeling voor het *collegium medico-practicum*, met zes bedden voor vrouwen en zes bedden voor mannen. Rondom de bedden was een verhoging aangebracht waarop de studenten konden plaatsnemen. Tijdens de les werden de studenten ondervraagd over de symptomen van de zieke, de diagnose, prognose en mogelijke therapieën. Het klinisch onderwijs was niet erg populair bij studenten, want het geven van een verkeerd antwoord leidde tot ernstig gezichtsverlies. Boerhaave heeft, ondanks zijn reputatie, nooit veel les gegeven aan het ziekbed. Sterker nog, in de jaren dat hij hoogleraar was, daalde het aantal opnames in het *collegium medico-practicum*. De goede reputatie van het Caeciliagasthuis komt eerder uit de jaren 1660 en 1670 toen Franciscus dele Boë Sylvius (1614-1672) het onderwijs in het ziekenhuis een centraal onderdeel maakte van het medische curriculum.

Het jaar 1794 is vaak aangewezen als het jaar waarin de geneeskunde 'wetenschappelijk' werd. In dat jaar werd in Frankrijk het medisch onderwijs opengesteld voor iedereen. Bovendien werd de professionele scheiding tussen dokters en chirurgijns opgeheven en werd klinisch onderwijs in ziekenhuizen de norm van een goede medische training. Vooral de Parijse medische school was beroemd; tot ver in de 19^e eeuw reisden studenten geneeskunde naar Parijs om te leren van de beroemde Parijse medici. De Duitse hoogleraar Carl Wunderlich (1815-1877), die op basis van veelvuldige en zorgvuldige observaties de gemiddelde lichaamstemperatuur vaststelde op 37 °C, schreef in 1841: 'Hierheen kwam bijna alle medische jeugd. Nergens zijn de condities beter en veelzijdiger dan in Parijs.'

De Parijse kliniek

Er zijn drie factoren aan te wijzen die de Parijse geneeskunde beroemd hebben gemaakt:
1. Het toenemende belang van pathologische anatomie, waarbij klinische observaties werden gerelateerd aan de resultaten van post mortem dissecties.
2. Een explosieve toename van klinische observaties.
3. Bij het stellen van een diagnose werd niet langer alleen geluisterd naar het verhaal van de patiënt, maar werd ook lichamelijk onderzoek gedaan, vaak door gebruik te maken van instrumenten als de stethoscoop en de thermometer.

Het gevolg van deze drie veranderingen was dat de kijk op de patiënt veranderde (▶H. 11). Medici zagen niet langer individuele gevallen, maar vooral aandoeningen en ziekten. Bovenal lag observatie – of beter gezegd, beredeneerde observatie – aan de basis van het succes van de Parijse *médecine d'observation*. De Amerikaanse dokter Elisha Bartlett (1804-1855) refereerde aan de Parijse school als de *modern school of medical observation*. Wat de Parijse kliniek zo bijzonder maakte was de gemakkelijke toegang tot patiënten in het ziekenhuis en dus de uitgebreide mogelijkheid om te observeren en medische ervaring op te doen. De Amerikaanse medicus F. Campbell Stuart (1815-1899) schreef in zijn *Eminent French surgeons, with a historical and statistical account of the hospitals of Paris* (1843):

> Waar zo veel zieke personen samen zijn gebracht als op de afdelingen van de Parijse ziekenhuizen, daar moeten ook goede mogelijkheden zijn voor de studie van ziekten in alle vormen en variëteiten; en omdat het niet moeilijk is om een vrije en gemakkelijke toegang te krijgen tot de ziekenhuizen, moet gezegd worden dat de aandachtige student nergens anders in de wereld zo veel praktische ervaring kan opdoen als in de Franse hoofdstad.

Hoe kwam het dat de Franse kliniek, die voor 1800 ver achterliep bij andere medische centra als Leiden, Edinburgh en Wenen, in de 19e eeuw zo'n prominente plaats kreeg? De oorzaak van de omslag moet gezocht worden in de Franse Revolutie. Samen met de andere instituten van het *ancien régime* werden medische bolwerken – van geleerde dokter, chirurgijns, ziekenhuizen en medische faculteiten – afgeschaft. Het idee was dat met het afschaffen van ongelijkheid en corruptie de samenleving als geheel en ieder individu afzonderlijk 'gezonder' zouden worden en dat iedereen zijn of haar eigen dokter kon zijn in geval van ziekte. Al snel werd duidelijk dat dit te optimistisch gedacht was. Ziekte bleef bestaan en vooral soldaten en zeelui hadden behoefte aan goede chirurgische zorg.

In 1794 openden nieuwe medische scholen in Parijs, Montpellier en Straatsburg, die vooral waren gericht op het trainen van jonge mannen voor de medische zorg in het leger. Het nieuwe medische programma werd bedacht door de arts-filosoof Pierre Cabanis (1757–1808) en uitgevoerd door de medicus en chemicus Antoine Fourcroy (1755–1809). In navolging van het devies dat studenten 'weinig moeten lezen, veel moeten zien en veel moeten doen', stelden Cabanis en Fourcroy dat medisch onderwijs moest voldoen aan drie voorwaarden. In de eerste plaats moest het onderwijs vanaf dag één *praktisch* zijn. Twee: medisch onderwijs moest plaatsvinden in het *ziekenhuis*, waar veel meer mogelijkheden waren om praktische ervaring op te doen dan in de collegezaal. En drie: de student moest worden getraind in geneeskunde én in *chirurgie*. Fourcroy's plan betekende een revolutionaire omwenteling ten opzichte van het premoderne medische systeem, dat primair was gericht op rationele en theoretische geneeskunde en een strikte scheiding tussen geneeskunde en chirurgie veronderstelde. In plaats van ziekte uit te leggen in termen van humeuren en temperamenten, leerden studenten in het nieuwe systeem om chirurgisch te denken en werd de *laesie* (een pathologische verandering in het lichaam veroorzaakt door ziekte) een centraal onderdeel van het medische discours, op seriële wijze bestudeerd in het ziekenhuis (◘fig. 7.2).

Technieken van observeren

Met de nadruk op praktische ervaring en medische observaties van zieken veranderden ook de voorwaarden van observeren. Het was niet langer een afstandelijke bezigheid, maar werd steeds meer een *hands-on* ervaring. Immers: een laesie kon het beste gevoeld worden met de handen. In de Parijse ziekenhuizen werd het voor het eerst routine om een lichamelijk onderzoek uit te voeren met de nog steeds gangbare vier handelingen van onderzoek: inspectie, palpatie, percussie en auscultatie.

Inspectie was een bekende en traditionele manier om een zieke te beoordelen. Sinds Hippocrates worden dokters getraind om de kleur van huid, ogen en gezicht te observeren. In vergelijking met inspectie was palpatie een nieuw diagnostisch middel. Hoewel dokters in geringe mate altijd hun patiënten hebben betast om bijvoorbeeld vast te stellen dat de milt was vergroot, raakte palpatie aan handarbeid en paste het om die reden niet echt in de vroegmoderne cultuur van de *gentleman-physician*. In de Parijse ziekenhuizen werd het echter een cruciaal onderdeel van het proces van observeren en diagnosticeren.

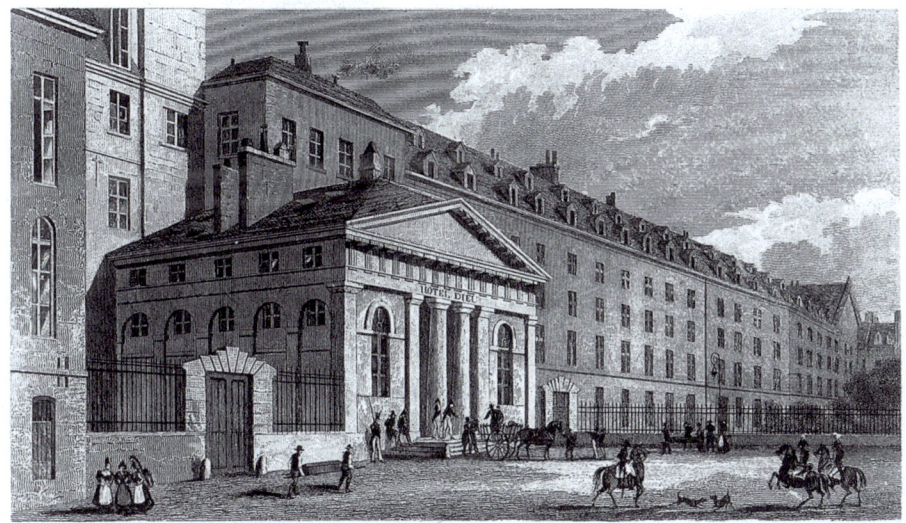

◘ **Figuur 7.2** Het bekendste ziekenhuis van Parijs was het *Hôtel Dieu*

De Parijse hoogleraar geneeskunde Jean-Nicolas Corvisart (1755–1821) introduceerde percussie in het medisch onderwijs in 1808. Hij was daarbij geïnspireerd door het traktaat *Inventum novum* (1761) van de Weense dokter Leopold Auenbrugger (1722–1809). In de herberg van zijn vader had Auenbrugger opgemerkt dat hij door op vaten wijn en bier te kloppen, kon horen hoe vol de vaten nog waren. Hij paste dezelfde methode vervolgens toe op patiënten om te horen of het hart, de lever of een ander orgaan was vergroot of om vast te stellen of er een pathologische opeenhoping van vloeistof was in de borst- of buikholte. Corvisart adopteerde, vertaalde en annoteerde Auenbruggers bevindingen en benadrukte bij zijn studenten hoe belangrijk percussie is voor het stellen van een diagnose.

Auscultatie was een bekende manier om een diagnose te stellen. Een piepende ademhaling, sommige vormen van hartruis en geluiden uit de darmen zijn eeuwenlang door dokters gehoord en genoteerd. Auscultatie nam echter een hoge vlucht na de uitvinding van de stethoscoop door René Laënnec (1781–1826) in de jaren 1816–1819. Het verhaal gaat dat hij het instrument per toeval ontdekte tijdens het lichamelijk onderzoek van een gezette jonge vrouw. Decorum verbood hem om zijn oor direct op haar borst te leggen. Hij loste het probleem op door een notitieboek op te rollen en via de aldus ontstane koker het hart te beluisteren. Op deze manier ontdekte Laënnec dat geluiden in het lichaam via een buis vele malen beter gehoord konden worden dan op andere wijze het geval was (◘fig. 7.3).

Laënnec, Corvisart en de andere dokters van de Parijse hospitalen vergeleken hun observaties aan het ziekbed met de resultaten van autopsies. Met andere woorden, zij volgden de patiënt van het ziekenhuis tot en met het mortuarium – zij waren tegelijk clinicus en patholoog. In het mortuarium, tijdens de post mortem dissectie zochten zij de laesie, de schade veroorzaakt door ziekte. Uiteindelijk moest de dissectie de observaties aan het ziekbed ondersteunen, zodat de dokter zeker wist waaraan de patiënt had geleden en hij de symptomen bij een volgende patiënt kon verklaren.

Uiteindelijk leidde de Franse klinische aanpak tot nieuwe ideeën over ziekten. De klassieke humoraalpathologie had definitief afgedaan en de nosologie werd opnieuw georganiseerd rondom organen en weefsels. Geen wonder dat de grote Franse dokters van die tijd

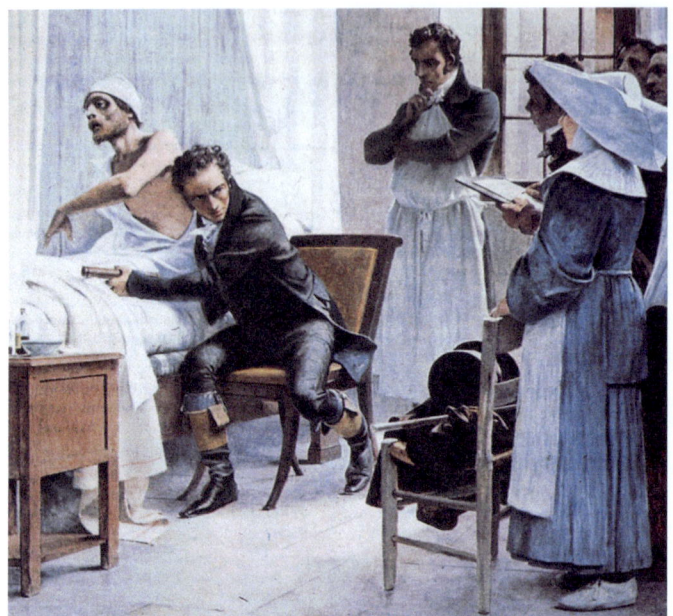

◨ **Figuur 7.3**   Laënnec en het gebruik van de stethoscoop in het Parijse ziekenhuis Necker

bijna allemaal naam maakten met een biografie over een orgaan. Zo introduceerde Corvisart percussie in zijn werk over het hart, terwijl Laënnec zijn stethoscoop besprak in een boek over longziekten. Anderen schreven over de huid, de nieren, bloed of de voortplantingsorganen (▶kadertekst).

> **Xavier Bichat**
> Xavier Bichat (1771–1802) was de held van het moderne klinische denken. Hij geldt wel als de personificatie van de Parijse dokter. Bichats carrièrepad volgde het ideale postrevolutietraject van chirurg in het leger tot dokter in de kliniek. Als geen ander verbond Bichat lokale chirurgische kennis met de filosofische beschouwing van de academisch geschoolde medicus. Bichat is nu vooral bekend als de vader van de histologie. Uit observaties aan het ziekbed en dissecties in het mortuarium stelde hij vast dat het lichaam 21 soorten weefsel kent en dat pathologische veranderingen in ieder type weefsel hetzelfde zijn, ongeacht de plaats waar ze voorkomen. Dit houdt bijvoorbeeld in dat de sereuze vliezen rondom hart, hersenen, thorax en darmen op dezelfde manier op ziekteprocessen reageren.

Bright's Disease

De veranderende betekenis van de 18^e-eeuwse diagnose 'waterzucht' naar '*Bright's disease*' in de 19^e eeuw illustreert het complexe verband tussen observatie, diagnose en de kliniek. De historische diagnose waterzucht refereert aan een openhoping van vocht in het lichaam en was vrijwel altijd fataal. In zijn *Aforismen VII*, 47 stelt Hippocrates dat 'er geen hoop is wanneer een patiënt die lijdt aan waterzucht ook nog een hoest ontwikkelt'. En in de Bijbel zijn de Schriftgeleerden verontwaardigd omdat Jezus uitgerekend op de sabbat een man geneest die lijdt aan ongeneeslijke waterzucht (Lukas 14). Hoewel dokters tot circa 1800 de diagnose waterzucht stelden op basis van observatie, werd de verklaring voor waterzucht vooral gezocht in natuurfilosofische en rationele verklaringen over de werking van het lichaam. Zo merkte Galenus wel op dat zijn waterzuchtige patiënten een verzwakte pols hadden, maar hij zocht de oorzaak van waterzucht vooral in een verharding van de lever, waardoor die onvoldoende bloed kon aanmaken. Ook voor William Harvey (1578-1657), de ontdekker van de grote bloedsomloop, was het verband tussen het observeren van een patiënt en het stellen van een diagnose minder belangrijk. In zijn *De motu cordis* (1628) schrijft hij in filosofische zin dat het hart en de longen opslagplaatsen zijn van het bloed en dat bij 'te veel opslag', zoals in het geval van waterzucht, het hart zal stoppen en de patiënt zal stikken. Pas in de loop van de 18^e eeuw werden natuurfilosofische verklaringen van ziekten steeds vaker het resultaat van systematische observaties. In 1827 publiceerde Richard Bright (1789-1858) zijn *Reports of medical cases*, gebaseerd op experimenten met urine van patiënten en (post mortem) observaties, waarin hij voor het eerst een verband legt tussen waterzucht en nierfalen. Zo belangrijk waren Bright's bevindingen dat de diagnose 'waterzucht' veranderde in 'Bright's disease' (nu bekend als chronische nefritis). Bright schrijft in de inleiding dat het doel van zijn *Reports* tweeledig is. In de eerste plaats wil hij door zijn beschrijvingen het nut van het ziekenhuis bewijzen en vergroten: *'utility is my first object'*. Daarnaast geloofde hij in een causaal verband tussen de hoeveelheid cases en de waarschijnlijkheid dat hij de vinger kon leggen op de 'ware' oorzaak van het probleem.

Medische controverse

Kunnen we nu stellen dat de Parijse manier van observeren heeft geleid tot eenduidige en objectieve medische kennis? Het hier geschetste beeld van de Parijse klinische scholen – die verenigd waren in het gezamenlijke project de geneeskunde op een hoger plan te brengen –, behoeft wel enige nuancering. Hoewel medici het in grote lijnen eens waren over het belang van observatie in het maken van medische kennis, was de uitkomst van observaties meestal niet eenduidig. Met andere woorden: het zien van een laesie leidde niet automatisch tot kennis. Sterker nog, veel observaties waren vatbaar voor meerdere uitleg, niet in de laatste plaats omdat ze werden gekoppeld aan een laesie die wel informatie verschafte over het resultaat van ziekte, maar niet over het ziekteproces zelf. Om deze reden waren de Parijse ziekenhuizen niet alleen het toonbeeld van de nieuwe geneeskunde, maar vaak ook het toneel van heftige meningsverschillen (▶H. 9).

Een van de meest bekende aanvaringen was de controverse tussen René Laënnec en François Broussais (1774-1838). In hun *duel célèbre* in collegezalen en publicaties beschuldigden ze elkaar van onnauwkeurigheid, plagiaat en zelfliefde, zelfs zo langdurig dat het debat pas werd beslecht door de dood van beide medici. Postuum werd Laënnec uitgeroepen tot winnaar van het debat, maar de motivatie voor dit historisch oordeel is dubieus. Kreeg Laënnec misschien de eer omdat hij toch al beroemd was door zijn belangrijke bijdrage aan de geneeskunde? In essentie ging het debat over de oorzaak en het proces van ziekte. Terwijl Laënnec, volledig in lijn met de Parijse idealen, zich verdiepte in symptomen gerelateerd aan pathologische anatomie, speculeerde Broussais over de oorzaken en processen van ziekte. Kort gezegd: Laënnec was een patholoog, Broussais een fysioloog. Broussais benadrukte dat het noodzakelijk is zich te verdiepen in causale en fysiologische processen. Anders dan zijn collega's in de Parijse ziekenhuizen, die eigenlijk alleen geïnteresseerd waren in het stellen van een diagnose, benadrukte Broussais de therapeutische behandeling van patiënten. Op zijn beurt stelde Laënnec dat Broussais een slechte patholoog-anatoom was, wiens conclusies en 'vervalste rapportages' niet waren gegrond in observatie. Laënnecs slechte indruk werd niet gevolgd door studenten. De colleges van Broussais trokken volle zalen, terwijl Laënnec het moest doen met een handvol trouwe volgelingen. In zijn populaire colleges beschuldigde Broussais Laënnec in scherpe bewoordingen van onkunde en oplichting. Zo impliceerde hij bijvoorbeeld dat Laënnec zijn patiënten medische behandeling onthield om te voorzien in zijn behoefte aan autopsiemateriaal.

De controverse laat zien dat de Parijse klinische methode niet per se leidde tot eenduidige kennis. Wat controverses wel doen is dat ze de antagonisten verplichten tot nauwkeurig onderzoek en zorgvuldig formuleren. Immers, als je ergens van beschuldigd wordt, is het zaak om je argumenten aan te scherpen en nog eens goed te kijken naar je bewijsmateriaal. In de geschiedenis van de geneeskunde is dit altijd zo geweest, zodat het belang van controverses beslist niet onderschat mag worden. In het geval van Laënnec en Broussais heeft de controverse beide medici uitgedaagd tot nadenken en schrijven en heeft vooral de harde kritiek van Broussais het latere onderzoek van Laënnec gestimuleerd. Zoals vaker werden elementen uit beide kampen behouden, in dit geval door de volgende generatie van de eclectici in de Parijse school. De internist Gabriel Andral (1797–1876) leidde de eclectici naar een synthese van de pathologie van Laënnec, de fysiologie van Broussais en de statistiek van Pierre Louis (1787–1872) (▶H. 9). De school van de eclectici wordt wel beschouwd als de bloeitijd van de Parijse kliniek met grote invloed op de geneeskunde in Europa en de Verenigde Staten.

7.4 Objectieve kennis

De controverse tussen Laënnec en Broussais laat zien dat praktijken van observeren nauw verbonden zijn met de vraag of klinische waarneming altijd leidt tot objectieve medische kennis. In dit kader is het belangrijk te bedenken dat 'objectiviteit' een gelaagd begrip is dat refereert aan een groot aantal verschillende zaken, van empirische betrouwbaarheid, tot procedurele juistheid, tot emotionele afstand. Objectiviteit is ook een historisch begrip en heeft in verschillende tijden verschillende betekenissen gehad – niet in de laatste plaats omdat ideeën over objectiviteit altijd samengaan met historisch gevormde ideeën over (professioneel) wetenschappelijk gedrag.

Vroegmoderne wetenschappelijke afbeeldingen, bijvoorbeeld, waren gemaakt 'naer het leven'. De term, afkomstig uit Karel van Manders *Schilder-Boeck* (1604), refereerde niet alleen in kunsthistorische zin aan een vorm van realistische schilderkunst, maar had ook een specifieke betekenis in wetenschappelijke – vooral medische – verhandelingen. De opmerking 'naer het leven' garandeerde niet alleen dat de afbeelding representeerde wat direct zichtbaar was, maar ook dat de afbeelding een representatie was van de natuur van het ding zelf; het onderliggende ideaaltype, de oervorm of de essentie waarvan alle individuele verschillen zijn afgeleid. Zo presenteerde Bernard Siegfried Albinus (1697–1770) in zijn beroemde anatomische atlas niet één individueel skelet, maar stelde hij een skelet samen op basis van wat hij verstond onder het ideaaltypische skelet. Op dezelfde manier laten vroegmoderne afbeeldingen van planten vaak de verschillende fasen van bloei zien. In het echt zien we natuurlijk nooit op één moment de bloesem, bloem en rozenbottel van een rozenstruik, maar ze representeren wel allemaal de onderliggende oervorm van de roos.

In de loop van de 19e eeuw werd het Platonische idee van universele ideaaltypen verlaten en werd steeds meer de nadruk gelegd op representaties van het individuele. Door de toepassing van fotografie, röntgentechniek en andere mechanische middelen zoals de stethoscoop, de thermometer en de sfygmograaf (een apparaatje om de pols te meten) was het niet alleen onmogelijk om ideaaltypen vast te leggen, het zorgde er ook voor dat de waarnemer – en daarmee diens subjectieve beoordelingen – werd uitgeschakeld in het proces van observeren. Door gebruik te maken van een machine werd de suggestie gewekt dat de waarneming objectief was.

Echter, ook de uitkomsten van mechanische observaties moesten worden beoordeeld, en de vraag hoe individuele observaties van het lichaam en ziekte binnen een 'normaal' bereik vielen werd steeds urgenter. In de loop van de 20^e eeuw ontstond een vorm van objectiviteit die ook wel omschreven is als 'aangeleerde observatie'. Regels werden gemaakt die omschreven hoe observaties moeten worden geïdentificeerd en geclassificeerd. Deze regels, die voortbouwen op zowel het vroegmoderne ideaal van observaties 'naer het leven' als ook op de mechanische objectiviteit van de 19^e eeuw, vonden hun weg in medische tekstboeken en onderwijs. Het grote verschil is dat de standaard voor objectiviteit en waarheid nu wordt vastgesteld door instituten en systemen (zoals in het peer review-proces van medische vaktijdschriften of in de publicatie van leerboeken in de geneeskunde). Studenten geneeskunde leren hoe ze moeten kijken, beoordelen, evalueren en beargumenteren, alles volgens van te voren vastgestelde en top-down opgelegde regels. De oude dubbele betekenis van observeren als 'aandachtig beschouwen' én 'het volgen van regels' is actueler dan ooit.

7.5 Conclusie

Paradoxaal genoeg lijkt het erop dat de 'aangeleerde observatie' heeft geleid tot een gestandaardiseerde kijk op het lichaam en daarmee tot een afname van de vaardigheid goed te observeren. Het is precies dit dilemma dat zichtbaar is in de kunsthistorische colleges uit de casus aan het begin van dit hoofdstuk. Het idee achter de colleges is om het oog van aankomende dokters onbevangener te laten waarnemen, zodat ze zich in de spreekkamer meer laten leiden door het voorkomen van de patiënt dan door de gestandaardiseerde resultaten afkomstig uit scans en het laboratorium. Tegelijkertijd geldt dat medische vaktijdschriften voorzichtig zijn over de waarde van de colleges. Begrijpelijk, want observeren op kunsthistorische manier is veel moeilijker te vatten in standaardregels en vooropgezette modellen. Vast staat in ieder geval dat manieren van observeren, definities van objectiviteit en de geboorte van de kliniek tot op de dag van vandaag onlosmakelijk met elkaar zijn verbonden.

Verder lezen

Gelfand T. Professionalizing modern medicine: Paris surgeons and medical science and institutions in the 18th century. London: Greenwood; 1980.
Hannaway C, Berge A la. Constructing Paris medicine. Amsterdam: Rodopi; 1998.
Daston L, Lunbeck E, editors. Histories of scientific observation. Chicago: Chicago University Press; 2011.

Laboratorium – het gezag van het experiment

F.H. van Lunteren

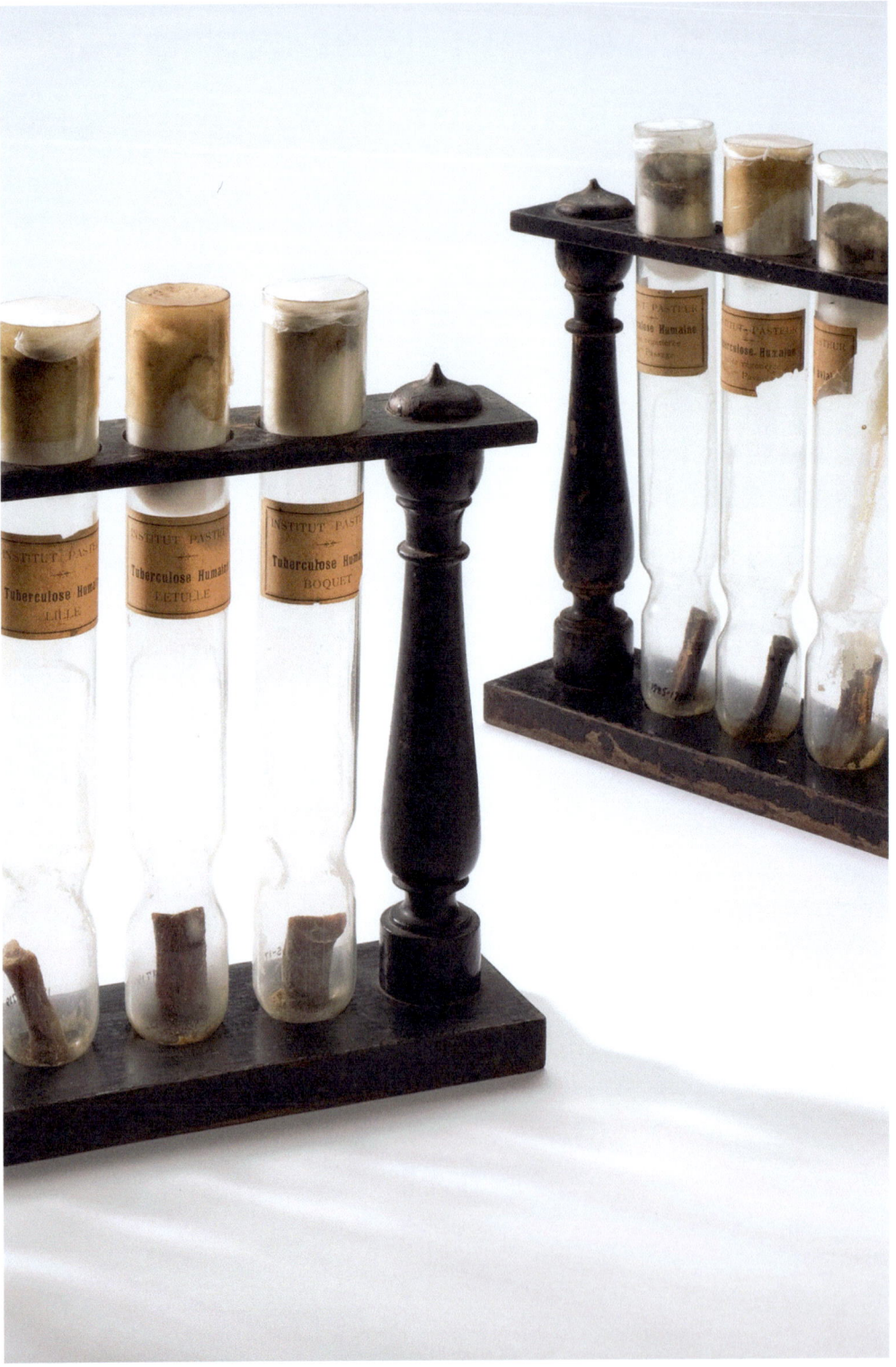

> **Casus**
>
> **Aids en het laboratorium**
> In 1981 werden de eerste aidspatiënten in Nederland opgenomen in een ziekenhuis. Angst voor een onbekende, meestal fatale en besmettelijke ziekte leidde, zoals eerder bij lepra, pest en tuberculose, aanvankelijk tot onzekerheid, isolatie en stigmatisering van patiënten. De fatale pneumonie, het maligne Kaposi-sarcoom en de dementie werden wel gediagnosticeerd maar niet begrepen. Door het onderzoek in laboratoria voor immunologie en microbiologie is aids binnen dertig jaar van een onbegrepen en onbehandelbare aandoening veranderd in een bekende, meestal goed behandelbare chronische ziekte. In 1984 werd het virus gevonden dat aids veroorzaakt. Snel daarna kwam een betrouwbare hiv-test beschikbaar. In 1996 werd een effectieve combinatietherapie van verschillende hiv-remmers geïntroduceerd. De bepalingen van de hoeveelheid hiv en de resterende immuunstatus worden nu algemeen gebruikt om het effect van de therapie te beoordelen. Aids werd daarmee typisch een ziekte waarbij de diagnose, de bepaling van de ernst van de ziekte en de behandeling alleen mogelijk zijn op basis van bevindingen in het laboratorium.

8.1 Inleiding

Laboratoria zijn niet meer weg te denken uit de medische wereld. Het laboratorium is dé locatie waar moderne geneesmiddelen worden bereid en gecontroleerd, maar ook de plek waar bloed, urine of lichaamsweefsel worden onderzocht voor diagnostische doeleinden, en de plaats bij uitstek waar de kennis over aard en werking van het menselijk lichaam – en over de ziektekiemen die het lichaam bedreigen – wordt vergroot. Daarbij speelt het laboratorium ook nog eens een prominente rol in de medische opleiding, als sluis waar iedere geneeskundestudent doorheen moet.

Die alomtegenwoordigheid van het laboratorium in de medische wereld is inmiddels een vanzelfsprekendheid. Het is dan ook moeilijk voorstelbaar dat nog maar twee eeuwen geleden de betekenis van het laboratorium voor de geneeskunde vrijwel verwaarloosbaar was. En het zag er toentertijd ook niet naar uit dat die situatie zou veranderen. De opmars van de kliniek in medisch onderwijs en onderzoek ging gepaard met veranderende visies op ziekte en diagnose. Artsen leerden ziekte te abstraheren van de individuele patiënt, introduceerden nieuwe diagnostische instrumenten en deden vaker een beroep op kwantitatieve analyses. Eeuwenoude praktijken, gesanctioneerd door gezaghebbende geschriften, maakten plaats voor langs empirische weg verworven inzichten. Het was nauwelijks aannemelijk dat laboratoriumonderzoek zou kunnen bijdragen aan inzicht in ziekten en, vooral, aan de bestrijding of genezing daarvan. De snijtafel en het ziekenhuisbed wezen de weg vooruit (▶H. 7). Vooruitstrevende nieuwlichters zagen daarnaast een belangrijke rol weggelegd voor statistisch onderzoek naar de verspreiding van epidemische aandoeningen, zoals de uit Azië overgewaaide cholera (▶H. 9 en 15). Maar een laboratorium?

Hoe verklaren we dan dat reeds aan het eind van de eeuw het laboratorium een onaantastbare positie had verworven binnen diezelfde medische wereld (zie ▶kadertekst in ▶par. De wegbereider: Justus Liebig)? Hoe zijn laboratoria er in enkele decennia in geslaagd zich zoveel autoriteit toe te eigenen? Het is eenvoudiger deze vraag te stellen dan haar te beantwoorden. In de eerste plaats is de opkomst van het laboratorium niet te verklaren vanuit één enkele factor. Natuurlijk speelden medische doorbraken – en vooral het feit dat ze expliciet werden toegeschreven aan het laboratorium – een belangrijke rol, maar de opmars van het laboratorium had al ingezet voordat naar dergelijke doorbraken kon worden verwezen.

De nadruk in dit hoofdstuk ligt op de laboratoriumrevolutie in de geneeskunde van de tweede helft van de 19^e eeuw, een proces dat gepaard ging met de opkomst van de fysiologie en de microbiologie als experimentele laboratoriumwetenschappen en nieuwe visies op leven en ziekte. Dit hoofdstuk biedt veeleer een beschrijving dan een verklaring van dit proces. Een aantal onmiskenbare factoren in de opmars van het laboratorium zal worden uitgelicht. Daaronder vinden we de veranderende aard van de 19^e-eeuwse universiteiten, de toenemende oriëntatie van de geneeskunde op de natuurwetenschappen, de praktische betekenis van enkele medische doorbraken en de luidruchtige propaganda voor het laboratorium van de daarvoor verantwoordelijke onderzoekers.

Daartegenover stonden echter tal van critici, veelal vertegenwoordigers van de klinische school, die allerminst overtuigd waren van het nut van deze kostbare faciliteiten voor de medische praktijk, en al evenmin van de nieuwe opvattingen die in die laboratoria gecultiveerd werden. Zij voerden echter in toenemende mate een achterhoedegevecht. De opkomst van het laboratorium werd bestendigd door omvangrijke overheidssteun, door de groeiende dominantie van die nieuwe opvattingen, door het feit dat de rivaliteit tussen kliniek en laboratorium plaats maakte voor een meer symbiotische relatie en, niet in de laatste plaats, doordat het aura van wetenschappelijkheid dat aan het laboratorium kleefde de status van de medische beroepsgroep geen kwaad deed.

8.2 Universitaire hervormingen

De opkomst van het laboratorium in de 19^e eeuw hing nauw samen met de ingrijpende verandering van universiteiten in die periode. Die verandering was tweeledig. Enerzijds veranderde het hoger onderwijs ingrijpend van karakter, anderzijds kreeg de universiteit een nieuwe rol toebedeeld. Haar taak was niet langer primair het conserveren en verspreiden van kennis, maar werd uitgebreid met het produceren van kennis door middel van het doen van onderzoek (▶H. 6). In de praktijk bestond er veel overlap tussen beide rollen, omdat het verrichten van onderzoek gezien werd als een vorm van wetenschappelijke educatie.

De Duitse universiteit

De voornaamste gangmaker in de laboratoriumrevolutie van de 19^e eeuw was het Duitse universitaire systeem. Het waren vooral Duitse universiteiten die in praktische oefeningen en, in het verlengde daarvan, zelfstandig onderzoek een belangrijk middel tot academische vorming gingen zien. Hierdoor transformeerden deze onderwijsinstellingen geleidelijk in instituten voor zowel onderzoek als onderwijs. Niet alleen gevorderde studenten, maar ook de hoogleraren en hun assistenten profiteerden van de nieuwe voorzieningen – laboratoria – die deze veranderingen met zich meebrachten. Universiteiten ontleenden hun prestige, en daarmee hun aantrekkingskracht op studenten, meer en meer aan de onderzoeksreputatie van hun hoogleraren. Die reputatie werd dan ook de bepalende factor bij benoemingen van onderzoekers tot hoogleraar.

De aantrekkingskracht van vernieuwingsgezinde Duitse universiteiten op studenten beperkte zich niet tot de Duitstalige landen. Steeds meer studenten uit andere delen van Europa en zelfs uit de Verenigde Staten vonden hun weg naar toonaangevende Duitse

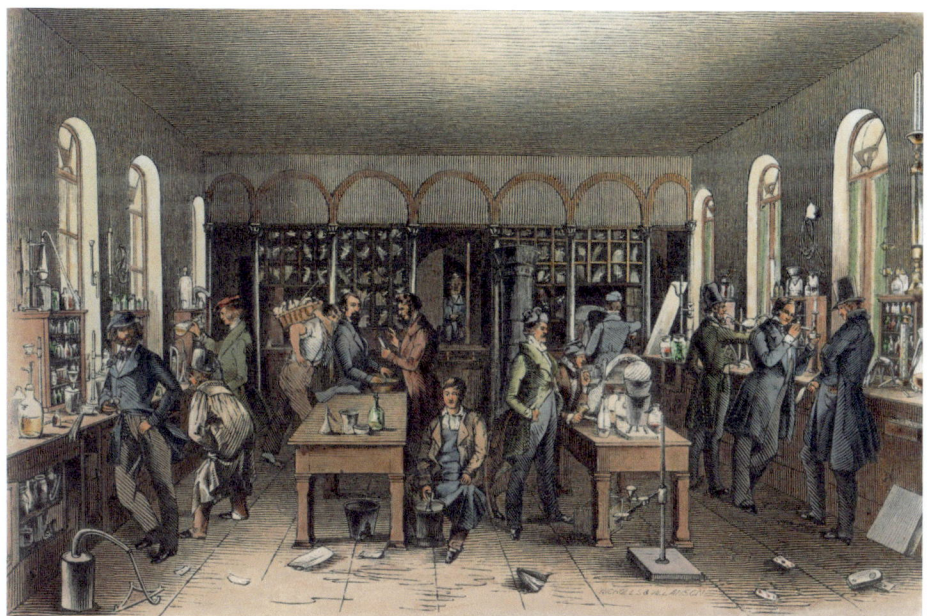

Figuur 8.1 Het laboratorium van Liebig in Giessen, omstreeks 1840

instellingen. Hoogleraren in die landen spiegelden zich aan hun Duitse collega's en drongen eveneens aan op betere voorzieningen, veelal met succes. Geleidelijk aan vond het Duitse voorbeeld wereldwijd navolging en werden universitaire laboratoria een vanzelfsprekendheid.

De wegbereider: Justus Liebig

De opkomst van het laboratorium – van oudsher een chemische werkplaats – binnen de universiteit was aanvankelijk niet onomstreden. Veel universitaire bestuurders dachten bij academische vorming primair aan intellectuele ontwikkeling en allerminst aan handarbeid. Toen Justus Liebig (1803-1873), de Duitse hoogleraar scheikunde in Giessen, in de jaren 1820 de universiteit vroeg om faciliteiten voor praktische oefeningen voor zijn studenten, reageerde de senaat sterk afhoudend. Het was, zo kreeg Liebig te horen, toch niet de taak van een universiteit om handwerkers als apothekers, zeepfabrikanten en bierbrouwers op te leiden. Die terughoudendheid was ook ingegeven door financiële motieven: laboratoria waren kostbaar en het lukte veel universiteiten nauwelijks om de reeds bestaande faciliteiten, zoals een botanische tuin, een snijzaal en anatomisch museum en een fysisch kabinet, in goede staat te houden.

Evenals sommige andere hoogleraren die hun verzoek om een universitair laboratorium ten behoeve van het onderwijs afgewezen zagen, nam Liebig zijn toevlucht tot het inrichten van een privélaboratorium (fig. 8.1). Al snel vulde zijn laboratorium zich met studenten, die hij onderrichtte in tal van chemische vaardigheden en bovenal de analyse van organische verbindingen. De groeiende aantrekkingskracht van Liebigs praktische onderwijs ontging de universiteit niet en in 1833 bleek de universiteit bereid zijn laboratorium over te nemen. In 1839 besloot de staat Hessen zelfs de universiteit te voorzien van een ruimer, moderner en beter geoutilleerd laboratorium.

> **Het laboratorium**
> Het laboratorium bezat niet alleen een praktische functie – als geschikte locatie voor experimenteel onderzoek – maar kreeg tevens een symbolische functie: het verschafte autoriteit aan diegenen die over degelijke kostbare faciliteiten konden beschikken. Zij die geen toegang hadden tot deze bolwerken van kennis verloren gaandeweg hun wetenschappelijke geloofwaardigheid. Charles Darwin mocht in de jaren 1880 gezien worden als de grootste bioloog van zijn tijd, in zijn controverse met Julius Sachs over plantengroei dolf hij onherroepelijk het onderspit. Darwin deed zijn proeven in zijn achtertuin, Sachs zwaaide de scepter over een botanisch laboratorium – een ongelijke strijd. Achteraf mag Darwin dichter bij de waarheid hebben gezeten dan Sachs, de tijd van de amateuronderzoeker (die Darwin in wezen was) was definitief voorbij. Uiteindelijk profiteerde de gehele medische beroepsgroep van het wetenschappelijk aureool dat het laboratorium de medische stand verschafte.

Het resultaat was een bloeiende onderzoekschool in de organische chemie, die het slaperige stadje Giessen tot het wereldcentrum van de scheikunde maakte. Studenten kwamen nu uit alle windstreken naar Giessen, en velen van hen werden zelf hoogleraar. Liebig en zijn leerlingen richtten zich tevens op praktische toepassingen, zoals voedingsmiddelen, kunstmest, geneesmiddelen en chemische kleurstoffen. Liebig zelf liet niet na de vormende waarde van laboratoriumonderzoek te benadrukken. Tegelijkertijd gaf hij scherp af op de traditionele academische verheerlijking van dode talen en vergane culturen. Wetenschap – en in het bijzonder laboratoriumwetenschap – was in zijn ogen de motor van de vooruitgang, zowel in economisch als moreel opzicht.

Verbreiding van universitaire laboratoria

Liebigs voorbeeld vond spoedig navolging, eerst in Duitstalige universiteiten en vervolgens ook over de grenzen. Ook hoogleraren in de geneeskunde, de natuurkunde en de botanie wezen nu op het belang van praktische oefening voor hun studenten. En ook hier werden die wensen geleidelijk aan ingewilligd, zij het doorgaans pas in de tweede eeuwhelft. Aan het eind van de eeuw beschikten tal van vakgebieden over eigen instituten, voorzien van collegezalen, werkkamers voor de hoogleraar-directeur en andere stafleden, practicumlokalen en onderzoeksruimtes, uitgerust met moderne voorzieningen als water, gas en elektriciteit. Natuurwetenschap werd equivalent met laboratoriumwetenschap.

Wat was de drijvende kracht achter deze Duitse universitaire hervormingen? Waarom waren overheden bereid grote sommen geld te investeren in deze kostbare faciliteiten? De meest geopperde verklaringen zijn enerzijds de rivaliteit tussen de talloze Duitse staten en staatjes (en vervolgens tussen Europese staten) en anderzijds de verwachtingen die men koesterde van die hervormingen. Duitstalige universiteiten wedijverden onderling om studenten en beroemde geleerden en laboratoria vormden in die competitie een belangrijke factor. Maar prestige was niet de enige drijfveer. Universitaire hervormingen dienden bij te dragen aan de groeiende welvaart van de natie en het welzijn van haar burgers. Na de smadelijke nederlagen in de napoleontische oorlogen hoopten Duitse staten hun achterstand op Frankrijk en Engeland in te lopen door in te zetten op *Wissenschaft*. Hoogleraren speelden in op deze motieven door hoog op te geven van de te verwachten – of reeds verkregen – vruchten van fundamenteel onderzoek in laboratoria.

Het moet gezegd worden dat die beloften in veel gevallen werden ingelost. Liebigs leerlingen en navolgers legden de basis voor een grootschalige chemische industrie, beginnend met verfstoffen en, aan het eind van de eeuw, aangevuld met geneesmiddelen. Door nieuwsgierigheid gedreven natuurkundige experimenten droegen door nieuwe verkregen inzichten bij aan een snelle 'elektrisering' van de samenleving, beginnend met de telegraaf en al spoedig aangevuld met dynamo's en elektromotoren, telefonie en elektrisch licht (▶H. 10). En zoals we zullen zien, kenden ook de medische laboratoria enkele – zij het incidentele – successen.

8.3 Vroege medische laboratoria: pathologie en fysiologie

De geneeskundestudie kende, anders dan andere universitaire opleidingen, een zekere traditie op het gebied van praktisch werken, dankzij de snijzaal en, in mindere mate, het anatomisch museum. Omdat de natuurwetenschappelijke faculteit een propedeutische functie vervulde binnen de medische opleiding, kregen medische studenten in de tweede eeuwhelft te maken met praktische oefeningen in de scheikunde en later ook de natuurkunde. Maar de medische faculteit kreeg ook de beschikking over haar eigen laboratoria. De vroegste medische universitaire laboratoria stonden in dienst van de pathologie en de fysiologie.

Pathologie en de microscoop

Reeds halverwege de 19e eeuw werden de medische studenten in Duitsland getraind in het gebruik van de microscoop. De microscoop zou uitgroeien tot hét symbool van de medische laboratoriumwetenschap, vergelijkbaar met de rol van de stethoscoop in de kliniek. Vooral de doorbraak van de celtheorie door toedoen van de Duitse onderzoeker Rudolf Virchow, grondlegger van de cellulaire pathologie en een onvermoeibaar propagandist voor het laboratorium, maakte het instrument onontbeerlijk. Virchow zag in cellen de fundamentele eenheden van fysiologische en pathologische activiteit. In zijn Berlijnse Instituut voor Pathologie leerde hij zijn studenten 'microscopisch te denken'. De reeds in de kliniek bestaande neiging aandoeningen te lokaliseren in organen en weefsels werd dus in het laboratorium verder doorgetrokken.

De microscoop zelf onderging aanmerkelijke verbeteringen in de handen van Duitse instrumentmakers als Ernst Abbe, verbonden aan de firma Zeiss. Deze verbeteringen maakten het mogelijk steeds kleinere details met toenemende scherpte te kunnen waarnemen. Het gebruik van de microscoop werd in belangrijke mate ondersteund door de introductie van de microtoom en speciale kleurtechnieken die de details van cellen beter zichtbaar maakten. Door de opkomst van de microbiologie in het laatste kwart van de eeuw nam het belang van de microscoop nog aanzienlijk toe. Het was vooral de microbiologie die de microscoop rond 1900 tot een onmisbaar diagnostisch instrument maakte.

De experimentele fysiologie

Het was echter aanvankelijk vooral het nieuwe vakgebied van de experimentele fysiologie dat profiteerde van de opmars van het laboratorium. Al tijdens de eerste helft van de 19e eeuw maakte de fysiologie zich geleidelijk los van de anatomie, waarmee het traditioneel nauw verbonden was. Het vakgebied ontwikkelde zich tot een volwaardig academisch specialisme met eigen leerstoelen, eigen methoden en, uiteindelijk, eigen instituten, voorzien van goed geoutilleerde laboratoria. In de tweede helft van de 19e eeuw gold de fysiologie als hét toonbeeld van de nieuwe experimentele laboratoriumwetenschap.

De vertegenwoordigers van het jonge vakgebied richtten zich in toenemende mate op de natuurwetenschappen, in het bijzonder de natuur- en scheikunde. Sommigen van hen, zoals de Fransman Claude Bernard, de Duitsers Carl Ludwig en Emil du Bois-Reymond slaagden erin bloeiende onderzoekscholen te creëren en daarmee hun reputatie als toonaangevende wetenschappers te vestigen. Vooral Bernard, die belangrijke bijdragen leverde aan het inzicht in tal van stofwisselingsprocessen – met name van de lever, de alvleesklier en de dunne darm – werd een nationale beroemdheid. Voor de Fransen was hij de iconische wetenschapper. Na zijn overlijden werd hij als eerste Franse wetenschapper geëerd met een staatsbegrafenis.

Nieuwe vormen van onderzoek

De onstuitbare opmars van het fysiologische laboratorium ging gepaard met veranderingen in zowel de aard van het medisch onderzoek als de visie op het leven. Waar de Franse ziekenhuisgeneeskunde prat ging op het empirische karakter van het klinisch onderzoek (▶H. 7), daar benadrukten de fysiologen de unieke rol van het experiment. Laboratorium en experiment waren onlosmakelijk met elkaar verbonden. Door het experiment – doorgaans in de vorm van dierproeven – pretendeerden fysiologen kennis te kunnen verkrijgen die via waarnemingen bij patiënten of in de snijzaal niet of nauwelijks te vinden was. Daarbij ging het vooral om *oorzakelijke* verbanden in fysiologische processen. Het laboratorium bood, anders dan de kliniek, de mogelijkheid om kritische variabelen in levende systemen – in de regel proefdieren – volledig te controleren. Daardoor konden de directe gevolgen van specifieke interventies in die systemen worden geobserveerd. Controle en gerichte interventie zijn de wezenskenmerken van het laboratoriumonderzoek.

Leunde de Franse ziekenhuisgeneeskunde nog op het vakbekwame oordeel van de ervaren onderzoeker, getraind als deze was in het gebruik van alle zintuigen, in het laboratorium gold de onderzoeker veeleer als de zwakste schakel in het experiment. Fysiologische laboratoria werden zo veel mogelijk voorzien van moderne hulpmiddelen als elektrische apparatuur, verbrandingsmotoren, bewegingsapparaten, meetinstrumenten en grafische registratiemethoden (◯fig. 8.2). Die beperkten de rol van de onderzoeker in de uitvoering van het experiment tot het uiterste. Objectiviteit werd het handelsmerk van het moderne laboratorium en daarmee een belangrijk onderdeel van de retoriek van de propagandisten van de laboratoriumwetenschap.

De onderzoeker zelf werd gedisciplineerd aan de hand van protocollen die in detail voorschreven hoe het experiment moest worden verricht en hoe de data dienden te worden geanalyseerd. Daar waar de experimentator niet door machines vervangen kon worden, diende deze zelf 'machinaal' te handelen. Zoals Bernard benadrukte, diende de onderzoeker tijdens het experiment zijn denkvermogen uit te schakelen zodat de resultaten niet werden ingekleurd door diens verwachtingen. Aangezien het onderzoek vooral bestond uit experimenten op levende dieren – aanvankelijk zonder enige vorm van anesthesie –, moest de onderzoeker tevens leren zich af te sluiten voor ongewenste sentimenten.

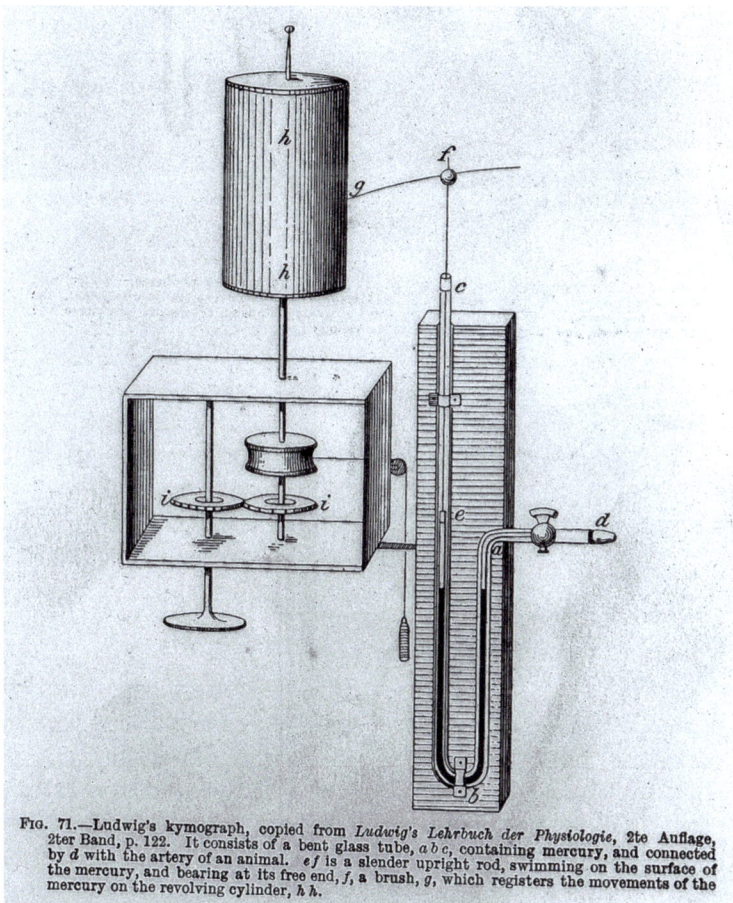

FIG. 71.—Ludwig's kymograph, copied from *Ludwig's Lehrbuch der Physiologie*, 2te Auflage, 2ter Band, p. 122. It consists of a bent glass tube, abc, containing mercury, and connected by d with the artery of an animal. ef is a slender upright rod, swimming on the surface of the mercury, and bearing at its free end, f, a brush, g, which registers the movements of the mercury on the revolving cylinder, hh.

◘ **Figuur 8.2** De door Ludwig uitgevonden kymograaf

Nieuwe visies op het leven

Wat de experimentele fysiologen met elkaar deelden was een strikte oriëntatie op de natuurwetenschappen en een daarmee gepaard gaande afkeer van vitalistische principes. Het waren bovenal de voormalige studenten van de Berlijnse fysioloog Johannes Muller – zoals Emil du Bois-Reymond, Ernst Brücke, Hermann von Helmholtz en Carl Ludwig – die een krachtige campagne voerden tegen het gebruik van aloude 'levenskrachten'. Al in hun Berlijnse studietijd sloten zij een pact dat verwijzing naar andere dan fysisch-chemische krachten ter verklaring van fysiologische processen verbood. Alle vier zouden zij de beschikking krijgen over eigen prestigieuze fysiologische instituten: Ludwig in Leipzig, Du Bois-Reymond in Berlijn, Von Helmholtz in Heidelberg en Brücke in Wenen.

Het door Von Helmholtz in 1847 geïntroduceerde principe van energiebehoud werd een krachtig wapen in de strijd tegen het vitalisme. Het nieuwe begrip 'energie', grotendeels ontleend aan de analyse van machines, pasten zij toe op het organisme. Evenals een stoommachine zet het menselijk lichaam chemische energie om in een exact daarmee corresponderende hoeveelheid warmte en arbeid. De wet van behoud van energie liet geen ruimte voor de interventie van andere krachten dan de bekende fysisch-chemische. Dergelijke krachten hadden dus geen bestaansrecht en dienden resoluut te worden verworpen. In zekere zin gingen in het laboratorium mechanisering van onderzoek én onderzoeksobject – het levende organisme – hand in hand.

> **Reductionisme**
> De experimentele aanpak binnen de fysiologie ging haast onvermijdelijk gepaard met een reductionistische visie op het organisme. Enerzijds werd, net als bij een machine, het functioneren van het organisme begrepen in termen van dat van de afzonderlijke onderdelen. Anderzijds werden die onderdelen volledig gereduceerd tot hun chemische en fysische eigenschappen. Door tal van variabelen te controleren – en daarmee in zekere zin uit te schakelen – is het mogelijk greep te krijgen op complexe systemen zoals een organisme, en elementaire verbanden te vinden. Dat kan tal van waardvolle inzichten opleveren. Een mogelijk probleem van deze benadering is dat een organisme meer is dan de som van elementaire fysisch-chemische interacties en een mens meer dan een lichaam. De patiënt – ofwel de zieke mens – dreigt in een reductionistische zienswijze volledig uit beeld te verdwijnen.

8.4 De praktische betekenis van medische laboratoria

Wat was de betekenis van de opmars van het laboratorium binnen de universiteit voor de beoefening van de geneeskunde? Maakte het experimenteren tijdens de studie iemand een betere arts? Daarover verschilden de meningen sterk. De voornaamste voorstanders van laboratoriumonderwijs waren – niet verbazingwekkend – laboratoriumonderzoekers die zelf zelden of nooit aan een ziekbed stonden.

Retoriek en praktijk

De nieuwe generatie experimentele fysiologen toonde zich een krachtig pleitbezorger voor het laboratorium. Zij benadrukten niet alleen de betekenis van het laboratorium voor de wetenschap, maar evenzeer die voor de opleiding van artsen. Zij waren zich maar al te zeer bewust van het feit dat laboratoria hun bestaansrecht primair ontleenden aan die opleiding. Praktische oefeningen in de fysiologie, zo stelden zij, scherpten de zintuigen van de student en leerden deze omgaan met instrumenten. Daarbij zou het fysiologisch onderzoek uiteindelijk resulteren in de verbetering van medische praktijken. Geneeskunde diende te verwetenschappelijken om werkelijk succesvol te kunnen zijn.

Volgens Bernard was het ziekenhuis niet meer dan 'het voorportaal van de wetenschappelijke geneeskunde'; het laboratorium was het 'ware heiligdom van de medische wetenschap'. In zijn beroemde *Inleiding in de studie van de experimentele geneeskunde* (1865) presenteerde hij de 'wetenschappelijke' geneeskunde als de enige uitweg uit de therapeutische onzekerheid en terughoudendheid die de ziekenhuisgeneeskunde karakteriseerde. Wat artsen bovenal nodig hadden was een grondige instructie in de fysiologie – 'het meest wetenschappelijke deel van de geneeskunde'.

Gezien deze retoriek is het opvallend dat Bernard er in zijn *Inleiding* nauwelijks in slaagde een concreet voorbeeld te geven van de therapeutische betekenis van al dat fysiologische onderzoek. Hij kwam niet veel verder dan de behandeling van schurft. Zijn ontdekking van de rol van de lever in het reguleren van de bloedsuikerspiegel was prachtig, maar de diabetespatiënt had er weinig aan. Ook zijn buitenlandse vakgenoten bezongen de zegeningen van het laboratorium, zonder dat hun onderzoek een zichtbare invloed had op bestaande medische praktijken. Verwonderlijk is de grote kloof tussen klinische artsen en experimentele fysiologen ook niet, gezien de uiteenlopende aard van hun bezigheden. De laatsten richtten zich voornamelijk op hun wetenschappelijke carrière en combineerden die zelden of nooit met een artsenpraktijk.

Critici

Het is dan ook niet zo vreemd dat gedurende een groot deel van de 19e eeuw weinig artsen overtuigd waren van de betekenis van fysiologisch onderwijs en onderzoek voor de medische praktijk. De woordvoerders van de Parijse klinische school toonden zich in de regel uiterst sceptisch over de betekenis van de medische basiswetenschappen voor de klinische praktijk. Klinische ervaring moest volgens hen de leidraad vormen voor medisch handelen. Het laboratorium speelde dan ook geen rol van betekenis in hun hervormingsplannen en de latere opmars van het medisch laboratorium werd door hen met argusogen bekeken.

Het gebrek aan praktische relevantie verklaart wellicht ook waarom de experimentele fysiologie zich in Engelse medische opleidingen geen plaats wist te verwerven vóór de jaren zeventig van de 19^e eeuw. Anders dan in Duitsland werd de inrichting van deze opleidingen veel sterker bepaald door de praktische eisen van de Londense ziekenhuisopleidingen. Diezelfde pragmatische instelling zien we in de Verenigde Staten. Zelfs de Harvard Medical School, die reeds in de jaren zeventig een fysiologisch laboratorium opende, wachtte twintig jaar met het verplicht stellen van het daar verzorgde praktische onderwijs. Eind 19^e eeuw waren nog steeds weinig clinici overtuigd van het nut van dergelijke cursussen voor de praktiserende arts en sommigen meenden zelfs dat een al te wetenschappelijke blik een arts tot een minder goede behandelaar maakte.

Antivivisectiebewegingen

De grootste weerstand tegen fysiologisch onderzoek ondervonden de fysiologen echter niet van hun medische collega's, maar van de buitenwereld. Dit had alles te maken met de aard van dat onderzoek: vivisectie. Dergelijk onderzoek kent een traditie die teruggaat op de oudheid, maar de schaal waarop dergelijke experimenten binnen de fysiologische laboratoria van de 19^e eeuw werden uitgevoerd was ongekend. De groeiende publieke afkeer van deze praktijken resulteerde in de opkomst van invloedrijke antivivisectiebewegingen. Bernards eerder genoemde *Inleiding* bevatte een uitvoerige verdediging van dergelijke experimenten. Hij ervoer de afkeer zelfs in zijn gezin; zijn eigen vrouw en dochters keerden zich van hem af. Het was ook een vrouw, de Britse Frances Power Cobbe, die in 1876 's werelds eerste tegen dierproeven gerichte organisatie oprichtte, de *National Anti-Vivisection Society*. Reeds het jaar daarop volgde Britse wetgeving die het gebruik van proefdieren reguleerde, de *Cruelty to Animals Act*.

Al deze interne en externe bezwaren vermochten weinig tegen de opmars van het laboratorium binnen de geneeskunde. Dat lag zeker niet alleen aan genoemde fysiologen. Een belangrijker bijdrage aan de groeiende betekenis van het laboratorium werd geleverd door twee andere prominente en uiterst zichtbare propagandisten: de microbiologen Louis Pasteur en Robert Koch. Beter dan de fysiologen slaagden zij erin de relevantie van het laboratorium voor de geneeskunde voor het voetlicht te brengen.

8.5 Doorbraak: de microbiologie

Het was bovenal in de bacteriologie of microbiologie dat laboratorium, microscopie, ziekte en preventie elkaar vonden. De grote wegbereiders – en rivalen – van dit nieuwe specialisme waren Louis Pasteur in Parijs en Robert Koch in Berlijn. Ook zij zongen de lof van het laboratorium, waar zij met behulp van steeds betere microscopen en andere verfijnde technieken een nieuwe visie op besmettingsziekten creëerden. En ook zij zagen zich geconfronteerd met formidabele tegenstanders die deze visie veel te beperkt vonden. Maar ook zij trokken uiteindelijk aan het langste eind. Eind 19^e eeuw beschikten de hoofdsteden van de voornaamste Europese grootmachten – Berlijn, Londen, Parijs, Wenen en Petersburg – over grote en prestigieuze onderzoekslaboratoria voor microbiologie.

Louis Pasteur

Pasteur boekte zijn eerste praktische successen in zijn onderzoek naar industriële gistingsprocessen. Die schreef hij, net als bederf van organisch materiaal, toe aan invasieve micro-organismen. Hij ontwikkelde methoden – zoals het naar hem genoemde procedé van pasteurisatie – om hun ongewenste effecten te voorkomen. Anders dan zijn collega's maakte hij handig gebruik van de opkomst van de populaire pers en verliet hij graag zijn laboratorium voor publieke demonstraties die het succes van zijn methoden en het ongelijk van zijn tegenstanders moesten onderstrepen. Achteraf weten we dat hij er soms niet voor terugdeinsde zijn toevlucht te nemen tot de methoden van diezelfde tegenstanders, wanneer zijn eigen technieken nog onvoldoende ontwikkeld waren.

Zijn grote doorbraak dankte Pasteur aan het verzoek van de Franse overheid zich te verdiepen in de aard en mogelijke bestrijding van miltvuur, een aandoening die in Frankrijk veel slachtoffers maakte onder runderen en schapen. Hij slaagde er in zijn laboratorium in om de verantwoordelijke micro-organismen te isoleren, te kweken en zodanig te verzwakken dat hij er vaccins mee kon bereiden. Geïnspireerd door dit succes verdiepte hij zich tevens in hondsdolheid. Het lukte hem deze keer weliswaar niet de ziekteverwekker – een virus – zichtbaar te maken, maar dat deed weinig af aan zijn overtuiging dat er ook in dit geval sprake moest zijn van een pathogeen micro-organisme.

De openbare demonstraties van de werking van zijn vaccins tegen miltvuur en hondsdolheid maakten van Pasteur een nationale held. Mede in reactie op zijn klachten over een gebrek aan overheidssteun, organiseerden bewonderaars een landelijke inzamelingsactie voor een nieuw en groot onderzoekcentrum: het *Institut Pasteur* in Parijs. Tot aan zijn dood zou hij als directeur de scepter zwaaien over dit onderzoeks- en onderwijsinstituut. Niet veel later verrezen in de provincie, de overzeese koloniën, en zelfs buiten Frans grondgebied, tal van nieuwe Pasteur-instituten. Zijn werk inspireerde daarbij onderzoekers als Joseph Lister tot de introductie van ontsmettingsmiddelen bij wondbehandelingen, later gevolgd door methoden voor asepsis in de chirurgie (▶kadertekst).

> **Louis Pasteur**
> De Franse wetenschapsonderzoeker Bruno Latour benadrukte in zijn studie van Pasteur dat in diens handen het laboratorium ging functioneren als een hefboom waarmee de gehele Franse samenleving in beweging kon worden gebracht. Een gevaarlijke, onzichtbare vijand werd, aldus Latour, door Pasteur in het laboratorium zichtbaar gemaakt en met behulp van verfijnde controlemechanismen goeddeels gedomesticeerd. Die aldus in het laboratorium bewerkstelligde beheersing kon vervolgens weer worden uitgebreid naar plaatsen buiten het laboratorium. Dat gebeurde door cruciale aspecten van het laboratoriumregime in die samenleving te integreren. Zo leerde Pasteur de Franse boeren welke maatregelen zij op hun boerderijen moesten nemen om een miltvuurepidemie te voorkomen. En zo hebben wij geleerd de in de fabriek 'gepasteuriseerde' melk in de koelkast te bewaren ter voorkoming van bederf. Het succes van het laboratorium is, zo gezien, deels gelegen in succesvolle pogingen de maatschappij volgens laboratoriumnormen te 'disciplineren'.

Pasteur zelf was een onvermoeibaar pleitbezorger van het laboratorium. Ook voor hem waren de experimentele methode en het laboratorium de enige weg naar waarheid, inzicht en maatschappelijke vooruitgang. Al die mensen die zich vergaapten aan de nieuwste technische snufjes maande hij om zich rekenschap te geven van hun bron, namelijk

> (…) die heilige onderkomens, zo uitdrukkingsvol aangeduid als laboratoria. Dring aan op hun vermenigvuldiging en decoratie. Zij zijn de tempels van de toekomst, van welvaart en welzijn.

Hij liet dan ook niet na het laboratorium nadrukkelijk te verbinden met zijn eigen triomfen.

Robert Koch

Even groot als het succes van Pasteur, de microbioloog, was dat van zijn Duitse rivaal Koch, de twintig jaar jongere bacterioloog. Kochs werkwijze verschilde sterk van die van Pasteur. Meer dan Pasteur streefden Koch en zijn leerlingen voortdurend naar toenemende precisie, standaardisering en objectiviteit. In plaats van in flessen cultiveerde Koch zijn bacteriën op gelatine en vervolgens op agar agar in de door zijn assistent Petri geïntroduceerde petrischalen. Hij ontwikkelde nauwgezette methoden voor het produceren van zuivere culturen, introduceerde verfijnde kleuringsmethoden en microfotografie in zijn onderzoek en verrichtte pionierswerk op het gebied van sterilisatietechnieken. Waar Pasteur zich interesseerde voor alle mogelijke micro-organismen en zich voortdurend richtte op praktische toepassingen waarmee hij graag naar buiten trad, beperkte Koch zich tot bacteriologisch onderzoek.

Met een onderzoek naar de complexe levenscyclus van de miltvuurbacterie, uitgevoerd in zijn privélaboratorium, vestigde Koch zijn reputatie als onderzoeker. Eind jaren zeventig publiceerde Koch daarnaast over de bacteriologie van wondinfecties, een onderwerp waarover – tien jaar na het baanbrekende werk van Lister op het gebied van antisepsis – nog steeds geen consensus bestond.

Om duidelijkheid te verschaffen over aard en oorzaak van wondinfecties, induceerde Koch, door injecties, infecties in muizen en konijnen. Hij stelde dat er sprake was van een overtuigend bewijs van de parasitaire aard van een infectie

> (…) als de parasitaire micro-organismen gevonden worden in alle gevallen van de betreffende aandoening; verder, als hun aanwezigheid aantoonbaar is in dusdanige aantallen en een dusdanige verdeling dat alle ziektesymptomen daardoor verklaard kunnen worden; en tenslotte, als voor iedere individuele traumatische infectieziekte een micro-organisme met onderscheiden morfologische eigenschappen is vastgesteld.

Deze criteria zijn na enige aanpassing bekend geworden als 'Kochs postulaten', een aantal voldoende en noodzakelijke voorwaarden om een ziekte toe te kunnen schrijven aan een specifieke ziekteverwekker.

In 1880 werd Koch aangesteld als regeringsadviseur aan het *Kaiserlichen Reichsgesundheitsamt* in Berlijn. Zijn eerste publicatie aldaar was een uitgebreide handleiding voor bacteriologisch onderzoek. Deze vond al spoedig zijn weg naar bacteriologische laboratoria in binnen- en buitenland en droeg bij aan de standaardisering van bacteriologisch onderzoek. Kochs verfijnde methoden wierpen hun vruchten af bij zijn onderzoek naar tuberculose en, kort daarop, cholera. Vooral de identificatie van de tuberculosebacterie was een grootse technische prestatie. De bacterie in kwestie is kieskeurig, groeit traag en is lastig te kleuren. Daarbij riep de verspreidingswijze van tuberculose veel twijfels op over de specifieke aard van de aandoening. Dat laatste gold overigens ook voor cholera.

Specifieke ziekteverwekkers
Door toedoen van het laboratorium en de microbiologie veranderde het beeld van ziekten en hun oorzaken radicaal. Strikt genomen bestond voor de 19e eeuw geen eenduidige taxonomie van ziekten. Ziekte en gezondheid waren veeleer een individuele kwestie. Ook schreef men ziekten niet toe aan één enkele oorzaak, maar onderscheidde men een veelvoud van interne en externe factoren. Dit alles veranderde door toedoen van de microbiologie. In het geval van besmettingsziekten kan de identiteit van de aandoening maar op één enkele manier met zekerheid worden vastgesteld: door de identificatie van de ziekteverwekker in een laboratorium. De ziekteverwekker in kwestie wordt gezien als dé oorzaak van de ziekte. Deze vorm van specificiteitsdenken was eerder ondenkbaar. Zelfs als men meende dat besmetting plaats vond via een door lucht of water overgedragen onzichtbare substantie, dan werd die daarmee niet gezien als de oorzaak van de ziekte, maar hooguit als een schakel in een samenspel van causale ketens.

Kochs grote doorbraak volgde op zijn publieke bekendmaking van de ontdekking van de tuberkelbacil. Zijn roem werd nog vergroot door zijn latere – achteraf voorbarige – claim een geneesmiddel tegen tuberculose te hebben ontwikkeld. De staat beloonde hem met een groot microbiologisch onderzoeksinstituut in Berlijn (fig. 8.3). Evenals bij Pasteur waren het vooral praktische resultaten – of in ieder geval de belofte daarvan – die het brede publiek en de politiek in beweging brachten.

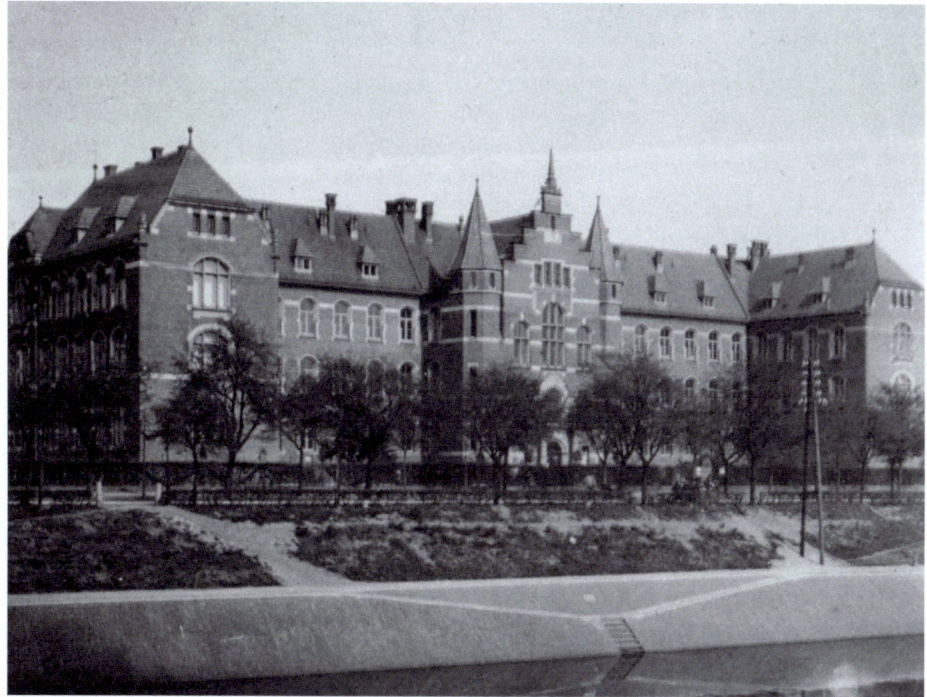

◘ **Figuur 8.3** Het Königlich Preußischen Institut für Infektionskrankheiten in Berlijn

Tegengeluiden

De opmars van de nieuwe microbiologische inzichten verliep niet zonder slag of stoot. Klinische artsen verzetten zich lange tijd tegen de claims van microbiologen, die immers hun eigen expertise en daarmee ook hun positie ondermijnden. Ook hygiënisten verzetten zich krachtig tegen de uitsluitende nadruk op een microscopische ziekteverwekker. Voor zover deze een rol speelden bij ziekten betrof het in hun ogen slechts een van meerdere factoren. Om zijn punt te maken dronk de hygiënist Max von Pettenkofer publiekelijk een fles gevuld met Kochs cholerabacillen leeg. Hij kwam er zonder ernstige gevolgen mee weg.

Kochs postulaten konden gemakkelijk tegen hem worden gekeerd, want de praktijk trok zich doorgaans weinig aan van zijn gouden standaard. Pathogene bacteriën werden ook aangetroffen bij kerngezonde mensen en microben die mensen ziek maakten, deden soms niets bij proefdieren. Microbiologen konden het daarbij onderling vaak niet eens worden over de ziekteverwekker en wezen ook naar bacteriële ziekteverwekkers bij een aandoening als beriberi, die wij nu toeschrijven aan vitaminedeficiëntie. En Kochs met veel fanfare gepresenteerde geneesmiddel tegen tuberculose kon de verwachtingen uiteindelijk niet waarmaken.

Evengoed wisten de bacteriologen zich blijvend verzekerd van de steun van de staat, het publiek en een groeiende schare collega's. Niet alleen in Berlijn, ook elders in Duitsland verrezen door de staat opgerichte microbiologische instituten, en andere landen volgden dit voorbeeld. Ondanks alle tegenstand vonden Kochs opvattingen geleidelijk hun weg binnen het medisch establishment en vervolgens in nieuwe medische leerboeken. Nieuwe generaties medici groeiden op met Kochs postulaten en leerden te denken als microbiologen.

8.6 Het laboratorium in de 20ᵉ eeuw

Moest het laboratorium zich in het grootste deel van de 19ᵉ eeuw een plaats bevechten naast andere medische instellingen en tradities, in het begin van de 20ᵉ eeuw was het pleit goeddeels beslecht. De positie van het laboratorium was onaantastbaar geworden en het laboratorium kon daarom zijn zegetocht zonder veel weerstand voortzetten. Rivaliteit maakte daarbij plaats voor samenwerking.

Geneesmiddelen

Fysiologie en microbiologie waren niet de enige terreinen waarop het laboratorium in de 19ᵉ eeuw een krachtig stempel drukte. Ook de geneesmiddelenbereiding kende een laboratoriumrevolutie, resulterend in de opkomst van een grootschalige farmaceutische industrie. Waren organische scheikundigen er eerder in de eeuw in geslaagd om in hun laboratoria lucratieve kleurstoffen te synthetiseren, aan het eind van de eeuw kwamen ook de eerste synthetische geneesmiddelen op de markt, veelal gebaseerd op dezelfde grondstoffen. Zo ontdekten onderzoekers de koortswerende en pijnstillende werking van acetanilide. Deze ontdekking inspireerden kleurstoffabrikanten als het Duitse Bayer om soortgelijke pijnstillers te ontwikkelen in hun industriële laboratoria. Dat resulteerde in een reeks nieuwe medicijnen, waaronder het uiterst succesvolle Aspirine.

Ook in dit geval kunnen enkele kanttekeningen worden geplaatst bij deze ogenschijnlijke successen. Acetanilide wordt in het menselijk lichaam omgezet in paracetamol en het uiterst toxische aniline. Als geneesmiddel werd het dan ook geen succes. De pijnstiller en ontstekingsremmer aspirine heeft in verband met ongewenste bijwerkingen als maagklachten en zelfs maagbloedingen uiteindelijk plaatsgemaakt voor het minder schadelijke paracetamol. Aspirine wordt nu in lage doseringen vooral gebruikt vanwege een andere onvoorziene bijwerking: het verlaagt de kans op trombose.

Maar laboratoriumonderzoekers gingen door met het ontwikkelen van nieuwe vaccins en geneesmiddelen. Daaronder zat een aantal spectaculaire successen, zoals het in 1921 geïsoleerde insuline en het tijdens en na de Tweede Wereldoorlog grootschalig geproduceerde penicilline, spoedig gevolgd door cortison en poliovaccins. Deze geneesmiddelen maakten het mogelijk tal van infectieziekten te genezen en zelfs te doen verdwijnen. Tegenover die talrijke successen stonden enkele dramatische missers die het opgebouwde vertrouwen in de farmaceutische industrie enigszins ondermijnden. Zo slikten in de late jaren vijftig duizenden zwangere vrouwen in tientallen landen thalidomide tegen misselijkheid. Velen van hen kregen kinderen met ontbrekende of onderontwikkelde ledematen.

Biochemie en DNA

Ook buiten de farmacie bewees het laboratorium in de 20ᵉ eeuw zijn waarde voor de geneeskunde. Belangrijke doorbraken waren de identificatie van bloedgroepen, die veilige bloedtransfusies mogelijk maakten; de ontdekking van vitamines en, meer algemeen, het door biochemici bewerkstelligde inzicht in de voornaamste stofwisselingsprocessen; de ontdekking van virussen en hun rol in tal van besmettingsziekten; en natuurlijk de 'ontdekking van de eeuw', namelijk die van de moleculaire structuur van DNA en het daaruit voortvloeiende inzicht in de eiwitsynthese. Al deze successen kan het laboratorium voor zich opeisen.

De toenemende rol van fysische en chemische laboratoriumtechnieken in het biomedische onderzoek heeft de neiging tot lokalisering van oorzaken van ziekten doorgezet tot op het niveau van moleculen, in het bijzonder nucleïnezuren en eiwitten. Het menselijk-genoomproject mag dan (nog) niet geleid hebben tot de vooraf voorspelde medische revolutie, het doet weinig af aan de breed gedeelde verwachting dat meer inzicht in de aard, vorming en interactie van dergelijke macromoleculen dé weg is naar toekomstige medische doorbraken. Interessant genoeg gaat die verwachting gepaard met een roep om een meer geïndividualiseerde benadering van ziekte en gezondheid, waarin genetische disposities en levensstijlen (weer) even belangrijk zijn als potentiële ziekteverwekkers (▶H. 10).

8.7 Conclusie

De opmars van het laboratorium binnen de geneeskunde lijkt achteraf vooral het gevolg van twee 19^e-eeuwse ontwikkelingen: de toenemende oriëntatie van de medische wereld op de natuurwetenschap – als voornaamste bron van aan medisch handelen ten grondslag liggende kennis – en de toenemende autoriteit van het laboratorium binnen diezelfde wetenschap. Beide ontwikkelingen steunden aanvankelijk meer op verwachtingen en autoriteitsaanspraken dan op behaalde successen. We moeten echter de rol van invloedrijke pleitbezorgers voor het laboratorium als Bernard, Pasteur en Koch met hun goed uitgevente successen niet onderschatten.

De spanningen tussen klinische artsen en laboratoriumonderzoekers ebden geleidelijk weg. Ziekenhuizen werden in de loop van de 20^e eeuw voorzien van klinische laboratoria, waar een toenemend aantal diagnostische tests kon worden uitgevoerd. Door de integratie van het laboratorium in de kliniek verdween de rivaliteit tussen vertegenwoordigers van beide instellingen. Daarnaast leerden artsen in te zien dat een fundering in de experimentele natuurwetenschappen – net als het gebruik van Latijn in eerdere perioden – de status en autonomie van de geneeskunde als academische professie geen kwaad deed. Het laboratorium maakte de arts nog meer tot een expert en vergrootte daardoor de gewenste afstand tot niet-academische genezers.

Uiteindelijk heeft het laboratorium veel van de oorspronkelijke verwachtingen wel degelijk waargemaakt. Dat die dominante rol van het laboratorium in het medisch onderzoek soms heeft geresulteerd in eenzijdige, monocausale en reductionistische visies op leven en gezondheid, was een klein offer in het licht van de inzichten en mogelijkheden die het laboratorium medici heeft verschaft.

Verder lezen

Cunningham A, Williams P, editors. The laboratory revolution in medicine. Cambridge: Cambridge University Press; 1992.

Bynum WF. Science and the practice of medicine in the nineteenth century. Cambridge: Cambridge University Press; 1994.

Bonner ThN. Becoming a physician: medical education in Britain, France, Germany and the Unites States, 1750–1945. Oxford: Oxford University Press; 1995.

Rekentafel – maat en getal

T.C. Bolt

© Bohn Stafleu van Loghum is een imprint van Springer Media B.V., onderdeel van Springer Nature 2018
H. F. P. Hillen, E. S. Houwaart en F. G. Huisman (Red.), *Medische geschiedenis*,
https://doi.org/10.1007/978-90-368-2169-8_9

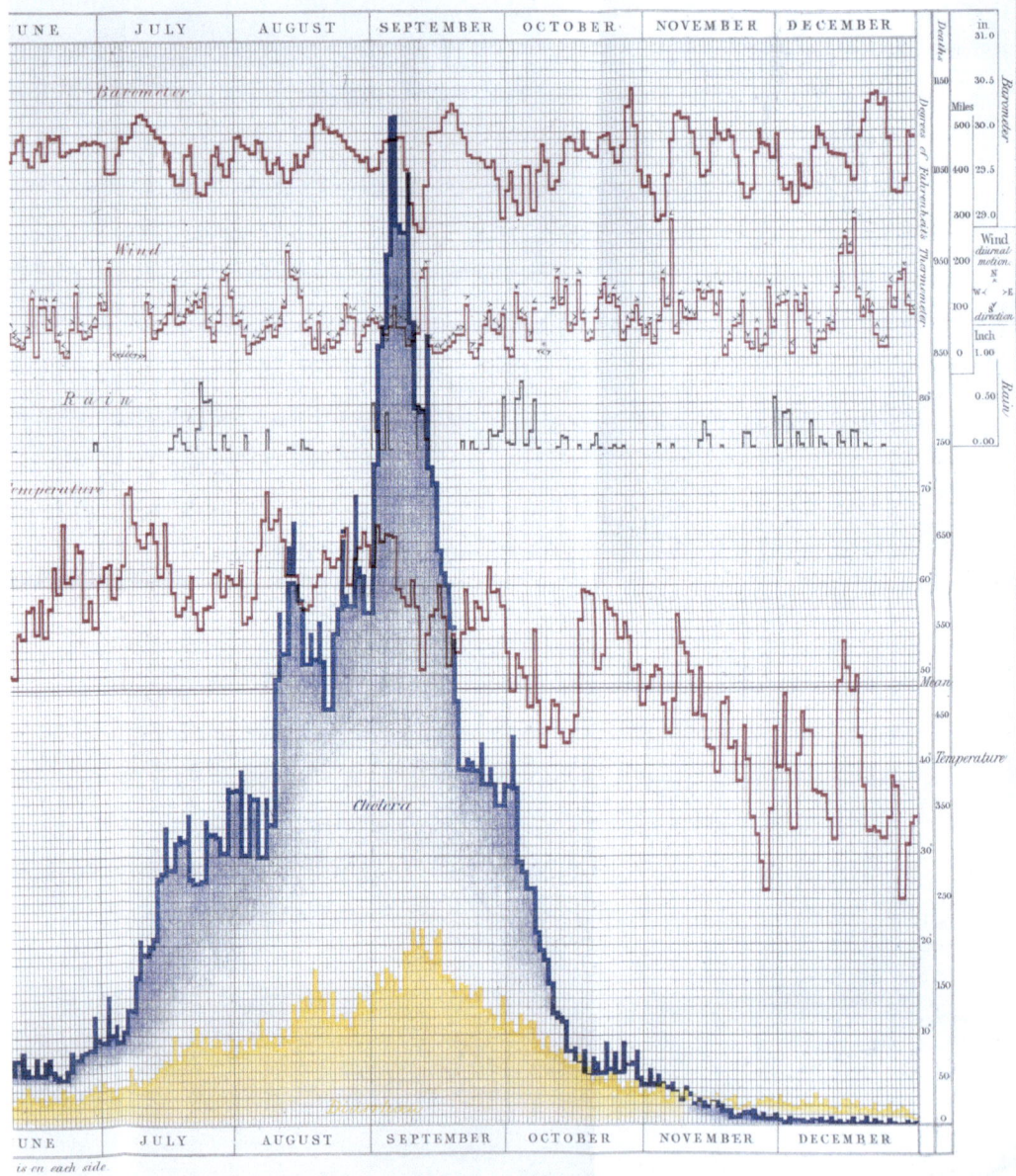

> **Casus**
>
> **Evidence-based medicine**
> Aan het begin van de jaren 1990 deed een nieuw begrip zijn intrede: *evidence-based medicine* (EBM). Het werd gedefinieerd als het zorgvuldig, expliciet en oordeelkundig gebruikmaken van het huidige beste bewijsmateriaal om beslissingen te nemen voor individuele patiënten. Na een opmerkelijk korte tijd was EBM niet meer uit de geneeskunde weg te denken. Omdat termen als *evidence-based practice, evidence-based policy* en *evidence-based management* inmiddels ook buiten de gezondheidszorg zijn doorgedrongen, kan met enige overdrijving worden gezegd dat evidence-based is uitgegroeid tot een van de mantra's van onze tijd. Door representanten van de EBM-beweging zelf – veelal medici – zijn echter kanttekeningen geplaatst bij dit succesverhaal. De onbedoelde negatieve neveneffecten van EBM zouden de beweging zelfs in een crisis hebben gestort, aldus een invloedrijk artikel in de *British Medical Journal* uit 2014. Het lofwaardige streven naar een stevige, wetenschappelijke basis voor de geneeskunde kan blijkbaar ook een keerzijde hebben.

9.1 Inleiding

De huidige gezondheidszorg is doordrongen van cijfers, statistieken en toepassingen van de waarschijnlijkheidsrekening. De toestand van het lichaam van een patiënt wordt in getallen uitgedrukt met behulp van meetinstrumenten als de thermometer en bloed- en urinetesten. De werkzaamheid van medische interventies wordt uitgedrukt in de kwantitatieve resultaten van een gerandomiseerde studie. De mate van risicoreductie geeft de effectiviteit van preventieve maatregelen aan. De kosten per *Quality Adjusted Life Year* (QALY) domineren de discussies over het al dan niet vergoeden van dure behandelingen. Zorgmonitoren en allerlei andere instrumenten meten de kwaliteit van de gezondheidszorg.

Hoe vanzelfsprekend deze zaken tegenwoordig ook lijken, tot halverwege de 19^e eeuw was van dit alles nog nauwelijks of geen sprake. Het idioom in de geneeskunde was bovenal *kwalitatief*: Zoals de Inuit over vele woorden beschikken om de subtiele verschillen tussen tinten wit of soorten sneeuw aan te geven, kende de geneeskunde een uitgebreid arsenaal aan termen om bijvoorbeeld allerlei 'koortsen' te beschrijven. Vanaf ongeveer 1850 kwam echter – in samenhang met de opkomst van ziekenhuis en laboratorium (▶H. 7 en 8) – een proces van kwantificering op gang in de geneeskunde, dat tot op de dag van vandaag lijkt aan te houden.

Het is verleidelijk om dit proces voor te stellen als een lineaire trend van voortgaande verwetenschappelijking, waarbij genees*kunst* steeds meer werd omgezet in genees*kunde*; de geschiedenis van maat en getal in de geneeskunde is echter veel complexer. Er was voortdurend strijd tussen verschillende visies op de geneeskunde als wetenschap en daarmee samenhangend op hoe precies met getalsmatige kennis en statistische methoden moest worden omgegaan. Bovendien deed zich in de tweede helft van de 20^e eeuw een belangrijke inhoudelijke kentering voor in de richting van een bepaald *soort* kwantificering. Na lange tijd een ondergeschikte rol te hebben gespeeld binnen de klinische geneeskunde, werd de statisch-epidemiologische denkstijl steeds bepalender. Dit mondde uit in het huidige tijdperk van *evidence-based medicine*.

9.2 Een empirische en stochastische traditie

Hoewel het proces van kwantificering in de geneeskunde pas na 1850 goed op gang kwam, was de kiem daarvoor in zekere zin al sinds de klassieke oudheid aanwezig. Hippocrates van Kos (circa 460–370 v.Chr.) haalde de geneeskunde uit de sfeer van magie en religie. Zijn uitgangspunt was dat ziekte geen bovennatuurlijke, maar een natuurlijke oorzaak had. Dit legde de basis voor een traditie van klinische observatie en diagnostisch onderzoek, die uiteindelijk zou leiden tot het getalsmatig meten van lichaamsfuncties. In het Hippocratische geschift *Over lucht, water en plaatsen* werd bovendien een verband gelegd tussen ziekte en gezondheid enerzijds en omgevingsinvloeden anderzijds. Met enige goede wil kan de lange epidemiologische traditie van geografische vergelijking van morbiditeits- en mortaliteitsstatistieken hierop worden teruggevoerd.

Minder bekend dan Hippocrates is Alexander van Aphrodisias uit de 2^e eeuw na Christus. Alexander betoogde dat de geneeskunde een *stochastische* discipline is, waarmee hij doelde op de grote rol van onzekerheid en toeval. In de medische wetenschap konden volgens hem wel uitspraken worden gedaan die in algemene zin juist waren, maar daaruit kon nooit met zekerheid worden afgeleid wat er aan de hand was met een individuele patiënt. Een arts kon nooit zeggen dat iets noodzakelijk wel of niet het geval was, maar kon slechts op basis van empirie – observatie en ervaring – inschatten dat iets bijvoorbeeld 'meestal zo was' of 'zich zelden voordeed'.

Het waren bovenal exponenten van deze empirische en stochastische traditie in de geneeskunde die – vele eeuwen later – maat en getal en eenvoudige statische methoden zouden toepassen en bepleiten. Voorbeelden zijn de zogenoemde 'Britse empiristen' uit de 18^e eeuw, van wie de scheepsarts James Lind (1716–1794) de bekendste is. Zij hadden echter een tamelijk marginale positie binnen de (Britse) medische wereld, zodat hun invloed erg beperkt bleef. Van grotere historische betekenis waren verschillende exponenten van de Parijse klinische school, onder wie bovenal Pierre Louis (1787–1872; ◘fig. 9.1).

9.3 Methodestrijd (circa 1850)

De numerieke methode van Pierre Louis

De Parijse klinische school (▶H. 7) werd in de eerste helft van de 19^e eeuw internationaal erkend als het summum in de geneeskunde. Kenmerkend was een strikt empirisme, waarbij bovendien systematisch en op grote schaal klinische waarnemingen bij patiënten werden vergeleken met autopsiebevindingen. Elk van de verschillende ziekenhuizen in Parijs bood plaats aan honderden en soms duizenden patiënten, die veelal op geordende wijze over de verschillende afdelingen werden verdeeld. Tevens werden statistieken bijgehouden van opnames, geboortes, sterfgevallen, ontslagen, herstelden en het vóórkomen van ziekten.

In deze Parijse omstandigheden ontwikkelde Pierre Louis zijn 'numerieke methode'. Zeven jaar lang wijdde hij zich aan het zorgvuldig verzamelen, registreren en kwantificeren van observaties, zowel in de kliniek als aan de obductietafel. Hij publiceerde onder meer een beroemd geworden boek over de effectiviteit van aderlating bij longontsteking. Louis vergeleek twee groepen patiënten met longontsteking met elkaar: bij 41 van hen verrichtte hij zo snel mogelijk een aderlating; bij 36 anderen wachtte hij eerst enkele dagen. Vervolgens hield hij twee kwantitatieve uitkomstmaten bij: ziekteduur (bij degenen die herstelden) en het aan-

9.3 · Methodestrijd (circa 1850)

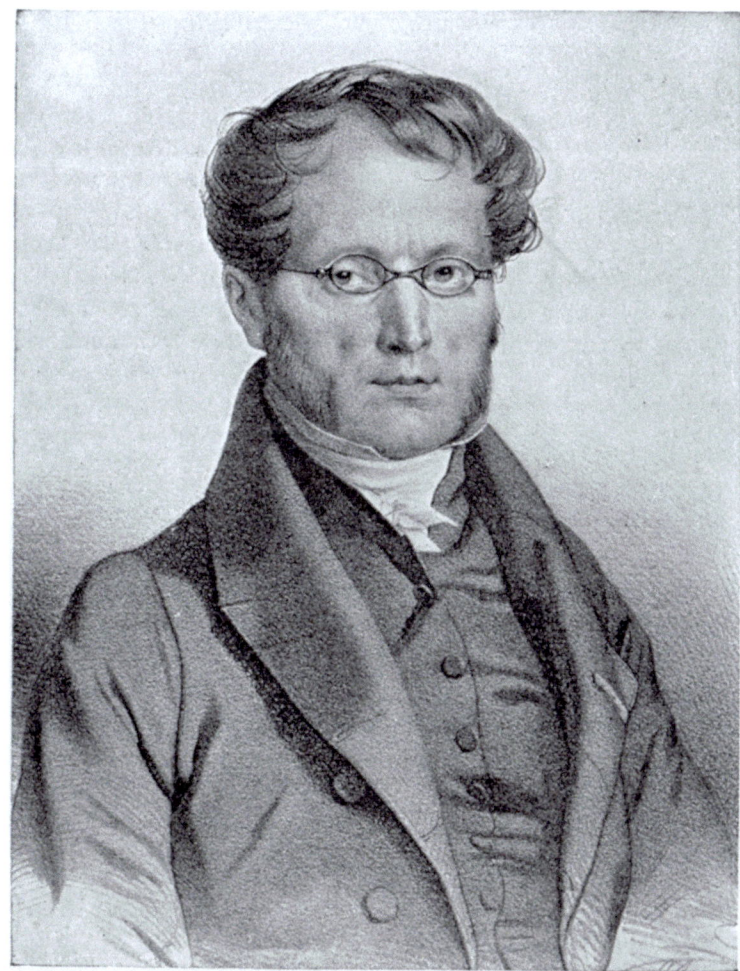

Figuur 9.1 Pierre Louis

tal sterfgevallen. Zijn belangrijkste bevinding was dat de vroeg behandelde patiënten sneller herstelden, maar anderzijds gemiddeld vaker kwamen te overlijden. Daarom concludeerde hij dat terughoudend met aderlating moest worden omgegaan.

Veel belangrijker dan deze uitkomst was voor Louis de gevolgde onderzoeksmethode. Uitvoerig besprak hij deze in zijn publicaties en ook in zijn publieke optreden propageerde hij zijn numerieke methode met vuur. Alleen met 'zijn voorstel' zou de geneeskunde zich uit vage, romantische noties kunnen ontworstelen en kunnen uitgroeien tot een volwaardige wetenschap.

Het Academiedebat

De bijna militante wijze waarop Louis zijn programma uitdroeg wekte de wrevel op van Benigno Risueño d'Amador (1802–1849), hoogleraar aan de medische faculteit van

Montpellier. In 1837 hield d'Amador een lezing voor de Académie de Médecine te Parijs, waarin hij betoogde dat de waarschijnlijkheidsrekening niet toepasbaar was in de geneeskunde. Zijn belangrijkste argument was dat een arts te maken had met *individuele* patiënten en daarom weinig opschoot met kennis van gemiddelden en statistische patronen. In plaats daarvan moest een medicus genees*kunst* bedrijven. Alleen dan kon hij een compleet beeld krijgen van iedere afzonderlijke patiënt en ieder op de gepaste wijze behandelen.

De kritiek van de hoogleraar uit Montpellier kwam deels voort uit zijn vitalisme – de in zijn tijd zeer invloedrijke leer dat er in levende organismen speciale levenskrachten werkzaam waren. Tegen die achtergrond betoogde d'Amador dat in ziekte en gezondheid geen regelmaat of uniformiteit te vinden waren. De levende natuur werd immers gekenmerkt door variabiliteit en variatie. Aan deze 'eerste wet van het leven' gingen mensen zoals Louis – die ernaar streefden orde en regelmaat in levensmechanismen te ontdekken – geheel voorbij. 'Numeristen' zochten zekerheid waar die niet bestond, aldus d'Amador:

> Zich beroepen op waarschijnlijkheid is zich beroepen op het toeval; dat is afzien van iedere medische zekerheid. In plaats van feiten die u moet analyseren en vergelijken, zult u slechts kansen hebben die u moet berekenen. De geneeskunde zal niet meer een kunst zijn maar een loterij.

Deze voordracht vormde de aanleiding tot een inmiddels klassiek geworden 'Académiedebat'. Gedurende vele maanden waren leden van de Académie – onder wie Louis – verwikkeld in een verhitte discussie over de door d'Amador aangesneden onderwerpen. Louis heeft zijn hedendaagse faam als grondlegger van de klinische epidemiologie en 'vader van evidencebased medicine' vooral aan dit Académiedebat te danken. Velen zien overeenkomsten met de huidige strijd over evidence-based medicine. Ook daarin gaat het vaak over de spanning tussen geneeskunde en geneeskunst en de (vermeende) tegenstelling tussen handelen op grond van statistisch-epidemiologische kennis over groepen enerzijds en een gerichtheid op de individuele patiënt anderzijds.

Een permanente methodestrijd

In 1865, bijna dertig jaar na het Académiedebat, formuleerde ook Claude Bernard (1813–1878) zijn kritiek op de numerieke methode. Bernard, een van de belangrijkste grondleggers van de natuurwetenschappelijke, fysiologisch georiënteerde geneeskunde die in de tweede helft van de 19e eeuw tot ontwikkeling kwam, stelde dat de statistiek 'slechts een *waarschijnlijkheid* maar nooit een *zekerheid* kan geven'. Hij begreep niet hoe men op statistiek gebaseerde resultaten *wetten* kan noemen: 'Want een wetenschappelijke wet kan volgens mij enkel en alleen berusten op zekerheid en een absoluut determinisme en niet op een waarschijnlijkheid.'

Hier lag een fundamenteel meningsverschil over wat zekere kennis inhoudt aan ten grondslag. Louis en zijn geestverwanten meenden tot objectieve kennis te kunnen komen door de grillige eigenaardigheden van het individu te overstijgen en zich in plaats daarvan te richten op de regelmaat die zich op het niveau van een (klinische) populatie openbaarde. Bernard zocht objectiviteit juist in een absoluut (micro-)determinisme op het niveau van het individu. Het was zijn stellige overtuiging dat algemene fysiologische wetmatigheden aan het licht konden worden gebracht door de bestudering van verschijnselen in individuele organismen in het laboratorium. Daarvoor was het nodig om niet slechts passieve, observationele wetenschap te bedrijven – zoals Louis deed – maar actief te *interveniëren* in de natuur door het doen van experimenten (▶H. 7).

Alles overziende staan de opvattingen van d'Amador, Louis en Bernard voor drie verschillende posities ten aanzien van de grondslagen van het medische handelen. In niet geringe mate kenmerkt de geschiedenis van de geneeskunde zich door een permanente strijd tussen verschillende filosofische benaderingen: tussen empirisme en rationalisme, tussen probabilisme en determinisme, tussen gerichtheid op het individu of op groepen en categorieën, en tussen geneeskunst en geneeskunde.

9.4 De opkomst van maat en getal (1850–1950)

Een 'gespleten erfenis'

In de medische literatuur is vaak gesteld dat Louis de grote verliezer was van het Academiedebat. Het is echter beter om te spreken van een 'gespleten erfenis'. Enerzijds legde het *programma* van Louis – zijn missie om van de numerieke aanpak hét fundament te maken voor de wetenschappelijke ontwikkeling van de geneeskunde – het grotendeels af tegen concurrerende visies als die van Bernard en d'Amador. Anderzijds kregen (eenvoudige) statistische *methoden* wel degelijk – en steeds meer – ingang in zowel de medische wetenschap als de wetenschappelijke praktijk. In Nederland gebeurde dit aanvankelijk nog op zeer bescheiden schaal, maar begon na ongeveer 1880 een periode van explosieve groei in het gebruik van maat, getal en statistiek. Hierop volgde in het interbellum (de periode tussen de twee Wereldoorlogen) een fase van consolidatie en voorzichtig toenemende ontvankelijkheid voor meer verfijnde en complexe statistische methoden. In het hiernavolgende worden deze ontwikkelingen meer gedetailleerd beschreven ten aanzien van de domeinen volksgezondheid, kliniek en laboratorium.

Volksgezondheid

Op het terrein van de volksgezondheid is de directe invloed van het werk van Louis het grootst geweest, vooral via Britse en Amerikaanse leerlingen en bewonderaars. Bekende grondleggers van de populatie-epidemiologie, zoals de Brit William Farr en de Amerikaan George Shattuck, lieten zich door het werk van Louis inspireren en pasten de numerieke methode toe om de noodzaak aan te tonen van allerlei sanitaire, hygiënistische en preventieve maatregelen ter bevordering van de algehele gezondheidstoestand van de bevolking. Ook in Nederland maakten de hygiënistenbeweging vanaf medio 19^e eeuw gebruik van statistieken en eenvoudige statistische methoden (▶H. 15). Het werk van de Belgische wiskundige Adolphe Quetelet (1796–1874) – in het bijzonder zijn idee van de 'gemiddelde mens', gebaseerd op verdeling van eigenschappen binnen een populatie volgens een normaalverdeling – vormde daarvoor de theoretische basis (▶kadertekst).

Normaalverdeling

Voor iedere arts behoort de Gaussische of normaalverdeling tot de elementaire basiskennis van de medische statistiek. De oorsprong ervan ligt in de astronomie. In de late 18^e eeuw ontdekten astronomen dat er een regelmaat zat in de toevallige meetfouten die zij maakten bij het bepalen van de banen van hemellichamen. Verschillende wiskundigen – onder wie D. Bernouilli (1700–1782), P.S. Laplace (1749–1829) en C.F. Gauss (1777–1855) – probeerden zicht te krijgen op de exacte vorm van deze regelmaat, met de bekende klokvormige Gauss-curve als resultaat. Het ging hier dus om een foutenkromme die de kansverdeling van meetfouten aangaf. De Belg Adolphe Quetelet paste deze rond 1830 toe op de (normaal-)verdeling van biologische en sociale eigenschappen binnen een samenleving. De toestand van samenlevingen kon volgens hem het beste bestudeerd en onderling vergeleken worden aan de hand van de ideaaltypische 'gemiddelde mens', die voor alle eigenschappen binnen een populatie de gemiddelde waarde bezat.

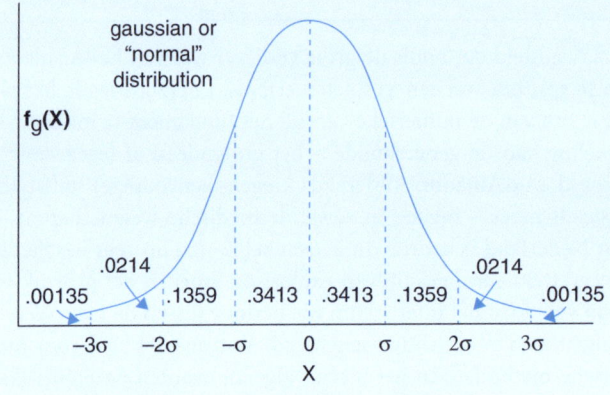

Rond 1900, toen de epidemiologische benadering van de hygiënisten overschaduwd raakte door de opkomst van de bacteriologie, verlegde de aandacht van het sociaal-statistische onderzoek zich in de richting van de kindergeneeskunde en de verzekeringsgeneeskunde. Geleidelijk werden de eerste contouren van de verzorgingsstaat zichtbaar, met onder andere de opbouw van een systeem van preventieve jeugdgezondheidszorg – met consultatiebureaus en schoolartsen – en het in werking treden van sociale wetgeving, zoals de Ongevallenwet (1901) en de Ziektewet (1930). In de jeugdgezondheidszorg was het zaak om goed in schatten of een kind zich wel gezond ontwikkelde en welke factoren daarop van invloed waren. In de verzekeringsgeneeskunde was het van groot belang om de (financiële) risico's op ongevallen, ziekte of sterfte te kunnen berekenen. Op beide terreinen begon men daarom grote hoeveelheden gegevens over (variatie binnen) allerlei mogelijke relevante fysieke, fysiologische, psychologische en omgevingskenmerken te verzamelen – waarop vervolgens statistische bewerkingen werden losgelaten. Dit resulteerde in allerlei concrete toepassingen, zoals voedingsadvisering en de groeigrafieken, met groeicurves langs verschillende percentiellijnen, die nog altijd worden gebruikt in consultatiebureaus. Bovendien droeg dergelijk sociaal-statistische onderzoek belangrijk bij aan een grote mate van standaardisatie en kwantificering van definities en classificaties van ziekten.

Kliniek

Al in de eerste helft van de 19ᵉ eeuw werden in ziekenhuizen statistieken bijgehouden met opname-, ontslag- en sterftecijfers (▶H. 7). Hoewel het lastig bleek om dokters zo ver te krijgen eenduidig te zijn in het gebruik van begrippen, diagnoses en ziekteclassificaties, werd het gebruik van statistiek in het ziekenhuis na 1850 steeds verder uitgebreid. Dit ging gelijk op met het toenemende belang van het ziekenhuiswezen zelf. Niet alleen nam het aantal ziekenhuizen en hun gemiddelde omvang sterk toe, ook hun functie veranderde. In de tweede helft van de 19ᵉ eeuw ontwikkelden ziekenhuizen zich geleidelijk van gasthuizen – die primair waren gericht op de verzorging van armen – tot geneeskundige behandelinstituten waarin ook steeds meer mensen uit de midden- en hogere klassen werden opgenomen (▶H. 13).

Maat, getal en numerieke methoden drukten vooral hun stempel op de diagnostische praktijk in ziekenhuizen. Steeds vaker werd gebruikgemaakt van meetinstrumenten als de thermometer en de sfygmomanometer (bloeddrukmeter), en kort voor 1900 werden de eerste bloed- en urinetesten geïntroduceerd. Tegen het eind van de 19ᵉ eeuw was het heel gebruikelijk geworden om de toestand van een patiënt uit te drukken in maat en getal, in plaats van in de meer kwalitatieve termen waarvan men zich in het verleden had bediend. Statistische methoden waren daarbij nodig om vast te stellen wat nu eigenlijk de betekenis was van al die kwantitatieve waarden: wat was nog 'normaal' en wat was 'afwijkend' (▶H. 3)?

Ook op het vlak van de therapie werd de toepassing van statistiek steeds gebruikelijker. In de tweede helft van de 19ᵉ eeuw nam de chirurgie sterk aan betekenis toe, als gevolg van de introductie van narcose (ether en chloroform) vanaf de jaren 1850, antisepsis (tegen wondinfectie) vanaf de jaren 1870 en asepsis (een steriele werkomgeving) vanaf de jaren 1890. Van deze ontwikkelingen ging een enorme stimulans uit voor de introductie van nieuwe chirurgische ingrepen en technieken, die met behulp van numerieke methoden werden geëvalueerd.

Laboratorium

Het experimentele laboratoriumonderzoek was in veel opzichten een belangrijke motor voor genoemde ontwikkelingen in de ziekenhuizen. Veel meet- en precisie-instrumenten werden in eerste instantie in het laboratoriumonderzoek ontwikkeld om nauwkeurig en zorgvuldig de resultaten van experimenten in kaart te kunnen brengen. Al gauw vonden zowel de meetinstrumenten als het ideaal van wetenschappelijke precisie en objectiviteit hun weg naar vooral de diagnostische praktijk. In het lab werden daarnaast steeds geregelder statistische methoden gebruikt voor de evaluatie van experimentele onderzoeksresultaten. Vanaf de jaren 1890 was hierdoor een duidelijke toename zichtbaar in de toepassing van cijfermatige onderbouwing in publicaties in het *Nederlandsch Tijdschrift voor Geneeskunde*.

Belangrijk was daarnaast de ontwikkeling die de bacteriologie en de farmacologie doormaakten. De serumtherapieën en ook de nieuwe vaccins die rond 1900 werden geïntroduceerd en bijvoorbeeld ook het eerste gesynthetiseerde geneesmiddel Aspirine zijn iconen geworden van een belangrijke historische breuk; na millennia waarin dokters op therapeutisch gebied tot zo goed als niets in staat waren geweest, brak een tijdvak aan waarin artsen werkelijk ziekten konden voorkomen en genezen. Dit ging gepaard met een transformatie van de farmaceutische bedrijfstak van huisnijverheid tot industrie. Producenten van geneesmiddelen richtten eigen laboratoria en onderzoeksafdelingen op. Dit leidde tot een explosieve toename van het aantal medicijnen dat op de markt werd gebracht. Fabrikanten deden daarbij, in hun streven zo veel mogelijk van deze middelen te verkopen, vaak overdreven en ongefundeerde uitspraken over de werkzaamheid ervan. Al vroeg in de 20^e eeuw stond de farmaceutische industrie in de Verenigde Staten bijvoorbeeld te boek als 'the great American fraud'. Daarnaast groeide de bezorgdheid over dokters die al te gemakkelijk en kritiekloos, te pas en te onpas, de nieuwe geneesmiddelen voorschreef aan hun patiënten.

De noodzaak van regulering van de geneesmiddelenmarkt werd in de periode snel onderkend. In verschillende Westerse landen werd in de eerste helft van de 20^e eeuw geleidelijk een infrastructuur voor het testen van nieuwe geneesmiddelen opgebouwd. De veiligheid en de effectiviteit van geneesmiddelen dienden daarbij primair in het laboratorium te worden aangetoond, op grond van de chemische samenstelling, studie van fysiologische of bacteriologische mechanismen en dierexperimenten. Daarnaast hield men zich nadrukkelijk bezig met de biologische standaardisering van geneeskundige preparaten. Dat was een belangrijke voorwaarde voor veilig en effectief gebruik van medicijnen, temeer omdat grote variatie in samenstelling en hoeveelheid werkzame stof bij één en hetzelfde middel toentertijd eerder regel dan uitzondering was. In de loop van de jaren 1920 en 1930 groeide het besef bij de betrokken instanties en onderzoekers dat ook klinische testen met menselijke proefpersonen noodzakelijk waren, alvorens nieuwe geneesmiddelen op de markt konden worden gebracht – al was het maar om inzicht te krijgen in het juiste gebruik, de voorgeschreven dosering en mogelijke onvoorziene bijwerkingen. Deze schaalvergroting in het laboratorium- en geneesmiddelenonderzoek deed langzaam maar zeker ook de noodzaak voelen van de toepassing van meer verfijnde statistische methoden bij de analyse van de steeds grotere hoeveelheden verzamelde getalsmatige gegevens.

Lage status

Alle beschreven ontwikkelingen ten spijt, werden statistische methoden en technieken slechts selectief en in beperkte mate omarmd binnen de verschillende medische domeinen. De wiskundige statistiek die in de periode 1890–1930 onder invloed van het werk van Francis Galton, Major Greenwood en Karl Pearson en hun biometrische school tot ontwikkeling kwam, kreeg slechts zeer geleidelijk ingang in de geneeskunde (▶kadertekst). Greenwood klaagde nog in de jaren 1940 dat er in de biomedische wetenschappen maar weinig oog was voor het probleem van variabiliteit. Nog altijd richtten onderzoekers zich vooral op cruciale experimenten in het laboratorium in plaats van studies onder (klinische) populaties te doen om inzicht te krijgen in de distributie van variatie.

De biometrische school

De basis voor de huidige wiskundige of inferentiële statistiek werd gelegd door de Britse 'biometrische school' van Francis Galton, Karl Pearson en Major Greenwood. Zij deden vooral onderzoek in de biologie, waarbij zij statistisch onderzoek naar variatie, variabiliteit en (normaal-)verdeling van menselijke kenmerken koppelden aan vraagstukken rond erfelijkheid, evolutie en eugenetica. In de periode tussen circa 1890 en 1930 introduceerden zij allerlei innovaties in de statistiek, te beginnen met het correlatiebegrip en de notie van regressie naar het gemiddelde. De statistiek kwam daarmee in zekere zin op eigen benen te staan. In de 19^e eeuw gold het uitgangspunt dat statistische wetmatigheden berustten op een onderliggende causale structuur. Statistiek en kansberekening waren slechts hulpmiddelen om die causale structuur op te helderen. In het werk van de biometrici waren statistische wetten echter autonoom. Ze konden niet langer herleid worden tot onderliggende oorzaken, maar zeiden op eigen kracht iets over de werkelijkheid.

Over het algemeen werden in de geneeskunde alleen zeer eenvoudige statistische methoden gebruikt. Vaak bleef het bij het bij optellen van observaties en gegevens, terwijl bewerkingen meestal niet verder gingen dan de berekening van gemiddelden en percentages. Waarschijnlijkheidsrekening werd nauwelijks toegepast. Dit is deels te verklaren doordat medici over het algemeen nauwelijks wiskundig geschoold waren. De complexe methoden en technieken die werden toegepast door de biometrische school gingen de meeste artsen eenvoudigweg boven de pet. Bovendien bleef statistiek voor veel dokters moeilijk te rijmen met het principiële uitgangspunt dat de individuele patiënt centraal behoorde te staan. Daarnaast waren er praktische bezwaren: in de klinische geneeskunde konden vaak onvoldoende gegevens worden verzameld of was de rubricering te onzeker om de toepassing van kansberekening en statistische inferentie te rechtvaardigen.

Numerieke data en methoden hadden dan ook niet de status of het gezag van wetenschap. Zowel in de kliniek als in het laboratorium werden ze beschouwd als nuttige hulpmiddelen, die konden worden ingezet om bijvoorbeeld meer inzicht te verkrijgen in de werkzaamheid van een behandelmethode. Maar uiteindelijk gaf het professionele oordeel van de arts of laboratoriumonderzoeker de doorslag. Zeker tot en met de jaren 1950 lag de prioriteit in de geneeskunde bij pathofysiologisch redeneren, níet bij statistisch-epidemiologisch bewijs. Daarna brak echter het 'statistische tijdperk' in de geneeskunde aan.

9.5 Het 'statistische tijdperk' in de geneeskunde (1950-heden)

De randomized controlled trial

In de tweede helft van de 20e eeuw won de statistiek sterk aan belang én status binnen de geneeskunde. Een belangrijke factor daarbij was de opkomst van het klinische onderzoeksdesign van de *randomized controlled trial* (RCT). De doorbraak van deze methode werd teweeg gebracht door een studie naar de werkzaamheid van het antibioticum streptomycine bij tuberculose. Het onderzoek werd uitgevoerd onder auspiciën van de Britse Medical Research Council (MRC); het artikel werd in 1948 gepubliceerd in de *British Medical Journal*. De wijze waarop de streptomycinetrial was opgezet werd in de *BMJ* gepresenteerd als een belangrijke innovatie, en nog altijd wordt de gevolgde methode geroemd. Patiënten werden met behulp van een systeem met verzegelde enveloppen willekeurig – *at random* – ingedeeld in een streptomycinegroep en een controlegroep. Tevens werd er strikt op toegezien dat geen van de betrokkenen op de hoogte was wie in welke groep was ingedeeld. Op die manier zou niemand kunnen worden beïnvloed, zodat het verschil in effectiviteit uitsluitend aan het toegediende middel zou kunnen worden toegeschreven. De methode van de RCT groeide in later jaren uit tot de norm voor het testen van de effectiviteit van therapeutische ingrepen.

Voor het grote succes van de RCT waren niet slechts wetenschappelijke, maar ook maatschappelijke factoren van belang. In de jaren zestig verloor het publiek het vertrouwen in de claims van de farmaceutische industrie, het voorschrijfgedrag van artsen en in de op *expert judgement* gebaseerde evaluaties van geneesmiddelen, vooral na de beruchte thalidomide(Softenon)-affaire van 1962. Zowel onder reguleerders als onder biomedisch onderzoekers groeide de behoefte aan een instrument waarmee zij intern orde op zaken konden stellen en extern het vertrouwen van het publiek konden terugwinnen.

Sinds de jaren 1970 mogen nieuwe geneesmiddelen pas op de markt worden gebracht nadat ze in een RCT zijn getest. De laatste dertig jaar is het dubbelblinde, gerandomiseerde en (placebo-)gecontroleerde klinische experiment uitgegroeid tot de 'gouden standaard' voor het vaststellen van de werkzaamheid van zowel medicamenteuze therapie als andere medische handelingen. De gedachte dat dokters zich bij het nemen van therapeutische beslissingen zo veel mogelijk moeten baseren op *evidence* uit *randomized trials* heeft inmiddels breed ingang gevonden.

Van infectieziekten naar chronische ziekten

Er was nog een andere ontwikkeling die belangrijk heeft bijgedragen aan de opkomst van statistisch-epidemiologisch redeneren in de geneeskunde: de zogeheten 'epidemiologische transitie' (▶H. 1). In de loop van de 20^e eeuw verschoof het accent in het ziekte- en sterftepatroon onder de bevolking van Westerse landen van infectieziekten naar chronische en degeneratieve aandoeningen. Anders dan bij infectieziekten, die men monocausaal (met per ziekte een specifieke ziektekiem als oorzaak) dacht te kunnen verklaren, waren bij het ontstaan van chronische ziekten meerdere factoren tegelijkertijd betrokken. Dokters moesten gaan denken in termen van *risicofactoren* (erfelijkheid, roken, gebrek aan lichaamsbeweging) die de *kans* op hart- en vaatziekten, kanker of obesitas vergroten.

Voor de opkomst van het denken in termen van risicofactoren zijn twee epidemiologische onderzoeksprogramma's van cruciale betekenis geweest. Het eerste had betrekking op de relatie tussen roken en longkanker, en begon in 1950 met publicaties van Richard Doll en Austin Bradford Hill (▶kadertekst en ◨fig. 9.2) in Engeland, en Ernst Wynder en Evarts Graham in de Verenigde Staten. Het tweede onderzoeksprogramma had betrekking op hart- en vaatziekten. In 1948 besloten epidemiologen een cohort van ongeveer zesduizend (nog) gezonde inwoners van het stadje Framingham voor langere tijd te volgen, waarbij elke twee jaar werd bijgehouden of er cardiovasculaire aandoeningen waren ontstaan. In het eerste officiële rapport van de Framingham Study uit 1961 werd de term risicofactoren gemunt – het begrip 'risico' was overigens afkomstig uit het verzekeringswezen, waar statistische methoden een belangrijke rol speelden.

Het paradigma van risicofactoren voor chronische ziekten veranderde het speelveld totaal. Niet langer ging het om een ziekte die al aanwezig was, maar om een ziekte die mogelijk ergens in de toekomst kon ontstaan. Een 'patiënt' met een verhoogd risico op cardiovasculaire ziekten had die ziekte nog niet en was dus 'gezond'. Toch kon hij te maken krijgen met allerlei adviezen voor een gezondere levensstijl en langdurig preventief behandeld worden met geneesmiddelen in de vorm van bloeddruk- en cholesterolverlagers. Op deze manier vervaagde de grens tussen ziek en gezond. Tevens ontstond een merkwaardig nieuw fenomeen: *ziekten zonder symptomen*, zoals hoge bloeddruk en verhoogd cholesterol. Deze asymptomatische aandoeningen werden in toenemende mate vastgesteld op basis van numerieke metingen met behulp van statistische methoden vastgestelde drempelwaarden. Een bloeddruk van boven 130/80 mm Hg kon bijvoorbeeld aanleiding geven tot de diagnose hypertensie. De Amerikaanse wetenschapshistoricus Jeremy Greene spreekt in dit verband van de introductie van een derde persoonsperspectief in de diagnostische praktijk. Het eerste en tweede persoonsperspectief – de percepties van de patiënt en de arts – werden minder relevant. In plaats daarvan werden numerieke definities van pathologie en risico, die waren gebaseerd op metingen, epidemiologische databanken, probabilistische berekeningen en door experts vastgestelde richtlijnen, steeds invloedrijker.

BRITISH MEDICAL JOURNAL

LONDON SATURDAY OCTOBER 30 1948

STREPTOMYCIN TREATMENT OF PULMONARY TUBERCULOSIS
A MEDICAL RESEARCH COUNCIL INVESTIGATION

The following gives the short-term results of a controlled investigation into the effects of streptomycin on one type of pulmonary tuberculosis. The inquiry was planned and directed by the Streptomycin in Tuberculosis Trials Committee, composed of the following members: Dr. Geoffrey Marshall (chairman), Professor J. W. S. Blacklock, Professor C. Cameron, Professor N. B. Capon, Dr. R. Cruickshank, Professor J. H. Gaddum, Dr. F. R. G. Heaf, Professor A. Bradford Hill, Dr. L. E. Houghton, Dr. J. Clifford Hoyle, Professor H. Raistrick, Dr. J. G. Scadding, Professor W. H. Tytler, Professor G. S. Wilson, and Dr. P. D'Arcy Hart (secretary). The centres at which the work was carried out and the specialists in charge of patients and pathological work were as follows:

Brompton Hospital, London.—Clinician: Dr. J. W. Crofton, Streptomycin Registrar (working under the direction of the honorary staff of Brompton Hospital); Pathologists: Dr. J. W. Clegg, Dr. D. A. Mitchison.
Colindale Hospital (L.C.C.), London.—Clinicians: Dr. J. V. Hurford, Dr. B. J. Douglas Smith, Dr. W. E. Snell; Pathologists (Central Public Health Laboratory): Dr. G. B. Forbes, Dr. H. D. Holt.
Harefield Hospital (M.C.C.), Harefield, Middlesex.—Clinicians: Dr. R. H. Brent, Dr. L. E. Houghton; Pathologist: Dr. E. Nassau.

Bangour Hospital, Bangour, West Lothian.—Clinician: Dr. I. D. Ross; Pathologist: Dr. Isabella Purdie.
Killingbeck Hospital and Sanatorium, Leeds.—Clinicians: Dr. W. Santon Gilmour, Dr. A. M. Reevie; Pathologist: Professor J. W. McLeod.
Northern Hospital (L.C.C.), Winchmore Hill, London.—Clinicians: Dr. F. A. Nash, Dr. R. Shoulman; Pathologists: Dr. J. M. Alston, Dr. A. Mohun.
Sully Hospital, Sully, Glam.—Clinicians: Dr. D. M. E. Thomas, Dr. L. R. West; Pathologist: Professor W. H. Tytler.

The clinicians of the centres met periodically as a working subcommittee under the chairmanship of Dr. Geoffrey Marshall; so also did the pathologists under the chairmanship of Dr. R. Cruickshank. Dr. Marc Daniels, of the Council's scientific staff, was responsible for the clinical co-ordination of the trials, and he also prepared the report for the Committee, with assistance from Dr. D. A. Mitchison on the analysis of laboratory results. For the purpose of final analysis the radiological findings were assessed by a panel composed of Dr. L. G. Blair, Dr. Peter Kerley, and Dr. Geoffrey S. Todd.

Introduction

When a special committee of the Medical Research Council undertook in September, 1946, to plan clinical trials of streptomycin in tuberculosis the main problem faced was that of investigating the effect of the drug in pulmonary tuberculosis. This antibiotic had been discovered two years previously by Waksman (Schatz, Bugie, and Waksman, 1944); in the intervening period its power of inhibiting tubercle bacilli *in vitro*, and the results of treatment in experimental tuberculous infection in guinea-pigs, had been reported; these results were strikingly better than those with any previous chemotherapeutic agent in tuberculosis. Preliminary results of trials in clinical tuberculosis had been published (Hinshaw and Feldman, 1945; Hinshaw, Feldman, and Pfuetze, 1946; Keefer et al., 1946); the clinical results in pulmonary tuberculosis were encouraging but inconclusive.

The natural course of pulmonary tuberculosis is in fact so variable and unpredictable that evidence of improvement or cure following the use of a new drug in a few cases cannot be accepted as proof of the effect of that drug. The history of chemotherapeutic trials in tuberculosis is filled with errors due to empirical evaluation of drugs (Hart, 1946); the exaggerated claims made for gold treatment, persisting over 15 years, provide a spectacular example. It had become obvious that, in future, conclusions regarding the clinical effect of a new chemotherapeutic agent in tuberculosis could be considered valid only if based on adequately controlled clinical trials (Hinshaw and Feldman, 1944). The one controlled trial of gold treatment (and the only report of an adequately controlled trial in tuberculosis we have been able to find in the literature) reported negative therapeutic results (Amberson, McMahon, and Pinner, 1931). In 1946 no controlled trial of streptomycin in pulmonary tuberculosis had been undertaken in the U.S.A. The Committee of the Medical Research Council decided then that a part of the small supply of streptomycin allocated to it for research purposes would be best employed in a rigorously planned investigation with concurrent controls.

The many difficulties of planning and conducting a trial of this nature are important enough to warrant a full description here of the methods of the investigation.

Plan and Conduct of the Trial

Type of Case

A first prerequisite was that all patients in the trial should have a similar type of disease. To avoid having to make allowances for the effect of forms of therapy other than bed-rest, the type of disease was to be one not suitable for other forms of therapy. The estimated chances of spontaneous regression must be small. On the other hand, the type of lesion should be such as to offer some prospect of action by an effective chemotherapeutic agent; for this reason old-standing disease, and disease with thick-walled

4582

◻ Figuur 9.2   Austin Bradford Hill, publicatie van de eerste RCT, 1948

> **Austin Bradford Hill**
>
> Als iemand de geneeskunde het 'statistische tijdperk' heeft ingeleid, dan is dat wel (Sir) Austin Bradford Hill (1897–1991). Deze Britse epidemioloog en statisticus bedacht in 1948 de methodologische opzet van de randomized controlled trial (RCT). Ook was hij een van de pioniers in het onderzoek naar het verband tussen roken en longkanker. Generaties van medici en biomedische onderzoekers zijn door Hill in de medische statistiek 'opgevoed'. Reeds in 1937 publiceerde hij in *The Lancet* een serie artikelen over het gebruik statistische methoden in de geneeskunde die nog in hetzelfde jaar in boekvorm werd gepubliceerd onder de titel *Prinicples of medical statistics*. Het boek beleefde vele herdrukken en herzieningen; de laatste verscheen in 1992. Steeds hield Hill de praktische relevantie van de statistiek voor de geneeskunde voor ogen. Door deze werkwijze slaagde hij erin de geneeskunde – die lange tijd weinig ontvankelijk was – te 'openen' voor de statistische methode.

Geneeskunde en gezondheidszorg onder druk: klinische epidemiologie en EBM

De opkomst van de RCT en het groeiend bewustzijn van het belang van risicofactoren voor chronische ziekten maakten de geneeskunde vatbaarder voor statistisch-epidemiologisch redeneren. De omstandigheden van de tweede helft van de 20^e eeuw droegen echter belangrijk bij aan deze ontwikkeling. Vanaf het eind van de jaren 1960 werd de geneeskunde geconfronteerd met een groot aantal uitdagingen die kunnen worden opgevat als de keerzijde van het grote succes van de moderne geneeskunde. De wetenschappelijke en technologische vooruitgang had de alledaagse klinische praktijk steeds complexer gemaakt. Dokters werden geconfronteerd met toenemende keuzemogelijkheden en onzekerheden met betrekking tot diagnostiek en therapie, terwijl ze de ontwikkelingen in hun vakgebied nauwelijks meer konden bijhouden. Daarnaast ontstond er, vooral vanaf de jaren 1970, druk op de geneeskunde van buitenaf: patiënten werden mondiger, en er kwam een sterk gepolariseerd debat op gang kwam over de nadelen van medicalisering. Ten slotte gingen overheden en verzekeraars zich in verband met de explosief stijgende kosten steeds meer bemoeien met de gezondheidszorg.

Deze interne en externe uitdagingen gaven een impuls tot methodologische zelfreflectie bij figuren die wel worden gezien als de aartsvaders van evidence-based medicine: de Amerikaan Alvan Feinstein, de Brit Archie Cochrane, de Deen Henrick Wulff en de Amerikaanse Canadees David Sackett. Ondanks hun onderlinge verschillen hadden zij één ding gemeen: zij allen vonden dat de wetenschappelijke kennis van het laboratoriumonderzoek volstrekt ontoereikend was om de problemen van de moderne medische praktijk op te kunnen lossen. Volgens hen was er daarom behoefte aan een aanvullende basiswetenschap voor het medische handelen: de klinische epidemiologie.

Uit deze nieuwe discipline – en in het bijzonder uit de afdeling voor klinische epidemiologie van de Canadese McMaster universiteit – is evidence-based medicine voortgekomen. De EBM-beweging wilde dat dokters hun beslissingen over patiënten minder gingen baseren op pathofysiologische kennis of klinische ervaring en meer op basis van statisch-epidemiologisch bewijs uit klinisch-epidemiologisch onderzoek. Voorstanders van EBM betoogden dat het 'oude paradigma' eenvoudigweg erg gevaarlijk kon zijn. Een voorbeeld dat zij daarbij vaak gebruikten was het advies uit de bekende 'opvoedbijbel' van dr. Benjamin Spock om baby's op hun buik te leggen. Dit advies was gebaseerd op een logisch lijkende pathofysiologische redenering: als een kind op de rug lag en het moest overgeven, dan kon het stikken in het braaksel. Dit advies, dat decennialang is opgevolgd, heeft geleid tot onnodige kindersterfte. Inmiddels weten we uit vergelijkende epidemiologische studies dat buikligging de kans op wiegendood vergroot. Een verhelderend Nederlands voorbeeld betreft de acute middenoorontsteking bij kinderen. Het was lang gebruikelijk om, wederom op grond van een logische redenering (de druk verminderen), het trommelvlies van een ontstoken oor door te prikken. In andere landen werden veelal antibiotica voorgeschreven. In Utrechtse vergelijkende studies is echter aangetoond dat in verreweg de meeste gevallen behandeling met pijnstilling afdoende is. Alleen voor het kleine percentage kinderen met een verhoogd risico op complicaties was behandeling met antibiotica geboden.

Al snel bleek dat EBM-praktiserende medici houvast bood bij het nemen van klinische beslissingen in een almaar complexer wordende medische praktijk. Daarnaast sloot EBM, door de nadruk op harde, kwantitatieve evidence en de explicitering van het medische handelen in klinische richtlijnen, goed aan bij de toenemende politieke en maatschappelijke druk op artsen om zich transparant en toetsbaar op te stellen (▶kadertekst en ◘fig. 9.3).

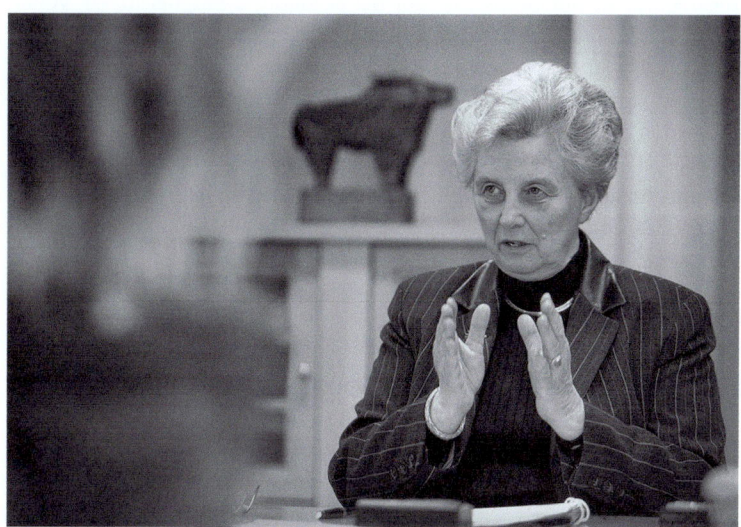

◘ **Figuur 9.3**   Minister Borst in haar kantoor bij het ministerie van VWS, November 2000

Els Borst-Eilers
Na de tragische dood van Els Borst-Eilers, de voormalige minister van Volksgezondheid, werd zij bovenal herinnerd om de Euthanasiewet van 2001. De rol die zij heeft gespeeld bij de introductie van EBM in Nederland is echter niet minder belangrijk. Als minister (1994–2002) zag zij in EBM het instrument bij uitstek om de gezondheidszorg *doelmatiger* te maken. Het beleid van Borst-Eilers was gebaseerd op een visie die ze als vicevoorzitter van de Gezondheidsraad had ontwikkeld. In het invloedrijke rapport *Medisch handelen op een tweesprong* (1991) werd een dringend beroep op de medische professie gedaan om zelf 'orde op zaken te stellen', anders zouden 'de overheid, de verzekeraars of het ziekenhuismanagement het initiatief overnemen'. Artsen konden niet langer volstaan met hun traditionele solistische manier van werken, maar moesten zich toetsbaar opstellen. Hun medisch handelen moest voortaan worden gestuurd door 'bewezen doeltreffendheid', de 'klinisch-epidemiologische denktrant', meer samenwerking en toepassing van protocollen.

EBM is zelf een historisch, dus veranderlijk fenomeen

EBM is niet alleen een *product* van de historische omstandigheden van de late 20ᵉ eeuw, het is zelf ook een historisch (en dus veranderlijk) fenomeen. Toen de klinisch-epidemiologen van McMaster in 1992 het concept EBM internationaal lanceerden, was het vooral een meer aantrekkelijk klinkende term voor de *critical appaisal* die zij al sinds de jaren tachtig onder de bezielende leiding van Sackett toepasten. Critical appraisal (ofwel kritische evaluatie) bood de individuele clinicus een aantal praktische instrumenten waarmee hij zijn weg kon vinden in de explosief toenemende hoeveelheid medische literatuur. In de loop van de jaren negentig verschoof het zwaartepunt van de EBM-beweging van Canada naar Groot-Brittannië. Dat ging gepaard met een aanzienlijke inhoudelijke verandering. Critical appraisal kwam minder centraal te staan en in plaats daarvan werden *systematic reviews* (al dan niet geproduceerd door de Cochrane Collaboration) en evidence-based klinische richtlijnen de belangrijkste concrete uitingsvormen van EBM. Daarnaast werden de principes en instrumenten van EBM steeds nadrukkelijker opgevat als hulpmiddelen voor het gezondheidszorgbeleid, dat vooral was gericht op de verhoging van doelmatigheid en kosteneffectiviteit.

Deze verbreding van EBM stuitte op veel kritiek: de evidence-based richtlijnen zouden leiden tot 'kookboekgeneeskunde' en EBM zou door overheden, verzekeraars en managers gemakkelijk kunnen worden misbruikt om bezuinigingen te legitimeren. Mede in antwoord op deze kritiek stelde de EBM-beweging eind jaren negentig haar gedachtegoed bij. De nadruk lag niet meer uitsluitend op hard kwantitatief bewijs, maar op de integratie van dat bewijs met klinische expertise en patiëntenvoorkeuren.

9.6 Kansen en bedreigingen

Dankzij de introductie van EBM heeft statistisch-epidemiologisch bewijs een vaste plaats gekregen in het klinische besluitvormingsproces. Daardoor heeft de EBM-beweging een belangrijke bijdrage geleverd aan de zogenoemde 'afschafgeneeskunde'. Diagnostische en therapeutische praktijken die de toets van het statisch-epidemiologisch bewijs niet konden doorstaan – die dus niet effectief of zelfs schadelijk bleken – zijn geëlimineerd. Belangrijk is ook de attitudeverandering die EBM teweeg heeft gebracht door *authority-based medicine* te bestrijden. De onzekerheid die inherent is aan de geneeskunde wordt openlijk erkend, zodat de arts niet meer de autoriteit is die geen twijfel kent en alles weet, maar iemand is die op zoek moet naar het best beschikbare bewijs. Dat bewijs is toegankelijk gemaakt in (databases met) *systematic reviews* en klinische richtlijnen.

Tegelijkertijd is er ook een aantal bedreigingen. Om te beginnen gaat de informatie-explosie in de medische wetenschap door, waarbij lang niet alle geproduceerde evidence betrouwbaar of klinisch relevant is. Het is zeer de vraag of dit probleem hanteerbaar kan worden gehouden met de productie van systematic reviews en richtlijnen. Bovendien worden richtlijnen vaak ofwel te weinig ofwel te rigide en dogmatisch toegepast. Tot slot is er reden tot bezorgdheid over het gebruik van EBM als bureaucratisch beheersingsinstrument door verzekeraars, overheidsinstanties en managers. Om al deze bedreigingen het hoofd te kunnen bieden, zou de EBM beweging er – ironisch genoeg – goed aan doen het eigen gedachtegoed te relativeren. Statistisch-probabilistische kennis kan niet méér zijn dan een interpretatiekader voor de arts, die altijd nog een vertaalslag moet maken van de evidence naar de individuele patiënt die op dat moment voor hem staat. Voor dat laatste moet de arts nog altijd teruggrijpen op klinische expertise en pathofysiologisch redeneren. Zo zijn, naast Louis, ook d'Amador en Bernard blijvend relevant als historische inspiratiebron voor de hedendaagse arts.

Verder lezen

Matthews JR. Quantification and the quest for medical certainty. Princeton, New Jersey: Princeton University Press; 1995.

Wiersma T. Twee eeuwen zoeken naar medische bewijsvoering: de gespannen verhouding tussen experimentele fysiologie en klinische epidemiologie. Amsterdam: Boom; 1999.

Bolt T. A doctor's order: the Dutch case of evidence-based medicine (1970–2015). Antwerpen: Garant; 2015.

Technologische netwerken – innovatie door apparaten

E.S. Houwaart

© Bohn Stafleu van Loghum is een imprint van Springer Media B.V., onderdeel van Springer Nature 2018
H. F. P. Hillen, E. S. Houwaart en F. G. Huisman (Red.), *Medische geschiedenis*,
https://doi.org/10.1007/978-90-368-2169-8_10

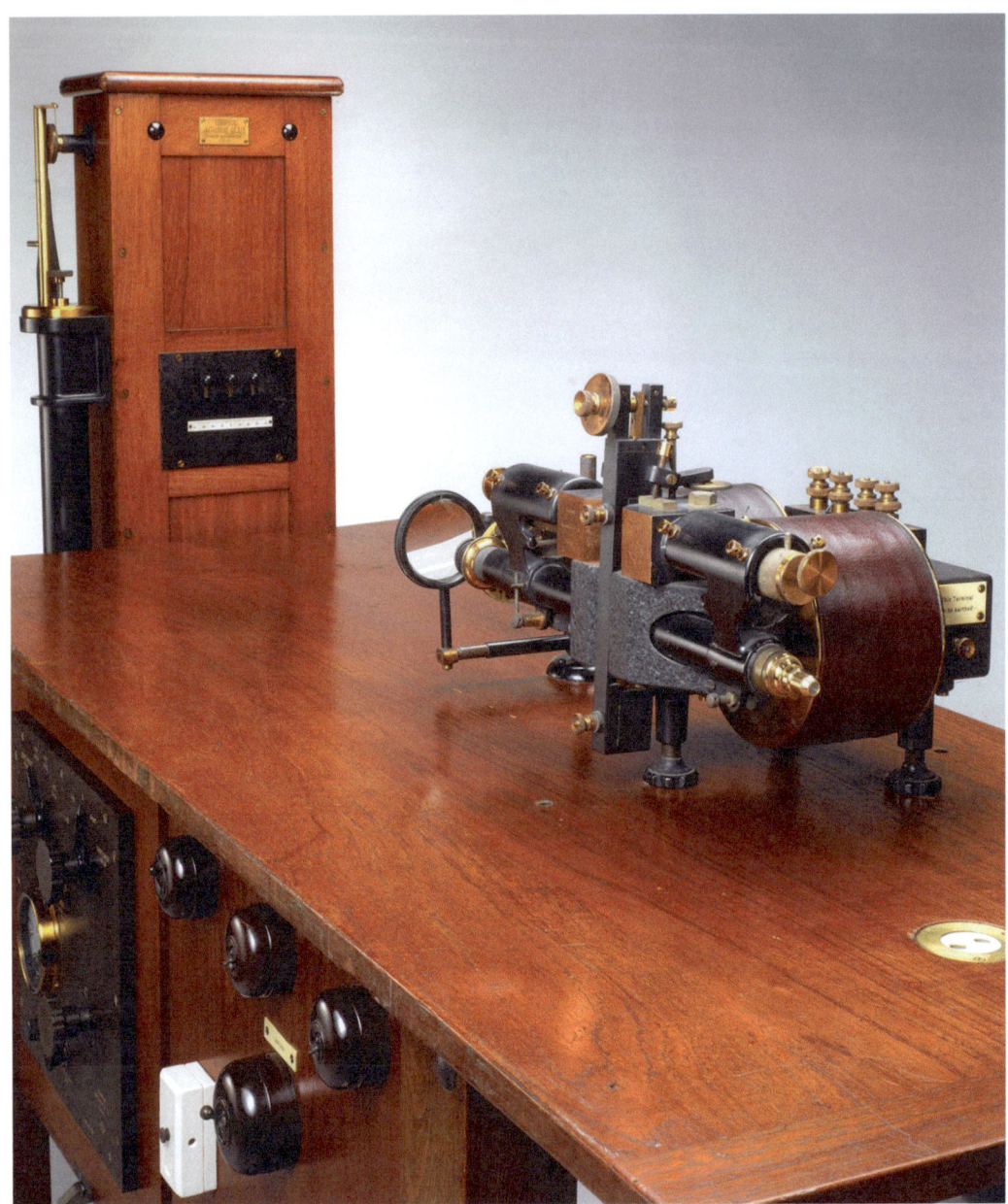

Casus

Magnetic resonance imaging (MRI)
In 1980 verscheen tamelijk onverwacht de zogenoemde 'MRI-scanner' op het toneel, die beter dan enige andere techniek de weke delen van het lichaam kon afbeelden. De scanner brengt met behulp van sterke magneetvelden en radiogolven de verdeling van waterstofkernen in het lichaam in kaart. Aangezien weefsels verschillende waterstofdichtheden hebben, kunnen zo details van de anatomie worden waargenomen. De grote hoeveelheid metingen wordt in een computer verwerkt tot driedimensionale 'plakjes' van het lichaam, die onder elke willekeurige hoek kunnen worden gepresenteerd. De klinische acceptatie van de MRI was moeizaam, in verband met de hoge kosten en veiligheidsproblemen, maar ook door twijfel over de meerwaarde ten opzichte van andere technieken (zoals de CT-scan). Bovendien was de ontwikkeling van de nieuwe techniek niet slechts het resultaat van kijken met een andere bril naar bijvoorbeeld de hersenen, maar van een langdurig proces van interpreteren en bijstellen van klassieke representaties en diagnostische criteria – een leerproces vergelijkbaar met dat rond de röntgendiagnostiek in de 20^e eeuw. MRI-scans kunnen worden gebruikt voor de diagnostiek van aandoeningen van hart en hersenen, multipele sclerose, darmziekten en van de weke delen van gewrichten.

10.1 Inleiding

Medische innovatie in de 21^e eeuw is moeilijk voorstelbaar zonder technologische onderzoekprogramma's en industriële bedrijven die investeren in de ontwikkeling van nieuwe diagnostische en therapeutische apparatuur, geneesmiddelen en biomaterialen. We zijn in de westerse wereld zo gewend geraakt aan de afhankelijkheid van medische technologie, dat niemand het acceptabel vindt om de nieuwste technische vindingen om financiële redenen niet of beperkt beschikbaar te stellen. Technologische innovatie staat gelijk aan verbetering van de kwaliteit van zorg. Patiëntengroepen verwachten – of eisen soms – dat een nieuwe medische techniek wordt ingevoerd, nog voordat de werking van die techniek goed is uitgezocht.

Hoe vanzelfsprekend die afhankelijkheid van technologie misschien ook lijkt, ze is nog maar van betrekkelijk recente datum. Nog rond 1900 stond de klassieke anamnese en het lichamelijk onderzoek voorop (▶H. 11). De diagnose werd ondersteund door de resultaten van onderzoek met stethoscoop en thermometer. De therapie bestond uit het voorschrijven van leefregels, aangevuld met pijnstillende, koortswerende, laxerende of stoppende middelen. Een uitzondering op dit patroon vormde het heelkundig handelen. In de heelkunde werd van oudsher een groot aantal instrumenten gebruikt en sinds een generatie beschikte men ook over middelen voor narcose en antisepsis. De dominante aanwezigheid van instrumenten in de medische praktijk is dus een fenomeen van de 20^e eeuw.

Technieksociologen hebben beschreven hoe de medische praktijk in de 20^e eeuw volledig afhankelijk is geworden van technologie: apparaten, chirurgische instrumenten en technieken en farmaceutische producten. Als verklaring daarvoor wijzen zij op uiteenlopende factoren, zoals hooggestemde verwachtingen van de technieken bij artsen en patiënten, industriële belangen, financiële motieven van ziekenhuizen, de drang tot medische specialisering, nieuwe mogelijkheden voor wetenschappelijk onderzoek en statusverhogende effecten. Volgens de medisch-historicus Joel Howell illustreert de ontwikkeling van twee apparaten – het röntgentoestel en de elektrocardiograaf – het duidelijkst welke positie techniek in de dagelijkse medische praktijk van de 20^e eeuw is gaan innemen. De geschiedenis van beide apparaten toont hoe een radicaal nieuwe manier van kijken naar ziekte is ontstaan en wat de gevolgen daarvan zijn geweest voor de praktijk van de geneeskunde. Innoveren van de medische praktijk door de invoering van nieuwe instrumenten betekent namelijk niet alleen verbetering van al bestaande diagnostiek of therapie, maar ook het genereren van nieuwe vormen van kennis. Na de invoering van een nieuwe techniek in de medische praktijk leert men niet zozeer wat al bekend is, men leert wat er zou kúnnen zijn. Er moet betekenis aan het nieuwe instrument worden gegeven. Dit hoofdstuk laat zien dat medisch-technologisch onderzoek in de 20^e eeuw een autonome dynamiek heeft verworven en dat nieuwe instrumenten via een langdurig leerproces tot 'spreken' moeten worden gebracht voordat ze volledig in de medische praktijk kunnen worden opgenomen.

10.2 Opkomst van de arts-bricoleur (1850–1890)

De tweede helft van de 19^e eeuw is te beschouwen als de kraamkamer van de latere technologische geneeskunde. Toen transformeerde de geneeskunde in een natuurwetenschappelijk vakgebied en begonnen velen het laboratorium te beschouwen als de enige juiste omgeving voor medisch-wetenschappelijk onderzoek (▶ H. 8). Deze ontwikkeling werd niet door iedereen positief ontvangen. Vooral artsen die aan ziekenhuizen waren verbonden maakten zich zorgen. Deze clinici betwijfelden of het laboratorium de weg was naar goede medische kennis; de natuurlijke plaats van de geneeskunde was volgens hen het ziekbed. Zij wilden daarom het klinisch onderzoek van een wetenschappelijk fundament voorzien en gingen daarbij gebruikmaken van nieuwe 'objectiverende' instrumenten.

Zo verscheen na 1880 een nieuwe generatie artsen die dankzij de hervormingen van het medische onderwijs in de jaren zeventig vertrouwd waren geraakt met natuurwetenschappelijke verklaringsmodellen, instrumenten en laboratoriumtechnieken. Veel van de instrumenten waren varianten op technieken die sinds 1850 in universitaire laboratoria waren ontworpen voor het doen van fysiologisch en chemisch onderzoek. Zo waren de klinische polygraaf en myograaf voor het grafisch weergeven van bloeddrukvariaties en spiercontracties een aanpassing van de in 1847 door de Duitse fysioloog Carl Ludwig (1816–1895) ontworpen kymograaf: een ronddraaiende beroete trommel waarop een schrijver fysiologische verschijnselen in de vorm van een curve kon 'inscriberen'. Hetzelfde gold voor de geruchtmakende sfygmograaf of polsschrijver. Dit instrument kon de met de hartslag afwisselende vergroting en verkleining van de polsslagader op grafisch papier afbeelden.

In deze periode van groeiende nieuwsgierigheid naar het klinisch gebruik van instrumenten springen drie zaken in het oog. De invoering van nieuwe instrumenten ging telkens gepaard met veel onduidelijkheid over de *betekenis* van die instrumenten. In de tweede plaats groeide de bestaande verzameling van medische instrumentmakerijen uit tot een uitgebreid netwerk van technische *toeleveringsbedrijven* en internationale handelsfirma's. En ten slotte ging een deel van de medici zelf een actieve en leidende rol spelen bij het *ontwerpen* van nieuwe instrumenten. We zullen deze drie punten kort bespreken:

Betekenis

De gedachte achter de nieuwe instrumenten was dat ze de medicus practicus minder afhankelijk zouden maken van zijn subjectieve oordeel of van het verhaal van de patiënt. Met behulp van het instrument kon een fysiologisch of pathologisch verschijnsel bij een patiënt zonder tussenkomst van het subject – de diagnosticerende arts – zichtbaar worden gemaakt.

De instrumentele objectivering van de klinische waarneming zou zo leiden tot een klinische wetenschap. In de praktijk bleek echter dat waarnemingen via instrumenten verschillend konden worden geïnterpreteerd, wat vervolgens de vraag opwierp hoe men het beste tot afspraken over die interpretaties kon komen.

Een vroeg voorbeeld van de verwarring die een nieuw instrument kon oproepen is de stethoscoop. De Fransman René Laennec (1781-1826) had in 1819 laten zien hoe via de stethoscoop symptomen van longziekten in de vorm van geluiden konden worden herkend. Laennec maakte met zijn stethoscoop het lichamelijk onderzoek tot het kernstuk van de diagnose en ging daarmee buiten het verhaal van de patiënt om. In de decennia die volgden gebeurde echter precies het tegenovergestelde van wat Laennec had beoogd: medici die de stethoscoop gebruikten, ontdekten zo veel verschillende geluiden die op ziekte konden duiden, dat niemand er nog wijs uit kon worden. Het is niet verwonderlijk dat vele medici de stethoscoop niet vertrouwden en vasthielden aan het verhaal van de patiënt. Pas nadat de Weense arts Joseph Skoda (1805-1881) in 1839 een kritische evaluatie van alle mogelijke geluiden had gegeven, raakte de stethoscoop geleidelijk geaccepteerd. Rond 1870 – na veel denkwerk over de diagnostische betekenis van geluiden – had de stethoscoop een vaste plaats in de diagnostiek verworven.

Deze gang van zaken, die veel weg heeft van een collectief leerproces, zien we terug bij vrijwel alle technieken die later in de 19^e eeuw hun intrede deden. De oog- en keelspiegel beloofden objectieve zekerheid bij de diagnose, maar leidden volgens veel critici tot de ontdekking van allerlei niet-bestaande ziekten. De uiteindelijke conclusie was dat de oogspiegel even betrouwbaar was als de persoon die het instrument bediende. De al langer bestaande thermometer won na 1870 aan populariteit nadat de Duitse fysioloog Carl Wunderlich (1815-1877) in 1866 over de 'onpartijdigheid van dit instrument' had gepubliceerd. De klinische thermometrie raakte wijdverbreid in ziekenhuizen, maar gaandeweg rezen twijfels over de relevantie en de betekenis van de vele temperatuurdata die van alle patiënten werden bijgehouden omdat er geen standaarden bestonden. De integratie van nieuwe instrumenten in de medische praktijk maakt iets duidelijk wat ook in de gehele 20^e eeuw een rol blijft spelen bij technologische innovatie in de medische praktijk: het nut van een instrument spreekt niet voor zichzelf en moet gaandeweg, met vallen en opstaan, worden ontdekt. Daarom was het klinisch succes van instrumenten volledig afhankelijk van de bereidheid en de vaardigheid van clinici om afspraken te maken over de betekenis van het instrument.

Toeleveringsbedrijven

Ook al was de 'verwetenschappelijking' van de kliniek met vraagtekens omgeven, in de laatste decennia van de 19^e eeuw nam de vraag naar medische instrumenten sterk toe. In de grote Europese steden schoten nieuwe firma's die instrumenten bouwden en verhandelden als paddenstoelen uit de grond. Artsen en hospitalen konden kiezen uit een rijk gevarieerd aanbod van stethoscopen, oogspiegels, thermometers, microscopen, sfygmografen, myografen en andere elektrofysiologische apparatuur. Bovendien kwamen in deze jaren nieuwe chirurgische instrumenten en chemisch-diagnostische toestellen beschikbaar. Rond 1900 was de instrumentenhandel in Europa uitgegroeid tot een belangrijke productiesector, compleet met jaarbeurzen en tentoonstellingen, waar specialistische bedrijven hun nieuwste diagnostische instrumenten, laboratoriumbenodigdheden, narcoseapparatuur en chirurgische instrumenten uitstalden. Elektromedische apparatuur, bedoeld voor allerlei vormen van therapie, vormde de meest veelbelovende noviteit. Wie in de jaren negentig goed rondkeek in de toonzalen van de medische instrumentenindustrie kon vermoeden dat de geneeskunde aan de vooravond stond van een technologische revolutie.

Artsen als ontwerper

In deze vroege fase van medisch-technologische innovatie speelden natuurkundig en scheikundig geschoolde instrumentmakers een grote rol. Wat echter vooral opvalt, is hoe dikwijls technici en medici, verbonden aan klinische instellingen en universitaire laboratoria, intensief met elkaar samenwerkten. Er groeide een traditie van 'arts-bricoleurs' die in hun klinische omgeving op zoek waren naar nieuwe technieken om hun diagnostische werk van een wetenschappelijke basis te voorzien. Een vroeg voorbeeld daarvan is de arts en natuurkundige Hermann von Helmholtz (1821-1894), die in de jaren vijftig de oogspiegel ontwierp voor de beoordeling van de retina. Een vergelijkbaar Nederlands voorbeeld is de Utrechtse hoogleraar Franciscus Cornelis Donders (1818-1889) die aan een indrukwekkende reeks oogheelkundige instrumenten werkte in nauwe samenwerking met zijn instrumentontwerper (fig. 10.1).

Tegen het eind van de 19e eeuw was het geen zeldzaamheid meer dat instrumentmakers in samenwerking met medici en natuurkundigen medische instrumenten en elektromedische apparatuur ontwikkelden en deze met succes op grote schaal verkochten. In tal van ziekenhuizen en particuliere werkplaatsen begonnen medici en technici de mogelijkheden van natuurkundige en scheikundige technieken te verkennen op hun klinische bruikbaarheid. Eenmaal ontworpen, volgde de soms langdurige strijd voor erkenning van het nut van de nieuwe vinding. De arts-bricoleur zou ook later in de 20e eeuw steeds een belangrijke factor blijven in de medisch-technologische ontwikkeling.

10.3 Het ontstaan van technologische systemen (1890-1945)

Elektriciteit ging na 1890 een centrale rol spelen in de technologische innovatie van de geneeskunde. Het elektromedisch instrument sloot goed aan bij de heersende gedachte dat het menselijk lichaam een *machine animale* is waarin energie, elektriciteit en beweging in elkaar konden overgaan, en waarvan de gezondheid met behulp van elektrische werktuigen kon worden behouden of hersteld. Belangrijk was de introductie van hoogfrequente wisselstroom, waarmee op diverse plaatsen van het lichaam warmte kon worden geproduceerd. Deze techniek was in de jaren tachtig ontwikkeld door de Franse medicus en natuurkundige J. Arsène d'Arsonvalle (1851-1940). De 'arsonvalisatie' – waarvoor de Weense arts K.F. Nagelschmidt in 1909 de term 'diathermie' voorstelde – kreeg na 1900 een vaste plaats in ziekenhuizen en inrichtingen voor fysische geneeskunde. De indicaties voor diathermie waren neuralgie, acne, lupus, chronisch reuma, atrofie van de spieren, en respiratie- en circulatiestoornissen. In dezelfde tijd verschenen elektromedische apparaten die bijzondere fysische effecten konden opwekken, zoals ozontoestellen voor de behandeling van diabetes, astma, kinkhoest en elektrische baden ter verwijdering van schadelijke stoffen uit het lichaam. Een vinding die zowel bij medici als bij patiënten op grote belangstelling kon rekenen was het opwekken van ultraviolet licht voor de behandeling van huidtuberculose. Deze techniek was ontwikkeld door de Deense arts Niels Finsen (1860-1904), waarna zijn in 1896 gestichte Instituut voor lichtbehandeling lupuspatiënten uit alle delen van Europa trok. Overal in Europa ontstonden daarna zogenoemde 'Finseninstituten'. In 1903 kreeg Finsen voor zijn werk de Nobelprijs voor de geneeskunde toegekend. Rond 1900 beschikten tal van ziekenhuizen en inrichtingen voor fysische geneeskunde over een 'elektrische afdeling' voor galvanisatie en faradisatie. Bovendien was in de chirurgie galvanische stroom in gebruik gekomen voor cauterisatie bij aneurysmata, poliepen, fistels, huidaandoeningen en kanker, terwijl

10.3 · Het ontstaan van technologische systemen (1890-1945)

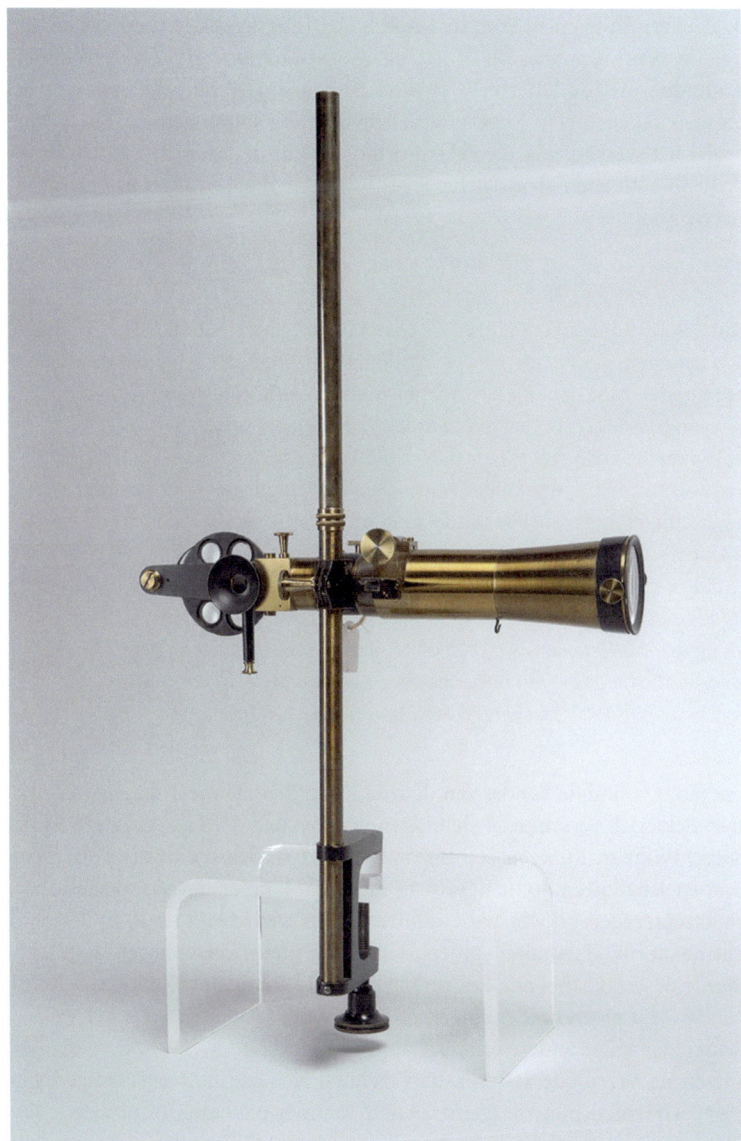

Figuur 10.1 Oogspiegel door de Amsterdamse instrumentmaker Epkens, volgens een ontwerp van Donders (1852)

tevens kijkinstrumenten met verlichting (cystoscoop, urethroscoop, KNO-instrumenten) op de markt verschenen. In de jaren 1900-1920 volgde in veel ziekenhuizen de introductie van de kwikbooglamp voor ultraviolet licht (de hoogtezon), het radium en het uranium ('Becquerelstralen') als therapeutische technieken.

Tegen deze achtergrond vonden er twee technische innovaties plaats die grote gevolgen zouden hebben voor de medische praktijk in de 20^e eeuw. Ten eerste presenteerde de Leidse hoogleraar fysiologie Willem Einthoven in 1903 zijn zogenoemde 'snaargalvanometer' (▶kadertekst). In voorgaande jaren had hij onderzoek gedaan naar de elektrische eigenschappen van het hart, met als doel een instrument voor de klinische hartdiagnostiek te ontwikkelen. Op basis van wiskundige berekeningen wist hij in het 'elektrocardiogram' vijf golven te onderscheiden die hij aanduidde met de letterreeks PQRST. De snaargalvanometer kon op veel belangstelling van artsen rekenen. De Engelse arts Lewis, door sommigen de eerste 'cardioloog' genoemd, wist het werken met de elektrocardiograaf in de jaren 1910-1930 breed toegankelijk te maken door te laten zien dat het instrument de diagnostiek van hartritmestoornissen kon objectiveren.

Wilhelm Conrad Röntgen

De fysicus Wilhelm Conrad Röntgen (1845-1923) verwierf wereldfaam door de ontdekking van de naar hem genoemde 'röntgenstralen'. Na een technische studie in Utrecht vertrok Röntgen in 1865 naar Zürich, waar hij promoveerde op een studie naar de eigenschappen van gassen. Zoals veel fysici van zijn tijd deed hij onderzoek naar elektriciteit in gassen onder lage druk. Hij maakte gebruik van 'Crookesbuizen' met een anode en kathode waartussen hoge spanningen werden aangelegd voor het genereren van zogenoemde gasontladingen. In 1895 ontdekte Röntgen bij toeval dat tijdens een van de ontladingen een met bariumplatinacyanuur bestreken scherm oplichtte (fluorescentie). Hij concludeerde dat er sprake moest zijn van een bijzonder soort stralen – hij noemde ze X-stralen –, die dwars door vaste objecten konden gaan en schaduwen op lichtgevoelig materiaal konden geven. Op 22 december 1895 nam hij de eerste foto van de hand van zijn vrouw. Hij publiceerde zijn bevindingen onder de titel *Über eine neue Art von Stralen*. Voor zijn werk ontving Röntgen in 1901 de allereerste Nobelprijs voor Natuurkunde.

Maar het was in deze jaren vooral de vondst van de röntgenstralen die meer dan de bekendmaking van elk ander 'elektrisch verschijnsel' de tijdgenoten versteld deed staan. In 1895 ontdekte de Duitse fysicus Wilhelm Röntgen een bijzonder soort stralen die dwars door vaste objecten konden gaan en schaduwen op lichtgevoelig materiaal konden geven (▶kadertekst). Op een enkeling na accepteerden vrijwel alle commentatoren wereldwijd de X-stralen – al snel bekend onder de naam röntgenstralen –als een volkomen nieuw verschijnsel. In de Verenigde Staten verklaarde de gezaghebbende Edison bijvoorbeeld dat de ontdekking van Röntgen belangrijker was dan zijn eigen ontdekkingen en tot grotere resultaten voor het welzijn van mensheid zou leiden dan enige andere wetenschappelijke vinding.

Overal in Europa en de Verenigde Staten zetten technici zich aan het vervaardigen van Crookesbuizen om experimenten met röntgenstralen te kunnen uitvoeren of om deze aan lokale onderzoekers en medici te kunnen verkopen. Al in 1896 organiseerden natuurkundigen, fotografen, medici en leraren op middelbare scholen demonstraties met Crookesbuizen en röntgenfoto's. Op diverse plaatsen groeiden deze activiteiten uit tot de eerste kleine productiefirma's voor röntgentoestellen. Hoewel het röntgeninstrument geen exclusief medisch instrument was, kon de nieuwe vinding ook in medische kring op veel belangstelling rekenen. De röntgenbuis, de fotografische platen, de benodigde elektrische instrumenten, en natuurlijk de spectaculaire röntgenfoto's zelf – dit alles vormde bij uitstek de geschikte omgeving voor pionierende medici die graag samen met natuurkundigen op technisch, diagnostisch en therapeutisch vlak experimenteerden om de wetenschappelijke geneeskunde verder te helpen. Hier kwam de arts-bricoleur tot volle wasdom. Er ontstonden al snel werkplaatsen waar het ontwikkelingswerk direct met de klinische vraagstellingen van de arts was

10.3 · Het ontstaan van technologische systemen (1890-1945)

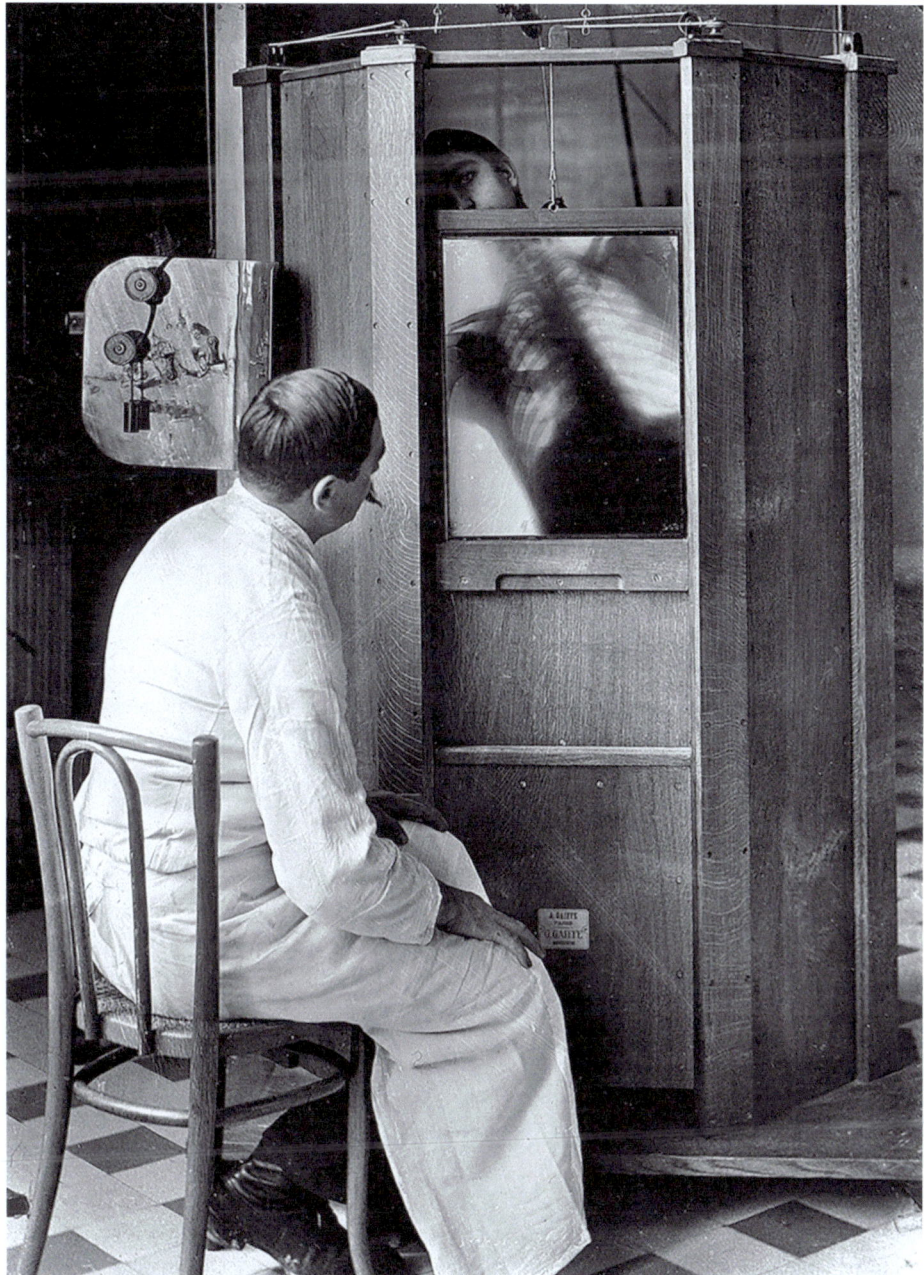

Figuur 10.2 Röntgendoorlichting aan het begin van de 20e eeuw

verbonden. Via een simpele *trial and error*-procedure zochten arts en technicus naar manieren om de werking van het instrument te verbeteren of het gebruiksgemak te vergroten. Regelmatig zette de medicus zich zelf achter de werkbank, nadat hij zich eerst had laten informeren door een fysicus of een instrumentmaker (fig. 10.2).

Na 1918 verspreidde de röntgendiagnostiek zich naar vrijwel alle ziekenhuizen, sanatoria en consultatiebureaus. Het aantal foto's per röntgentoestel per dag nam explosief toe. De röntgentechniek genereerde een niet eerder vertoonde technologische dynamiek in de geneeskunde. Tien jaar later gebeurde hetzelfde met de elektrocardiograaf en het aantal geproduceerde ECG's. Beide technieken zorgden voor de productie van nieuwe wetenschappelijk-klinische kennis en het ontstaan van een nieuwe klinische taal. Om dit te begrijpen moeten we nagaan hoe deze instrumenten ingebed zijn geraakt in de medische praktijk.

Willem Einthoven

De arts Willem Einthoven (1860-1927) werd bekend als de uitvinder van de snaargalvanometer, waarmee een elektrocardiogram kon worden vervaardigd. Na zijn artsexamen in 1886 werd Einthoven benoemd tot hoogleraar in de fysiologie en histologie in Leiden. Einthoven ontwierp daar een volledig nieuw instrument om de hartelektriciteit nauwkeurig te kunnen registreren. Deze snaargalvanometer bestond uit een fijne stroomgeleidende kwartsdraad die verticaal gespannen was tussen twee sterke elektromagneten. De draden maakte Einthoven zelf door halfgesmolten glasdraden met pijl en boog weg te schieten en het resultaat te voorzien van een geleidende zilverlaag. Wanneer een stroom door de draad liep zorgde het magneetveld ervoor dat deze bewoog. Via een microscoop werd de uitslag van de draad vergroot en vervolgens vastgelegd op een draaiende rol fotografisch papier. Tijdens zijn experimenten optimaliseerde Einthoven de plaatsing van de elektroden op het lichaam en ontwikkelde hij de nog altijd gebruikte PQRST-notering. In 1903 presenteerde hij zijn uitvinding in *Galvanometrische registratie van het menschelijk electroacardiogram*. Einthoven werd in 1924 voor zijn werk onderscheiden met de Nobelprijs voor de fysiologie of de geneeskunde.

Een nieuwe klinische taal en sociale verandering

In de eerste twintig jaar van hun bestaan waren het röntgentoestel en het ECG-apparaat in veel opzichten ondefinieerbare instrumenten. De elektrocardiograaf was niet veel meer dan een intrigerend instrument, dat gebruikt kon worden voor de 'objectivering' van bekende hartritmestoornissen die een goede arts ook via polsdiagnostiek op het spoor kon komen. En ook bij de röntgenstralen was het moeilijk voor te stellen wat precies de meerwaarde van die stralen kon zijn voor de dagelijkse diagnostische praktijk (van de *therapeutische* waarde van röntgenstralen kon men al betrekkelijk vroeg de meerwaarde aantonen). Röntgenstralen lieten vooral zien wat men eigenlijk al wist via andere vormen van lichamelijk onderzoek: bijvoorbeeld een beenfractuur of een *corpus alienum* in de borstholte. Pioniers slaagden er vóór 1920 maar gedeeltelijk in om de schaduwen van de röntgenfoto te begrijpen, bijvoorbeeld door die telkens te vergelijken met een anatomische atlas of post mortem anatomisch onderzoek – een buitengewoon arbeidsintensief proces dat wel *creating likeness* is genoemd. Geleidelijk boekte men wel enig succes: schaduwen op de röntgenfoto van skeletonderdelen kregen een plaats naast andere diagnostische tekens. Maar bij tal van organen leidde deze procedure alleen maar tot meer onduidelijkheid. Tegenover pioniers die met enthousiasme nieuwe symptomen van bijvoorbeeld een maagzweer op röntgenfoto's meenden te kunnen zien, stonden sceptische medici die het radiologische maagmodel volkomen belachelijk vonden.

10.3 · Het ontstaan van technologische systemen (1890-1945)

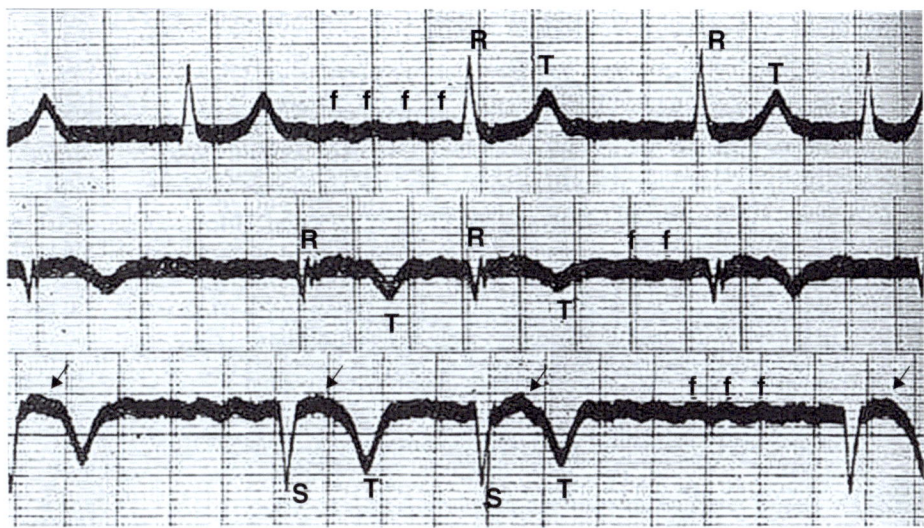

Figuur 10.3 De ontdekking van het hartinfarct in 1920 in een nieuwe klinische taal: ST-elevatie en omgekeerde T-top in de derde afleiding

Het verwondert niet dat het werken met de nieuwe technieken in de eerste twintig jaar niet hoog werd aangeslagen. Ziekenhuizen beschikten dan wel over een röntgen- of een ECG-apparaat, maar deze stonden dikwijls op een plekje achteraf en werden weinig gebruikt.

De beginperiode van de röntgentechniek en de cardiograaf leert ons dat er, zoals eerder het geval was bij de oogspiegel, sociale en theoretische veranderingen moeten plaatsvinden voordat een techniek in de medische praktijk geïntegreerd kan raken. Dit is precies wat er gebeurde in de jaren 1920 en 1930, toen bleek dat beide technieken ziektetekens konden toevoegen aan de bekende symptomen van bijvoorbeeld long-, maag- en hartziekten en daarmee een belangrijke voorwaarde schiepen voor het ontstaan van de medisch specialismen radiologie en cardiologie. De betekenis van het ECG veranderde ingrijpend nadat de Amerikaanse medici Bryan Herrick in 1919 en Harold Pardee in 1920 hadden aangetoond dat *kwalitatieve* veranderingen van het ECG – de ST-elevatie en de omgekeerde T-top – een aanwijzing waren voor coronair trombose bij de patiënt. Zij stelden dat deze nieuwe tekens geen vergissing waren van het instrument, zoals Lewis dacht, maar juist karakteristiek voor een fatale hartziekte. Na 1930 raakte men het erover eens dat coronair trombose, symptomen zoals pijn op de borst en benauwdheid, en ECG-afwijkingen tezamen één ziektebeeld vormden: het 'myocardinfarct' als aparte entiteit was daarmee een feit geworden (fig. 10.3).

Een vergelijkbare zoektocht naar de meerwaarde van een technische uitvinding zien we bij de röntgentechniek. Nadat een nieuw type röntgenbuis beschikbaar was gekomen, liet de röntgentechniek het stadium van de fotografische blik op eenvoudige anatomie achter zich, waardoor de vraag 'wat zien we nu precies?' alleen maar urgenter werd. Het kijken naar röntgenfoto's moest daarom aan strenge wetenschappelijke regels worden onderworpen. Er brak een periode aan van interpretatiediscussies en er kwamen voorschriften voor de wijze waarop de röntgenstralen op de afzonderlijk organen moesten worden gericht. Steeds weer verschenen nieuwe ziektetekens op het toneel die niet correleerden met de gangbare anatomische of diagnostische kennis.

De integratie van nieuwe diagnostische technieken in de medische praktijk in de jaren 1920-1940 ging gepaard met het ontstaan van vaste samenwerkingsverbanden voor onderzoek tussen artsen, technici en fabrikanten. In de jaren 1920 en 1930 groeiden deze verbanden uit tot speciale afdelingen en instituten in ziekenhuizen, nauw samenwerkend met de opkomende industrie voor elektromedische apparatuur. Duitse firma's zoals Siemens & Halske en Veifa Werke produceerden nu op grote schaal buizen en ECG-apparaten. In Nederland was het Philips die samenwerking tussen Nederlandse artsen en het industriële ontwikkelingswerk tot stand wist brengen. Het bedrijf slaagde er in de jaren twintig in volkomen nieuwe, veilige en mobiele toestellen te produceren en met succes op de markt te brengen. Uiteindelijk zou de röntgenindustrie in Europa en de Verenigde Staten na 1945 uitgroeien tot een economische en medisch-technologische sector van belang. De traditie van de arts-bricoleur bleef bestaan als herkenbaar onderdeel van deze industrieel-technologische infrastructuur. Een Nederlands voorbeeld hiervan is de röntgenwerkplaats waar de Utrechtse neuroloog Bernard Ziedses des Plantes (1902-1993) en zijn instrumentmakers rond 1930 experimenteerden met planigrafie ofwel röntgenapparatuur die opnames in slechts één vlak mogelijk moesten maken (later tomografie geheten). Ziedses des Plantes is het schoolvoorbeeld van de medicus-technicus die voortdurend naar eigen inzicht bestaande medische apparatuur probeerde te verbeteren en daarmee nieuwe vormen van diagnostiek en nieuwe ziektesymptomen wist te introduceren (subtractieangiografie en ventriculografie).

Maar technisch onderzoek in werkplaatsen en industriële productie waren niet voldoende om het röntgentoestel tot een succes te maken. Voor een succesvolle integratie van het nieuwe instrument in de medische praktijk was het nodig dat ook op sociaal vlak de juiste voorwaarden werden geschapen. Zo moesten er afspraken komen over de vraag wie bevoegd was tot de bediening van het röntgentoestel. De röntgenpioniers slaagden erin om het röntgeninstrument tot een exclusief medisch instrument te maken, maar ook om tot een afbakening van bevoegdheden binnen de medische beroepsgroep te komen door de röntgenpraktijk tot een invloedrijk medisch specialisme uit te bouwen.

10.4 Een medisch-technologisch landschap (1945-1990)

De evolutie van de röntgenpraktijk kan in veel opzichten model staan voor de lotgevallen van andere technieken die in de decennia na 1945 in de medische praktijk zijn opgenomen. Een verschil met de vooroorlogse periode is echter dat de medisch-technologische ontwikkeling na 1945 grootschaliger was en zich in een hoger tempo voltrok. Er was internationaal een machtige medisch-technische industrie ontstaan (General Electric, Picker X-ray, Westinghouse, Philips, Siemens, Toshiba) en het technologisch onderzoek werd steeds meer ondersteund door grote, door landelijke overheden gefinancierde instituten die het zogenoemde 'biofysisch' onderzoek moesten opbouwen op het terrein van bijvoorbeeld experimentele chirurgie, elektro-encefalografie, elektrocardiografie en ultrageluid.

In de jaren vijftig kregen medici de beschikking over verschillende antibiotica, hormoonpreparaten en ontstollingsmiddelen. Chirurgen en anesthesisten maakten kennis met nieuwe apparatuur voor de controle van de circulatie en de ademhaling. Nieuwe bloedtransfusietechnieken, de flexibele gastroscoop, nieuwe vormen van hartonderzoek, de automatisering van biochemisch onderzoek van bloed – de lijst kan bijna eindeloos worden uitgebreid. Het klinisch onderzoek raakte volledig ingebed in een 'technologisch landschap', waaraan niemand zich nog kon onttrekken. In dit landschap werd een nieuwe techniek, eenmaal in gebruik genomen, een collectief goed. Technieken drongen in de jaren vijftig en zestig door tot in alle uithoeken van de gezondheidszorg. Tegelijkertijd groeide een beperkt aantal ziekenhuizen en speciale instituten uit tot geavanceerde centra van technologische innovatie.

In dit steeds complexer wordende landschap was aanvankelijk nauwelijks sprake van enige (nationale) coördinatie. Industriële *research and development* en klinisch-technologisch onderzoek waren verwikkeld geraakt in een internationale ratrace die steeds meer zijn stempel op de klinische praktijk ging drukken. Pas vanaf het eind van de jaren zestig drong bij economen, beleidsmakers en sociologen het besef door dat er een vorm van planning en regulatie noodzakelijk was, als gevolg van de kostenopdrijvende innovaties en van de groeiende politieke ongerustheid over de risico's en soms fatale mislukkingen van medisch-technologische ontwikkeling.

Een van de kenmerken van de medisch-technologische omgeving na 1945 was het verschijnsel van de onvoorspelbare technologische kettingreacties. Elke nieuwe diagnostische of therapeutische techniek kon nieuwe problemen creëren. De oplossing daarvoor was niet minder, maar juist méér techniek. Medisch-technische problemen waren dus de motor geworden van de technologische dynamiek, en daarmee van medische innovatie. Dit verschijnsel is al aan het eind van de 19e eeuw waarneembaar. Zo stelde bijvoorbeeld de ontwikkeling in de narcose chirurgen in staat buikoperaties te verrichten die enige tijd mochten duren. Hierdoor ontstond de behoefte aan nieuwe chirurgische instrumenten. Een nieuwe techniek van bloedstelping rond 1900 maakte langdurige hersenoperaties mogelijk, hetgeen leidde tot een zoektocht naar radiologische technieken voor hersendiagnostiek.

Na 1945 raakte deze technologische dynamiek wijd verbreid en kreeg ze een onvoorspelbaar en onoverzichtelijk karakter. Zo kon het jaren duren voordat de gevolgen van een innovatie volledig werden overzien; niet in de laatste plaats doordat de medische beroepsgroep georganiseerd was in afzonderlijke, sterk autonoom werkende medische specialismen. Samenwerking tussen de verschillende specialismen behoorde in deze jaren niet tot de sterkste kant van het medisch beroep. Het voorbeeld van de cardiochirurgie en cardiologie in de jaren 1950-1990 kan dit illustreren. De beide vakgebieden maakten in de jaren vijftig en zestig een snelle ontwikkeling door: hartchirurgie, hart-longmachine, intensive care, katheterisatie, angiografie, pacemaker, nieuwe geneesmiddelen. In deze periode transformeerde de chirurgie van het hart van een taboeonderwerp tot het pronkstuk van de geneeskunde. Die verandering voltrok zich via de heelkundige reparatie van klepgebreken, waarna de hartchirurgie uitgroeide tot een miljoenenbedrijf. Wat echter in deze jaren nauwelijks de aandacht kreeg, was dat relatief veel patiënten na enige tijd met herseninfarcten of neuropsychologische schade moesten worden opgenomen op de verderop gelegen afdelingen neurologie. Hoewel volgens sommige onderzoekers sprake was van een volkomen nieuwe ziektecategorie als gevolg van de hartchirurgische ingreep, speelden die gegevens geen rol in de hartchirurgie. Neurologische complicaties moesten volgens de *Lancet* in 1964 worden gezien als '*an unavoidable concomitant to progress*'. Deze 'selectieve onoplettendheid' bleef volledig in stand toen cardiologen en hartchirurgen in de jaren zestig en zeventig massaal overstapten op de diagnostische katheterisatie, respectievelijk bypassoperatie bij patiënten met (dreigende) hartinfarcten. Met groeiende ongerustheid over de toename van het aantal gevallen van hartfalen kwamen nieuwe behandeltechnieken als geroepen en overheerste bij hartchirurgen en cardiologen het therapeutisch imperatief. Pas rond 1990 werd de ernst van postoperatieve problemen wereldwijd onderkend door chirurgen, neurologen, psychiaters, anesthesisten en pathologen.

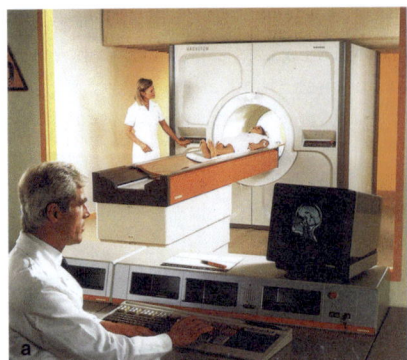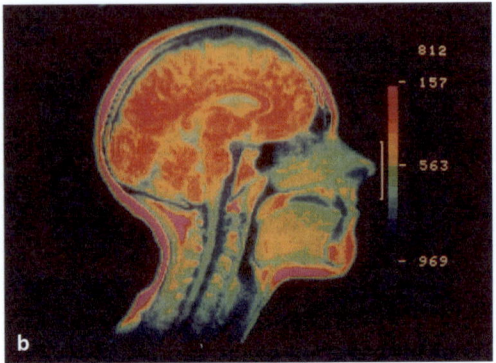

◻ **Figuur 10.4** (a en b) De eerste commerciële Siemens MRI-scanner 1982–1983 met een scan van het hoofd

Medisch-technologische wedloop

In het technologisch landschap speelden de grote medisch-technische bedrijven een hoofdrol in de innovatie van de medische praktijk (◻fig. 10.4). Dat wil niet zeggen dat de traditie van de arts-bricoleur na 1945 was verdwenen. Integendeel: in het technologisch landschap kunnen vele werkplaatsen worden gevonden waar cardiologen, neurologen, gynaecologen, internisten, chirurgen, ingenieurs, natuurkundigen en chemici, met wisselend succes werkten aan de meest uiteenlopende medisch-technische innovaties, zoals de ontwikkeling van de hart-longmachine begin jaren vijftig. Of de zoektocht naar goede materialen en technieken voor het implanteren van kunstheupen, waarbij chirurgen en materiaaldeskundigen in de jaren 1950-1970 met elkaar in een technologische wedloop verwikkeld waren geraakt. En we moeten hier toch ook noemen de vele dikwijls frustrerende en slopende pogingen vanaf de jaren vijftig om tot een beter begrip van kanker en effectieve middelen daartegen te komen.

Het voorbeeld van beeldvormende techniek kan wederom de blijvende rol van de arts-bricoleur illustreren. Hoe belangrijk de röntgendiagnostiek in de jaren vijftig ook was geworden, de techniek had zo zijn beperkingen. Het probleem was dat de zwangere buik en de weke delen van het menselijk lichaam moeilijk zichtbaar konden worden gemaakt. In de kring van gynaecologen en neurologen was men daarom op zoek naar alternatieven voor de klassieke röntgendiagnostiek. Op vele plekken in de Verenigde Staten, Japan en Europa werd volop geëxperimenteerd met ultrageluid, thermografie, isotopen en tomografie. Dankzij het werk van de Amerikaanse neuroloog William Oldendorf (1925-1992) en de Britse ingenieur Godfrey Hounsfield (1919-2004) kon de platenmaatschappij EMI in Londen in 1971 als eerste de computertomografie presenteren. Een ander treffend voorbeeld wordt geboden door de experimenten met het gebruik van ultrageluid. Neurologen en fysici wisten rond 1960 voor het eerst de ultrageluidtechniek te gebruiken voor het lokaliseren van zwellingen binnen de schedel, de zogenoemde 'middenecho'. Niet veel later slaagden Schotse gynaecologen en ingenieurs erin het ongeboren kind in de baarmoeder echografisch zichtbaar te maken. Deze vinding zou in de jaren zeventig en tachtig tot een cascade van technologische innovaties in de verloskunde leiden, en zowel de medische praktijk als de cultuur rond zwangerschap en bevallen ingrijpend veranderen.

Evenals bij de integratie van de röntgentechniek in de medische praktijk zien we dat medici ook bij de echografie een leerproces doormaakten, waarbij de betekenis van de beelden stap voor stap moest worden ontrafeld. En zoals het röntgentoestel na 1918 bestaande medische vaardigheden overbodig maakte, zo concurreerde de echografie in de jaren zeventig en tachtig met gangbare diagnostische praktijken. Bovendien doorbrak de echografie het radiologisch monopolie op de diagnostische visualisering.

10.5 Personalized medicine (1990-heden)

In de laatste decennia van de 20^e eeuw en het begin van de 21^e eeuw vond in het medisch-technologisch landschap een laatste verandering plaats die hier nog de aandacht verdient. Het medisch-technologisch onderzoek brengt steeds vaker kleine en mobiele apparatuur voort. Het gevolg is dat diagnostiek en therapie zich verplaatsen van het ziekenhuis naar de eerste lijn of zelfs naar de patiënt. Sinds de opkomst van de röntgentechniek betekende medisch-technologische innovatie voornamelijk concentratie van diagnose en therapie in grote ziekenhuizen. Vanaf de jaren zeventig echter wordt een trend van techniekontwikkeling zichtbaar die juist voor een *deconcentratie* van diagnostiek en therapie zorgden. Zo was vóór 1980 het vaststellen van de suikerspiegel in het bloed alleen indirect met een glucosemeting mogelijk, via een urinetest of door een bloedsample in een laboratorium. Daarna kon de diabetespatiënt een bloedglucosemeter bij zich dragen en was er sprake van zelfmanagement van de diabetes. Wie de eenvoudige zwangerschapstest van de drogist kent, kan zich nog nauwelijks voorstellen dat het vroeg vaststellen van een zwangerschap vóór 1970 alleen mogelijk was via een arts en omslachtige hormoonbepalingen op 'kikkerproef'-instituten.

Genomics

Het verschil met de voorgaande periode gaat echter verder dan alleen de trend van verplaatsing van diagnostiek en therapie van ziekenhuis naar woonhuis en van arts naar patiënt. Ook het *type informatie* waarop de technologische innovaties zich na 1990 zijn gaan richten, is wezenlijk anders dan daarvoor. Dankzij de komst van nieuwe technieken voor genetisch onderzoek is in de jaren negentig een geheel nieuw interdisciplinair vakgebied van de grond gekomen dat het menselijk genoom in kaart heeft gebracht en een explosie van kennis over de relatie tussen genetische afwijkingen en ziekten heeft voorgebracht. *Genomics* heeft sindsdien ook grote invloed op het onderzoek naar het metabolisme van geneesmiddelen. De verwachting is dat dergelijk onderzoek zal leiden tot een steeds meer op het individuele genoom toegesneden therapie (*personalized medicine*). De groeiende kennis van de relatie tussen genoom en ziekte zal bovendien tot gevolg hebben dat allerlei genetische tests op een verhoogd ziekterisico beschikbaar zullen komen. Wat sinds de jaren negentig mogelijk werd bij genetische tests op borstkanker en op neonatale, prenatale en preconceptuele afwijkingen zal zich uitbreiden naar genetische tests op een verhoogde kans op ziekten op (veel) latere leeftijd. Op dat moment spreken we niet langer over de klassieke preventieve geneeskunde van de 20^e eeuw, maar over een proactieve geneeskunde (*pre-emptive medicine*) die de kans op ziekte in een individueel mensenleven wil opsporen en, indien mogelijk, wegnemen.

Eenzelfde collectief leerproces

Het is moeilijk te beoordelen wat de deconcentratie van techniek en de komst van personalized medicine zullen betekenen voor de medische praktijk. Sommige ziekenhuisfuncties zullen mogelijk verdwijnen, de rol van de patiënt – en daarmee het karakter van de arts-patiëntrelatie – zullen zeker veranderen (▶H. 11), en de geneeskunde zal zich bewegen in de richting van een proactieve wetenschap. Nog moeilijker is het te voorzien wat deze trends teweeg zullen brengen in het medisch-technologisch onderzoek. De verplaatsing van medische techniek van het ziekenhuis naar de thuissituatie vergroot in elk geval de kans dat burgers steeds vaker direct bij dit onderzoek betrokken zullen raken. Het valt te verwachten dat bij de implementatie van *genomics, personalized medicine* en *home diagnostics* eenzelfde leerproces moeten worden doorlopen als het geval was bij de stethoscoop in de 19^e eeuw en het röntgentoestel in de 20^e eeuw.

Verder lezen

Blume SS. Insight and industry: on the dynamics of technological change in medicine. Cambridge MA: MIT Press; 1992.

Howell JD. Technology in the hospital: transforming patient care in the early twentieth century. Baltimore: Johns Hopkins University Press; 1995.

Houwaart ES. 'Medische techniek'. In: Schot JW et al., redactie. Techniek in Nederland in de twintigste eeuw IV. Zutphen: Walburg pers; 2001. pag. 154–283.

Deel III Dokter en patiënt

Hoofdstuk 11 De arts-patiëntrelatie – 163
F.G. Huisman

Hoofdstuk 12 Drie medische stijlen: verwijderen, bestrijden en ondersteunen – 179
D.L. Willems

Hoofdstuk 13 De hospitalisering van zorg – 191
E.S. Houwaart

De arts-patiëntrelatie

F.G. Huisman

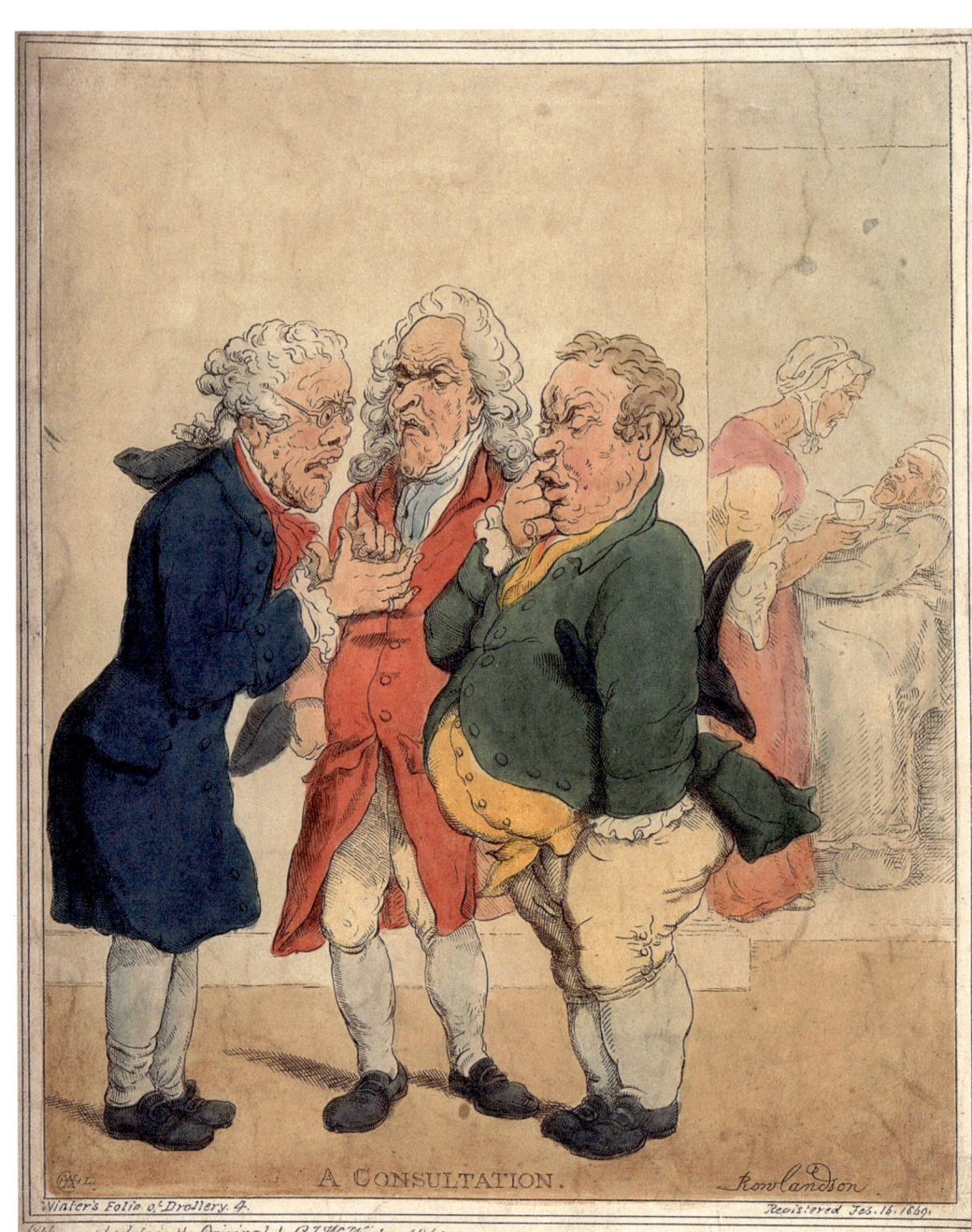

> **Casus**
>
> **De mondige patiënt?**
> In 1973 werd te Amsterdam een bijeenkomst georganiseerd door patiëntenverenigingen die zich bezorgd toonden over de kwaliteit van de arts-patiëntrelatie. Sinds de Tweede Wereldoorlog was het technologisch kunnen van de arts – en daarmee diens verantwoordelijkheden maar ook diens invloed op patiënten – enorm toegenomen. Die wetenschappelijke doorbraken waren natuurlijk verheugend, maar de patiënt voelde zich – als mens – in de verdrukking komen. Ook voor de moderne arts waren de nieuwe verantwoordelijkheden een grote last: 'Je ziet hem als 't ware als Atlas met de wereld op zijn rug.' Aan deze situatie kon alleen maar een eind worden gemaakt door de dialoog en de samenwerking tussen arts en patiënt weer op gang te brengen. Bijna tien jaar later constateerde de teleurgestelde initiatiefneemster in *Medisch Contact* dat de patiënt in de tussenliggende jaren was gereduceerd tot consument en dat artsen niet de samenwerking met de patiënt hadden gezocht, maar juist die met elkaar.

11.1 Inleiding

Is het mogelijk te spreken over *de* arts-patiëntrelatie als we weten dat *de* arts niet bestaat, en *de* patiënt evenmin? Er bestaan immers niet alleen empathische artsen, maar ook autoritaire, contactgestoorde of zakelijke. Ook patiënten zijn er in soorten en maten. Zo zijn er niet alleen autoriteitsgevoelige patiënten, maar ook zelfbewuste en welbespraakte; naast redelijke patiënten zijn er ook veeleisende. Om de zaak nog lastiger te maken: een relatie tussen twee personen is altijd zowel situatief als relationeel. Zo kan een patiënt van mening zijn dat hij op het ene moment buitengewoon empathisch en professioneel is behandeld, terwijl hij op het andere moment meent dat de behandeling wel wat te wensen over liet.

De eigenaardigheden van specifieke personen en situaties verdwijnen in het langetermijnperspectief van de geschiedenis van de arts-patiëntrelatie. Sterker: het beeld van de arts-patiëntrelatie in onze eigen tijd kan aan scherpte winnen wanneer we deze vergelijken met eerdere tijden. Zieke mensen willen beter worden, zoals artsen willen helpen. Maar de manier waarop zieken troost en genezing zoeken en de manier waarop artsen hen kunnen helpen wordt bepaald door de mogelijkheden en beperkingen van de tijd waarin ze leven. Het langetermijnperspectief dat ons in staat stelt een dieper inzicht te krijgen in de arts-patiëntrelatie wordt geboden door de medisch-historicus Edward Shorter.

Shorter deelt de geschiedenis van de arts-patiëntrelatie in drie perioden in: de traditionele periode loopt tot 1880, de moderne periode van 1880 tot 1950 en de postmoderne periode van 1950 tot nu. De traditionele periode werd gekenmerkt door een zekere gelijkwaardigheid tussen arts en patiënt. De geneeskunde had toen niet veel meer te bieden dan een rationeel-speculatief systeem, terwijl patiënten konden kiezen uit een veelheid aan behandelaars. De moderne periode was de tijd van de zogenoemde *gentleman-physician*: de arts die goed was in diagnostiek, maar in therapeutisch opzicht vaak nog met lege handen stond. Desondanks was zijn gezag aanmerkelijk gegroeid – een gevolg van zijn uitstraling als man van beschaving en wetenschap. Zijn patiënten hadden geen moeite zijn ietwat paternalistische manier van doen te accepteren, integendeel: hun vertrouwen in de arts speelde een belangrijke rol bij de genezing. Sinds 1950 leven we volgens Shorter in een postmodern tijdperk. De vele medische doorbraken van de naoorlogse periode hebben een ware therapeutische revolutie teweeg gebracht, waardoor veel voorheen levensbedreigende ziekten konden worden genezen. De ironie wil echter dat zich tussen arts en patiënt ook een verwijdering – of zelfs vervreemding – voordeed. Doordat de arts sterker biochemisch en technologisch georiënteerd raakte, voelde de patiënt zich – als mens – steeds minder gezien. Dit leidde tot een zekere mate van wederzijds onbegrip en frustratie die opmerkelijk mag worden genoemd in een tijd waarin de geneeskunde machtiger is dan ooit tevoren. Het heeft er in ieder geval toe geleid dat in het medisch curriculum van tegenwoordig veel aandacht wordt besteed aan de communicatie met de patiënt.

11.2 De traditionele arts-patiëntrelatie: gelijkwaardigheid (tot circa 1880)

Lange tijd was het heel gebruikelijk dat de patiënt zijn heil niet direct zocht bij een arts, maar allereerst zijn toevlucht nam tot zelfmedicatie met allerlei huismiddeltjes. Uit brieven uit de traditionele periode spreekt niet alleen een sterke preoccupatie met het eigen lichaam, maar tevens een grote bekendheid met medische termen, die onderdeel waren van het alledaagse taalgebruik. De behandeling van ziekte was gericht op de uitdrijving van 'bedorven materie' en op het voorkomen of verhelpen van obstructies in het lichaam. Het lichaam moest worden geholpen zichzelf te reinigen, en daartoe kon van alle uitgangen gebruik worden gemaakt. Dit verklaart de grote populariteit van ingrepen zoals aderlaten en purgeren of van het toedienen van braak-, laxeer- of zweetmiddelen. Niet te veel en niet te sterk, opdat de vitale ingeboren warmte (*calor innatus*) niet zou worden verzwakt. De constitutie bepaalde de manier waarop en de mate waarin een middel moest worden toegediend. Naast zelfmedicatie was er familiaire of burenhulp. In de traditionele periode bestond een levendige mondelinge traditie, waarbij familie, vrienden en kennissen elkaar van advies voorzagen met huismiddeltjes en zelfs diagnostiek. Daarnaast bestond er een levendige markt van adviesboekjes, al dan niet samengesteld door artsen. Met zijn *Schat der gesontheyt* voorzag bijvoorbeeld de 17^e-eeuwse arts Johan van Beverwijck in de behoefte aan medische adviesliteratuur. Het boek bood een soort gezondheidsleer aan het brede publiek. In zijn boekje passeerden de levensvoorwaarden, de omgevingsfactoren, de ziekten en de geneesmiddelen op systematische wijze de revue. Professionele hulp werd daarnaast ook geboden door barbier-chirurgijns, door apothekers en door rondreizende meesters zoals oculisten, steensnijders, breuksnijders, tandmeesters en geneesmiddelenverkopers. Ze trokken met hun middelen en diensten door het land, en bleven zolang er klandizie was of de autoriteiten hen gedoogden. En ten slotte waren er *doctores medicinae*, die vooral in de grotere steden waren te vinden.

De doctor medicinae van de 17^e en 18^e eeuw behoorde – samen met de geestelijke en de jurist – tot de geleerde stand. Hij was academisch opgeleid en kende zijn klassieken (▶ H. 6). Daarvoor was niet alleen een gedegen kennis van het Grieks en het Latijn nodig, maar ook van de filosofie. De doctor medicinae speculeerde over wat zich in het inwendige van het lichaam van zijn patiënt afspeelde. Daarvoor had hij al zijn geleerdheid nodig, want bij gezondheid en ziekte waren vele factoren in het geding. De arts moest deze tegen elkaar afwegen om tot een diagnose (en prognose) te komen. Zo moest hij de constitutie van de patiënt kennen, alsmede diens stemmingen en temperament, maar ook moest hij letten op zaken als de kwaliteit van de grond, de lucht en het water van de woonplaats van de patiënt. Voorts ging hij nauwkeurig na hoe het dieet van de patiënt was samengesteld, en hoe het was gesteld met zijn stoelgang, excreties en uitwasemingen. Zelfs de stand van de planeten werd in de beschouwing betrokken. In hedendaagse termen: de traditionele arts moest niet alleen beschikken over medische kennis, maar tevens over geografische, astronomische en

11.2 · De traditionele arts-patiëntrelatie: gelijkwaardigheid (tot circa 1880)

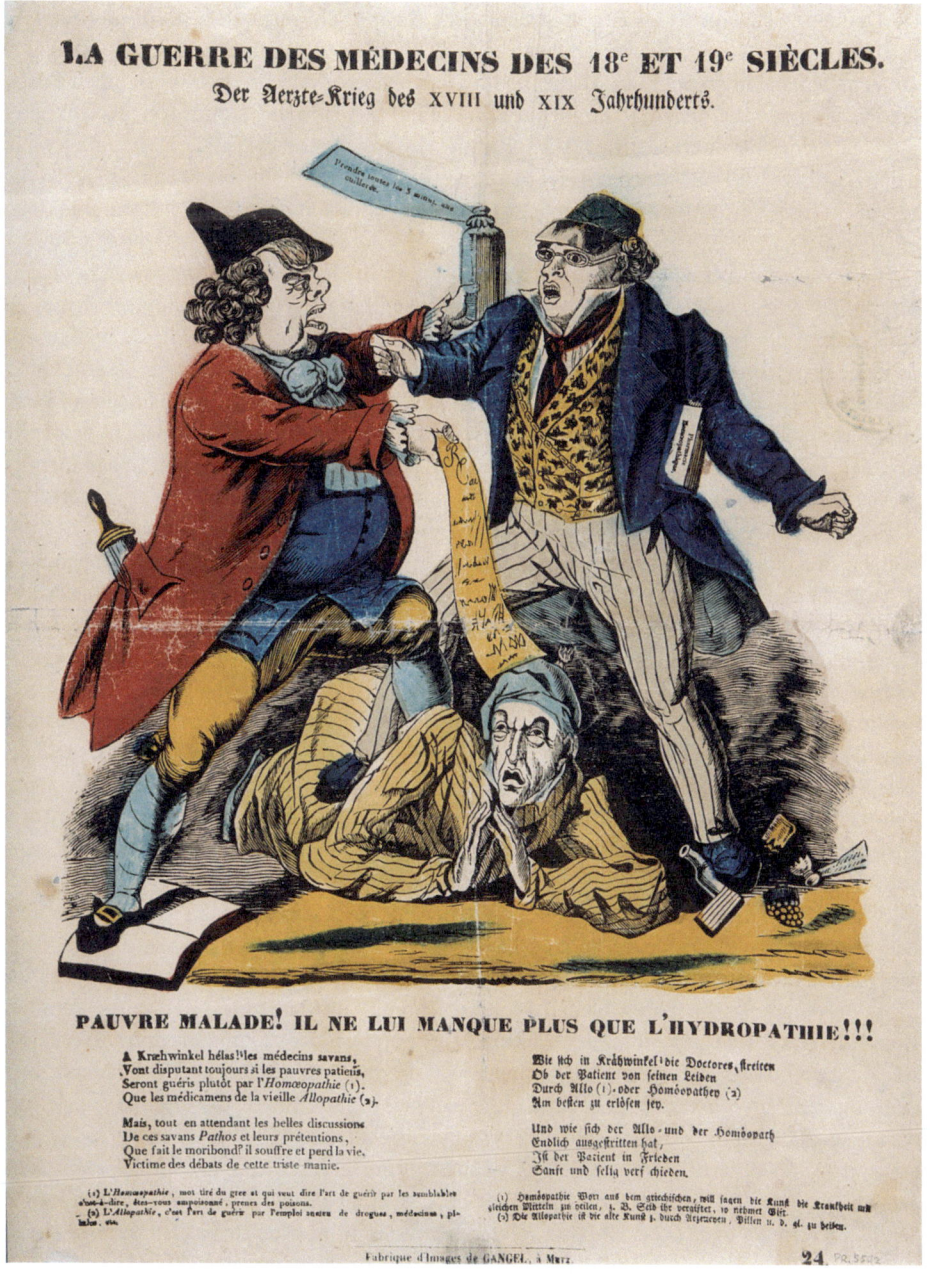

◨ **Figuur 11.1** Twee artsen vechten over de juiste methode bij een patiënt

filosofische kennis. Dit was niet alleen een zware, maar ook een heel onzekere opgave. Niet voor niets vatte Hippocrates de taak van de arts samen in het beroemd geworden aforisme 'Het leven is kort, de kunst is lang, de gelegenheid vluchtig, het onderzoek bedrieglijk, het oordeel moeilijk'.

De kennis van de arts was niet slechts sterk theoretisch, maar tussen artsen onderling bestonden bovendien grote verschillen van inzicht. In zijn *Essays* beschreef de beroemde 16e-eeuwse filosoof en politicus Michel de Montaigne de grote theoretische verschillen tussen de diverse medische denkers, die niet zelden ontaardden in heftige controverses. Ook later werd de medische stand niet bepaald gekenmerkt door warme collegiale verhoudingen. Te denken valt bijvoorbeeld aan het debat tussen René Laënnec en François Broussais en aan dat tussen Pierre Louis en Benigno d'Amador (▶H. 7 en 9). Veel anderen was het vooral te doen om de gunst van de patiënt (◘fig. 11.1).

Een consult van een doctor medicinae voltrok zich in vier stadia: de anamnese, het lichamelijk onderzoek, de diagnose en de behandeling. Van deze vier was de anamnese (letterlijk: herinnering) het belangrijkst. Het ging daarbij om wezenlijke informatie die de patiënt aan de arts moest verstrekken. De laatste wilde van alles weten over de locatie en de intensiteit van de pijn, het dieet en de levenswijze van de patiënt, diens constitutie en het beloop van de ziekte. Het was van belang dat ze elkaar begrepen, zodat het goed was als de patiënt beschikte over een rijke woordenschat, met veel nuances en schakeringen, om zijn pijn of aandoening precies onder woorden te kunnen brengen. Voor de arts was het zaak goed te luisteren en al zijn empathische vermogens te mobiliseren. Van lichamelijk onderzoek was niet of nauwelijks sprake: het werd beneden de stand van de geleerde arts geacht om het lichaam van de patiënt aan te raken. De medicus beperkte zich meestal tot het voelen van de pols en het schouwen van de tong. Wel kon hij nog informeren naar de eetlust, de stoelgang en de nachtrust van de patiënt. De diagnose was meestal een afgeleide van het meest dominante symptoom. Het sluitstuk was de behandeling. Hoe theoretisch de kennis van de traditionele arts ook mag zijn geweest, zijn therapeutisch behandelarsenaal vertoonde sterke overeenkomsten met dat van medische leken. De patiënt verwachtte trouwens ook niet anders. De medicus moest rekening houden met de wensen en verlangens van de patiënt, die zonder enige wroeging een *second* of zelfs een *third opinion* inriep. De traditionele arts-patiëntrelatie werd, kortom, gekenmerkt door gelijkwaardigheid, persoonlijke aandacht en respect voor de wensen van de patiënt.

Omdat de patiënt niet het gevoel had dat de arts beschikte over specialistische kennis, had de traditionele arts weinig overwicht. In theaterstukken en cartoons werd vaak goedmoedig de spot gedreven met de arts om diens pompeuze optreden en beperkte vermogens. Beroemde voorbeelden bieden Molière, Thomas Rowlandson en Honoré Daumier. Zowel de arts als de patiënt stonden onmachtig tegenover ziekte, pijn en dood. Het leven was te beschouwen als een tragikomedie waarin mensen elkaar nodig hadden. Juist daarom werd zoveel waarde gehecht aan de aandacht en de troost die uitging van de klinische ontmoeting. Die milde spot spreekt bijvoorbeeld uit het schildergenre van 'de vier gedaanten van de arts' (◘fig. 11.2). Het vierluik toont de fasen die de ontmoeting tussen arts en patiënt doorloopt. Steeds verschijnt de arts in een andere gedaante. Op het eerste schilderij zien we de arts als Christus. Het is het moment waarop de patiënt in grote nood verkeert en de wanhopige familie de hulp van de arts heeft ingeroepen. Men kijkt uit naar de komst van de arts, die wordt begroet als heilbrenger. Op het tweede schilderij zien we de arts als engel: het is het moment waarop de genezing inzet en de grootste wanhoop is verdwenen. Op het derde staat de arts als mens: de patiënt verheugt zich over zijn genezing en ziet de arts als ieder ander mens. Dat verandert totaal op het moment waarop de arts de rekening presenteert: dan wordt hij afgebeeld als duivel. De financiële dimensie van het medisch handelen heeft altijd iets ongemakkelijks gehad, vanwege het verwijt dat de arts verdient aan het lijden van een medemens. Het vragen om geld voor genezing wordt

11.2 · De traditionele arts-patiëntrelatie: gelijkwaardigheid (tot circa 1880)

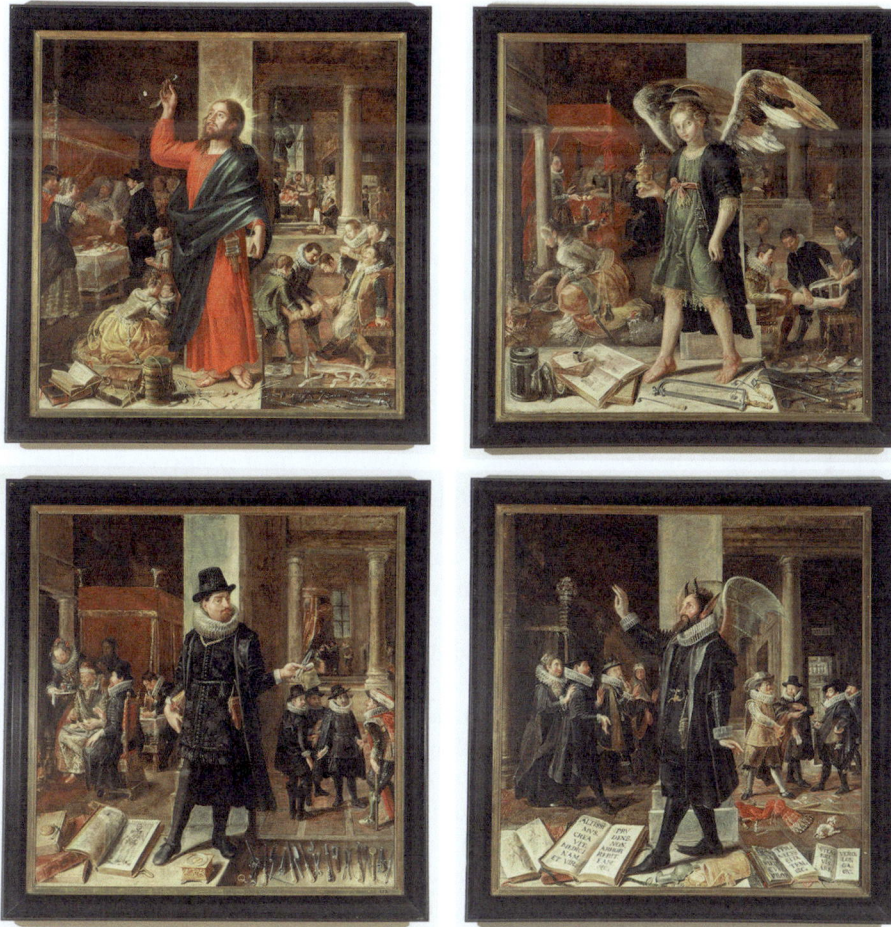

■ **Figuur 11.2** De vier gedaanten van de arts: als Christus, als engel, als mens en als duivel

gezien als onethisch, zelfs duivels. Toch moet de arts ook leven – ieder weldenkend mens beseft dat –, zodat hij recht heeft op een vergoeding voor zijn diensten. Voor die ongemakkelijke transactie is daarom het mooie woord *honorarium* gereserveerd, in plaats van het banale woord 'loon' of 'salaris'. Het woord geeft aan dat het hier gaat om een verering van de arts door de patiënt, niet om een zakelijke transactie in de alledaagse zin. De schilderijenserie is in hoge mate normatief. Enerzijds drukt ze uit dat het onbehoorlijk is wanneer een arts aan zijn humanitaire hulp verdient, anderzijds verwijst de serie naar het mysterie van leven en gezondheid, dat een geschenk is van God, en dus niet in geld is uit te drukken. Het wordt daarom aan de discretie van de patiënt overgelaten op welke wijze hij de arts wil vereren.

Zelfs Montaigne was mild voor artsen. Hoewel hij slechts minachting koesterde voor hun discipline, vergaf hij hen hun onzekerheid, hun zwakke redeneringen, hun giswerk, ja zelfs hun felle twisten vol van jaloezie en eigenbelang. De traditionele arts-patiëntrelatie werd gekenmerkt door een complexe mix van vertrouwen en wantrouwen die werd gedreven door angst en wanhoop. Waarschijnlijk nam Montaigne het artsen daarom niet kwalijk dat ze profiteerden van de dwaasheid van de mensheid – dat deed bijna iedereen. Als patiënt stak hij ook de hand in eigen boezem:

» Dat wij zo verblind worden, komt door onze angst voor de dood en het lijden, door ons onvermogen pijn te verdragen, door een uitzinnig, mateloos verlangen naar genezing. Wat ons zo lichtgelovig en manipuleerbaar maakt, is niets dan onze lafheid.

11.3 De moderne arts-patiëntrelatie: de arts gerespecteerd (1880–1950)

In de late 19^e eeuw was de diagnostiek van de arts aanzienlijk verbeterd. En hoewel hij op het vlak van de therapie vaak nog steeds met lege handen stond, kwam dit zijn gezag zeer ten goede. Shorter laat de moderne periode beginnen rond 1880, maar gedurende de gehele 19^e eeuw was er belangrijk voorbereidend werk gedaan. Aan het begin van de eeuw had de klinische observatie op systematische wijze vorm gekregen in 'de Franse kliniek' (▶H. 7). Patiënten met gelijksoortige symptomen werden niet langer individueel en thuis gezien, maar naast elkaar, op zaal in een ziekenhuis. Op die manier konden de individuele symptomen – en het subjectieve verhaal van de patiënt – worden overstegen en kon worden doorgedrongen tot 'het wezen' van de ziekte. Niet de *zieke*, maar de *ziekte* stond voortaan centraal in het denken van de arts. De ontwikkeling van percussie en auscultatie maakten het daartoe benodigde lichamelijk onderzoek mogelijk. Tegen het midden van de 19^e eeuw kreeg de pathologische anatomie een belangrijke impuls en werden klinische en pathologisch-anatomische bevindingen op seriële wijze met elkaar verbonden (▶H. 7 en 8). Opnieuw kon dieper worden doorgedrongen in de geheimen van ziekte, doordat de laesies die werden gezien bij obductie werden verbonden aan waargenomen symptomen in de kliniek. Aan het eind van de eeuw zorgden Louis Pasteur en Robert Koch voor een doorbraak met de beschrijving van bacteriën als specifieke ziekteverwekkers van infectieziekten (▶H. 8). Deze drie ontwikkelingen – het klinisch onderzoek, de pathologische anatomie en de microbiologie – zorgden ervoor dat de diagnostiek voortaan op systematisch-wetenschappelijke wijze gebeurde en daardoor sterk verbeterde. Ook de ontwikkeling van allerlei endoscopische instrumenten (zoals de oftalmoscoop en de laryngoscoop) en van apparaten die fysiologische activiteit konden meten (zoals de spirometer, de sfygmomanometer en de thermometer) hebben daaraan een belangrijke bijdrage geleverd. Aan het eind van de 19^e eeuw kon de arts voor het eerst een zekere diagnose stellen, hetgeen zijn prestige bij de patiënt zeer ten goede kwam. Het publieke imago van de arts werd dat van de wetenschapper, met William Osler als boegbeeld (▶kadertekst).

De wetenschappelijke ontwikkeling van de geneeskunde als discipline werd nog versterkt door de *maatschappelijke* ontwikkeling van de medische professie. Rond het midden van de 19^e eeuw sloeg de competitieve oriëntatie van de traditionele periode geleidelijk om in een corporatieve, gericht op samenwerking. In 1849 werd de Nederlandsche Maatschappij tot bevordering der Geneeskunst (NMG) opgericht, die zich inzette voor het realiseren van de eenheid van stand. In 1865 werd die gerealiseerd: vanaf dat jaar genoot de medische professie een door de staat gegarandeerd behandelmonopolie (▶H. 14). Alleen wie na een academische studie de artsentitel had verworven mocht medische handelingen verrichten; ieder ander was voortaan strafbaar. Hoewel de nieuwe wetgeving het consultatiepatroon niet op slag veranderde, vormde het in combinatie met de wetenschappelijke doorbraken een belangrijke steun in de rug voor de professie. Het moderne consult van de late 19ᵉ eeuw bestond uit de anamnese, gevolgd door auscultatie, percussie, palpatie en uiteindelijk de differentiaaldiagnose. Daarbij speelden lichamelijk onderzoek en gerichte laboratoriumtests een belangrijke rol. De auscultatie gebeurde met de inmiddels volledig geaccepteerde stethoscoop: sinds de jaren 1870 werd het gebruik ervan tijdens de medische opleiding gedoceerd. Na percussie en palpatie werd de urine onder de microscoop bekeken, om het klinische vermoeden te bevestigen. Geleidelijk verdween het subjectieve verhaal van de individuele patiënt naar de achtergrond, om te worden vervangen door een 'objectieve diagnose', verkregen door het gebruik van moderne instrumenten en laboratoriumtechnieken (▶ H. 10).

> **William Osler**
> William Osler (1849–1919) was een Canadees clinicus en onderwijshervormer. Na zijn medische studie vertrok Osler naar Europa, om er te leren van de pioniers van de geneeskunde. Bij terugkeer werd hij benoemd tot hoogleraar aan McGill University, waar hij al snel furore maakte in het klinisch en het pathologisch-anatomisch onderwijs. Vanaf 1889 vormde hij met William Welch, William Halsted en Howard Kelly *'the Big Four of Hopkins'*. Samen zetten ze de Johns Hopkins Medical school in Baltimore op. Osler schreef er zijn beroemd geworden *The principles and practice of medicine* (1892), dat vele edities meemaakte en gedurende vijftig jaar het meest invloedrijke medische leerboek zou blijven. In 1905 volgde een benoeming als Regius Professor in Oxford. Osler werd alom geroemd om zijn didactische kwaliteiten en zijn klinische blik; vele medische eponiemen (ziekte van Rendu-Osler, ziekte van Vaquez-Osler, het Osler-Libman-syndroom, de nodulen van Osler en het teken van Osler) getuigen daarvan.

Op het eerste gezicht is het merkwaardig dat het imago van de arts zo verbeterde in een periode die nog maar weinig of geen effectieve geneesmiddelen kende. Rond 1900 kon hij beschikken over een handvol effectieve middelen – zoals kinine, digitalis, morfine, difterieantitoxine en Aspirine – en verder over de vele patentmiddelen waarmee de markt in die tijd werd overspoeld. De patiënt had hoge verwachtingen van een consult, dat moest worden afgesloten met een recept. Volgens Shorter kreeg de moderne arts met de verbeterde diagnostische technieken de beschikking over een bijzondere gave waarvan een therapeutische werking uitging. Tot diep in de 19ᵉ eeuw was de arts afhankelijk geweest van zijn eigen zintuiglijke waarneming en het verhaal van de patiënt. Zijn diagnose was daardoor per definitie onzeker geweest. Maar vanaf het moment dat er krachtige diagnostische technologie beschikbaar kwam, veranderde er iets wezenlijks in de arts-patiëntrelatie.

Tijdens de eerste helft van de 20ᵉ eeuw voltrok zich een nieuwe revolutie in de diagnostische technologie. Achtereenvolgens werden het röntgenapparaat (beeldvorming), de sfygmomanometer (bloeddrukmeting) en de elektrocardiograaf (cardiogram) geïntroduceerd. Al deze ontwikkelingen versterkten de sfeer van wetenschappelijke precisie in de klinische ontmoeting. Zelfs de huisarts en diens spreekkamer werd beschouwd als de belichaming van wat de medische wetenschap vermocht. Wanneer een man van zijn vermogens en gezag de tijd nam te luisteren naar de patiënt, dan maakte dat indruk – dan had dat een helende werking. De kracht van suggestie is zo groot dat sommige aandoeningen erdoor worden verholpen. Het woord 'placebo' is afgeleid van het Latijnse werkwoord *placere*, dat bevallen betekent. Letterlijk betekent *placebo*: ik zal (je) bevallen. De kracht van suggestie is daarbij van groot belang. Zoals de indrukwekkende moderne diagnostiek bijdroeg aan de genezing, zo deed de

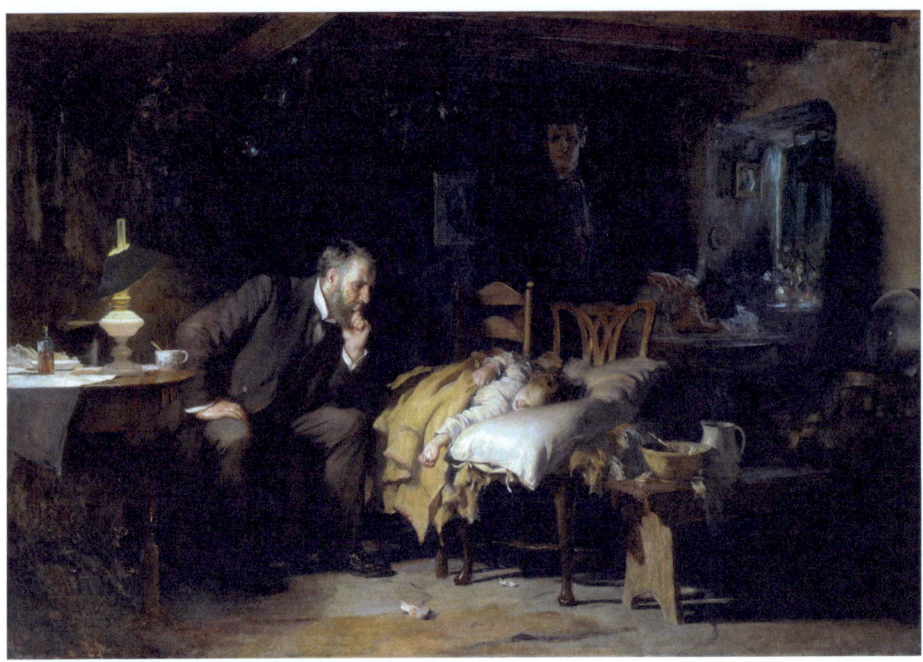

◘ **Figuur 11.3**   Bezoek van de dokter (Luke Fildes 1887)

smaak van een geneesmiddel dat ook: aan bittere geneesmiddelen werd vaak een krachtiger werking toegeschreven. Ook injectienaalden maakten indruk op de patiënt. Het geheim lag steeds in het geloof in de helende kracht van de arts; de affectieve relatie tussen arts en patiënt had een effectieve werking.

In de moderne periode kwam de arts daarmee op een voetstuk te staan. Het toegenomen vertrouwen in de arts speelde vooral een rol bij ziekten van psychosomatische oorsprong, waarbij geen organische oorzaak wordt gevonden (▶H. 4). Een goede relatie tussen arts en patiënt is niet slechts een aardige bijkomstigheid, maar vaak een voorwaarde voor genezing. De moderne arts uit de eerste helft van de 20^e eeuw realiseerde zich dat, en hij boekte goede behandelresultaten door gebruik te maken van het vertrouwen dat zijn patiënten in hem stelden. De patiënt werd in de gelegenheid gesteld zijn verhaal te doen in een ontspannen sfeer zonder tijdsdruk, waarna hij graag bereid was het gezaghebbende oordeel van de arts te aanvaarden. Op deze manier werden niet alleen 'typisch psychische' aandoeningen als hysterie, neurasthenie, angst en depressie met goed gevolg behandeld, maar ook allerhande buikaandoeningen, constipatie, impotentie en chronische pijn. Niet zelden werden ze als 'organische' aandoening gedefinieerd en met farmacologische middelen behandeld. Artsen noch patiënten geven graag toe dat suggestie een rol speelt in de ontmoeting tussen arts en patiënt: wanneer dat zou worden uitgesproken, zou de magie immers zijn verdwenen.

De arts was een man van gezag en de patiënt was bereid diens 'medische autoriteit' te accepteren. De arts mocht zich dan soms patriarchaal of zelfs autoritair gedragen, daar stond tegenover dat hij de patiënt ook troost en zingeving – en daarmee genezing – bood (zie ◘fig. 11.3).

11.4 De postmoderne arts-patiëntrelatie: de arts bekritiseerd (1950-heden)

Gezag en autoriteit gedijen alleen in een omgeving waarin 'ondergeschikten' bereid zijn die te accepteren. Die bereidheid verdween in de postmoderne periode, paradoxaal genoeg een tijd waarin de geneeskunde machtiger werd dan ooit. Het beschikbaar komen van penicilline, streptomycine en andere antibiotica bracht een enorme verandering teweeg in de perceptie van de geneeskunde, zowel bij artsen als bij het publiek. Na de oorlog nam de sterfte aan infectieziekten zoals tuberculose of tyfus op spectaculaire wijze af (▶H. 1). In dezelfde periode kwam insuline beschikbaar voor de behandeling van diabetes, terwijl de psychiatrie een revolutie beleefde als gevolg van de introductie van chloorpromazine. Naast farmacologische doorbraken waren er ook indrukwekkende technologische en chirurgische ontwikkelingen. Zo werd de ijzeren long ingezet voor poliopatiënten, maakte de hart-longmachine open hartoperaties mogelijk, werd het mogelijk heupen operatief te vervangen door protheses, werden nier- en later ook harttransplantatie mogelijk, en kon met behulp van ivf op een nooit mogelijk geachte wijze voor nageslacht worden gezorgd. Al deze doorbraken kregen in ruim drie decennia hun beslag. De mogelijkheden leken grenzeloos en zelfs de genezing van kanker leek binnen handbereik.

Voor het eerst in de geschiedenis van de mensheid was de geneeskunde in staat ziekte te genezen en niet slechts door suggestie en het placebo-effect, maar op 'reële' – dus somatische – wijze. Deze ontwikkeling kwam het zelfvertrouwen van de arts zeer ten goede. Voortaan beschikte hij niet alleen over een 'rationele diagnose', maar ook over 'rationele therapie'. Het medisch onderwijs en het medisch onderzoek veranderden in korte tijd ingrijpend van karakter. Terwijl het onderwijs de toekomstige arts voorheen vooral had voorbereid op een rol aan het ziekbed, kwam het accent vanaf de jaren 1950 steeds meer te liggen op de preklinische vakken of 'basiswetenschappen' – biochemie, microbiologie, farmacologie, immunologie en later ook de genetica. In het medisch curriculum namen deze vakken een steeds prominentere plaats in, omdat studenten werden geacht vooral de onderliggende principes en mechanismen van ziekte goed te begrijpen. Bij de toelating tot de opleiding werden studenten daarom ook geselecteerd op hun kwaliteiten in de bètavakken. De nieuwe medische opleiding creëerde een nieuw type arts. Volgens Shorter had de postmoderne arts vooral aandacht voor het organische beeld van ziekte, en minder voor de persoon van de zieke. De 'holistische benadering' van de patiënt – in de jaren 1930 nog heel gebruikelijk – boette na de oorlog snel aan belang in. Ook het medisch onderzoek veranderde in de postmoderne periode ingrijpend van karakter. Vanaf de jaren 1950 was sprake van groot wetenschappelijk enthousiasme: op vele plaatsen verrezen onderzoekslaboratoria met fysiologische, farmacologische, chemische en bacteriologische onderzoeksprogramma's. Aan de universiteit – ooit een onderwijsinstelling pur sang – werd het doen van onderzoek steeds belangrijker.

Vanaf de jaren 1950 werden artsen eerder opgeleid tot wetenschapper dan tot arts. Tijdens de klinische fase van hun studie kwamen studenten in contact met 'ziektegeoriënteerde' chirurgen en internisten, die een rolmodel voor hen werden. Patiënten werden door sommige opleiders gereduceerd tot hun ziekte – ze werden een 'geval'. Niet de patiënt, maar diens dossier stond centraal; terwijl zijn hart, zijn longen, zijn nieren en zijn lever op hoog wetenschappelijk niveau werden onderzocht en besproken, verdween de persoon als geheel naar de achtergrond. Al met al leidde de orgaan- en therapiegerichte postmoderne geneeskunde volgens Shorter tot een 'dehumanisering van de patiënt'. Daarmee wil hij niet aangeven dat artsen inhumaan waren geworden, maar dat ze – als gevolg van hun nieuwe wetenschappelijke habitus – minder aandacht hadden voor 'de mens achter de patiënt'. De anamnese en het lichamelijk onderzoek – die voorheen bij uitstek de gelegenheid boden om een verhaal te vertellen of zorg te uiten – werden geleidelijk minder belangrijk. In plaats daarvan kwam een heel arsenaal aan biochemische tests die de patiënt depersonaliseerden door hem te reduceren tot zijn labwaarden. Door het overrompelende therapeutische succes van geneesmiddelen, chirurgische ingrepen en technologische interventies dreigde de helende kracht van mededogen en het gesprek te worden vergeten. Het placebo-effect was uitgewerkt, omdat de therapie niet langer werd begeleid door het luisterend oor en de geruststelling van de arts. Daarmee boette de arts-patiëntrelatie niet alleen in aan affectiviteit, maar ook, en mede daardoor, aan effectiviteit. Steeds vaker werd de vraag gesteld of het therapeutisch vuur niet te hoog was opgelaaid. Dergelijke kritische geluiden over de 'fabrieksmatige' geneeskunde vonden ook weerklank bij de beroepsgroep, vooral bij huisartsen (▶kadertekst).

De Balint-methode
Michael Balint (1896–1970) was een Hongaarse psychiater en psychoanalyticus. Hij studeerde af in de geneeskunde en promoveerde in de biochemie, maar raakte volledig in de ban van de psychoanalyse. Zijn leermeester, Sandor Ferenczi, was een leerling van Sigmund Freud. In 1939 vluchtte de joodse Balint naar Engeland, waar hij zich vestigde als psychiater. Zijn belangstelling voor psychodynamische technieken in de huisartsenpraktijk mondde uit in het boek *The doctor, his patient and the illness* (1956). Onder het motto *the doctor as drug* onderzocht hij in dit boek de therapeutische dimensie van de arts-patiëntrelatie. De Balint-methode leerde artsen mensen in ziekte en nood op gefundeerde wijze te begeleiden. In een tijd waarin spectaculaire farmacologische en technologische doorbraken het professionele zelfvertrouwen van huisartsen hadden aangetast, voelden juist zij zich door het boek en de methode aangesproken. In heel Europa kwamen zogenoemde Balint-groepen en -instituten van de grond, die tot op de dag van vandaag bestaan.

De 'postmoderne patiënt' bleek zich bezorgd te maken over de stormachtige ontwikkelingen in de medische wetenschap en professie, die zowel winst als verlies opleverden. In 1973 belegden diverse patiëntenverenigingen een bijeenkomst in Amsterdam. Patiënten hadden het gevoel dat ze werden gedwongen te leven volgens de maat en het model van de zorgverleners. Sommigen reageerden daarop passief en fatalistisch, anderen – omdat ze zich niet gehoord voelden – juist agressief en activistisch. Door het nieuwe wetenschappelijke onderzoek voelden ze zich gereduceerd tot een proefkonijn. Door het ontstaan van grote zorginstellingen ('zorgmammoeten') ervoeren ze vervreemding en verdorring. Volgens initiatiefneemster en woordvoerster Bins-Vunderink moest de dialoog tussen arts en patiënt weer worden gezocht.

In dezelfde tijd sprak Jacob Folkert Rang (1931–2016) zijn oratie als hoogleraar in het gezondheidsrecht uit. In de rede – die de veelzeggende titel *Patiëntenrecht* droeg – betoogde Rang dat het in de gezondheidszorg niet slechts ging om bevoegdheden, maar ook om de rechten en plichten van hen die zorg verlenen. Terwijl bij de wetgeving van 1865 de behoeften en de bevoegdheid van de medische professie centraal hadden gestaan (▶H. 14), moesten nu die van de patiënt in het centrum komen te staan. In de bestaande wetgeving leek de patiënt te zijn 'zoekgeraakt'. Ook Rang sprak in termen van een 'depersonalisering' van de zorg, die op termijn alleen maar negatieve effecten kon hebben. Te vaak had de bescherming van de burger het karakter van bevoogding aangenomen: ofwel door zorgverleners, ofwel door de overheid. Daarom moest er patiëntenrecht komen, dat zich speciaal zou bezighouden met de rechten en plichten van de mens die enige vorm van gezondheidszorg ontvangt of zou moeten ontvangen. In minder dan drie decennia werden vele wetten aangenomen die vorm moesten geven aan deze gedachte. Een van de uitkomsten van de nieuwe wetgeving was dat de patiënt werd geherdefinieerd als consument: iemand die zich zelfbewust en proactief beweegt op een transparant geachte gezondheidsmarkt. Patiënten organiseerden zich in de Nederlandse Patiënten Consumenten Federatie (NPCF); met de Zorgkaart Nederland konden ze zich informeren over de beste hulpverlener en met de Zorgmonitor over de beste zorgverzekeraar.

In zijn algemeenheid kan worden gesteld dat de therapeutische doorbraken van de naoorlogse periode hebben geleid tot een nieuwe, wetenschappelijke habitus en een andere behandelstijl van de arts (▶H. 12). Patiënten verweten de arts desinteresse en gebrek aan tijd. Hun teleurstelling vertaalde zich in klachten, gerechtelijke procedures en een gang naar alternatieve genezers. In toenemende mate voelde de postmoderne patiënt zich vervreemd van 'de halfgod in witte jas'. Aldus nog steeds Shorter, waarbij de aantekening dient te worden gemaakt dat hij vooral schrijft over de situatie in de Verenigde Staten. Toch lijkt ook in Nederland sprake te zijn geweest van een dergelijk ongenoegen onder patiënten. In het curriculum van de Nederlandse universiteiten is daarom tegenwoordig veel aandacht voor communicatie met de patiënt en voor diens hang naar alternatieve en complementaire behandelwijzen (▶H. 5).

11.5 Tot slot

Onze tijd kent overvloed en onbehagen in de geneeskunde. Enerzijds beschikken we over een krachtiger therapeutisch arsenaal dan ooit, anderzijds zijn er gevoelens van miskenning, machteloosheid en boosheid. Is de patiënt van tegenwoordig nu *empowered*, mondig en calculerend of juist het kind van de rekening? Kan de arts berusten in zijn enorme therapeutische vermogens of is het tijd dat hij zich herbezint op zijn relatie tot de patiënt? Natuurlijk geldt dat de wereld van de spreekkamer een andere is dan die daarbuiten; in de spreekkamer ontmoeten twee mensen elkaar, met alle specifieke dynamiek van dien. Maar die binnenwereld wordt wel gekleurd door ontwikkelingen in de buitenwereld – zoals dit hoofdstuk heeft laten zien.

Misschien moet aan de drie tijdperken van Shorter nog een vierde worden toegevoegd: onze eigen tijd. In onze tijd – van moleculaire biologie, mini-elektronica, ICT, interdisciplinaire teambehandeling, gezondheidscentra en personalized medicine (▶H. 10) – wordt gezocht naar een nieuwe vorm van de arts-patiëntrelatie, op minimaal drie manieren.

- Ten eerste is er het strijdmodel, waarbij patiënten hun krachten bundelen opdat ze voor hun belangen kunnen lobbyen: de positie van de patiënt moet volgens hen worden versterkt, omdat die van de arts al sterk genoeg is. Om dat te bereiken richten patiënten met bepaalde ziekten verenigingen op, die weer opgaan in koepels. Patiëntenverenigingen en -koepels zetten zich onder meer in voor de erkenning van en onderzoek naar hun ziekte en voor de vergoeding van effectief gebleken maar dure geneesmiddelen. Op deze manier groeit de patiëntenbeweging uit van een emancipatiebeweging tot een beweging van zelfbewuste ondernemers die hun belangen beschermen tegen die van zorgaanbieders, zorgverzekeraars, overheid en bedrijfsleven; kortom tegen partijen met andere (markt)belangen, waartoe soms ook andere patiëntenkoepels kunnen behoren.
- Ten tweede is er het technologische model, waarbij gebruik wordt gemaakt van de digitale mogelijkheden van onze tijd. Door het internet is informatie transparant geworden, en altijd en overal beschikbaar. Terwijl voorheen alleen de arts beschikte over kennis en

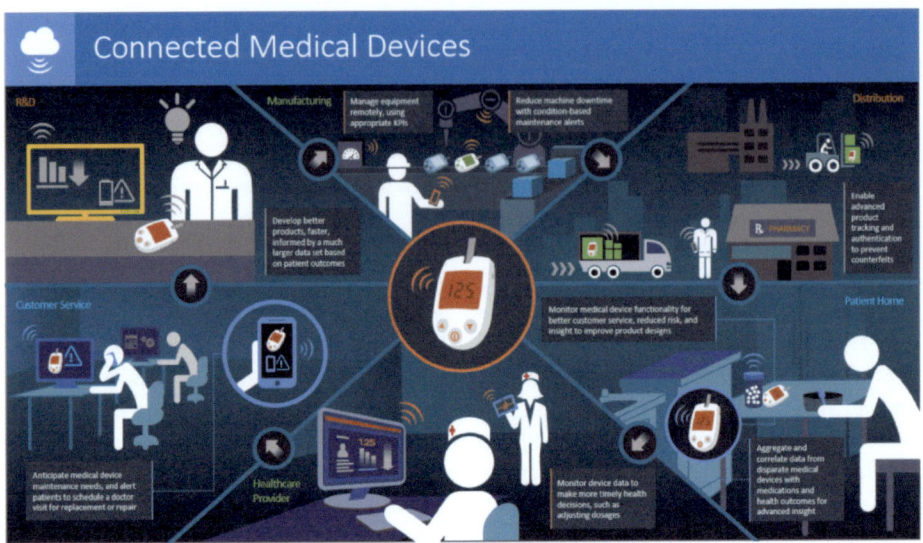

◘ **Figuur 11.4** The Internet of Medical Things (2016)

informatie – en daardoor macht – worden de verhoudingen door de komst van internet gedemocratiseerd. Met behulp van het *The Internet of Medical Things* zou een nieuw zorgmodel kunnen worden gecreëerd met de smartphone in het centrum (◘fig. 11.4). De gegevens van 'patiënt 3.0' worden bewaard in diens persoonlijke *cloud*, zodat hij altijd en overal kan beschikken over zijn medische data. De machtsrelatie van het oude model wordt zo op zijn kop gezet: arts en patiënt doen aan *shared decision making*. Dit houdt in dat arts en patiënt – beiden volledig geïnformeerd – in onderling overleg een keuze maken met betrekking tot de optimale behandeling. Ze doen dat in een sfeer van gelijkwaardigheid die doet denken aan de traditionele arts-patiëntrelatie.

– Ten slotte is er het humanistische model. In *De logica van het zorgen* behandelt de medica/filosofe Annemarie Mol de grenzen van het kiezen. Volgens Mol worden de dilemma's van de arts-patiëntrelatie van onze tijd veroorzaakt door wat ze noemt de logica van het kiezen. Op het eerste gezicht lijkt 'zelf kiezen' een prachtig ideaal. Immers: een moderne, autonome burger wil zich niet laten betuttelen, oplichten of uitbuiten. In onze liberale democratie luidt het breed gedragen ideaal: oriënteer je op datgene wat er in de wereld te koop is, weeg de alternatieven tegen elkaar af, en kom tot een rationeel besluit dat jouw belang het beste dient. In het normale leven van gezonde mensen is dit een prachtig ideaal, aldus Mol, maar voor zieke mensen gaat dit lang niet altijd op. Met betrekking tot de zorg stelt ze een belangrijke vraag:

» Is een patiënt in de spreekkamer inderdaad een klant die iets komt kopen? Of liever gezegd: wat gebeurt er als we patiënten zo gaan noemen? Wat maakt dit taalgebruik zichtbaar, en wat verdwijnt ermee uit beeld?

De introductie van de taal van de markt in de gezondheidszorg zorgt ervoor dat patiënten alleen worden gelaten met hun keuzen – en dat is ongewenst, aldus Mol. Het bieden van zorg –waaronder ze zowel *care* als *cure* verstaat – is geen transactie waarbij wordt betaald voor een dienst of product, maar een interactie waarbij aandacht wordt gegeven en troost wordt geboden aan een mens in nood. Kortom: terwijl de logica van het kiezen heel goed kan worden ingezet door politici die debatteren over de organisatie van het stelsel als geheel (à la Freidson, ▶H. 14), is de logica van het zorgen meer op zijn plaats in de klinische ontmoeting. De nieuwe Eed van Hippocrates lijkt bij deze opvatting aan te sluiten (▶kadertekst).

> **De nieuwe eed van Hippocrates**
> De eed van Hippocrates, de eed die door elke pas afgestudeerde arts wordt gezworen, draagt weliswaar de naam van de 'vader der geneeskunde', maar werd in zijn huidige vorm niet door hem opgesteld. In algemene zin wil de eed aangeven dat van de arts wordt verwacht dat hij menselijk leven behoudt, spaart en verlengt waar en wanneer hij dat kan. Dat was een mooi (en haalbaar) gebod, zolang de geneeskunde nog niet beschikte over de krachtige middelen als tegenwoordig het geval is. Steeds vaker klinkt het verwijt dat de arts te uitsluitend in de 'behandelmodus' staat.
> In 2003 besloot de KNMG daarom tot een aanpassing van de eed. Nog steeds moet de jonge arts zweren of beloven dat hij zal zorgen voor zieken, gezondheid bevorderen en lijden verlichten. Maar ook: 'Ik stel het belang van de patiënt voorop en eerbiedig zijn opvattingen' en voorts: 'Ik erken de grenzen van mijn mogelijkheden'.

Verder lezen

Jewson ND. The disappearance of the sick man from medical cosmology, 1770–1870. Sociology. 1976;10:225–44.
Shorter E. Bedside manners: the troubled history of doctors and patients. New York: Simon and Schuster; 1985.
Reiser SJ. Technological medicine: the changing world of doctors and patients. Cambridge: Cambridge University Press; 2009.

Drie medische stijlen: verwijderen, bestrijden en ondersteunen

D.L. Willems

© Bohn Stafleu van Loghum is een imprint van Springer Media B.V., onderdeel van Springer Nature 2018
H. F. P. Hillen, E. S. Houwaart en F. G. Huisman (Red.), *Medische geschiedenis*,
https://doi.org/10.1007/978-90-368-2169-8_12

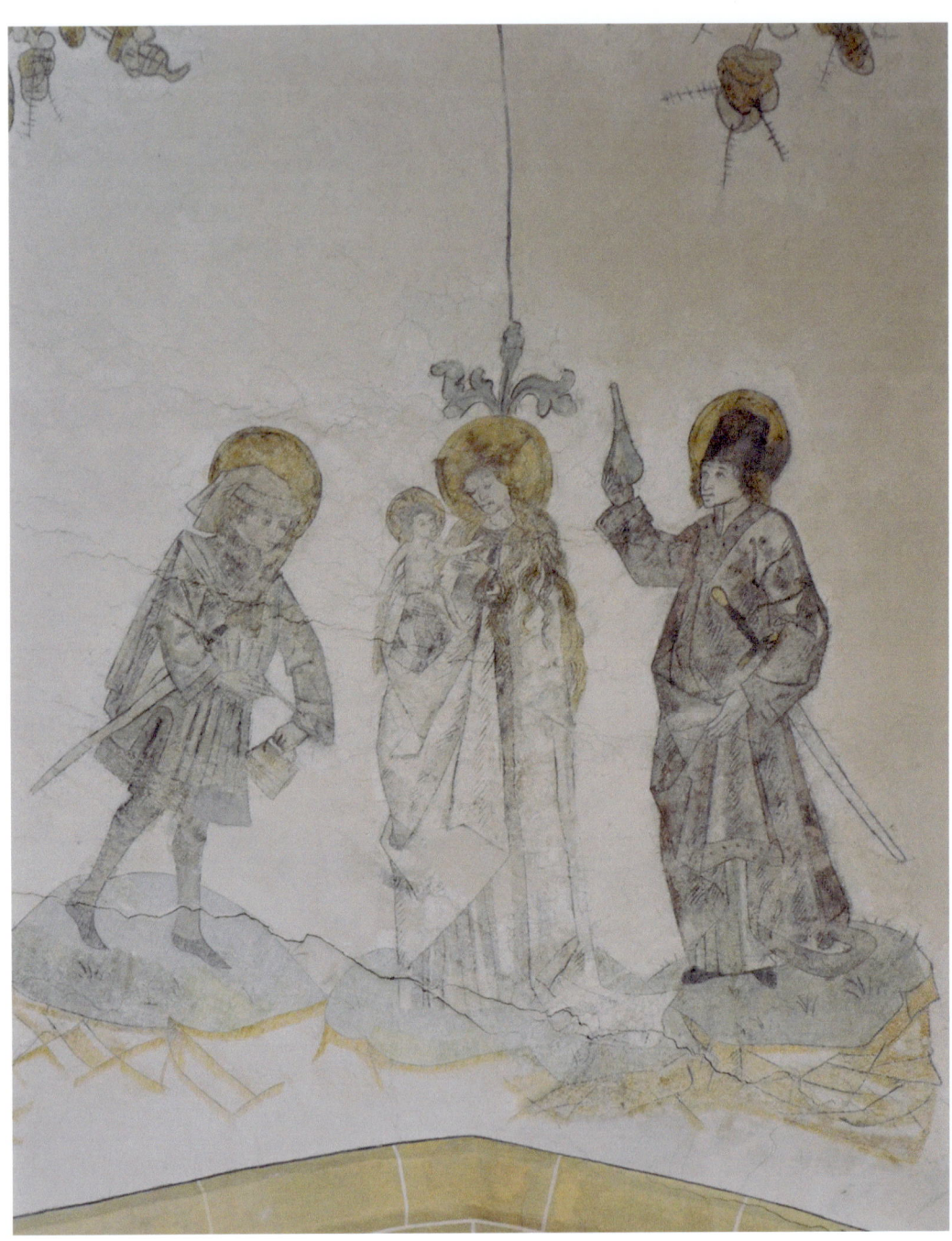

> **Casus**
>
> **Acute appendicitis**
> Vrijwel alle nu praktiserende artsen zijn opgeleid met het idee dat een acute appendicitis maar op één manier is te behandelen: door te opereren. En wel zo snel mogelijk, voordat de vrijwel onvermijdelijke perforatie optreedt, met ernstige en vaak levensbedreigende verspreiding van de ontsteking naar de rest van de buik. Iedere andere behandeling (inclusief afwachten) zou een kunstfout zijn. De blindedarmoperatie is een schoolvoorbeeld van een *lokale* behandelingsstrategie: de ziekte wordt weggenomen daar waar zij zich bevindt. Omdat er lokaal gevaar dreigt moet er lokaal worden behandeld. Vanaf 2006 zijn er – overigens nog niet erg overtuigende – trials verricht met antibiotica bij appendicitis. Daarmee werd dus het paradigma dat het lokale gevaar lokaal moest worden aangepakt verlaten ten gunste van *systemische* therapie. In 2015 rapporteerden Finse onderzoekers een trial waarin ze de resultaten van een operatie opnieuw vergeleken met antibiotica. De uitkomst van het onderzoek was ook nu niet beslissend, maar er waren volgens hen gerede aanwijzingen dat de effectiviteit van antibiotica niet onderdoet voor die van operatie.

12.1 Inleiding

Het interessante van deze casus is dat het hier niet gaat om een onderzoek dat twee gelijksoortige behandelingen – bijvoorbeeld twee geneesmiddelen – met elkaar vergelijkt, maar twee *denkstijlen* die leiden tot verschillende *behandelstijlen*: een lokaliserende en een systemische. Deze twee denk- en behandelstijlen hebben in de geschiedenis van de geneeskunde vaak tegelijk bestaan, soms naast elkaar, soms tegenover elkaar. Dit hoofdstuk beschrijft die geschiedenis aan de hand van een redelijk 'ingeburgerd' voorbeeld: de behandeling van borstkanker.

Dokters zijn er door de geschiedenis heen altijd in twee soorten geweest: chirurgijns of snijders aan de ene kant een *medicinae doctores* of geneesheren aan de andere (▶H. 14). Eeuwenlang was dit ook een standsverschil: geneesheren waren mannen van stand met een universitaire graad, die zich nauwelijks verwaardigden de patiënt aan te raken en die medicijnen verstrekten op basis van theoretische overwegingen. Chirurgijns daarentegen waren handwerkslieden: ze waren niet academisch opgeleid, maakten deel uit van een barbiersgilde en hadden een ondergeschikte positie.

Het ging echter niet alleen om een verschil in status en sociale positie, maar ook om een verschil in benadering van ziekte. Om met de Poolse immunoloog en wetenschapsfilosoof Ludwik Fleck te spreken: het ging om verschillende denkstijlen (▶kadertekst). Belangrijke wetenschappelijke ontdekkingen konden volgens Fleck alleen ontstaan binnen het raamwerk van een nieuwe manier van denken over de betreffende ziekte. De gedachte dat centrale begrippen in een wetenschappelijk veld alleen waar kunnen zijn als ze worden gedragen door een sociale groep – een (denk)collectief – betekende een revolutie in het denken over wetenschap. Een revolutie overigens die lang niet door iedereen met enthousiasme werd begroet. Critici meenden dat de absolute waarheid van de wetenschap op deze manier de speelbal werd van sociale processen. Voor hen was Fleck daarmee de eerste van een lange reeks, vaak verfoeide relativistische denkers over waarheid en wetenschap (▶H. 3). Fleck verbaasde zich over deze kritiek. Volgens hem deed zijn theorie niets af aan de bruikbaarheid en daarmee de realiteit van wetenschappelijke feiten. Dat deze alleen binnen een denkcollectief met een specifieke denkstijl kunnen ontstaan, deed voor hem niets af aan de waarheid ervan.

> **Ludwik Fleck**
>
> Ludwik Fleck (1896–1961) was immunoloog en wetenschapsonderzoeker. Hij schreef in 1935 een boek dat pas dertig jaar later zou worden opgemerkt, *Entstehung und Entwicklung einer wissenschaftliche Tatsache*. Inmiddels behoort Flecks levenswerk tot de canon van de wetenschapsgeschiedenis doordat Thomas Kuhn – die het begrip 'paradigma' in de wetenschapsfilosofie introduceerde – Fleck als zijn inspiratiebron noemde. In het boek ontwikkelt Fleck aan hand van de Wassermann-reactie (voor de diagnose van syfilis) de theorie dat wetenschappelijke feiten niet klaarliggen in de natuur, wachtend om ontdekt te worden, maar het product zijn van een specifieke *denkstijl* die wordt ontwikkeld door wat hij een *denkcollectief* noemde: een groep onderzoekers die een specifiek beeld van de werkelijkheid delen.

De Amerikaanse medisch historicus Owsei Temkin beschouwde chirurgen als de typische vertegenwoordigers van een ontologisch ziektebegrip, terwijl geneesheren volgens hem werkten met een fysiologisch ziektebegrip. Ontologen beschouwen ziekte als een vaststaande entiteit, een gelokaliseerd 'ding' of een wezen (*ontos* = een zijnde), terwijl fysiologische denkers ziekte beschouwen als een verstoring van een normaal proces of balans.

In dit hoofdstuk bespreken we om te beginnen de geschiedenis van deze beide denkstijlen, met nadruk op de laatste 150 jaar. We zullen zien dat de 'snijdende' en de 'beschouwende' denkstijlen en -collectieven steeds meer naar elkaar toe groeiden. Rond de behandeling van kanker is een nieuw denkcollectief met een derde denkstijl opgekomen die over de grenzen van Temkins tweedeling heen ging: de palliatieve geneeskunde. Kern van deze denkstijl is niet meer – zoals in het ontologische en het fysiologische paradigma – de *behandeling* van een gegeven ziekte, maar het *verlichten* van klachten en symptomen. Doel van de handeling is niet langer genezen, maar behoud van de kwaliteit van leven ondanks de voortschrijdende ziekte. Dat zijn de drie stijlen van denken en handelen die we in dit hoofdstuk bespreken. Er zijn er overigens meer; bij de behandeling van onbegrepen aandoeningen, waarvoor zowel een fysiologische als een ontologische verklaring ontbreekt, maar ook bij de behandeling van psychische en psychosomatische aandoeningen spelen nog andere stijlen van denken en handelen een rol dan de genoemde drie (▶H. 4 en 16).

Aan de geschiedenis van de behandeling van borstkanker is goed te zien hoe verschillende ziekteconcepten leiden tot verschillende diagnostische methoden en verschillende behandelwijzen, met andere woorden, tot verschillende medische praktijken. De vroegste behandeling van borstkanker bestond uit lokale therapie, te weten het wegsnijden of wegbranden van de tumor. De oudst bekende beschrijving is van de Egyptische arts Imhotep (circa 2655–2600 v.Chr.). Borstkanker beschrijft hij als een uitpuilende tumor, koel en hard als een onrijpe vrucht. Behandeling: geen. Tweeduizend jaar later beschrijft Herodotus hoe de Perzische koningin Atossa een bloedende knobbel in haar borst ontwikkelde, die ze in doeken wikkelde en aan niemand liet zien – zelfs niet aan haar hofartsen – en die ze uiteindelijk liet wegsnijden door haar slaaf Democedes. Hoewel wegsnijden of wegbranden van de tumor de meest gebruikte therapie was, nam men soms zijn toevlucht tot een bijzondere lokale therapie. Onder het motto 'hetzelfde wordt door hetzelfde genezen' (*similia similibus curantur*) werd een pasta van krabbenogen op de tumor aangebracht. Sinds de Grieken droeg kanker de naam 'krab', waarschijnlijk door de uitlopers van een mammatumor die doen denken aan de poten van een krab. Het symbool van de krab is nog steeds terug te vinden in het logo van het Koningin Wilhelmina Fonds, de belangrijkste financier van kankeronderzoek in Nederland.

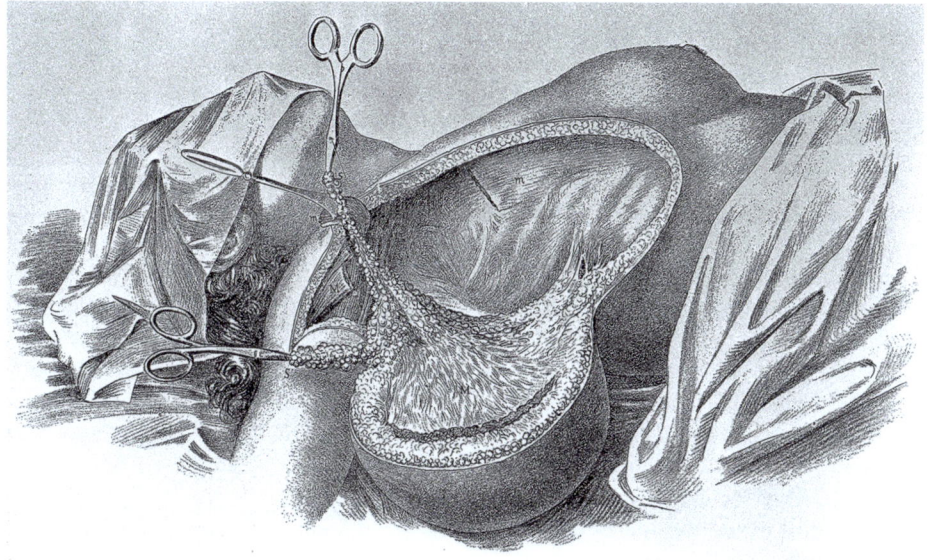

Figuur 12.1   Uit: W.S. Halsted, *Surgical papers*

Galenus (circa 130–200 na Chr.) stond aan het begin van een meer dan 1.500 jaar durende traditie van humorale behandeling. Kanker was in de galenische geneeskunde het gevolg van een overschot aan zwarte gal, net als melancholie. Kanker en depressie hadden dus bij Galenus dezelfde oorsprong. Lokale therapieën waren volgens hem gedoemd te mislukken, omdat het probleem systemisch van aard was: verwijder de tumor op één plaats en hij zal ergens anders terugkomen, omdat de zwarte gal blijft stromen. Een systemische ziekte vraagt een systemische behandeling, bijvoorbeeld met loodtinctuur of arsenicumextract. Veel later kwamen daar andere systemische therapieën bij, zoals chemotherapie, hormoontherapie en immuuntherapie.

In de loop van de 19^e eeuw kreeg de chirurgische behandeling van borstkanker een betere reputatie, als gevolg van de introductie van de anesthesie en de antisepsis. De visie waarin borstkanker een lokale aandoening was die compleet diende te worden verwijderd won daarmee terrein. Chirurgische lokale behandeling werd gedurende de 19^e eeuw dominant, en operaties werden steeds radicaler (▶kadertekst en ◘fig. 12.1). Galenus bleek in zekere zin echter gelijk te krijgen: als de tumor op de ene plaats wordt weggehaald komt hij ergens anders weer terug. Ondanks de radicale operaties die op hen waren uitgevoerd overleden patiënten meestal binnen enkele jaren alsnog, ten gevolge van metastasen. Er was dus meer nodig dan alleen lokale therapie. Het antwoord leek te worden geboden door de chemie (Paul Ehrlich) en de fysica (Marie Curie). Tegenwoordig zijn lokale en systemische therapie niet langer concurrerend, maar complementair.

12.2 De ziekte verwijderen – van ambachtelijk barbier tot academisch chirurg

De vroegste medische geschriften bespreken al chirurgische behandelingen. Ver voor het begin van onze jaartelling werden trepanaties (schedelboringen) en cataractoperaties uitgevoerd. Toch bleef een groot deel van het lichaam tot halverwege de 19^e eeuw verboden terrein voor de chirurg: operaties van buik en borstholte waren te riskant, om van hersenoperaties maar te zwijgen. De chirurg beperkte zich in essentie tot trepanatie, fractuurbehandeling, amputatie, liesbreukoperaties en het wegsnijden van goed benaderbare tumoren. Het standsverschil tussen dokters en barbier-chirurgijns begon in de 18^e eeuw langzaam te verdwijnen, allereerst in Frankrijk. De chirurgie kreeg langzaam een academische status, mede door de groei van de anatomische kennis sinds Vesalius. Het openen van menselijke kadavers werd steeds normaler, en daarmee groeide het inzicht en de verfijning van de chirurgische techniek.

Toch waren er tot halverwege de 19e eeuw twee grote obstakels voor een verdere ontwikkeling van de chirurgie. Ten eerste bestond er geen goede anesthesie. De ondraaglijke pijn die patiënten moesten doorstaan, zorgde ervoor dat operaties zo snel mogelijk moesten worden uitgevoerd en hooguit twintig à dertig minuten konden duren. Die tijdsdruk maakte voorzichtigheid praktisch onmogelijk. Ten tweede waren postoperatieve infecties gemeengoed, waarschijnlijk ten gevolge van de gewoonte van chirurgen om direct van een autopsie naar een operatie te gaan. Twee ontwikkelingen waren dus nodig voordat grotere en 'diepere' chirurgische ingrepen mogelijk werden: anesthesie en antisepsis.

Pijnstillers waren vóór de 19^e eeuw natuurlijk wel bekend: opium en alcohol waren de bekendste. Toch bleven patiënten bij de meeste operaties (zelfs bij blaassteenoperaties en borstamputaties) bij bewustzijn. Zo ook de Britse schrijfster Fanny Burney, die borstkanker kreeg en in 1812 in een brief aan haar zus de gruwelen beschrijft van haar onverdoofde borstamputatie door dokter Larrey, in haar slaapkamer in Parijs: een twintig minuten durende bijna onbeschrijfelijke marteling. Twintig minuten schreeuwde ze ononderbroken, maar toen de operatiewond verbonden werd, vond ze de kracht om medelijden te hebben met de dokter die dit allemaal had moeten doen. In de loop van de 19^e eeuw verbeterden de mogelijkheden voor anesthesie aanzienlijk. Rond 1840 kwam eerst ether en niet veel later chloroform als anestheticum in zwang. Voortaan had de chirurg veel meer tijd voor een operatie.

Rond dezelfde tijd viel het de Weense medicus Ignaz Semmelweis (1818–1865) op dat de sterfte aan kraamvrouwenkoorts veel hoger was in een kraamkliniek waar dokters het voor het zeggen hadden, dan in een kliniek waar vroedvrouwen werkten. Nadat hij alle mogelijke andere oorzaken had uitgesloten, kwam hij tot de gedurfde veronderstelling dat de oorzaak lag in het feit dat artsen van de postmortale snijzaal naar de barende vrouwen gingen zonder hun handen te wassen. Nadat hij hen had verplicht hun handen te wassen, halveerde het aantal vrouwen met de gevreesde infectie. Semmelweis' ideeën werden echter door zijn beroepsgenoten verworpen: deels omdat ze niet in overeenstemming waren met de dominante miasmatheorie, deels omdat ze werden beschouwd als een belediging voor de professie: hoe konden dokters de oorzaak zijn van kraamvrouwenkoorts? Semmelweis kon dit onmogelijk verkroppen, werd steeds meer zonderling en overleed uiteindelijk in een psychiatrische inrichting. Pas twintig jaar later werden zijn antiseptische praktijken overgenomen door Joseph Lister (1827–1912) in Edinburgh. Aan het eind van de 19^e eeuw was antisepsis volledig ingeburgerd in de chirurgie. Pas toen ontstond de mogelijkheid om grote en langdurige operaties uit te voeren; pas toen werden de radicale mastectomieën van de Amerikaanse chirurg Halsted uitvoerbaar. Zijn Europese leermeester Theodor Billroth (1829–1894) ging over tot het uitvoeren van steeds 'heroïscher' operaties in de buikregio.

> **William Halsted**
> William Halsted (1852–1922) was een student van de Weense chirurg Theodor Billroth. Na terugkeer uit Europa in Baltimore is hij vooral bekend is geworden door zijn radicale operaties van borstkanker. Hoewel hij aan de ene kant zo voorzichtig mogelijk opereerde om de kanker niet verder te verspreiden, deed hij operaties die voor die tijd ongehoord radicaal waren en waarbij de hele borst, de lymfeklieren tot in de oksel, en de borstspieren werden weggehaald. Zijn radicale mastectomie is tot in de jaren zeventig van de 20^e eeuw de standaardoperatie gebleven, tot zij werd vervangen door bescheidener operaties gecombineerd met chemotherapie en/of radiotherapie.

Halsteds radicale operaties, die aan het eind van de 19^e eeuw in de hele Westerse wereld werden overgenomen, zijn de verst doorgevoerde uiting van de lokalistische en ontologische denkstijl. De leidende gedachte was dat de patiënt van de kanker zou zijn genezen wanneer de tumor volledig zou worden weggehaald van de plek waar deze zich bevond. Ziekte werd dus beschouwd als een duidelijk omgrensd wezen of ding. Halsted moest daarvoor ver gaan: niet alleen de borst, maar ook de borstspieren en soms zelfs een deel van de ribben moest worden weggehaald om het gewenste doel te bereiken (◘fig. 12.1).

Na het eerste decennium van de 20^e eeuw, toen duidelijk werd dat ook de meest radicale en mutilerende operatie niet kon garanderen dat de ziekte wegbleef, bleek een beroep op systemische behandelvormen onvermijdelijk. Op zijn minst was een aanvullende behandeling (adjuvante therapie) met chemotherapie gewenst. Met de, voorzichtige, opkomst van die systemische behandelingen ontstond de behoefte aan minder vergaande operaties. Toch duurde het nog tot de jaren 1970 voordat, ook in Nederland, de radicale operatie van Halsted werd vervangen door minder verminkende en zelfs borstsparende operaties, waarbij alleen de tumor werd weggenomen. De chirurgie – die in de handen van Halsted steeds groter en radicaler was geworden – werd dankzij de adjuvante therapie steeds lokaler, gerichter en beperkter. Deze ontwikkeling deed zich overigens ook voor op andere terreinen van de chirurgie: laparoscopische en microscopische technieken maakten een grotere precisie mogelijk bij vele typen operaties, waardoor het lokale karakter van de chirurgie werd versterkt.

12.3 Van zwarte gal naar *magic bullet* – de geneesheren

Gedurende het grootste deel van de geschiedenis van de westerse geneeskunde was de dominante denk- en behandelstijl systemisch van aard – of: fysiologisch, in termen van Temkin. Vanaf de Griekse medici rond Hippocrates, maar vooral vanaf Galenus in de 2^e eeuw na Christus, is de leer van de lichaamssappen meer dan 1.500 jaar bepalend geweest voor het denken en handelen van dokters. Het voor ons moeilijk invoelbare paradigma van de humoraal therapie is dus veel langer gangbaar geweest dan haar concurrenten en haar opvolgers.

De humorale theorie beschouwde ziekte als het gevolg van een balansverstoring tussen de vier essentiële vloeistoffen van het lichaam: bloed, slijm, gele en zwarte gal. In zekere zin ging het om een kwantitatieve pathologie: er was teveel van een van de sappen en/of te weinig van een andere. Kanker was – evenals melancholie – te wijten aan een overvloed aan zwarte gal. *Waar* de tumor zich precies bevond, was minder relevant; als hij op de ene plaats werd verwijderd, zou hij ergens anders terugkomen zolang de disbalans bleef bestaan. Ziekte was daarmee geen eigenstandig wezen, maar een verstoring van de balans. Omdat de pathofysiologie uitging van vloeibare, beweeglijke, niet te lokaliseren lichaamselementen, moest ook de behandeling niet lokaal maar systemisch zijn. Alle mogelijke samenstellingen van kruiden, planten en dierlijke materialen werden gebruikt om het evenwicht tussen de lichaamssappen te herstellen. De kern van die behandelingen was dat ze de natuur zouden ondersteunen in haar inspanningen de ziekte te laten verdwijnen. Geneesmiddelen waren slechts een onderdeel van een therapeutische strategie waartoe ook dieet en gezonde lucht behoorde. Hier dus geen gelokaliseerde strijd tegen de ziekte als een vijandig wezen, maar steun aan de natuur om de disbalans op te heffen. Daarnaast kon het overschot aan lichaamssappen worden afgedreven. Dat kon gebeuren door braak-, zweet- of purgeermiddelen toe te dienen, maar ook door een aderlating. De naam van de Franse arts François Broussais (1772–1838) is voor altijd verbonden aan scheepsladingen bloedzuigers die uit de tropen werden geïmporteerd om in de ziekenhuizen van Parijs bij het aderlaten te worden gebruikt.

De humoraalpathologie was weliswaar dominant, maar toch waren er in de 16e en 17e eeuw ook artsen op zoek naar specifieke middelen voor specifieke ziekten. De Engelse medicus Thomas Sydenham (1624–1689) ontwikkelde, naar het voorbeeld van de botanici, in de 17e eeuw een classificatie van ziekten die zou moeten leiden naar het ideaal van één specifiek medicijn per ziekte, als antwoord op de gangbare kruiden-polyfarmacie. Die botanische classificatie was een uiting van het ontologische ziektebegrip: iedere ziekte werd door Sydenham beschouwd als een apart wezen met eigen karakteristieken. Daarom waren ziekten – evenals planten – onder te verdelen in soorten en rassen. Sydenhams ziektebegrip was ontologisch maar niet lokalistisch, zoals dat van chirurgijns. Ziekte werd door hem niet gedefinieerd door haar plaats maar door haar wezen: de ene ziekte verschilt van de andere zoals een distel verschilt van een bolgewas.

Een belangrijke stap in de ontwikkeling van het geneesmiddel was de industrialisering van de productie ervan in de 19^e eeuw. Medicijnen werden niet langer simpelweg geplukt en gedroogd, maar in toenemende mate gepurificeerd en geproduceerd in het laboratorium (▶H. 8). Een van de grote namen uit de chemie van het geneesmiddel is Paul Ehrlich (▶kadertekst en ◨fig. 12.2). Hij was op zoek naar de zogenoemde *magic bullet*: een middel dat wel de ziekteverwekker, maar niet het lichaam van de patiënt zou aanvallen. Ehrlich gaf daarmee het specificiteitsideaal van Sydenham een nieuwe vorm.

Paul Ehrlich

Paul Ehrlich (1854–1915) studeerde geneeskunde in Leipzig en werd in 1885 hoogleraar in Berlijn en medewerker van Robert Koch. Centraal in zijn werk stond het zoeken naar specifieke antistoffen die zich aan micro-organismen zouden hechten om ze uit te schakelen. Ehrlich introduceerde de chemie in de geneeskunde door de kleuring van bloedcellen. Door zijn contacten met Farbwerke Hoechst AG raakte hij geboeid door het feit dat kleurstoffen zich selectief hechten aan de ene stof en niet aan de andere. Dat zou ook met geneesmiddelen moeten kunnen, die zich dan specifiek aan bacteriën zouden moeten hechten. Het idee van de farmacologische *magic bullet* was geboren, naar analogie met de toverkogel uit het *Freischütz*-verhaal (een Duitse volkslegende), die zelfstandig zijn weg naar zijn doel vond. Ehrlichs grootste succes was de uitvinding van Salvarsan, een specifiek geneesmiddel tegen syfilis. In 1908 kreeg hij er de Nobelprijs voor. Tegenwoordig geldt Ehrlich als pionier op het gebied van de hematologie, de immunologie en de infectieziekten.

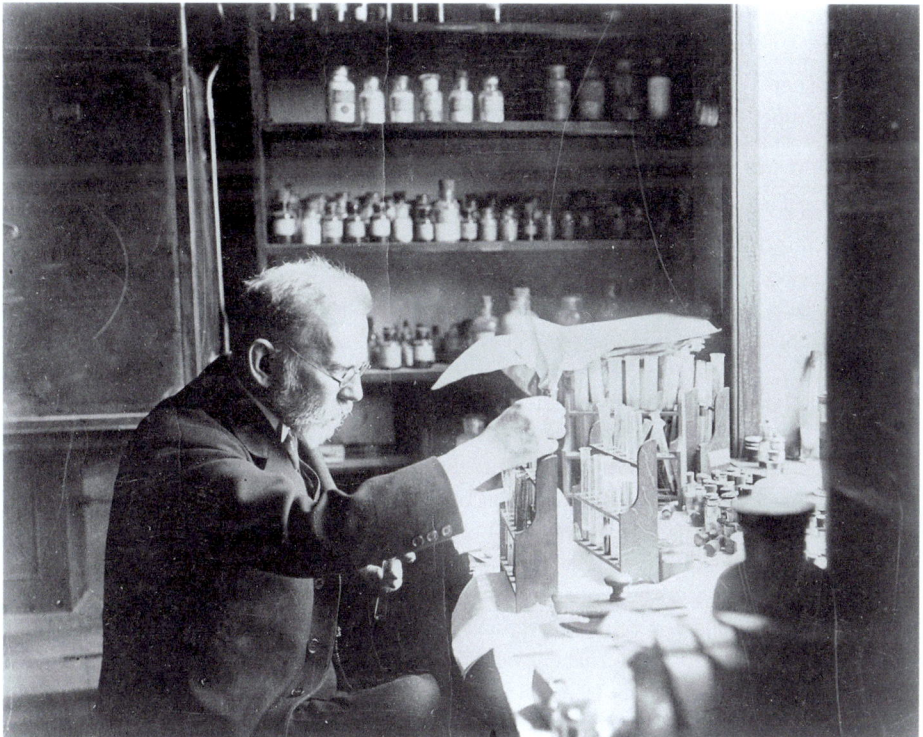

◘ **Figuur 12.2** Paul Ehrlich in zijn laboratorium

Het specificiteitsprobleem – hoe doden we wel de bacteriën maar niet de gastheer – was groot bij infectieziekten, maar nog groter bij de medicamenteuze behandeling van kanker. Immers: meer dan bacteriën en virussen lijken kankercellen op lichaamseigen cellen. Het aloude probleem met cytostatische therapie is dat ze niet alleen de kankercellen maar ook gezonde lichaamscellen aanvalt, met name cellen die zich snel vermenigvuldigen. Dus juist in de oncologie is de behoefte aan magic bullets groot.

In de loop van de 20^e eeuw vervaagde dus het onderscheid tussen de lokaliserende chirurgie en de systemische medicamenteuze behandeling; beide proberen op verschillende manieren lokaal te worden. Geleidelijk schoven de denkstijlen naar elkaar toe: alle behandelingen die ziekte bestrijden moeten dat zo lokaal mogelijk doen, of het nu gaat om chirurgie, radiotherapie of geneesmiddelen. Bij veel aandoeningen, bijvoorbeeld bij borstkanker, wordt nu een combinatie van lokale en systemische behandeling toegepast. Er lijkt sprake van een tendens dat lokale therapie bij effectieve systemische therapie steeds minder nodig wordt. De voorheen gangbare chirurgische therapie voor het ulcus duodeni (maagzweer) is vrijwel verdwenen door de medicamenteuze therapie, terwijl radiotherapie voor de ziekte van Hodgkin sterk kon worden beperkt na de introductie van effectieve chemotherapie.

12.4 Lijden verlichten – het hospice

Naast lokaal en systemisch valt in de moderne geneeskunde nog een derde denkstijl te ontwaren: de palliatieve of ondersteunende. Deze overstijgt in zekere zin het onderscheid tussen chirurgische en medicamenteuze behandeling. Het gaat hier om het onderscheid tussen behandeling en ziektebestrijding enerzijds en zorg en ondersteuning anderzijds. Waar behandeling zo precies en lokaal mogelijk is, is palliatieve zorg juist zo compleet en integraal mogelijk. Misschien is het ook anders te zeggen: waar behandeling is gericht op het wegnemen van ziekte, is zorg gericht op het ondersteunen van de patiënt en diens omgeving, het systeem waarin de patiënt leeft. We zijn aangekomen bij het onderscheid tussen ziektegerichte behandeling (chirurgie, bestraling, chemotherapie) en ondersteunende zorg (*supportive care*). Dit onderscheid vinden we ook terug in andere gebieden dan de oncologie: de reumatologie, de behandeling van het CVA (hersenbloeding of -infarct) met revalidatie, of de behandeling en begeleiding van patiënten met COPD (chronische longziekte).

Chirurgische en medicamenteuze behandeling zijn beide gericht op het doen verdwijnen van ziekte. In de wereld – of het denkcollectief, om de term van Fleck te gebruiken – van de ondersteunende en palliatieve zorg staat een ander doel centraal, en daarmee een andere stijl van denken en handelen: lijden verlichten, pijn en andere symptomen bestrijden, kwaliteit van leven verhogen of op zijn minst behouden. Volgens velen is dit wat een arts altijd behoort te doen: soms genezen, vaak verlichten, altijd troosten. Het begrip ondersteunende zorg wordt gebruikt voor het verlichten van het lijden dat werd veroorzaakt door de (kanker)behandeling. Te denken valt dan aan het lymfoedeem ten gevolge van een radicale mastectomie, of aan de soms ernstige en ingrijpende bijwerkingen van chemotherapie en bestraling. Palliatieve zorg gaat door nadat de curatieve behandeling is gestaakt – niet zelden tot en met de rouwperiode na het overlijden. Deze vorm van zorg kan zelfs de eerste en enige optie zijn als de ziekte vanaf het begin als onbehandelbaar wordt beschouwd.

Lange tijd is palliatieve zorg – naast het beperkte, chirurgische arsenaal van de vroege geneeskunde – het enige geweest dat de geneeskunde kon leveren (▶H. 11). Als speciaal aandachtsgebied is palliatieve zorg een recent fenomeen dat zijn oorsprong heeft in de hospices in de 19e eeuw. Er wordt wel een verband gelegd tussen de groei van het ziekenhuis en het ontstaan van instellingen voor stervenden. Wanneer in het ziekenhuis geen behandeling meer mogelijk was, moesten patiënten uitwijken naar een andere instelling. Deze instellingen werden hospices genoemd, enerzijds om ze symbolisch te verbinden met een lange traditie van gastvrijheid (▶H. 13), anderzijds om ze juist van het hospitaal te onderscheiden. Parallel aan de ontwikkeling van steeds ingrijpender en 'heroïscher' behandeling van mensen met kanker nam het aantal hospices toe. Tot het eind van de jaren zestig van de 20e eeuw waren hospices plaatsen van *tender love and care*, waar weinig medische mogelijkheden bestonden om het lijden te verlichten. Dat veranderde met de oprichting van het eerste moderne hospice in Londen (1967) door Cicely Saunders (▶kadertekst). Dit St. Christopher's hospice had naast de traditionele functies van het hospice ook een medische inslag, gericht op het vinden van nieuwe vormen van bestrijding van *total pain*. De term palliatieve zorg werd in de jaren 1970 geïntroduceerd door de Canadese oncoloog Mount, als alternatief voor de term *hospice care*.

12.4 · Lijden verlichten – het hospice

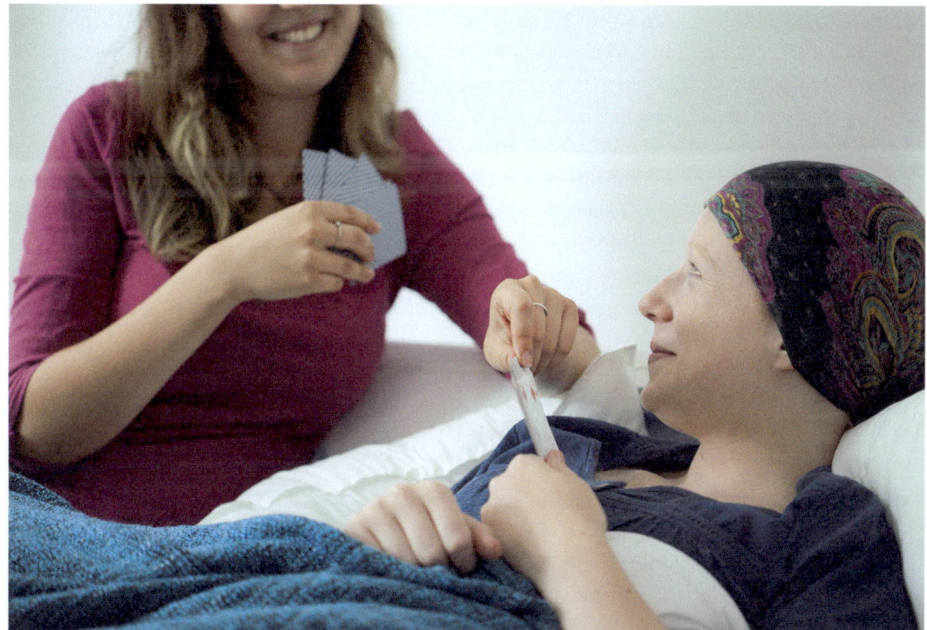

◼ Figuur 12.3 In het hospice

Cicely Saunders

Bij haar werk als verpleegkundige werd Cicely Saunders (1918–2005) geconfronteerd met stervende kankerpatiënten voor wie geen medische aandacht bestond. De wens om dat te veranderen was voor haar een reden om geneeskunde te gaan studeren. Aan het eind van de jaren vijftig schreef ze, als pas afgestudeerd arts, een van de eerste artikelen over de behandeling van patiënten in de terminale fase. In 1967 richtte zij het St. Christopher's hospice op, het eerste hospice dat was gericht op zorg, onderwijs en onderzoek. Het is een model geworden voor vele hospices over de wereld, ook in Nederland. Saunders' belangrijkste concept was *total pain*, waarmee zij wilde aangeven dat bij pijnbestrijding in de palliatieve fase naast de medische ook sociale, emotionele en spirituele dimensies van de ziekte moeten worden betrokken.

Een centraal concept in de palliatieve zorg was *total pain*. Saunders gebruikte dit concept om aan te geven dat pijn altijd meer is dan de lokale verstoring. Pijn – zeker langdurige pijn – is volgens haar een verzameling van allerlei vormen van lijden: lichamelijke verstoringen, sociale en familieproblemen en existentiële angsten. Uitsluitend lokaal gerichte pijnbehandeling (bijvoorbeeld met morfine of met anesthetische technieken als zenuwblokkades) is zelden genoeg om total pain afdoende te behandelen. Goede palliatieve zorg betekent zorg op alle levensgebieden: het is een vorm van zorg die ook het sociale systeem van de patiënt erbij betrekt. Palliatieve en ondersteunende zorg hebben zich gedurende de afgelopen decennia ontwikkeld tot belangrijke gebieden binnen de geneeskunde (◼fig. 12.3). Deze vorm van zorg beperkt zich niet tot patiënten met kanker, maar wordt ingezet bij alle mensen die aan een ongeneeslijke ziekte gaan overlijden; vaak wordt het zorgtraject al ingezet tijdens de curatieve behandeling. Palliatieve zorg wordt niet alleen in het hospice of bij de patiënt thuis geboden, maar ook in het ziekenhuis. Veel ziekenhuizen beschikken tegenwoordig over teams voor palliatieve zorg.

De palliatieve benadering van ziekte zou volgens sommigen niet alleen moeten gelden bij chronische en levensbedreigende ziekte, maar bij alle vormen van behandeling. Dit brengt ons terug bij het onderwerp van dit hoofdstuk: de relatie tussen verschillende therapeutische systemen. Aanvankelijk was palliatieve zorg een andere vorm van zorg, ontwikkeld voor patiënten die in het reguliere curatieve circuit niets meer te zoeken hadden. Later pleitten velen voor complementariteit, die tot uiting komt in de gedachte dat de holistische palliatieve zorg deel zou moeten uitmaken van elk medisch handelen: naast en in aanvulling op de lokaliserende en systemische curatieve zorg.

12.5 Conclusie – denkstijlen naast, met en tegenover elkaar

De geneeskunde heeft zich niet rechtlijnig ontwikkeld tot een homogene discipline en professie. Door de eeuwen heen is altijd sprake geweest van fundamenteel verschillende denk- en behandelstijlen die soms concurrerend waren – zoals de algemene therapieën van de humoraaltherapie versus de diverse specifieke therapieën –, soms complementair – zoals in de moderne kankerbehandeling, die systemische en lokale benaderingen combineert –, en soms naast elkaar bestonden – zoals het hospitaal en het hospice aan het eind van de 19e eeuw. Vaak worden deze behandelstijlen dus tegelijkertijd gebruikt. Dat is geen betreurenswaardig verschijnsel, integendeel. Als de geschiedenis één ding laat zien, dan is het wel dat fundamentele verschillen in denk- en behandelstijlen vaak de motor zijn geweest van de verbetering van de zorg.

Verder lezen

Fleck L. Genesis and development of a scientific fact (oorspronkelijk: Entstehung und Entwicklung einer wissenschaftlichen Tatsache). Chicago: University of Chicago Press; 1981.
Cassell EJ. The nature of suffering and the goals of medicine. Oxford: Oxford University Press; 2004.
Mukherjee S. The emperor of all maladies. A biography of cancer. New York: Scribner; 2010.

De hospitalisering van zorg

E.S. Houwaart

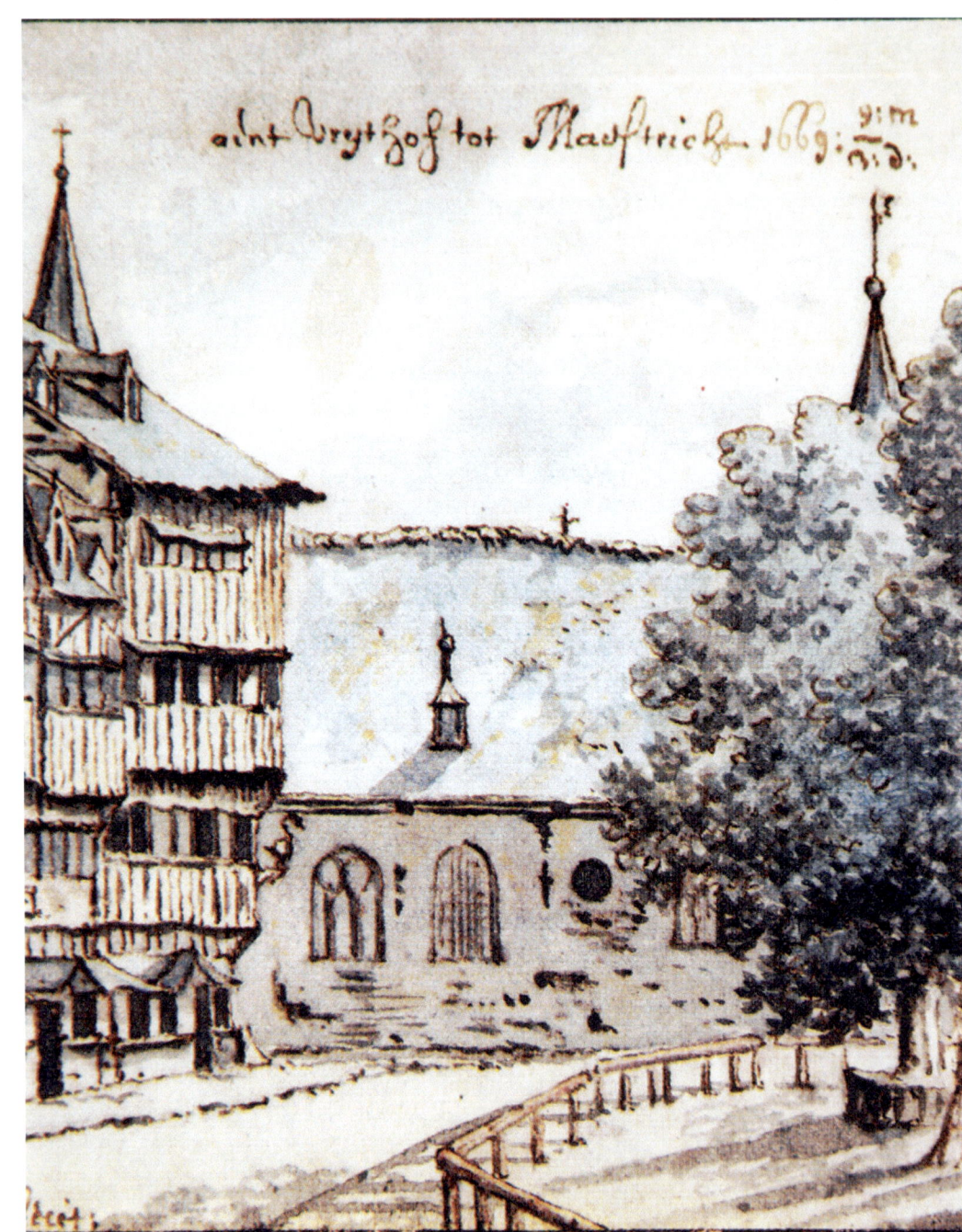

> **Casus**
>
> **Het AMC**
> In de loop van de 20e eeuw waren ziekenhuizen dermate groot en complex geworden dat aan het eind van die eeuw behoefte bestond aan een nieuwe organisatievorm.
> In 1980 opende het Academisch Medisch Centrum (AMC) in Amsterdam zijn deuren. De basisfilosofie van het ziekenhuis was erop gericht om onderwijs, onderzoek en patiëntenzorg onder centraal beheer te brengen, in een matrixorganisatie. In de plaats van de vele paviljoens van vroeger kwamen gebouwen met functionele units, bestaande uit behandelcentra, verpleegkundige afdelingen en poliklinieken. Het ziekenhuiscomplex kent ingenieuze transportsystemen voor patiënten, goederen, kleding, geneesmiddelen en lichaamsmateriaal en beschikt over brede gangen en pleinen, met winkels, restaurants en een postkantoor. De overgang van het oude paviljoensysteem naar het AMC verliep niet zonder slag of stoot. Sommigen zagen het complex aanvankelijk als onbestuurbaar, maar na een aantal jaren waren de kinderziekten overwonnen. Het AMC-model sloeg aan en vond elders in Nederland navolging. Tegenwoordig geldt het AMC-model als het optimale antwoord op de uitdagingen in de topklinische zorg.

13.1 Inleiding

Het ziekenhuis van tegenwoordig kan worden beschouwd als de belangrijkste uitdrukkingsvorm van de moderne geneeskunde. Het ziekenhuis is onmisbaar voor patiënten op wie de meest invasieve, levensreddende behandelingen worden uitgevoerd. Het is ook een onmisbaar instituut voor de medische professie. In het ziekenhuis vindt de opleiding tot arts plaats, wordt status verworven en praktiseert de elite van de medische stand. De heroïek van de moderne geneeskunde is onmiskenbaar verbonden met ziekenhuizen. Ziekenhuizen kunnen in de westerse wereld bovendien rekenen op een groot deel van het gezondheidszorgbudget. Hun staf, technische uitrusting, geneesmiddelen, administratieve diensten en bouwkundige wensen zorgen voor een nog immer stijgende kostenpost van de rijksoverheid en de ziektekostenverzekeringen.

In dit hoofdstuk wordt besproken hoe de middeleeuwse gasthuizen, die eeuwenlang garant stonden voor gastvrijheid en zorg aan arme zieken, plaats maakten voor instellingen waar de genezing van de patiënt onder leiding van een arts op de voorgrond staat. De gevolgen van deze verandering voor de organisatie, de huisvesting en de vorm van de ziekenzorg komen daarbij aan de orde. Tevens wordt duidelijk hoe het ziekenhuis in de voorgaande tweehonderd jaar centraal in de westerse gezondheidszorg is komen te staan.

13.2 *Hospitalitas* in het christelijke godshuis (middeleeuwen)

Zoals we zullen zien bestaan er goede redenen om de oorsprong van het moderne ziekenhuis te situeren in de 18e eeuw. In heel Europa vinden we voorbeelden van al lang bestaande gasthuizen die in de loop van de 18e eeuw werden omgezet in ziekenhuizen, dat wil zeggen in instellingen voor de behandeling van geneeslijke zieken. Dat betekent echter niet dat er vóór die tijd geen instellingen voor ziekenzorg bestonden. Integendeel, al eeuwenlang bestonden allerlei vormen van opvang van zieken in speciale instellingen met namen zoals Krankenhof, Spital, Siechhaus, Hospice, Almshouse, Proveniershuis, Hospital, Gasthuis en Godshuis.

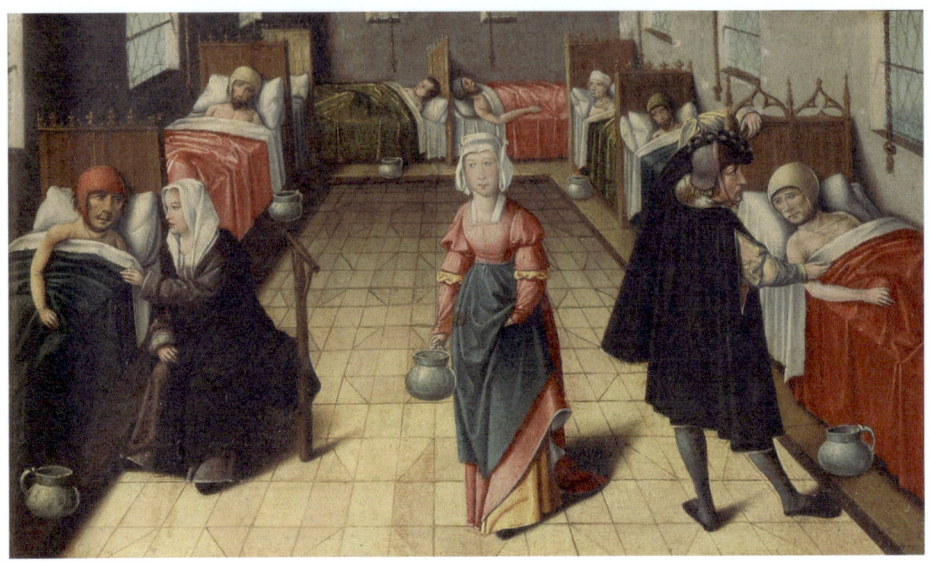

◘ **Figuur 13.1**   Ziekenverzorging in het gasthuis (detail van 'De zeven werken van barmhartigheid', 16ᵉ eeuw)

Wat ze met elkaar gemeen hadden was het bieden van *hospitalitas* (gastvrijheid), volgens het christelijke gebod van barmhartigheid. Ons woord 'hospitaal' gaat erop terug. De opvang van armen, zieken, bejaarden en andere behoeftigen steunde op een traditie die duizend jaar eerder met de komst van het christendom was gevestigd. Deze 'hospitalen' gaan terug op de begintijd van de christelijke kerk, toen bisschoppen de opdracht kregen in hun bisdom plekken in te richten waar gastvrijheid werd geboden vanuit een inspiratie van barmhartigheid, en waarin ziekenzaaltjes van kloosters dienst deden als opvangplaats voor reizigers en arme ingezetenen (◘fig. 13.1). Ook later, toen het beheer over de hospitalen van de kerk was overgegaan in handen van stedelijke overheid, boden de hospitalen een 'vervangend huishouden' voor arme en zieke daklozen. De inwonenden – chronisch zieken, invaliden, soms huurders van een bed – vormden een familie, waarbij in de loop der tijd een paternalistisch getinte sociale structuur is ontstaan. Patiënten traden tot hospitalen toe op kosten van de kerk of van rijke weldoeners en hadden vervolgens de morele status van kinderen. Een gasthuisvader en -moeder waakten, soms als echtpaar, over de gasthuisfamilie.

In de late middeleeuwen kwam een eind aan het kerkelijk bestuur van hospitalen. Stedelijke autoriteiten, burgerlijke organisaties en verpleegordes namen het bestuur van bisschoppen en kloosters over, waardoor gasthuizen of hospitalen een min of meer zelfstandige positie verwierven. Deze verandering werd veroorzaakt door de stijgende behoefte van de steden aan voorzieningen voor de opvang van armen en zieken, die een steeds grotere bedreiging voor de openbare orde vormden. Maar de opbloeiende stedelijke bedrijvigheid werd niet alleen bedreigd door de groeiende bedelarij. Minstens zo bedreigend was de komst van nieuwe besmettelijke ziekten (pest, syfilis), waarvoor de traditionele voorzieningen niet langer toereikend waren. In veel Europese steden verrezen nieuwe voorzieningen voor zieken, armen en wezen, nu eens op initiatief van de gilden, dan weer onder beheer van religieuze ordes.

13.3 Armenzorg in het geseculariseerde gasthuis (16ᵉ en 17ᵉ eeuw)

In het begin van de 16ᵉ eeuw brak in Europa een periode aan van sociale en politieke onrust, met grote gevolgen voor de armen- en ziekenzorg. De godsdienstoorlogen tussen katholieken en protestanten hadden een ontwrichtend effect op de Europese samenleving. De moordpartijen en plunderingen leidden tot een armoedeprobleem dat zijn weerga niet kende. De wereldlijke en kerkelijke autoriteiten konden niet langer volstaan met de kleinschalige, parochiale aanpak die de middeleeuwen hadden gekenmerkt. In de landen waar de Reformatie had gezegevierd, ging de armenzorg in nieuwe (niet-katholieke) handen over. Kerkelijke bezittingen werden daar onteigend om de institutionele armenzorg te kunnen financieren. In alle grote steden leefde het gevoel dat de zorg voor (zieke) armen op nieuwe leest diende te worden geschoeid. Ook in katholieke landen was de aandacht niet langer gericht op de gever – die barmhartig was en tegelijk een plaats in de hemel veilig stelde –, maar op de ontvangende arme.

De veranderingen in protestantse landen zoals Engeland, de Scandinavische landen, de Republiek der Zeven Provinciën en diverse Duitse staten waren op het eerste gezicht het meest vergaand. In Engeland besloot Hendrik VIII in 1536 tot sluiting van alle kloosters en christelijke hospitalen in Londen. In veel Duitse steden en staten werden kloosters en hospitalen gesloten of onteigend om ze te kunnen opnemen in een 'nationaal' systeem van armenzorg. Ook in de protestantse Nederlanden werd besloten dat armenzorg een zaak van de overheid is. Overal waren de hervormingen gericht op een rationalisering van de armenzorg. Voortaan werd strikt onderscheid gemaakt tussen 'onwaardige' en 'ware' armen. Onder de eerste categorie werden de armen verstaan die gezond waren van lijf en leden en desondanks niet werkten; onder de laatste de armen die als gevolg van ziekte, ouderdom of invaliditeit niet in staat waren om te werken. Wie tot een gasthuis werd toegelaten moest zich aan de strenge regels van de instelling houden; regels die waren bedoeld om de armen werklust en godsvrucht bij te brengen, en hen op hun plaats in de standenmaatschappij te houden. De regenten van het gasthuis kregen totale zeggenschap over de financiering, de opnamecriteria, de benoeming van de medische en niet-medische staf en de gang van zaken op de zalen.

Ook in katholieke landen versterkte de overheid haar greep op de armenzorg. In Oostenrijk-Hongarije, Zuid-Duitsland en Frankrijk kwam een krachtige, centraal geleide politiek op gang die het in verval geraakte stelsel van armen- en ziekenzorg nieuw leven moest inblazen. De hospitalen moesten niet alleen sociale onrust en desintegratie tegengaan, maar waren ook bedoeld als bewijs van de vitaliteit van het katholiek geloof. De hospitalen werden neergezet ter meerdere eer en glorie van de heersende katholieke vorst. Boven de toegangspoort waren spreuken aangebracht zoals *Pro Deo, pro populo* (Voor God en voor het volk) en *Verus pater pauperum* (Ware vader van de armen). Vooral in de 17ᵉ eeuw, toen Frankrijk een bloeiende economie had, werd een groot aantal nieuwe gasthuizen of *hôpitaux généraux* gebouwd, waarvan vele direct onder het gezag van de koning stonden. In Parijs hadden de hospitalen Salpêtrière en Bicêtre zelfs de vorm van complete dorpen aangenomen, met werkplaatsen, ziekenzalen en slaapvertrekken. Niet alleen het bestuur over de ziekenzorg was verwereldlijkt, ook de architectuur van de hospitalen had zich van de kerkbouw losgemaakt. In de plaats van de kruisvormige bouw kwam nu hofbouw, waarbij een rechthoekig gebouw rond een binnenplein of tuin onderdak bood aan soms wel honderden zieken. Het bouwtype met zijn eenvoudige grondvorm – dat tot omstreeks 1800 dominant zou blijven – vormde een weerspiegeling van het nog steeds ongedifferentieerde karakter van de zorg; er was slechts een onderscheid tussen mannen- en vrouwenafdelingen.

13.4 Medicalisering van het gasthuis (18ᵉ eeuw)

Vrijwel overal in Europa bleek het stelsel van hospitalen, gasthuizen en werkhuizen nauwelijks op zijn taken berekend. De deplorabele toestand waarin de institutionele armen- en ziekenzorg volgens tijdgenoten verkeerde, vormde in de 18ᵉ eeuw aanleiding voor nieuwe initiatieven om de zorg voor (zieke) armen te verbeteren – initiatieven die uitmondden in een ware 'ziekenhuisbeweging'.

De beweging begon met reorganisaties van de ziekenzorg en nieuwbouw volgens een nieuw model: het corridorhospitaal. Het ging hierbij om een gebouw met lange gangen of corridors waarop de verschillende afdelingen voor tien tot dertig bedden uitkwamen. Terwijl de bedden in de voormalige godshuizen als stalletjes op een markt in een rij waren opgesteld, stonden ze in het nieuwe type ziekenhuis aan weerszijden van de zaal met het hoofdeinde tegen de muur. Anders dan in de oude gasthuizen lagen mannen en vrouwen, chirurgische en niet-chirurgische patiënten in de nieuwe ziekenhuizen in gescheiden zalen en werden chronisch of ongeneeslijk zieken in het geheel niet meer opgenomen. Kortom, in de 18ᵉ eeuw kwam een nieuwe vorm van institutionele ziekenzorg op, waarbij de nadruk lag op de zorg voor (geneeslijk) zieken.

We kunnen deze hervormingsbeweging aanvankelijk waarnemen in Engeland en in de Duitstalige landen. In Engeland – waar het economisch voor de wind ging – verrezen vele nieuwe hospitalen voor (oud-)militairen, terwijl reeds bestaande ziekenhuizen ingrijpend werden gerenoveerd. Tussen 1700 en 1780 stichtte een brede protestants-burgerlijke liefdadigheidsbeweging talloze nieuwe ziekenhuizen voor de *deserving poor*. Tegen het eind van de 18ᵉ eeuw vormde zich aan deze *voluntary hospitals* ook het begin van een typisch Engelse traditie van medische scholing, waarbij medici werden opgeleid aan private scholen die rechtstreeks met hospitalen waren verbonden. In de Duitstalige landen deden zich vergelijkbare ontwikkelingen voor, maar de rol van de staat was er groter. In Pruisen erkende men na 1720 dat handwerkslieden, dienstboden, dagloners en soldaten in geval van ziekte op verpleging en medische hulp op kosten van de staat moesten kunnen rekenen. In Berlijn en in andere steden werden nieuwe 'staatsziekenhuizen' gevestigd, die voor de zorg van patiënten met behandelbare ziekten waren bedoeld. Ook in Zuid- en Midden-Duitsland vormde de stichting van een nieuw hospitaal het tastbare bewijs van een nieuwe bevolkings- en gezondheidspolitiek. De invloed van medici nam daarbij onmiskenbaar toe: er kwamen afdelingen voor verschillende ziekten volgens de nosologische criteria van medici.

Indrukwekkend waren de hervormingen in Oostenrijk-Hongarije. Daar nationaliseerde keizer Joseph II na 1780 alle kerkelijke instellingen om alle zieken in een Universalspital in Wenen te kunnen onderbrengen. Dit ziekenhuis zou de kroon moeten worden op de sociale politiek van het keizerrijk (▶ H. 15). In 1784 opende de keizer onder grote publieke belangstelling dit Allgemeines Krankenhaus, dat ruimte bood aan maar liefst tweeduizend bedden (◘ fig. 13.2). Een belangrijke vernieuwing was de inrichting van klinische afdelingen voor het onderwijs, sectiekamers en collegezalen. Voor het eerst werd de medische *behandeling* van patiënten in een ziekenhuis verbonden met het medisch *onderwijs* aan de universiteit.

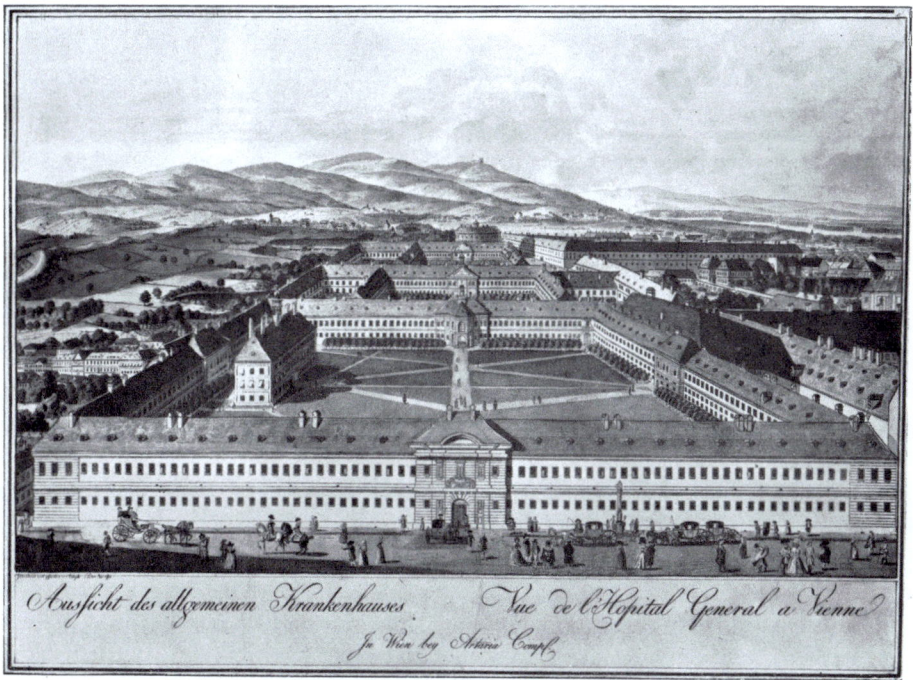

◘ **Figuur 13.2**   Het Allgemeines Krankenhaus in Wenen rond 1784

13.5   De betekenis van de Franse school

In Frankrijk raakte de medicalisering van het ziekenhuis in een stroomversnelling nadat het Hôtel Dieu in Parijs in 1772 door brand was verwoest. Het Franse debat over 'het ziekenhuis van de toekomst' werd in Europa met belangstelling gevolgd. Voor het eerst werd de institutionele zorg voor zieke armen verbonden met de vraag naar medisch-curatieve doelmatigheid. De (revolutionaire) ontwikkeling in Frankrijk na 1789 leidde tot plannen voor een nieuwe opzet van ziekenhuiszorg en tot een hervorming van de medische opleiding. De hervormingen begonnen met de roep van de militaire autoriteiten om uitbreiding van de militairgeneeskundige voorzieningen, waar goed opgeleide dokters hun troepen konden verzorgen. Men verlangde een gedegen praktische opleiding voor aankomende artsen. De Franse Revolutie bracht vervolgens een 'ziekenhuisgeneeskunde' voort die werd gekenmerkt door observatie van patiënten in plaats van boekenstudie, en verder door lichamelijk onderzoek, pathologische anatomie en statistiek. Rond 1800 veranderde nieuwe medische wetgeving de medische beroepsgroep bovendien in een hecht georganiseerde en machtige professie, die voortaan in staat was de gang van zaken in het ziekenhuis te bepalen. Met hun wetenschappelijke idealen en hun geloof in de waarde van de klinische praktijk wisten medici hun tijdgenoten ervan te overtuigen dat medische kennis superieur is aan die van religieuze ordes (▶ H. 7).

> **Pierre-Jean-Georges Cabanis**
> Pierre-Jean-Georges Cabanis (1757–1808) was Frans medicus en lid van de Société des Idéologues, een na de Franse Revolutie opgerichte kring van medici en filosofen. De Idéologues wilden een nieuwe 'wetenschap van de mens' ontwikkelen, en Cabanis wordt beschouwd als een van de meest invloedrijke denkers op het terrein van medische vernieuwing rond 1800. Zo maakte hij het empirisme van de Verlichtingsfilosofie dienstbaar aan de nauwkeurige Hippocratische observatie aan het ziekbed. Cabanis was overtuigd van de centrale rol die het ziekenhuis zou moeten spelen in medisch onderzoek, onderwijs en patiëntenzorg. Voor de Revolutionaire Raad schreef hij *Observations sur les hôpitaux*, waarin hij voorstellen deed voor een nieuwe inrichting (en sterke uitbreiding) van de ziekenhuizen in Parijs. Hun structuur was gericht op de observatie van grote aantallen patiënten – zowel klinisch als post mortem – in de hoop patronen op het spoor te komen en zo dieper door te dringen in de geheimen van fysiologie en pathologie.

Dit betekende dat het ziekenhuis in Parijs centraal in de geneeskunde kwam te staan, omdat het met zijn vele patiënten – en lijken – onmisbaar werd geacht voor de vooruitgang in de geneeskunde en omdat het wetenschappelijke status voor artsen bood. Een heldere systematiek van ziekten en een rationeel inzicht in de werking van geneesmiddelen konden alleen worden bereikt wanneer onderzoek en opleiding hun basis in de hospitalen hadden. Zoals nergens elders werd de 'ziekenhuisgeneeskunde' in Frankrijk een massaal verschijnsel, met duizenden studenten en tienduizenden patiënten. Veel Franse hospitalen waren nu een medische instelling geworden in plaats van een opvanghuis voor zieke armen die verzorging en voedsel ontvangen. De positie van de arts in deze hospitalen was geheel anders dan voorheen: niet langer legde hij af en toe een visite af, maar hij was vaak fulltime bij het ziekenhuis in dienst. Het was dit model van geneeskunde en hospitalen dat in Europa bewondering afdwong en vijftig jaar lang een innovatieve factor in de Europese gezondheidszorg is geweest.

Vanuit heel Europa trokken medici naar Parijs om er de kunst af te kijken. Zelfs vanuit de jonge Verenigde Staten kwamen artsen in Parijs studeren, om vervolgens in eigen land een nieuwe ziekenhuispraktijk op te bouwen. In Engeland bepaalde de zogenoemde *Apothecaries Act* in 1815 dat ieder aankomend medicus tenminste zes maanden in een ziekenhuis gewerkt moest hebben. Ook in Wenen, waar men al het mogelijke deed om de ideeën van de Franse Revolutie buiten de deur te houden, vond de Parijse geneeskunde aansluiting bij de reeds bestaande traditie van ziekbedgeneeskunde van het Allgemeines Krankenhaus. In Duitsland en Nederland heeft het tot ongeveer 1840 geduurd voordat het Parijse model vaste voet aan de grond kreeg.

13.6 Het ziekenhuis als volledig medische instelling (19^e eeuw)

De innovatie van de ziekenhuiszorg vond vooral plaats in de grote steden van Europa. Daarbuiten bleef de institutionele ziekenzorg ongewijzigd en dus onderdeel van het stelsel van armenzorg zonder veel medische taken. In deze situatie kwam verandering vanaf de jaren dertig van de 19^e eeuw. Er brak een fase aan van generalisering van het medische model van het hospitaal of gasthuis. In grote en middelgrote steden werden nieuwe gasthuizen gebouwd en de oude aangepast. Het streven was gericht op meer bedden en meer ziekenhuizen. De oorzaak van deze uitbreiding is een functieverandering van de institutionele ziekenzorg: het ziekenhuis werd onderdeel van een stelsel van openbare stedelijke voorzieningen, gericht op de medische verzorging van armlastige burgers. Veel stadsbesturen voelden de behoefte om naast het stadhuis, de openbare bibliotheek, een spoorwegstation, culturele gezelschappen en monumenten ook een goed algemeen ziekenhuis in te richten. De toestand van de ziekenhuiszorg werd tot onderwerp van debat tussen lokale regenten, medici, architecten en verpleegkundigen. Zowel in de medische als in de algemene pers passeerden alle aspecten van ziekenhuisbouw de revue: het saneren van bestaande ziekenhuizen, technieken voor verlichting en luchtverversing, de grootte van de ramen, het maximum aantal patiënten per zaal, ja zelfs de benodigde kubieke meters lucht per patiënt. De nieuwe maatschappelijke positie van het ziekenhuis maakte de definitieve transformatie van het ziekenhuis tot een *medische* instelling mogelijk. Tussen 1830 en 1900 ontstond in alle geïndustrialiseerde landen een stelsel van openbare ziekenhuizen. Bij deze transformatie speelden vele factoren een rol: demografische veranderingen, de houding van de burgerij tegenover zijn eigen ziekenzorg, bouwkundige ontwikkelingen, medisch-technische vernieuwingen en ten slotte organisatorische veranderingen van de ziekenhuiszorg zelf.

Een nieuw ziekenhuismodel

In de Duitse staten duurde het tot 1820 voordat men zich had hersteld van de bezetting door Napoleon. De belangrijkste initiatieven tot vernieuwing van het ziekenhuis kwamen vanuit de stedelijke burgerij met de oprichting van Bürgerhospitalen of stadsziekenhuizen, waar artsen een functie kregen bij de verzorging van zieken. Veel van de ziekenhuizen die tussen 1820 en 1870 werden gebouwd, kwamen tot stand naar het voorbeeld van het Weense Allgemeines Krankenhaus. Zo lieten de magistraten van het meer dan 100.000 inwoners tellende Hamburg een ziekenhuis bouwen dat onderdak bood aan ruim duizend patiënten. Vrijwel overal betrof het corridorziekenhuizen met kleine verwarmde zalen, een operatiekamer en een onderzoeksruimte voor artsen.

Nederland bleef – als gevolg van problemen van politieke, bestuurlijke en financiële aard – aanvankelijk buiten de stroom van hospitaalinnovaties staan. Maar vanaf 1850 werden de principes van de Franse kliniek, de Engelse openbare hygiëne en de Duitse stadsziekenhuizen in het Nederlandse beleid geïntroduceerd. Tussen 1850 en 1870 verrezen vele nieuwe ziekenhuizen, zoals het Coolsingelziekenhuis in Rotterdam (◘fig. 13.3). Elders in Nederland raakten medici en financiers erdoor geïnspireerd. Er volgden nieuwbouw- of uitbreidingsplannen in Utrecht, Leiden, Delft, Den Haag en Middelburg.

Al snel achtte men het corridortype achterhaald. Het ziekenhuis zou als instelling aan nieuwe doelstellingen en behoeften moeten voldoen. Zo vond men dat er ruimtes moesten zijn voor medisch onderwijs en onderzoek en diende de behandeling van patiënten niet slechts te zijn gericht op verzorging, maar ook op genezing. Corridorziekenhuizen waren echter ongeschikt voor het verrichten van heelkundige ingrepen of poliklinische behandeling. Daar kwam nog bij dat besmettelijke ziekten in de met elkaar verbonden ziekenzalen niet goed in toom konden worden gehouden. Om te kunnen voldoen aan de nieuwe eisen die aan een ziekenhuis werden gesteld, werd een nieuw bouwkundig concept ontwikkeld: het paviljoentype.

Volgens de aan kracht winnende beweging van de hygiënisten kon het kernprobleem van ziekenhuizen – hoge sterfte als gevolg van infectie – alleen worden opgelost door een combinatie van twee principes: separatie en ventilatie (▶H. 15). Het paviljoenziekenhuis voorzag daarin. In een paviljoen werden patiënten met gelijksoortige aandoeningen opgenomen

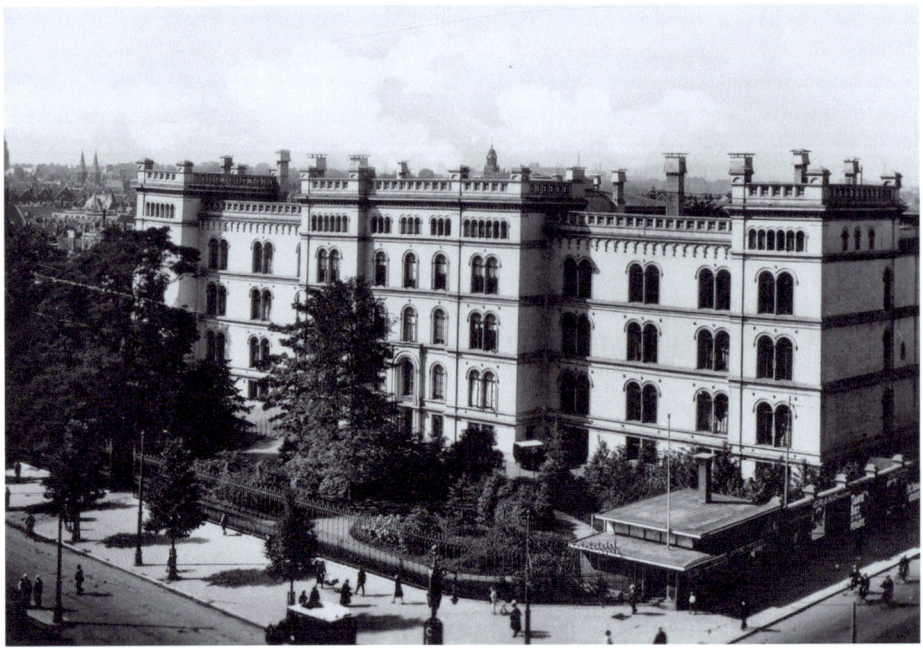

■ **Figuur 13.3** Het Coolsingelziekenhuis te Rotterdam, voorbeeld van een corridorziekenhuis

(■fig. 13.4). Zo kwamen er paviljoens voor besmettelijke ziekten, voor herstellende patiënten, voor geesteszieken, voor kinderen en voor vrouwen. Ook kwamen er aparte ruimtes voor klinische lessen, een pathologisch-anatomisch kabinet, apotheek, bibliotheek, keuken, provisiekamer, wasserij en kapel. Maar het belangrijkste uitgangspunt van een paviljoenziekenhuis was dat er in de afzonderlijke, van elkaar gescheiden paviljoenen een systeem van natuurlijke ventilatie moest ontstaan, via deuren, ramen en de open haard. Waar dat niet mogelijk was, werden ingenieuze constructies bedacht voor de mechanische voorziening van frisse lucht en voor de verwarming.

In 1854 werd in Parijs het Hôpital Lariboisière geopend. Het telde zes paviljoens met elk drie verdiepingen. Het ziekenhuis verwierf grote faam in Europa en gold in veel landen als na te volgen voorbeeld. Een energiek pleitbezorger ervan was de bekende Florence Nightingale (▶kadertekst en ■fig. 13.5), die Lariboisière het beste ziekenhuis noemde dat ze ooit had gezien. Het bouwen van een ziekenhuis was een complexe en tamelijk technische aangelegenheid geworden waarover nog slechts specialisten konden oordelen.

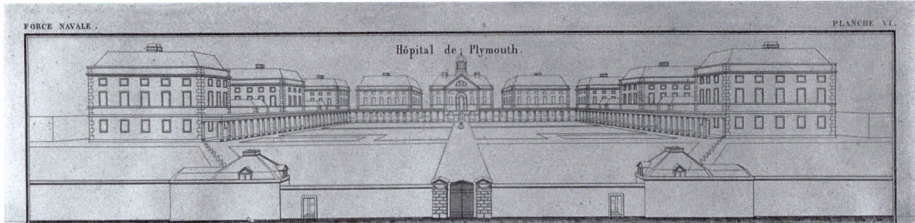

■ **Figuur 13.4** Het ziekenhuis te Plymouth 1765, oermodel van het paviljoenziekenhuis

13.6 · Het ziekenhuis als volledig medische instelling (19ᵉ eeuw)

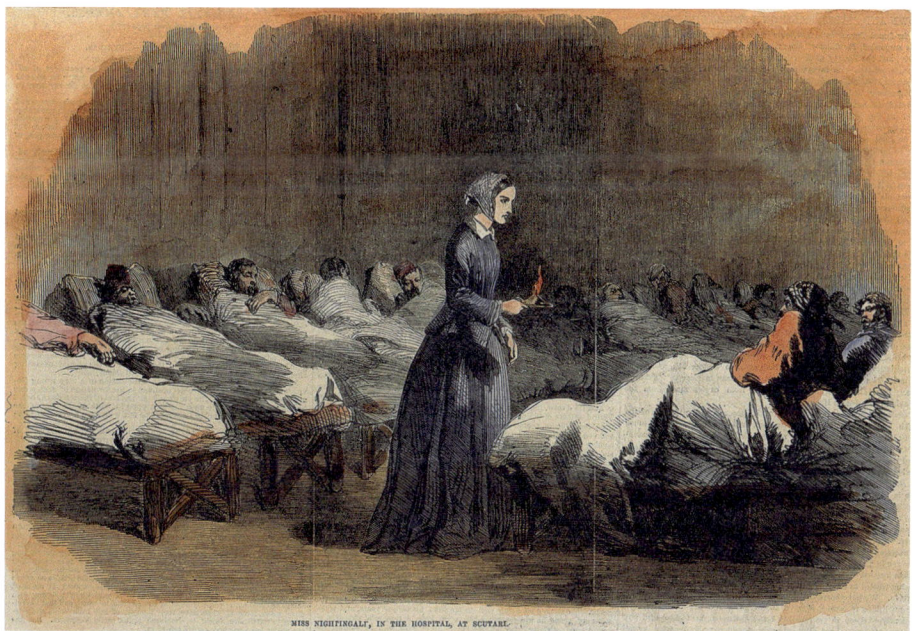

Figuur 13.5 Florence Nightingale

Florence Nightingale

Florence Nightingale (1820–1910) was een Engels hervormster van de verpleegkunde en het ziekenhuiswezen. Al vroeg maakte Nightingale kennis met de gemeenschap van Theodor Fliedner in Kaiserwerth, die haar inspireerde tot een hervorming van de verpleegkunde door de opleiding van gemotiveerde, niet-religieuze vrouwen. Tijdens de Krimoorlog trok Nightingale naar het slagveld, waar ze getuige was van de slechte zorg voor de Britse soldaten. Ze kwam er tot het besef dat hygiëne en goede voeding absolute voorwaarden zijn voor een optimale ziekenverpleging. Terug in Engeland zette ze haar intelligentie, ervaring en netwerk in voor een grootschalige hervorming van de gezondheidsleer, het ziekenhuiswezen en de verpleegkunde. Frisse lucht, schoon water en goede voeding moesten ziekenhuisinfecties voorkomen en de statistiek diende te worden ingezet om het beleid van ziekenhuizen onderling te kunnen vergelijken. Haar boeken *Notes on hospitals* en *Notes on nursing* werden klassiekers. Veel van haar ideeën met betrekking tot ziekenhuisarchitectuur waren rond 1900 gemeengoed geworden.

Overal in Europa verrezen paviljoenziekenhuizen. Ze kenden niet alleen een gezonder klimaat dan de oudere types, maar sloten ook aan bij de technische ontwikkelingen in de geneeskunde. Met het paviljoentype was het ziekenhuis een volledig medische en verpleegkundige instelling geworden. In Amsterdam besloot het gemeentebestuur in 1886 tot de bouw van een nieuw ziekenhuis volgens het paviljoenmodel op de uitgestrekte poldervlakte buiten de stad. Dit Wilhelminaziekenhuis opende zijn deuren in 1891.

De expansie van de gezondheidsmarkt

Bij alle veranderingen na 1830 moet één zaak niet uit oog worden verloren. De nieuwe ziekenhuizen, zoals het Coolsingelziekenhuis in Rotterdam, het Lariboisière in Parijs en St. Thomas in Londen, waren voornamelijk bedoeld voor de verpleging en de medisch-curatieve behandeling van het arme deel van de bevolking, voor wie de verpleging door armbesturen of filantropische instellingen werd betaald. Na omstreeks 1880 kon het ziekenhuis twee nieuwe sociale klassen tot zijn clientèle gaan rekenen: de arbeidersklasse en de burgerij. Het gevolg was een forse groei van het aantal opnames, medische behandelingen en verpleegdagen, zodat een sterke stijging van het aantal personeelsleden nodig werd. Deze groei van het ziekenhuiswezen maakte deel uit van een algemene stijging van de consumptie van medische dienstverlening. Voor de acceptatie van het ziekenhuis onder bredere lagen van de bevolking zijn verschillende verklaringen aangedragen, die nu eens een stijging van de vraag naar ziekenhuiszorg (*pull-factoren*), dan weer veranderingen in het aanbod van zorg (*push-factoren*) benadrukken. Op zichzelf verklaart dat echter nog niet veel. Wat was er wezenlijk veranderd in het ziekenhuis? Had het ziekenhuis de patiënt aan het eind van de 19ᵉ eeuw werkelijk iets nieuws te bieden? Zo ja, wat was dat dan?

De reorganisatie van de verpleegkundige zorg

De aantrekkingskracht van het ziekenhuis op de middenklasse werd onder meer versterkt door de reorganisatie van de verpleegkundige zorg. Hierbij is de zogenoemde 'diaconessenbeweging' van groot belang geweest. Opgericht door de Duitse dominee Theodor Fliedner in 1833 wist de beweging een groot aantal nieuwe instellingen voor ziekenverpleging in het leven te roepen, waar op protestants-christelijke grondslag, verloren gewaande waarden nieuw leven werden ingeblazen. Diaconessen kozen hun leden met zorg uit. Ze moesten kunnen getuigen van een christelijke levenswandel en een goede ontwikkeling. Pas na een opleiding van vijf jaar werden zij bij een diaconesseninstelling aangesteld. Na 1850 kwamen er speciale algemene opleidingen voor toegewijde, betrouwbare en vooral respectabele jonge vrouwen uit de middenklasse. De verpleegkunde gold als een van de weinige beroepen die ze mochten uitoefenen. Verpleegkundigen moesten zorgen voor een regime van frisse lucht, een goed dieet, orde en reinheid – een rol die in de nieuwe paviljoenziekenhuizen goed tot zijn recht kwam. In de paviljoens werkte een team van zusters onder leiding van een hoofdzuster, die haar afdeling streng en efficiënt bestuurde. In de ziekenzalen heersten orde en netheid, terwijl het tijdschema altijd in dienst stond van het werk van de arts.

De medische techniek

Behalve de verpleegkunde maakte de invoering van nieuwe medische technieken het ziekenhuis tot een geheel andere instelling. Tot 1880 beschikten ziekenhuizen over een beperkt arsenaal van diagnostische en therapeutische hulpmiddelen. Standaard waren badkuipen aanwezig, alsmede een berokingsapparaat voor de ontsmetting van de lucht. Het medisch instrumentarium – vaak nog door de arts zelf meebracht – bestond uit bijvoorbeeld een thermometer, een oog- en keelspiegel, een maagpomp of een lavementspuit. Als er een operatiekamer was dan stonden daar een behandel- of operatietafel en een kast met narcosemiddelen.

De eerste verandering vond plaats na 1870, toen de zogenoemde 'wondbehandeling volgens Lister' zijn intrede deed (▶kadertekst). Deze methode – die was gebaseerd op de proefnemingen van de Franse chemicus Louis Pasteur – schreef bij de behandeling van wonden en operatieve ingrepen het gebruik van ontsmettende middelen zoals carbol voor. De resultaten van deze antiseptische methode waren spectaculair. Door de daling van het aantal besmettingen in het algemeen en wondinfecties in het bijzonder leek nu niet alleen een van de meest hardnekkige problemen in de ziekenhuiszorg tot het verleden te behoren, ook de mogelijkheden van chirurgen om ingrijpende operaties uit te voeren namen toe. Vooral de innovaties in de buikchirurgie volgden elkaar door asepsis en verbeterde narcosetechnieken in hoog tempo op. Het werd mogelijk de voorheen vaak dodelijke blindedarmontsteking chirurgisch te behandelen, terwijl ook successen werden geboekt bij maag- en galblaasoperaties. Als gevolg van de invoering van de anti- en de asepsis kreeg het interieur van het ziekenhuis een geheel ander aanzien. Rond 1900 hing in alle ziekenhuizen de geur van carbol; artsen droegen witte jassen en onderzoek en behandeling vonden niet langer plaats op zaal, maar in aparte vertrekken.

Joseph Lister

Joseph Lister (1827–1912) was een Engels chirurg die de antiseptische wondbehandeling introduceerde. Lister, die al vroeg was geïnteresseerd in microscopie, experimentele fysiologie en chirurgie, was in 1846 aanwezig bij de eerste operatie die in Engeland onder narcose werd uitgevoerd. Als hoogleraar chirurgie hield hij zich bezig met het probleem van fermentatie, putrefactie en ontsteking. In 1863 werd hij gewezen op het onderzoek van de Franse chemicus Louis Pasteur. Diens stelling dat de lucht vol zit met micro-organismen werd door Lister in verband gebracht met de hoge sterfte na operatieve ingrepen als gevolg van gangreen, erysipelas en sepsis. Hij introduceerde carbolzuur als antiseptisch middel, met een spectaculaire daling van postoperatieve infectie en sterfte tot gevolg. Aanvankelijk leidde zijn ontdekking tot veel kritiek, maar in de loop van de jaren zeventig werd zijn antiseptische methode de standaard in de chirurgie. Samen met de ethernarcose zorgde de antisepsis ervoor dat de chirurgie uitgroeide tot een succesvol en centraal ziekenhuisspecialisme.

Toch moest de grote technologische revolutie toen nog komen. Terwijl ziekenhuislaboratoria een snelle ontwikkeling doormaakten op het terrein van de serologie en het bloedonderzoek, werden in specialistische kringen in hoog tempo nieuwe diagnostische technieken in gebruik genomen. Van de vele innovaties na 1890 willen we er één vermelden. In het laatste kwart van de 19e eeuw gingen ziekenhuizen over van gasverlichting op elektrische verlichting. Het enigszins verrassende gevolg daarvan was dat de plaats waar de elektriciteit het ziekenhuis binnenkwam tot 'epicentrum' van medisch-technische innovatie werd. Wanneer een ziekenhuis eenmaal over een generatorkamer beschikte, werd al snel in een aangrenzend vertrek ruimte voor elektrotherapie ingericht, met apparaten voor de opwekking van (statische, galvanische) elektriciteit, voor ozonreacties en voor foto- en lichttherapie. Deze zogenoemde *electric departments* boden een geschikte infrastructuur voor de eerste vormen van röntgendiagnostiek, fluoroscopie en elektrocardiografie (▶H. 10).

13.7 Het ziekenhuis opnieuw gedefinieerd (20^e eeuw)

Omstreeks 1900 waren de bereikbaarheid en de toegankelijkheid van ziekenhuiszorg voor een breed publiek sterk verbeterd, ook door de vestiging van poliklinieken. Tegelijkertijd hadden de bestaande ziekenhuizen in de eerste decennia van de 20^e eeuw in organisatorisch, technisch en financieel opzicht hun grenzen bereikt. Om ruimte te kunnen bieden aan chemische, bacteriologische en pathologische laboratoria, en aan zusterhuizen, nieuwe specialismen en diensten, moesten bestaande gebouwen worden aangepast of nieuwe gebouwen geplaatst.

Als gevolg van de stormachtige ontwikkelingen aan het begin van de 20^e eeuw dreigde het ziekenhuis een onbeheersbare instelling te worden. Allereerst was er de forse toename van het aantal patiënten en personeelsleden. Het ging daarbij steeds vaker om patiënten met acute ziekten, terwijl het aantal opnames van chronische patiënten juist afnam. De informele organisatiestructuur van het ziekenhuis was niet op deze intensivering van de ziekenhuiszorg berekend. Daar kwam bij dat ziekenhuizen permanent kampten met exploitatietekorten. In Duitsland, Nederland en Frankrijk leidde dat vooral tot besparingen door de overheid. In de Verenigde Staten en Engeland – waar de ziekenhuiszorg een meer marktgericht karakter had – leidde dit tot felle concurrentie tussen ziekenhuizen om de gunst van (betalende) patiënten uit de midden- en hogere klassen. Ten slotte was er een bouwkundig probleem. De kern ervan was dat het paviljoenmodel geen oplossing bood voor de vraag hoe de trends van differentiatie van ziekenhuiszorg en integratie van verschillende afdelingen konden worden gecombineerd, en hoe de sterk stijgende kosten konden worden gedrukt. De overlevingskansen van een ziekenhuis werden dus steeds vaker afhankelijk van factoren van organisatorische en bedrijfseconomische aard. Een ziekenhuis kon niet langer – zoals voorheen – op informele wijze worden bestuurd.

Tegen deze achtergrond ontstonden in de loop van de 20^e eeuw landelijke organisaties van ziekenhuisbesturen, waarbij zich ook economen, architecten en werktuigkundigen aansloten. In het streven naar een rationele organisatie lieten ziekenhuisbesturen zich inspireren door het bedrijfsleven, bijvoorbeeld door de autofabrieken van Henry Ford. Mede geïnspireerd door *The American hospital of the twentieth century* – in 1928 gepubliceerd door de bekende ziekenhuisbouwer Edward Fletcher Stevens – deden in de wereld van het ziekenhuis nieuwe beleidsopvattingen hun intrede, zoals kosten/batenanalyses, arbeidsdeling en standaardisering. De pogingen tot rationalisering van de arbeid in het ziekenhuis waren vooral succesvol op het terrein van de verpleegkunde en de ondersteunende diensten (keuken, wasserij, schoonmakers en portiers), maar ook medici ontkwamen niet aan de reorganisaties. De gegevens van een patiënt waren vaak moeilijk te achterhalen, omdat deze verspreid over verschillende afdelingen en andere diensten van het ziekenhuis werden bewaard. Door het gebruik van medische techniek was een stroom van diagnostische gegevens op gang gekomen die artsen veel hoofdbrekens bezorgde. In een ziekenhuis waren vele grafische, kwantitatieve en andere gegevens in omloop, die voortaan de grondslag van de wetenschappelijke geneeskunde uitmaakten. De standaardisering van de medische praktijk leidde in veel landen tot de wettelijke verplichting voor artsen om ziektegeschiedenissen schriftelijk vast te leggen. Patientarchieven en het verschijnsel 'medische staf' deden overal hun intrede. De rationalisering van het ziekenhuiswezen – die in Nederland pas na 1945 goed op gang kwam – zette de complete geneeskundige traditie op het spel.

De verandering in de perceptie van het ziekenhuis had ingrijpende gevolgen voor de opvattingen over de ziekenhuisbouw. In het netwerk van ziekenhuisdeskundigen werden de taken van het ziekenhuis tot in detail vastgelegd. De ontwerpen moesten de nieuwe functionaliteit van het ziekenhuis weerspiegelen en bovendien een eind maken aan de kostbare ruimtelijke expansie die het paviljoenziekenhuis had gekenmerkt. Het bouwkundig programma werd gericht op het samenbrengen van de talrijke afdelingen in één geheel. Hoogbouw met vijftien of meer verdiepingen maakte een meer efficiënte organisatie van het ziekenhuis mogelijk. Een veel geroemd ziekenhuis in Europa was het Södersjukhuset in Stockholm. Met 1.200 bedden bood dit ziekenhuis een oplossing voor de snel groeiende stroom van goederen en personen, en voor de gegroeide behoefte aan centrale sturing.

In twee eeuwen tijd was het hospitaal veranderd van eenvoudig gasthuis voor de opvang van zieken en armen in een complex centrum voor geavanceerde geneeskunde. In 1850 waren in Nederland slechts 45 ziekenhuizen in bedrijf. Vijftig jaar later was dit aantal verdrievoudigd tot 140; in 1920 was hun aantal nog eens bijna verdubbeld tot 265. Vooral de invoering van moderne operatiekamers na 1900 heeft bijgedragen aan het ontstaan van de hoogtechnologische vormen van ziekenhuiszorg voor patiënten uit alle lagen van de bevolking. De groei van de moderne heelkunde, van de laboratoriumdiagnostiek en het gebruik van röntgentechnieken zorgden voor een stijging van de kosten van de ziekenhuiszorg. Deze kostenstijging zorgde vanaf de jaren twintig voor financiële problemen in vele ziekenhuizen. Na 1945 ontwikkelde het ziekenhuis zich tot een arbeidsintensief, hoogtechnologisch en centraal geleid bedrijf, gehuisvest in grote tot zeer grote gebouwencomplexen. Tevens werd het ziekenhuiswezen onderwerp van actief overheidsbeleid. Ziekenhuizen waren zowel in aantal als in omvang explosief gegroeid, maar tevens uitgegroeid tot complexe organisaties. Als antwoord hierop vond een concentratie van ziekenhuiszorg en fusering van ziekenhuizen plaats. De ziekenhuisfusies hebben ertoe geleid dat het aantal ziekenhuizen sinds 1970 is gedaald, terwijl hun gemiddelde grootte fors is toegenomen.

Sinds 1970 leidde actief overheidsbeleid tot de invoering van bestuurlijke instrumenten om de diverse vormen van zorg – ziekenhuiszorg, verpleeghuiszorg en extramurale zorg – beter op elkaar af te stemmen. Sindsdien wordt in Nederland onderscheid gemaakt tussen eerste-, tweede- en derdelijnszorg (▶kadertekst). Pas na verwijzing door een huisarts kunnen patiënten in een ziekenhuis worden behandeld. Tegelijkertijd is het ziekenhuis de centrale plaats gebleven voor therapeutische vernieuwing en voor hoogtechnologisch, intensief en gespecialiseerd teamwork. In de 21^e eeuw probeert het moderne ziekenhuis op eigentijdse wijze gestalte te geven aan het aloude ideaal van hospitalitas.

> **Eerste-, tweede- en derdelijns zorg**
> In de loop van de 20^e eeuw groeide het ziekenhuis uit tot de centrale medische behandelplaats in het zorgstelsel. Als gevolg van de groei en de differentiatie van het ziekenhuiswezen dreigde het stelsel echter zowel onbeheersbaar als onbetaalbaar te worden. In Nederland heeft dit in de jaren tachtig geleid tot een 'echelonnering' van de zorg in een eerste, tweede en derde lijn. In de eerste lijn werken breed opgeleide hulpverleners zoals huisartsen, verloskundigen en thuisverplegenden. De tweedelijnszorg wordt gevormd door hulpverleners die slechts na verwijzing door een huisarts kunnen worden geconsulteerd, zoals specialisten in een ziekenhuis. In de derde lijn ten slotte wordt door academische medische centra topklinische zorg geboden. Een belangrijk motief voor de invoering van echelonnering was kostenbeheersing. De huisarts werd de 'poortwachter' van het systeem: de patiënt kon slechts na diens verwijzing bij een specialist terecht.

Verder lezen

Rosenberg CE. The care of strangers. The rise of America's hospital system. New York: Basic Book; 1987.
Houwaart ES. De ontwikkeling van het ziekenhuis in de moderne tijd. In: Bakker MSC, et al., redactie. Techniek als cultuurverschijnsel. Casusboek. Heerlen: Open Universiteit; 1996. pag. 239–355.
Lieburg MJ. van. Vijf eeuwen medisch onderwijs, onderzoek en patiëntenzorg in Rotterdam. Het Erasmus MC in historisch perspectief. Rotterdam: Erasmus Publishing; 2003.

Deel IV Gezondheidszorg en maatschappij

Hoofdstuk 14 De medische professie – 209
              F.G. Huisman

Hoofdstuk 15 Public health: gezondheid en burgerschap – 225
              E.S. Houwaart

Hoofdstuk 16 Soelaas voor geest en samenleving:
              de GGZ als werkveld – 243
              G. Blok

Hoofdstuk 17 Gezondheidszorg en de verzorgingsstaat:
              financiering, organisatie en bestuur – 259
              R.A.A. Vonk en T.E.D. van der Grinten

De medische professie

F.G. Huisman

© Bohn Stafleu van Loghum is een imprint van Springer Media B.V., onderdeel van Springer Nature 2018
H. F. P. Hillen, E. S. Houwaart en F. G. Huisman (Red.), *Medische geschiedenis*,
https://doi.org/10.1007/978-90-368-2169-8_14

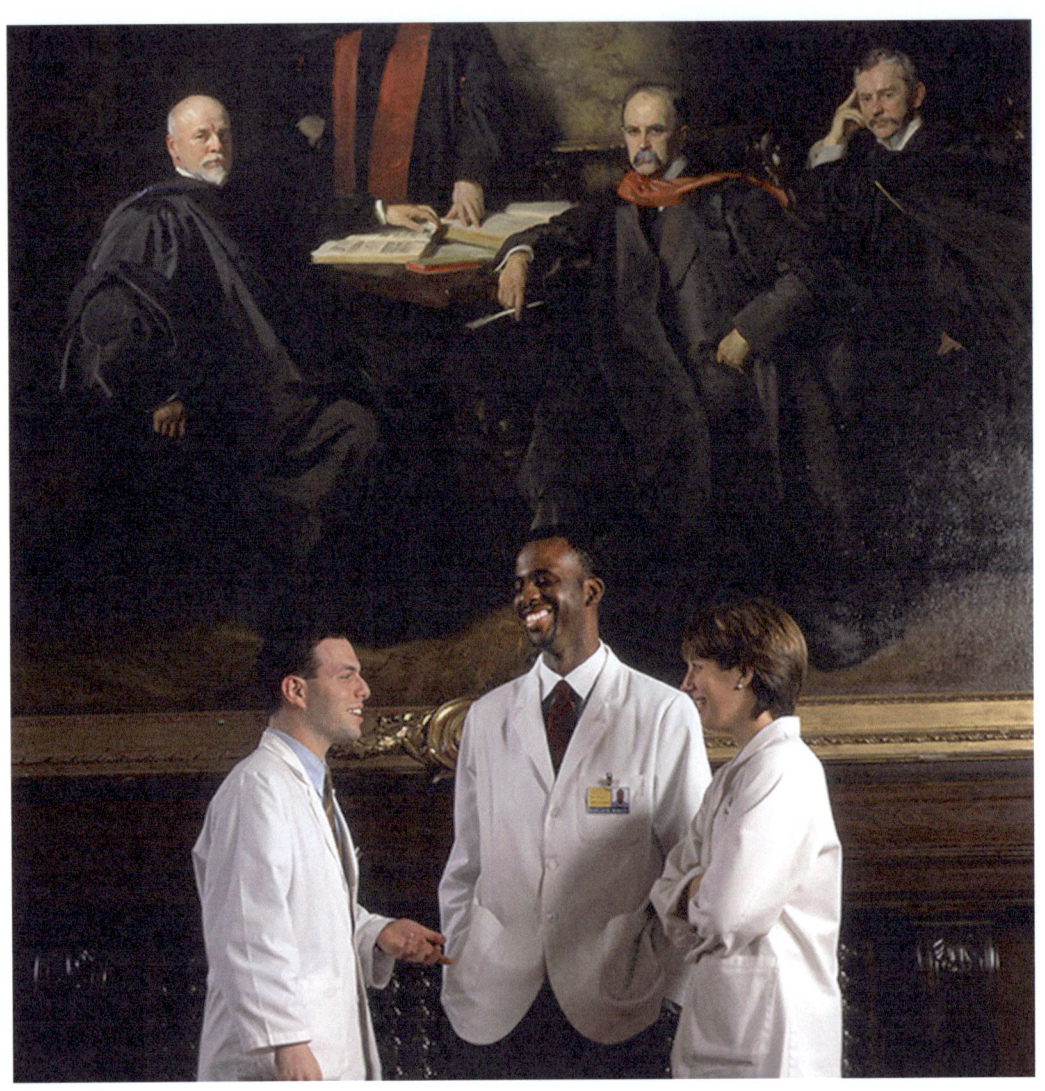

> **Casus**
>
> **Een ingezonden brief**
> In juli 2016 publiceerde *de Volkskrant* een ingezonden brief van een medisch studente en een promovendus interne geneeskunde. De twee briefschrijvers maakten zich bezorgd over het feit dat jonge dokters steeds vaker lijden onder verschijnselen van burn-out en depressie, met alle gevolgen van dien voor de patiëntenzorg. Volgens hen komt een belangrijk deel van de onvrede voort uit onmacht. De medische praktijkvoering staat tegenwoordig onder hoge druk: voortdurend worden artsen geconfronteerd met nieuwe wetenschappelijke bevindingen en met nieuwe politieke ontwikkelingen, terwijl hen de tijd ontbreekt die rustig op zich te laten inwerken. Enkele decennia geleden waren dokters nog autonoom, tegenwoordig zijn ze geworden tot 'managers in een witte jas'. Toch is in de hedendaagse gezondheidszorg geen plaats meer voor het oude systeem van hiërarchisch leiderschap. De nieuwe rol van de moderne arts vraagt om aandacht voor persoonlijke ontwikkeling, zelfreflectie, transparantie van handelen en maatschappelijk (kosten) bewustzijn. De auteurs besluiten: 'Een jonge generatie dokters staat te trappelen om een moderne invulling van de medische professie te introduceren.'

14.1 Inleiding

Wat ís eigenlijk een professie? En wat is het verschil met een beroep? Op het eerste gezicht lijken beide begrippen naar hetzelfde te verwijzen, namelijk naar datgene wat je doet om in je onderhoud te voorzien. Bij nadere beschouwing blijkt echter een duidelijk onderscheid te maken tussen beide begrippen, zeker in het domein van de gezondheidszorg. De beroepensocioloog Eliot Freidson (▶kadertekst) hanteert daarbij drie dimensies: kennis, macht en ethiek. Voor alle beroepen geldt dat ze zich definiëren rondom een bepaald corpus aan kennis; alle beroepen kennen een zekere organisatiegraad die erop is gericht concurrentie te weren; en alle beroepen kennen regels die de onderlinge relaties (en die tot de cliënt) reguleren. Voor een professie geldt nog iets extra's: ze beschikt over exclusieve, specialistische kennis; ze geniet de formele erkenning en bescherming door de staat en er is sprake van een afhankelijkheidsrelatie tussen de cliënt en de professional. In de geneeskunde heeft zich in de loop van de tijd een proces van professionalisering voltrokken, waarbij ongeorganiseerde arbeid zich eerst organiseerde tot een beroep en vervolgens tot een professie. De rol van de staat was daarbij van doorslaggevend belang. In onze tijd lijkt sprake van een omgekeerd proces van *deprofessionalisering*; door de komst van zorgmanagers en de introductie van marktwerking wordt de autonomie van de medische professie opnieuw ondergraven.

De arts behoort tot de klassieke professies. Hoewel de concrete ontwikkeling van de medische professie van land tot land kon verschillen, was het ontstaan ervan een internationaal verschijnsel. De klassieke periode van de medische professie in Nederland ligt tussen de Wet op de Uitoefening van de Geneeskunst (de WUG uit 1865) en de Wet op de beroepen in de individuele gezondheidszorg (de Wet BIG uit 1993). Dit duidt erop dat de medische professie niet een gegeven is, maar zichzelf definieert en legitimeert in relatie tot de staat en de samenleving. De medische professie heeft een geschiedenis, en haar maatschappelijke status is altijd aan verandering onderhevig. Dit hoofdstuk volgt de diverse stadia die het medisch handelen in de loop der eeuwen heeft doorlopen: van ongeorganiseerde arbeid in de klassieke oudheid, via beroepsmatige activiteit sinds de late middeleeuwen, naar het ontstaan van de professie in de 19e eeuw en de 'deprofessionalisering' in onze eigen tijd.

> **Eliot Freidson**
>
> Eliot Freidson (1923–2005) was een Amerikaans beroepensocioloog, vooral bekend om zijn analyse van de medische professie in verband met de structuur van de gezondheidszorg. In zijn invloedrijke boek *Profession of medicine: a study of the sociology of applied knowledge* (1970) omschreef Freidson een professie als een beroep dat in de arbeidsverdeling van de zorg een autonome en dominante positie inneemt. De beoefenaars van een professie worden geloofwaardiger en betrouwbaarder geacht dan die van een beroep, omdat ze beschikken over gespecialiseerde kennis en een hoge beroepsmoraal. De medische professie was de eerste groep die (in de 19^e eeuw) het monopolie verwierf om zijn activiteiten te definiëren en zijn arbeidsterrein te organiseren. In de late 20^e eeuw werd de definitie- en interventiemacht die de medische professie had verworven steeds vaker bekritiseerd. Hoewel Freidson begrip kon opbrengen voor die kritiek waarschuwde hij in *Professionalism: the third logic* (2001) voor de bureaucratisering en de commercialisering van de moderne geneeskunde.

14.2 Ongeorganiseerde arbeid (oudheid)

Eeuwenlang heeft de westerse geneeskunde teruggegrepen op een kennistraditie die teruggaat op de Grieken en de Romeinen. Daarbij werd het vaakst verwezen naar het werk van Hippocrates, Celsus, Galenus en Plinius. Allen hebben een groot oeuvre nagelaten waaruit ook nu nog regelmatig wordt geciteerd, soms zelfs met instemming en waardering voor hun klinische beschrijvingen. Deze geleerden bepaalden het beeld van de antieke geneeskunde. Al te gemakkelijk ontstond daardoor het beeld dat de toenmalige medische kennis eenduidig was en het medisch beroep homogeen. Het tegendeel was echter het geval. Zo bevatten de teksten van het *Corpus hippocraticum* vele onderlinge tegenstrijdigheden, en ontstonden er vele medische scholen en tradities rondom geleerden met volstrekt tegengestelde uitgangspunten en principes. Tezamen leveren de medische sekten van de oudheid – zoals die van de empirici, de dogmatici en de methodici – vooral een beeld op van fragmentatie.

Evenmin was sprake van een duidelijk herkenbaar medisch beroep. Voor het voorkomen of genezen van ziekte stonden de gemiddelde Griek of Romein vele opties ter beschikking. Zo kon hij een magisch amulet dragen, een tempelslaap in het Asklepion ondergaan of een genezer raadplegen. Die laatste had nooit een formele opleiding genoten – universiteiten waren er nog niet en de diverse medische scholen hadden een tamelijk informeel karakter. Ook was er geen overheid die de kwaliteit van hun kennis en kunde garandeerde. Zelfs het machtige Romeinse keizerrijk bekommerde zich slechts om de gezondheid van zijn soldaten, slaven en gladiatoren – de steunpilaren van de macht –, niet om die van zijn burgers. Over het algemeen stonden medici in laag maatschappelijk aanzien. De (Griekse) geneeskunde was weliswaar met goedkeuring van de Senaat in Rome geïntroduceerd, maar de beoefening ervan werd beschouwd als een on-Romeinse activiteit; iets waarmee vooral Grieken, barbaren en (ex-)slaven zich bezighielden.

De genezers van de klassieke wereld vormden in geen enkel opzicht een eenheid. In scholing, behandelmethoden of reputatie bestonden grote onderlinge verschillen. De titel *iatros* of *medicus* bood de patiënt geen enkele garantie voor kennis of vaardigheid. Het enige onderscheid tussen de diverse genezers was gelegen in de voorrechten die hen soms door de overheid werden verleend, zoals een overheidssalaris of ontheffing van belasting of militaire dienst. Alleen wie toegang had tot de keizer (zoals Galenus, die de lijfarts was van Marcus Aurelius) of tot leden van de Romeinse elite, was zeker van zijn bestaan. Voor het overige gold: medicus was hij die zich zo noemde, en consultatie gebeurde op basis van persoonlijk vertrouwen en/of geboekte behandelresultaten.

14.3 Scheiding tussen genees- en heelkunde (middeleeuwen)

In de middeleeuwen kwam in die situatie maar heel geleidelijk enige verandering. Nadat het ooit zo machtige Romeinse Rijk eerst was opgedeeld in een oostelijk en een westelijk deel, bezweek het westelijke deel onder de voortdurende aanvallen van Germanen, Goten en Vandalen. De plundering van Rome in het jaar 410 had het eind van de klassieke (medische) traditie kunnen betekenen. Dat dit niet gebeurde is vooral te danken aan de activiteit van de Benedictijner kloosters, die vanaf de 6e eeuw werden gesticht. Ze hebben het klassieke erfgoed bewaard, bestudeerd, gekopieerd en doorgegeven. Lange tijd waren ze zelfs de enige centra van geleerdheid in het westen. Vanaf de 9e eeuw kwamen daar kathedraalscholen zoals die in Chartres bij, en vanaf de 11e eeuw de school van het Italiaanse Salerno, van waaruit de Griekse, Latijnse, Hebreeuwse en Arabische geleerde tradities werden doorgegeven. Pas toen de handel in Europa weer opleefde – waardoor ook weer steden ontstonden – groeide de behoefte aan een grootschaliger organisatie van kennis en geleerdheid die ook een breder maatschappelijk doel zou dienen. Vanaf de 12e eeuw werden universiteiten opgericht, het eerst in Parijs, Bologna, Oxford, Montpellier, Cambridge en Padua. Veel later volgden Keulen (1388) en Leuven (1425), nog later Leiden (1575).

De middeleeuwse universiteit bestond uit vier faculteiten: *artes liberales*, theologie, rechten en geneeskunde. De eerste was een propedeutische of voorbereidende faculteit. Alle studenten moesten daar eerst heen, om zich te oefenen in de logica, de retorica en het Latijn (de internationale geleerdentaal, zoals tegenwoordig het Engels). Verder leerden ze er meet- en rekenkunde en astronomie. Hierna koos de student voor een opleiding aan een van de hogere of beroepsfaculteiten, met het oog op een carrière als kerkelijk of wereldlijk bestuurder of als medicus. Het medisch curriculum aan de middeleeuwse universiteit berustte grotendeels op een bewerking van de geschriften van de Griek Aristoteles, de Grieks-Romein Galenus en de Arabier Avicenna. Een academische studie was in hoge mate theoretisch. Bij het examen moest een student laten zien dat hij goed thuis was in het filosofisch-medische universum van Aristoteles, Galenus en Avicenna. Het doel van de studie was *scientia* (wetenschap). Vertrekkend vanuit eerste principes – die niet ter discussie stonden – werd de student geacht op logische wijze door te redeneren om zo te komen tot ware kennis. De studie duurde lang en was, mede daardoor, duur; het aantal studenten geneeskunde was klein. De kleine groep afgestudeerde medici – *doctores medicinae* – hadden toegang tot de meest welvarende patiënten. Vaak kwamen ze in dienst van een vorst of een edelman, maar ook konden ze door een stad in dienst worden genomen. In het laatste geval werd van hen verwacht dat ze de armen van de stad gratis zouden behandelen en het stadsbestuur van gezondheidsadvies zouden voorzien, vooral in tijden waarin de stad werd bedreigd door een epidemische ziekte zoals de pest. De figuur van de doctor medicinae was dus niet zozeer van belang voor de dagelijkse medische verzorging, hij was vooral een theoreticus met een adviserende taak.

Desondanks was niet iedereen ervan overtuigd dat de geneeskunde aan de universiteit thuishoorde. Aan het begin van de 14e eeuw woedde aan de toonaangevende universiteiten van Noord-Italië een strijd tussen de hoogleraren van de hogere faculteiten rond de status

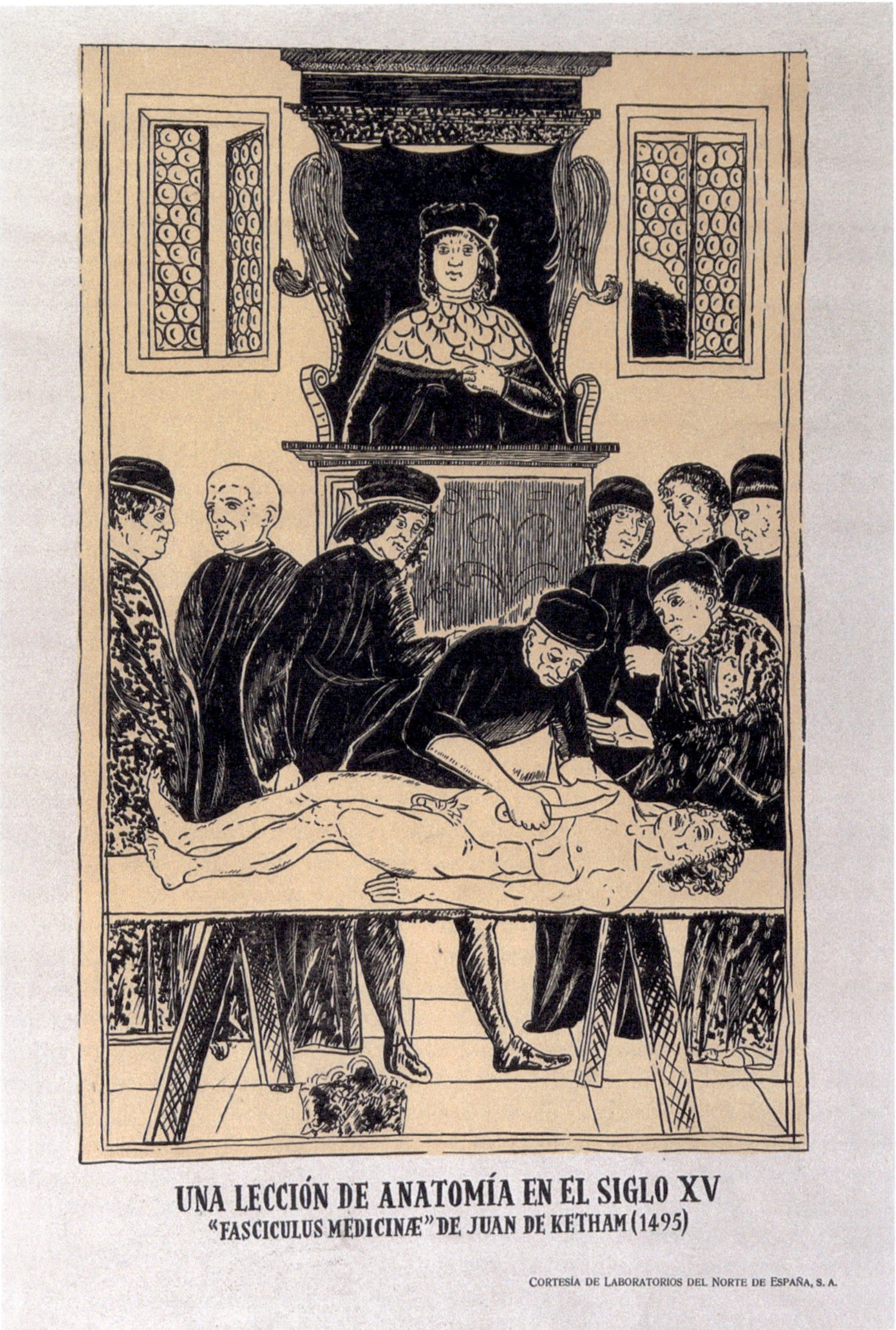

Figuur 14.1 Een anatomische sectie in de late middeleeuwen; rondom het lijk is de arbeidsverdeling tussen prosector (snijder), demonstrator (aanwijzer) en lector (lezer) in beeld gebracht

van medische kennis. De hoogleraren van de theologische en de juridische faculteiten waren van mening dat de medische faculteit diende te worden afgestoten in verband met het casuïstische, weinig theoretische gehalte van medische kennis. De hoogleraren van de medische faculteit reageerden daarop met een beroep op de allerhoogste instantie: Aristoteles. Ze benadrukten het onderscheid tussen de intellectueel-beschouwelijke en de praktisch-ambachtelijke dimensie van de geneeskunde. Het eerste type werd aan de universiteit gehandhaafd, het tweede type afgestoten. Zo ontstond, aan het eind van de middeleeuwen, een onderscheid tussen hoofd- en handwerk in de geneeskunde, of anders gezegd: tussen genees- en heelkunde (◘fig. 14.1). Voortaan werd de geneeskunde beoefend door doctores medicinae die hun opleiding hadden genoten aan de universiteit, terwijl de heelkunde het domein werd van chirurgijns die in een gilde waren georganiseerd. Terwijl de eerstgenoemde probeerden zich langs theoretische weg een oordeel te vormen over inwendige aandoeningen, behandelden de laatstgenoemde uitwendige aandoeningen.

Over het algemeen bevonden doctores medicinae en chirurgijns zich in de steden; daarbuiten waren ze zo goed als afwezig. Dat wil echter niet zeggen dat de bevolking op het platteland slechter af was dan in de steden. Overal streefde men naar het behoud of herstel van het evenwicht tussen de *humores* of lichaamsvochten, overal werden ervaringen en recepten uitgewisseld, overal vertrouwde men op de almacht van God, overal was de medische praktijkvoering gelijksoortig. Het verschil tussen stad en platteland was vooral gelegen in het feit dat de medische beroepsuitoefening in de steden formeel (in corporaties) was georganiseerd.

14.4 Corporatieve fase (vroegmoderne tijd)

Terwijl de *ideeën* van de westerse medische traditie teruggaan op de klassieke oudheid, liggen de wortels van haar *instituties* dus in de middeleeuwen. In de tijd van de Republiek der Zeven Verenigde Nederlanden (globaal de 17^e en 18^e eeuw) waren ambachten georganiseerd in gilden. Gilden ontstonden in de grotere steden, deels vanuit de behoefte de opleiding te organiseren, maar vooral ook om de onderlinge concurrentie te reguleren. Dit gold ook voor de chirurgijns. Binnen het rechtsgebied van een stad was het aan niet-leden van het gilde verboden de heelkunde te beoefenen. Om meester-chirurgijn te worden en een chirurgijnswinkel te mogen openen, moest een leertijd worden doorlopen. Op zijn twaalfde, dertiende jaar kwam een jongen in de leer bij een meester-chirurgijn, die hem in een leercontract beloofde de knepen van het vak bij te brengen. Na enige tijd klom de leerjongen op tot knecht of gezel. In dat stadium leerde hij zijn eigen chirurgisch instrumentarium te maken en maakte hij zich de anatomische kennis eigen die nodig was om een aderlating te kunnen uitvoeren. Ook bekwaamde hij zich in de behandeling van eenvoudige wonden en in andere ingrepen die behoorden tot de *petite chirurgie*. Wanneer zijn meester de tijd rijp achtte, werd de knecht toegelaten tot de meesterproef. Om tot het gilde te worden toegelaten moest een chirurgijn in de Republiek tevens het burgerrecht van de stad bezitten en lid zijn van de Nederlands Hervormde kerk. Daarnaast moest hij op gezette tijden een bijdrage betalen aan de gildekas, waaruit zieke gildemeesters en hun gezin werden ondersteund. Wie aan al deze voorwaarden had voldaan, mocht zijn eigen winkel openen. Afhankelijk van zijn kennis en vaardigheden legde een meester-chirurgijn zich primair toe op het knippen en scheren van klanten of op het verrichten van eenvoudige heelkundige handelingen zoals de behandeling van wonden, het zetten van breuken en het verrichten van aderlatingen.

Aan de zogenoemde *grande chirurgie* waagde een stedelijk chirurgijn zich meestal niet. In een tijd waarin geen anesthesie beschikbaar was en waarin men geen weet had van aseptische behandeling, werden grote operaties overgelaten aan specialisten zoals steensnijders (die blaasstenen verwijderden), breuksnijders (die een hernia behandelden), oculisten (die staar opereerden) of tandmeesters (die tanden en kiezen trokken). Deze zogenoemde 'reizende meesters' waren lang niet altijd de kwakzalvers en bedriegers waarvoor ze lange tijd zijn gehouden, maar vaak specialisten die zich hadden toegelegd op een bijzondere ingreep waarin ze een zekere handigheid hadden ontwikkeld. Hun opleiding – of beter: hun ervaring – hadden ze opgedaan in de praktijk, in het leger, op de vloot of elders. Niet zelden waren het de zoons van beulen, die niet alleen (op last van justitie) ledematen braken, maar ze daarna ook weer behandelden. Op deze manier hadden ze in de loop der jaren een zekere handigheid opgedaan, die ze te gelde maakten als reizende meester. Ze reisden van stad naar stad op zoek naar klandizie. Hun patiënten behandelden ze in de open lucht op het marktplein, of in het logement waar ze tijdelijk verbleven. Omdat ze vaak katholiek, joods of lutheraans waren of anderszins van de religieuze norm afweken, was het gilde- en burgerrecht van een stad voor hen niet weggelegd. In de tijd van de Republiek werden ze gedoogd, omdat ze een belangrijke aanvulling te bieden hadden op de beroepsuitoefening van de stedelijke chirurgijn.

Ten slotte was er de doctor medicinae. Hij was de geleerde, de academisch gevormde, die beschikte over de theoretische kennis die nodig was om zich een oordeel te kunnen vormen over datgene wat zich in het inwendige van het lichaam afspeelde. Voor de diagnostiek stond hem een aantal eenvoudige middelen ter beschikking, zoals het schouwen van de urine of het voelen van de pols, maar bovenal: het gesprek met de patiënt (▶H. 11). Tijdens de *anamnese* (letterlijk: herinnering) vertelde de patiënt alles wat relevant leek om de medicus in staat te stellen zich een oordeel te vormen over de aandoening. Zijn academische graad was in heel Europa geldig, zodat zijn bevoegdheid – in tegenstelling tot die van de chirurgijn – niet was gebonden aan een specifieke stad. Sommige doctores medicinae hadden zich vrij gevestigd, maar meestal waren ze in dienst van de stadhouder, een universiteit of een stad. Zoals al aangegeven, werden ze vaak ingeschakeld in het onderwijs, voor de gratis behandeling van de stedelijke armen en voor advies – vooral in tijden van epidemische ziekte. In de grotere steden van de Republiek werd een *collegium medicum* opgericht, een college dat toezicht hield op de medische beroepsuitoefening in de betreffende stad.

14.5 Staatsvorming en eenheid van stand (19ᵉ eeuw)

De Franse Revolutie (1789) leidde overal in Europa tot ingrijpende veranderingen in het maatschappelijk leven. Veel hervormingen werden doorgevoerd naar het voorbeeld van Frankrijk. Daar waren de gilden, die werden beschouwd als bolwerken van verderfelijk monopolisme, afgeschaft. Ambachten en beroepen behoorden vrij te zijn, zo meenden de revolutionairen, opdat de besten kwamen bovendrijven. In Frankrijk leidde deze overtuiging tot de afschaffing van de gilden en zelfs de medische faculteiten. In Nederland werden in 1798 de gilden en de *collegia medica* afgeschaft, terwijl het aantal universiteiten werd beperkt tot drie.

14.5 · Staatsvorming en eenheid van stand (19ᵉ eeuw)

In de eerste helft van de 19ᵉ eeuw was sprake van een totale versnippering van het medisch beroep. Hoewel de gilden en de collegia medica waren opgeheven, bleef de traditionele arbeidsverdeling tussen academisch en niet-academisch gevormden voortbestaan. Daarnaast was er een inhoudelijk onderscheid tussen genees-, heel- en verloskunde en tussen medisch beroepsbeoefenaars in de stad, op het platteland, op de vloot en in het leger. Ten slotte waren er nog heelkundige specialisten, zoals oogmeesters en tandmeesters. Opleidingsmogelijkheden waren er aan de medische faculteiten, aan een van de zes zogenoemde 'klinische scholen', aan de Rijkskweekschool voor militair-geneeskundigen of gewoon in de praktijk. Wie dat wilde kon zich bij- of nascholen in een van de lokale of nationale geleerde genootschappen. Doctores legden hun examen af aan de medische faculteit, alle anderen ten overstaan van een Commissie van Geneeskundig Onderzoek en Toevoorzigt (in feite de opvolger van het collegium medicum). De lappendeken van formele competenties was voor iedereen verwarrend en er kon onmogelijk de hand aan worden gehouden. Zo kon een 'heelkundige' *chirurgiae doctor* zijn, stedelijk heelmeester of plattelandsheelmeester. Door de lage medische verzorgingsdichtheid op het platteland was het de laatste overigens toegestaan ook de inwendige geneeskunde te beoefenen, hetgeen aan zijn collega in de stad verboden was. Er waren medicinae doctores die tevens apotheek hielden; medicinae doctores die tevens plattelandsheel- en vroedmeester waren; doctores in de genees-, heel- en verloskunde en officieren van gezondheid – de lijst met combinaties was eindeloos. Er lag geen duidelijk beginsel aan ten grondslag en het leidde tot felle concurrentie tussen collega's. Wie ziek werd raadpleegde nog steeds de genezer die bij de hand was en in wie men vertrouwen had. Patiënten wilden beter worden – welk type genezer daarvoor zorgde liet hen koud.

Voor medici lag dat vanzelfsprekend anders. Het was in hun belang dat hun bevoegdheid bij wet werd vastgelegd en door de staat werd beschermd. Maar omdat er geen organisatie was die de medische beroepsbelangen kon behartigen, werd in 1849 de Nederlandsche Maatschappij tot bevordering der Geneeskunst (NMG) opgericht, in feite een lobbygroep die zich inzette voor de eenheid van opleiding en de eenheid van bevoegdheid (▶kadertekst). De NMG streefde ernaar het medisch beroep homogeen te maken en naar academisch niveau te tillen. Dit streven sloot goed aan bij dat van de overheid, die belang had bij een sterke professie die kon worden ingezet in de strijd tegen de vele volksziekten die het land teisterden.

Eenheid van opleiding en eenheid van bevoegdheid
In de Middeleeuwen was een onderscheid tussen de geneeskunde en de heelkunde ontstaan dat werd geformaliseerd in twee gescheiden opleidingstrajecten: de medische faculteit (die opleidde tot *doctor medicinae*) en het chirurgijnsgilde (waar ambachtelijk werkende chirurgijns werden opgeleid). Het verschil werd steeds vaker als onwerkbaar ervaren. Om een eind te maken aan de versnippering van de medische beroepsbeoefening werd in 1849 de Nederlandsche Maatschappij tot bevordering der Geneeskunst (NMG) opgericht. De NMG streefde naar een homogenisering van de medische opleiding en praktijkvoering, waarbij de bevoegdheid zou gelden voor het hele land. De idealen van eenheid van stand en eenheid van opleiding werden gerealiseerd in de Wet op de Uitoefening van de Geneeskunst (1865) en de Wet op het Hoger Onderwijs (1876). Voortaan zou de academisch gevormde arts bevoegd zijn tot de uitoefening van de genees-, heel- én verloskunde en een behandelmonopolie hebben voor het gehele Rijk.

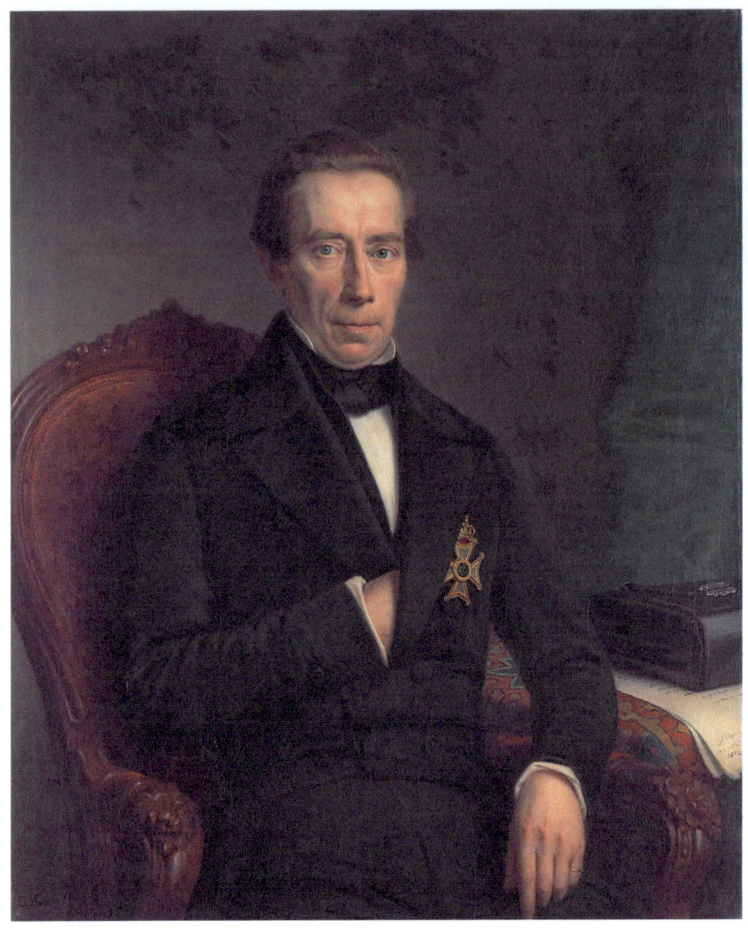

◘ **Figuur 14.2** Thorbecke, architect van de Wet op de Uitoefening der Geneeskunst van 1865

Johan Rudolph Thorbecke

Johan Rudolph Thorbecke (1798–1872) was een liberaal staatsman en architect van de Wet op de Uitoefening van de Geneeskunst (1865). Na zijn studie werd Thorbecke hoogleraar staatsrecht in Leiden. Daar ontwikkelde hij zijn visie op de verhouding tussen staat en samenleving, die hij later als politicus in de praktijk bracht. Nadat hij als kamerlid een bepalende rol had gespeeld bij de wijziging van de Grondwet (1848) wist hij als premier de Provinciewet en de Gemeentewet aangenomen te krijgen. De drie niveaus van de overheid – staat, provincie en gemeente – dienden volgens Thorbecke met elkaar samen te werken en de voorwaarden te scheppen voor de optimale ontplooiing van de burger. Ter voltooiing van zijn programma werkte hij achtereenvolgens aan een hervorming van de armenzorg, het onderwijs en de gezondheidszorg. De wetgeving van 1865 leidde tot de instelling van het Geneeskundig Staatstoezicht en tot de eenheid van stand in de medische professie.

Toch duurde het nog meer dan 25 jaar voordat minister-president Thorbecke (►kadertekst en ◘fig. 14.2) erin slaagde zijn geneeskundige wetten door het parlement aangenomen te krijgen. In 1865 werd de moderne medische professie in Nederland geboren. Voortaan zou alleen de academisch gevormde medicus de titel 'arts' mogen voeren, en alleen hij was bevoegd tot de beoefening van de geneeskunde in haar gehele omvang in het hele land. In ruil voor dit door de staat verleende behandelmonopolie werd van de arts verwacht dat hij een dreigende epidemie bij de geneeskundig inspecteur van zijn provincie zou melden, dat hij behulpzaam zou zijn bij de vaccinatie tegen kinderpokken en dat hij een overlijdensakte (inclusief doodsoorzaak) zou opmaken wanneer een van zijn patiënten zou komen te overlijden. Op die manier hielpen de staat en de professie elkaar: terwijl de staat zich van de hulp van de medische stand had verzekerd bij haar strijd tegen besmettelijke ziekten (vooral cholera, ▶H. 15), werd aan artsen bestaanszekerheid geboden. Decennia lang vormden de wetten van Thorbecke het juridische raamwerk van de medische professie in Nederland.

De Wet op het Hoger Onderwijs (1876) vormde het sluitstuk van het emancipatiestreven van de NMG. In dat jaar werd gedetailleerd vastgelegd wat een arts moest kennen en kunnen om zijn examens aan de medische faculteit met goed gevolg af te leggen. Daarmee was de eenheid van wetenschap, opleiding en professie gerealiseerd. Voortaan zouden er nog slechts nieuwe academische artsen bij komen, terwijl de oude plattelandsheelmeesters geleidelijk zouden uitsterven; na één generatie zou de geneeskunde volledig zijn geacademiseerd.

14.6 Specialisten en generalisten (20e eeuw)

In het laatste kwart van de 19e eeuw tekende zich een nieuwe trend af. Vanuit de gelederen van de academische artsenstand ontwikkelde zich de medisch specialist, primair in de grote steden. De specialisatie was gerelateerd aan de vaardigheid in het hanteren van een bepaald instrument, aan ervaring in het stellen van een specifieke diagnose, aan de behandeling van een specifiek orgaan of aan de behandeling van een specifieke ziekte of patiëntenpopulatie (kinderen, vrouwen, ouderen). Er ontstonden poliklinieken voor huidziekten, oogziekten, vrouwenziekten, KNO-ziekten, ziekten van de urinewegen, kinderziekten en zenuwziekten. Aan de indeling in medisch specialismen lag geen overkoepelende gedachte ten grondslag, zodat lange tijd onduidelijk bleef wat nu precies een specialist was en hoe de diverse specialismen zich tot elkaar verhielden. De (zelf)definitie van een specialist werd niet zozeer bepaald door algemeen geaccepteerde wetenschappelijke criteria, maar door een min of meer toevallige maatschappelijke dynamiek. Door te claimen over meer of betere kennis en vaardigheden te beschikken dan een medisch generalist (veel later huisarts genoemd), probeerde de specialist een niche voor zichzelf te creëren op de krappe gezondheidsmarkt van de vroege 20^e eeuw. Er werd fel strijd gevoerd om de gunst van de patiënt, en binnen de NMG liepen de emoties hoog op. Welke vakken kwamen eigenlijk in aanmerking voor het predicaat 'specialisme', en wie bepaalde dat? Er was geen sprake van uniformiteit in de opleiding, er waren geen kwaliteitsgaranties en kandidaten hoefden geen speciaal examen af te leggen. De bevoegdheid van een specialist of de erkenning van diens specialisme waren nergens vastgelegd, en de overheid maakte geen aanstalten daarin te voorzien. Het was daarom aan de NMG om een antwoord te vinden op de vraag wat de komst van het medisch specialisme betekende voor de positie van de generalist, die in 1865 immers bevoegd was verklaard tot de beoefening van de geneeskunde *in haar volledige omvang*.

Het beleid van de NMG was gericht op een versterking van de positie van de generalist. Zo mochten bijvoorbeeld de plaatselijke afdelingen van de NMG bepalen welke specialismen tot de collectieve ziekenfondscontracten werden toegelaten en welke niet. Meestal viel dat uit in het voordeel van de generalisten. Specialisten richtten daarom hun eigen verenigingen op, die een platform voor kennisuitwisseling en belangenbehartiging boden buiten de NMG om. Langzaam maar zeker wonnen de medisch specialisten terrein. Niet alleen nam hun vak steeds duidelijker contouren aan, maar belangrijker: de specialist bleek te voorzien in een groeiende behoefte van patiënten. Rond 1920 waren de medisch specialisten niet meer uit de Nederlandse gezondheidszorg weg te denken. Terwijl hun werkterrein aanvankelijk nog had gelegen in hun eigen (categorale) polikliniek, nu werden ze steeds vaker in dienst genomen door algemene ziekenhuizen. In 1931 kon de NMG de instelling van een specialistenregister niet langer tegenhouden. Opname in het register was een voorwaarde voor het sluiten van een overeenkomst met een ziekenfonds, en hield dus een belangrijke vorm van erkenning in. Nadat de specialistenverenigingen eerst hun opleiding steeds beter hadden georganiseerd, was nu ook de honorering geregeld. Aan de universiteit werden zelfs bij wet geregelde leerstoelen in specifieke medisch specialismen ingesteld. Aan de vooravond van de Tweede Wereldoorlog was sprake van een gevestigde stand van medisch specialisten.

Na de oorlog groeide het aanzien van de medisch specialist alleen nog maar, vooral als gevolg van de spectaculaire verbetering van zijn diagnostische mogelijkheden en behandelresultaten. In korte tijd volgde de ene doorbraak op de andere. De vier decennia na de oorlog waren getuige van de ontdekking of ontwikkeling van onder meer penicilline, nierdialyse, radiotherapie, cortisonen, intensive care (ook van neonaten), chloorpromazine, openhartchirurgie, poliovaccinatie, DNA, contraceptie, niertransplantatie, harttransplantatie, prenatale diagnostiek, CAT-scanning en in vitro fertilisatie. Iedere ontdekking en elke innovatie zorgde voor zijn eigen dynamiek in de medische professie (▶H. 10). Niet alleen kwamen er steeds meer specialisten, er kwamen ook steeds meer soorten specialisten. Door hun therapeutische successen groeide het vertrouwen van patiënten in vooruitgang door specialistische en hoogtechnologische wetenschap. Er ontstond een technologische ziekenhuisgeneeskunde die weliswaar duur was, maar toch betaalbaar bleek. Als gevolg van het Ziekenfondsenbesluit van 1941 was het aantal ziekenfondspatiënten na de oorlog sterk gegroeid, zodat de relatief dure specialistische zorg in het ziekenhuis voor veel mensen betaalbaar werd (▶H. 17). Het medisch specialisme had de wind in de zeilen en vanaf 1963 waren er in Nederland meer specialisten dan generalisten.

De generalist werd in het defensief gedrongen. Terwijl de concurrentiestrijd tussen generalisten en specialisten aan het begin van de 20^e eeuw nog een strijd tussen twee gelijkwaardige partijen was geweest, na de oorlog was de medisch specialist de bovenliggende partij geworden. Als gevolg van de spectaculaire toename van het behandelarsenaal had de specialist veel meer te bieden dan de huisarts. Sommige huisartsen hadden het gevoel dat hun beroep aan belang had ingeboet, terwijl anderen juist van mening waren dat er voor de huisarts wel degelijk een betekenisvol domein was weggelegd. Volgens hen vervulde de huisarts een belangrijke sociale taak in het stelsel, te weten als raadsman, begeleider, voorlichter en preventief geneeskundige. De theoretische onderbouwing voor die taakstelling ontbrak echter. In de jaren vijftig en zestig werd daarom actief gewerkt aan de profilering van het huisartsenberoep, onder meer door de oprichting van het Nederlands Huisartsen Genootschap (NHG; 1956) en het tijdschrift *Huisarts en wetenschap*. De rol van de huisarts werd vastgelegd als die van 'persoonlijke, continue en integrale zorg voor individuele mensen en gezinnen'. Het emancipatiestreven van de huisartsen had succes: aan alle Nederlandse universiteiten werd een hoogleraar huisartsgeneeskunde benoemd, terwijl de titel 'huisarts' in 1973 door de instelling van het huisartsenregister officieel werd erkend. Tot dat jaar had de ironische situatie bestaan dat huisartsen werden opgeleid door specialisten. Aan de universiteit werd men opgeleid tot arts; daarna kon men zich vestigen als 'huisarts', zonder dat dit formele betekenis had. Vanaf 1973 bestond de wettelijke verplichting tot het volgen van een opleiding tot huisarts.

14.7 De 'postmoderne staat' – bureaucratisering en vermarkting (21e eeuw)

In dezelfde periode viel ook kritiek te beluisteren op de medische professie als geheel. Mensen als de sociaal geneeskundige Thomas McKeown, de medisch socioloog David Armstrong en de priester-filosoof Ivan Illich (▶kadertekst) gelden als woordvoerders van hun generatie. Terwijl McKeown betoogde dat de bevolkingsgroei sinds de 19e eeuw maar in zeer beperkte mate te danken was aan vooruitgang in de medische wetenschap en vooral moest worden toegeschreven aan een verhoging van de levensstandaard – betere voeding, betere hygiëne, hogere welvaart, (▶H. 1), meende Armstrong dat er een bijzondere relatie bestond tussen medische kennis en politieke macht. Door de anatomie werd het menselijk lichaam volgens hem niet slechts *beschreven*, maar ook *geconstrueerd*. De geneeskunde produceerde volgens hem de concepten die de staat gebruikte om burgers in kaart te brengen en vervolgens te 'normaliseren' en te 'disciplineren' in het belang van de openbare orde en de openbare moraal (▶H. 3). Een belangrijke inspiratiebron van Armstrong was de Franse filosoof Michel Foucault, wiens boek over de Franse kliniek van rond 1800 (▶H. 3 en 7) pas in deze jaren werd vertaald, gelezen en begrepen. Maar de meest radicale kritiek op de geneeskunde kwam misschien wel van Ivan Illich, die betoogde dat 'het medisch bedrijf' een bedreiging vormde voor de gezondheid. Hij wilde de schaduwzijde van de medische vooruitgang analyseren. Het medisch behandelarsenaal was volgens Illich veel te krachtig geworden, en de medische professie veel te machtig. Daardoor zou patiënten zelfs *iatrogene* (= door artsen veroorzaakte) schade worden toegebracht. Volgens Illich was een kapitalistische geneeskunst ontstaan, die slechts uit was op de verdere uitbreiding van haar macht en inkomen. Alleen de staat – die het monopolie had verleend – kon de professie een halt toeroepen.

Ivan Illich

Ivan Illich (1926–2002) was een Oostenrijks filosoof, priester en criticus van westerse professies en instituties. Na zijn priesterwijding maakte Illich een studiereis door Midden- en Zuid-Amerika. Gaandeweg groeide zijn kritiek op het beleid van ontwikkelde landen jegens de 'Derde Wereld'. Na een conflict met het Vaticaan legde Illich het priesterschap neer; hij besloot zich geheel te wijden aan het schrijven van boeken. Op tal van terreinen hekelde hij de destructieve werking van technocratische instituties. Volgens Illich werden burgers bedreigd door professionele elites met een door de staat verleend monopolie. In *Limits to medicine* (1975) viel hij de moderne geneeskunde aan. Hij betoogde dat veel onderdelen van het leven – zoals geboorte en dood – waren gemedicaliseerd. De medische professie had burgers veranderd in levenslange patiënten. Tevens introduceerde hij het begrip *iatrogene* (= door artsen veroorzaakte) ziekte. Alleen een 'de-institutionalisering' van domeinen als het onderwijs en de gezondheidszorg zou het welzijn van burgers ten goede komen.

In de jaren zestig en zeventig was, kortom, niet slechts sprake van grote therapeutische doorbraken, maar tevens van groeiende kritiek op de macht van de medische professie. Daar kwam nog bij dat de gezondheidszorg steeds duurder werd, vooral als gevolg van de sterke groei van de technologisch-curatieve zorg, maar ook door de groeiende uitgaven voor de langdurige zorg (▶H. 17). Een herbezinning op de medische professie en haar positie in het stelsel leek daarom geboden. In de jaren tachtig en negentig volgde een ware golf van wetgeving waarmee werd geprobeerd de professie in toom te houden, de patiënt te beschermen en het stelsel beheersbaar en betaalbaar te houden. In 1993 trad de Wet op de beroepen in

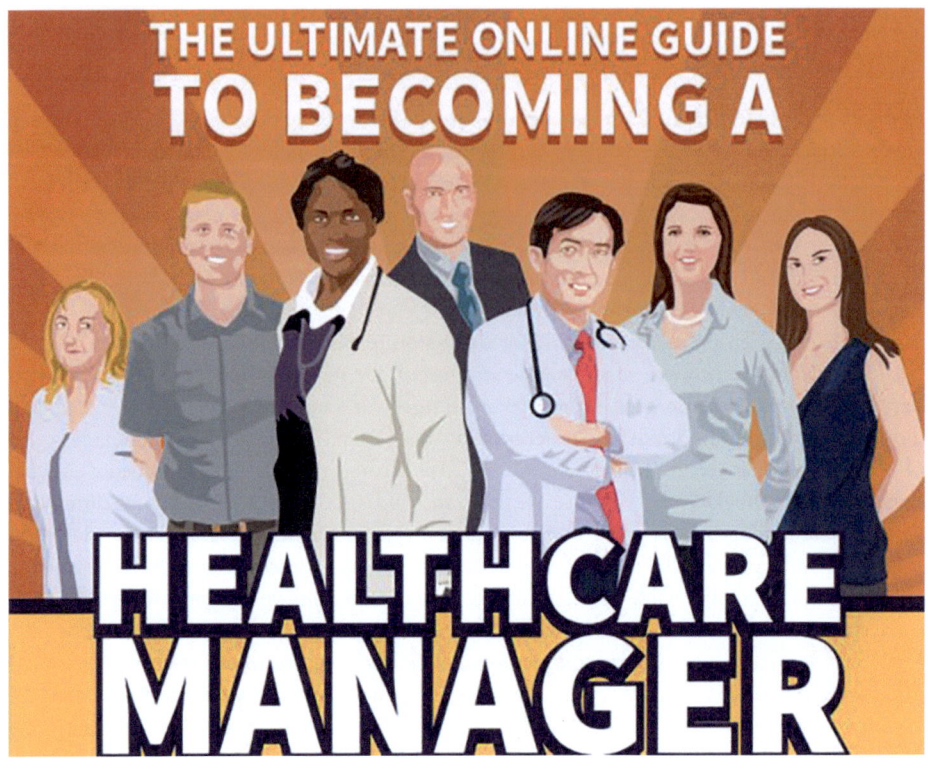

◼ Figuur 14.3　Advertentie voor een opleiding tot *health manager*

de individuele gezondheidszorg (Wet BIG) in werking, die de Wet op de Uitoefening van de Geneeskunst van 1865 verving. Daarmee kwam de klassieke periode van de medische professie in Nederland ten einde. Het behandelmonopolie van artsen werd vervangen door een veel algemenere bevoegdheid tot medisch handelen, waardoor de keuzevrijheid voor patiënten aanzienlijk werd verruimd. Het verbod op de onbevoegde uitoefening van de geneeskunde kwam te vervallen, waardoor niet-academische genezers niet langer zonder meer strafbaar waren. Slechts het verrichten van specifiek aangeduide 'voorbehouden handelingen' (het verrichten van heelkundige, verloskundige of endoscopische handelingen of het toedienen van injecties, puncties of narcose) was toegestaan aan specifiek aangeduide zorgverleners (waaronder artsen), die moesten zijn opgenomen in een speciaal BIG-register.

Ook op een ander front werd de medische professie in deze periode van buitenaf gereguleerd. Met het oog op de stijgende kosten van de gezondheidszorg in de naoorlogse verzorgingsstaat bracht een commissie van de Gezondheidsraad in dezelfde periode een rapport uit onder de titel *Medisch handelen op een tweesprong*. Deze commissie moest de minister adviseren over de manier waarop de kostenstijging in de gezondheidszorg kon worden ingedamd. Volgens het rapport moesten artsen hun methoden en gewoonten herzien en hun professioneel handelen reorganiseren. Verder moesten ze samenwerken met collega's, protocollen ontwikkelen en openstaan voor *peer review* en *accountability*. Dat was geen populaire boodschap, maar de commissie stelde dat er geen keus was: 'of nu zelf orde op zaken stellen of dulden dat de overheid, de verzekeraars of het ziekenhuismanagement het initiatief overnemen'. Hoewel commissievoorzitter Els Borst zich later – als hoogleraar aan het AMC en als minister van VWS – hard zou maken voor de invoering van een protocollaire geneeskunde die gebruikmaakte van de principes van evidence-based medicine (▶H. 9) werd het gewenste effect niet bereikt, zodat in 2006 naar andere middelen moest worden gegrepen om de kosten binnen de perken te houden. In dat jaar introduceerde minister Hoogervorst marktwerking in de zorg. Noch de professie, noch de overheid waren in staat gebleken het stelsel op een aanvaardbare manier te reorganiseren, dan moest de markt het maar doen (◘fig. 14.3).

14.8 Nog een keer Freidson

Tot zover de historische ontwikkeling van (de organisatie van) het medisch handelen sinds de klassieke oudheid. Terug naar de beroepensocioloog Freidson. Terwijl hij eerst had laten zien hoe de staat en de medische professie in de loop van de 19ᵉ eeuw een vruchtbare coalitie waren aangegaan, waarschuwde hij in een later boek dat de autonomie van de professie in de late 20ᵉ eeuw werd bedreigd door de uitdagingen van de moderne tijd (medische doorbraken, kostenstijging en democratisering). In een poging de reactiepatronen van moderne welvaartstaten te begrijpen introduceerde hij een onderscheid tussen drie vormen van logica: die van de professie, van de bureaucratie en van de markt. Het zijn drie principes waarvan een samenleving zich kan bedienen om de gezondheidszorg te organiseren.

- Volgens de logica van de professie krijgen artsen het recht toegekend de zorg in te richten zoals hen dat goed dunkt. Omdat ze inhoudsdeskundig zijn, weten ze precies wat er nodig is. Ze genieten het vertrouwen van de samenleving en kunnen maatwerk leveren. Een nadeel van de logica van de professie is dat ze tijdrovend en duur is: de arts wil iedereen zo goed mogelijk helpen, ongeacht de hoeveelheid tijd en geld die dat kost. Het streven naar efficiëntie is geen onderdeel van de logica van de professie; bovendien kan in hun werkwijze een zekere mate van paternalisme sluipen. Men zou kunnen zeggen dat de logica van de professie de Nederlandse gezondheidszorg heeft beheerst tussen 1865 (de WUG) en 1993 (de Wet BIG).
- Wanneer de professie niet langer het volledige vertrouwen geniet van staat en samenleving kan men zijn toevlucht nemen tot de logica van de bureaucratie. In een dergelijk systeem staan juist niet-inhoudsdeskundigen aan het roer, die gebruikmaken van richtlijnen en protocollen. Door regelgeving en bureaucratie worden zorgvuldigheid, voorspelbaarheid en rechtsgelijkheid gegarandeerd en ongelijkheid voorkomen. Het nadeel van de bureaucratische logica is echter dat ze traag werkt – als gevolg van de controlemechanismen die in een bureaucratie nodig zijn – en dat maatwerk niet mogelijk is – ambtenaren kunnen niet beredeneerd afwijken van de richtlijnen. Men zou kunnen zeggen dat de logica van de bureaucratie zijn intrede heeft gedaan met de introductie van evidence-based medicine (EBM) en medische richtlijnen, standaarden en protocollen. Volgens de voorstanders leiden die tot kosteneffectiviteit, volgens de critici echter tot 'kookboekgeneeskunde'; doordat behandelaars de richtlijnen blindelings zouden volgen, zouden ze niet langer zelfstandig nadenken. Ook zouden verzekeraars de richtlijnen kunnen inzetten bij hun onderhandelingen met zorgverleners over contracten, waardoor artsen een redelijk inkomen en patiënten gepaste zorg zou worden ontzegd.
- Tot slot is er de logica van de markt, die zou leiden tot een democratisering van de verhoudingen tussen artsen, patiënten en verzekeraars. De markt wordt in deze redenering geacht neutraal te zijn, zodat mondige, geïnformeerde burgers kunnen beslissen wat goed voor hen is. De gedachte is dat het zorgdomein op efficiënte wijze wordt gestructureerd door de koopkrachtige vraag van cliënten, bij wie het initiatief ligt. Evident nadeel van dit stelsel is dat de meest koopkrachtigen de marktwerking bepalen, zodat er ongelijkheid in

het stelsel sluipt. Bovendien geldt dat de vraag naar zorg onbeperkt is: burgers hebben de neiging alles te vragen wat beschikbaar is. Omdat het aanbod dus de vraag bepaalt, zal schaarste in de zorg nooit door de markt kunnen worden ingedamd. In Nederland werd de logica van de markt geïntroduceerd in 2006.

Het voordeel van de driedeling van Freidson is dat zij analytische helderheid verschaft, het nadeel is echter dat de drie vormen in hun zuivere vorm nooit in de werkelijkheid worden aangetroffen (▶H. 17). De autonomie van de medische professie mag dan door de Wet BIG, de introductie van EBM en de marktwerking enigszins zijn aangetast, geheel verdwenen is zij zeker niet. Het beste middel tot het scheppen van enige rust in het stelsel is wellicht een mentaliteitsverandering, zowel bij de arts als bij de patiënt. De moderne arts moet zich bezinnen op zijn of haar rol in het stelsel van gezondheidszorg, en kan daarmee niet vroeg genoeg beginnen. Al tijdens hun opleiding kunnen studenten geneeskunde zich op dit vlak ontwikkelen door te reflecteren op hun toekomstige positie in de samenleving, de transparantie van hun handelen en de kosten die hun medisch handelen met zich meebrengt. Zo kunnen ze zelf voorkomen dat ze worden opgeleid tot 'managers in een witte jas'.

Verder lezen

Lieburg MJ. De tweede geneeskundige stand (1818–1865). Een bijdrage tot de geschiedenis van het medisch beroep in Nederland. Tijdschrift voor geschiedenis. 1983;96:433–53.
Tonkens E. Mondige burgers, getemde professionals. Marktwerking en professionaliteit in de publieke sector. 4e druk. Amsterdam: Van Gennep; 2008.
Cook HJ. Medicine in western Europe. In: Jackson M, redactie. The Oxford handbook of the history of medicine. Oxford: Oxford University Press; 2011. pp. 190–207.

Public health: gezondheid en burgerschap

E.S. Houwaart

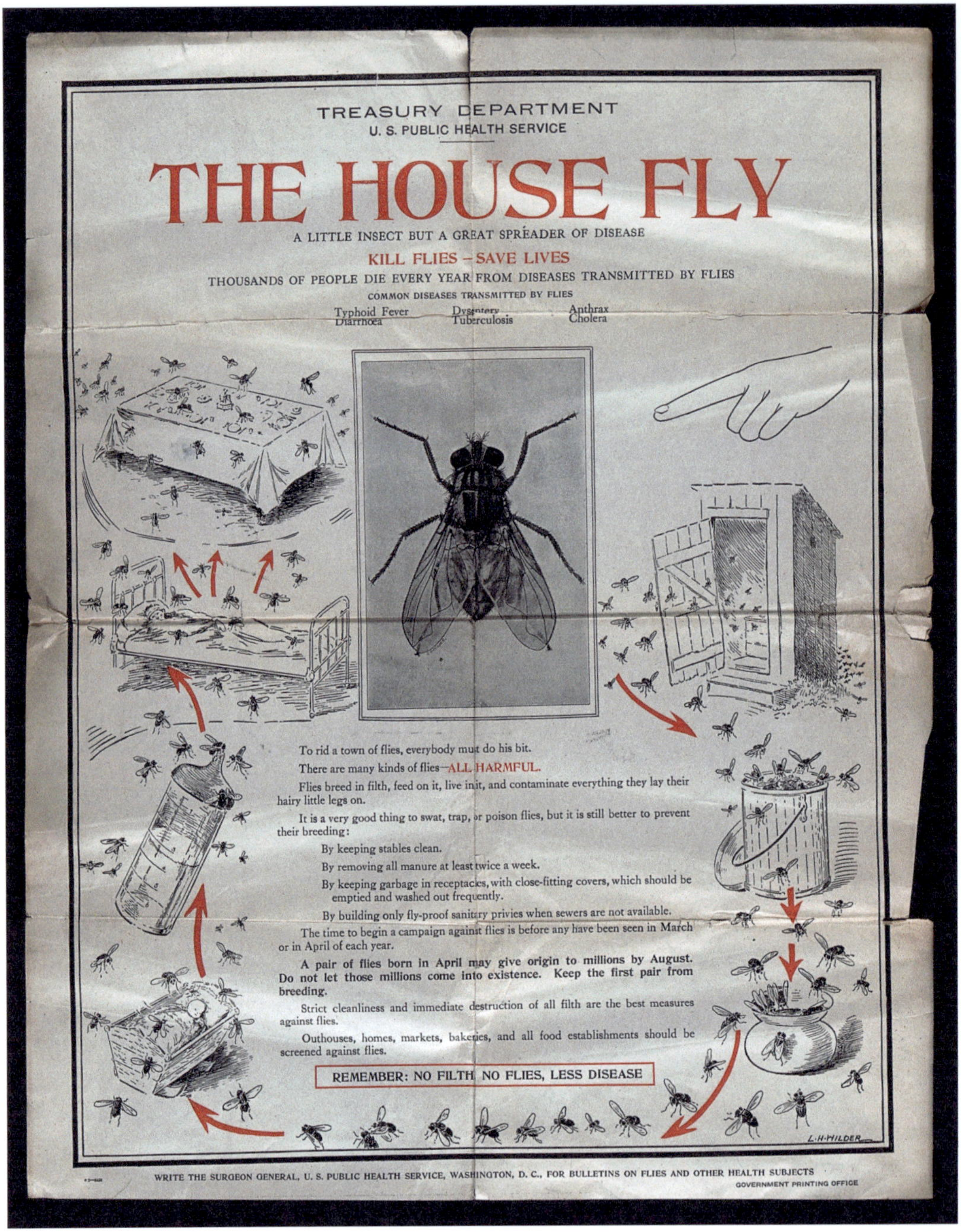

TREASURY DEPARTMENT
U. S. PUBLIC HEALTH SERVICE

THE HOUSE FLY

A LITTLE INSECT BUT A GREAT SPREADER OF DISEASE

KILL FLIES – SAVE LIVES

THOUSANDS OF PEOPLE DIE EVERY YEAR FROM DISEASES TRANSMITTED BY FLIES

COMMON DISEASES TRANSMITTED BY FLIES

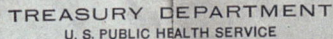

Typhoid Fever   Dysentery   Anthrax
Diarrhoea   Tuberculosis   Cholera

To rid a town of flies, everybody must do his bit.

There are many kinds of flies—ALL HARMFUL.

Flies breed in filth, feed on it, live in it, and contaminate everything they lay their hairy little legs on.

It is a very good thing to swat, trap, or poison flies, but it is still better to prevent their breeding:

    By keeping stables clean.

    By removing all manure at least twice a week.

    By keeping garbage in receptacles, with close-fitting covers, which should be emptied and washed out frequently.

    By building only fly-proof sanitary privies when sewers are not available.

The time to begin a campaign against flies is before any have been seen in March or in April of each year.

A pair of flies born in April may give origin to millions by August. Do not let those millions come into existence. Keep the first pair from breeding.

Strict cleanliness and immediate destruction of all filth are the best measures against flies.

Outhouses, homes, markets, bakeries, and all food establishments should be screened against flies.

REMEMBER: NO FILTH, NO FLIES, LESS DISEASE

WRITE THE SURGEON GENERAL, U. S. PUBLIC HEALTH SERVICE, WASHINGTON, D. C., FOR BULLETINS ON FLIES AND OTHER HEALTH SUBJECTS

GOVERNMENT PRINTING OFFICE

> **Casus**
>
> **Vaccinatieweigering**
> De vele inentingen die na 1950 algemeen zijn ingevoerd – tegen difterie, kinkhoest, polio, mazelen, bof en rode hond – vonden plaats op vrijwillige basis. Tot in de jaren negentig van de 20^e eeuw waren inentingen betrekkelijk onomstreden; slechts een klein deel van de bevolking weigerde uit levensbeschouwelijke overwegingen. Sindsdien lijkt de vanzelfsprekendheid waarmee burgers meewerkten aan deze vorm van ziektepreventie af te nemen. Zo zijn er burgers met kritische vragen over het nut en de risico's van vaccineren, en sommigen roepen zelfs op niet mee te werken aan de vaccinatie van kinderen. Sommige vaccinatieprogramma's kennen een opvallend geringe medewerking vanuit de bevolking, zoals dat tegen het humaan papillomavirus, verantwoordelijk voor 70 % van alle gevallen van baarmoederhalskanker. Naast de groeperingen die zich actief tegen inenting verzetten, zijn er anderen die juist oproepen tot strenger optreden tegen vaccinatieweigeraars, bijvoorbeeld door niet-gevaccineerde kinderen de toegang tot het kinderdagverblijf te ontzeggen. Inenting lijkt tegenwoordig de toetssteen te zijn geworden van opvattingen over individuele verantwoordelijkheid en overheidsdwang.

15.1 Inleiding

Het bevorderen van de individuele gezondheid gold eeuwenlang als de belangrijkste taak van de geneeskunde. Het vervullen van die taak vond plaats via het voorschrijven van leefregels rond het dieet, beweging en rust, kleding, slapen en waken, seksuele activiteit, lichaamshygiëne en emoties. In de late 18^e eeuw kreeg de gedachte vaste voet onder de grond dat de geneeskunde ook tot taak had de gezondheid van een volk als geheel te bewaren door het opstellen van regels voor de hygiëne van de leefomgeving. De individuele gezondheidsleer moest worden geflankeerd door een *hygiena publica*, waar de medicus was aangesteld om de gezondheid op populatieniveau te bevorderen.

Sinds die tijd is de openbare hygiëne een vast onderdeel van het sociaal-politieke systeem, althans in de landen van de westerse wereld. In dit hoofdstuk volgen we de geschiedenis van de hygiena publica, onderverdeeld in zes perioden: het tijdperk van de medische politie vanaf de 18^e eeuw tot halverwege de 19^e eeuw, dat van de openbare gezondheidszorg (1840–1900), het tijdperk van de sociale hygiëne (1900–1945), het tijdperk van de verzorgingsstaat en de sociale geneeskunde (1945–1970), de jaren van politieke onzekerheid en zoeken naar nieuwe wegen (1970–1990) en ten slotte het tijdperk van de public health naar Angelsaksische snit (na 1990). De evolutie van de hygiena publica is met vele naamswisselingen van dit onderdeel van de gezondheidszorg gepaard gegaan. In dit hoofdstuk zullen de benamingen uit de beschreven periode zelf worden gebruikt; in de algemene commentaren op de historische gebeurtenissen zal echter over 'public health' en 'publieke gezondheid(szorg)' worden gesproken, omdat het – zowel in het internationale verkeer als in afzonderlijke landen – sinds 1990 gebruikelijk is om te spreken over public health.

In de geschiedenis van de publieke gezondheid verdwijnen oude gezondheidsproblemen en verschijnen er nieuwe. Ook de wetenschappelijke inzichten veranderen door de eeuwen heen voortdurend. In die geschiedenis is er echter één constante: hoewel de public health niet kan zonder wetenschappelijke interpretaties van de volksgezondheid, is ze voor haar bestaan nog sterker afhankelijk van politieke en culturele factoren. Het beschermen van de volksgezondheid en het voorkómen van ziekten – in de geneeskunde blijkt niets politieker dan dat.

15.2 Medische politie (1775–1840)

In 1776 betoogde de Groningse stadsarts Matthias van Geuns (1735–1817) voor een juridisch gezelschap dat 'de openbare zorge voor den lichaamlijken welstand der Ingezetenen een allerwigstigste regel van Staat behoort te zijn'. Van Geuns was op dat moment een van de weinigen in het land met een dergelijk standpunt, maar hij bleek de tekenen van zijn tijd goed te hebben aangevoeld. In de grote landen van Europa waren onder invloed van de Verlichtingsidealen talrijke publicaties verschenen met de boodschap dat de staat op het terrein van de volksgezondheid een eigen, onvervreemdbare taak te vervullen had. De Fransen hadden hierbij het initiatief genomen. De in 1776 opgerichte Académie Royale de Médecine stelde zich ten doel de traditionele *hygiena privata* om te bouwen tot een wetenschappelijk programma voor openbare hygiëne. In jaren de die volgden stelde men reglementen op voor hygiëne van publieke plaatsen (markten, gebouwen, begraafplaatsen), kwamen er gezondheidraden om daarop toe te zien en werden omvangrijke hervormingen van de ziekenhuiszorg in gang gezet.

De moderne notie van publieke hygiëne was een Franse schepping, maar de gedachte dat een moderne eenheidsstaat voor de gezondheid van de onderdanen moest zorgen, sloeg ook elders in Europa aan. Bijvoorbeeld in Oostenrijk-Hongarije, waar de arts Johann Peter Frank (1748–1821) vanaf 1779 het zesdelige werk *System einer volständigen medizinischen Polizey* publiceerde (▶kadertekst). Frank beschreef daarin alle terreinen van het sociale leven waarop de staat regulerend moest optreden om de gezondheid van de onderdanen te bevorderen. De landelijke overheid moest medisch geschoolde politieambtenaren in dienst nemen om de kwaliteit van bodem, water en lucht, van de verzorging van armen en van de geneeskundige hulpverlening te bewaken. Het was ook hun taak om de inrichting van woningen, werkplaatsen, hospitalen, gevangenissen en begraafplaatsen te bepalen.

Johann Peter Frank

De Oostenrijkse arts Johann Peter Frank (1748–1821) was een van de bekendste woordvoerders van de Europese gezondheidspolitiek in de 18e eeuw. In 1779 begon hij met een indrukwekkende reeks publicaties onder de titel *System einer volständigen medizinischen Polizey*. Hierin toonde Frank zich een kind van de Verlichting (sociale vooruitgang door de rede). Het was zijn ambitie richtlijnen voor medische ambtenaren op te stellen die de regulering van alle domeinen van menselijke activiteit tot doel hadden. Hij schreef uitvoerig over de noodzaak van een bevolkingspolitiek. Zo moesten voortplanting en zwangerschap volgens hem onderwerp van staatszorg worden, bijvoorbeeld door voldoende vroedvrouwen op te leiden en het zwangerschapsverlof in te stellen. Maar ook de onderwerpen schoolhygiëne, voeding, huisvesting, ziekenhuizen, drinkwater en epidemieën werden door hem gedetailleerd besproken. Voor Frank bestond er voor de stedelijke autoriteiten geen belangrijker taak dan het schoonhouden van hun stad. De eerste nationale gezondheidswetgeving in Nederland (1795–1806) was mede gebaseerd op zijn werk.

Ook het wetenschappelijk onderzoek in de medische geleerde genootschappen onderging verandering. Voor het eerst in de geschiedenis gingen artsen systematisch op zoek naar de oorzaken van epidemieën en endemische volksziekten zoals de talrijke 'koortsende ziekten'. Volgens goed Hippocratisch gebruik werden de geografische gesteldheid van woonplaatsen en de samenstelling, leefwijze en gezondheidstoestand van de plaatselijke bevolking nauwkeurig onderzocht. Verspreid over Europa verschenen honderden geneeskundige plaatsbeschrijvingen, waarin steden en dorpen in al hun facetten gedetailleerd werden beschreven. Rond 1800 had de 'medische topografie' een hoge graad van perfectie bereikt: niet alleen de klimatologische en geografische omstandigheden, maar ook de geschiedenis van de stad, de planologie, de economische structuur, het aantal inwoners, de sterfte en de hoeveelheid en aard van de gebruikte voedingsmiddelen werden geanalyseerd.

In heel Europa vormden het werk van Frank en de vele plaatsbeschrijvingen een inspiratiebron voor vorsten en medici om onder de noemer van 'medische politie' een stelsel van reglementen voor openbare hygiëne op te bouwen. Er kwamen ook nationale regelingen voor quarantaine, voor verloskundige zorg en voor de inenting tegen de pokken. De pokkeninenting bleek op termijn succesvol, en was een praktijk waarin alle aspecten van de medische verlichting samenkwamen: overheidsdwang bij bepaalde bevolkingsgroepen, vooruitgang en wetenschap, individuele verantwoordelijkheid en algemeen belang, medische macht en samenwerking van burgers (▶H. 2). In Nederland werd dankzij de inmiddels invloedrijke hoogleraar Van Geuns in 1804 de zogenoemde Geneeskundige Staatsregeling van kracht: de eerste nationale wetgeving op het terrein van de volksgezondheid. In diverse landen werden tevens de eerste stappen gezet naar een bevolkingsstatistiek, door lagere overheden te verplichten om doop, huwelijk en sterfte van iedere inwoner voortaan in registers bij te houden. Het verzamelen en analyseren van die gegevens vormde de basis voor de eerste kwantitatieve overzichten van sterfte en doodsoorzaken (▶H. 1).

15.3 De hygiënische beweging en sanitaire hervormingen (1840–1900)

In de eerste decennia van de 19^e eeuw bleek het stelsel van medische politie steeds minder goed op zijn taken berekend, vooral doordat het aantal inwoners in de steden snel toenam en op diverse plaatsen de industrialisering op gang kwam. Ook in politiek opzicht raakten de structuren van de medische politie uit de gratie. Eerst in Frankrijk en Engeland, later ook in Duitsland en elders in Europa ontstonden lokale burgerinitiatieven die waren gericht op de modernisering van het stadsleven. Medici speelden in deze initiatieven een grote rol. Hun aandacht ging natuurlijk in de eerste plaats uit naar de volksgezondheid, die door telkens terugkerende epidemieën van pokken, cholera, malaria en tyfus werd ondermijnd.

Aangemoedigd door de politieke hervormingen die door toedoen van burgerlijk-liberale bewegingen in de jaren 1830–1850 waren doorgevoerd, eisten medici dat ook de openbare gezondheidszorg grondig zou worden hervormd. Overal keerden zij zich tegen de autocratische bestuursvorm van hun land en het in hun ogen ondoelmatige bestuur van de gezondheidszorg. In Frankrijk stonden vele medici tijdens de revolutie van 1848 vooraan om politieke en sociale hervormingen tot stand te brengen. Ze steunden liberale politici in hun streven naar industrialisering, maar wensten dat die gepaard zou gaan met een politiek van sociale rechtvaardigheid: de sanitaire politie van voorheen moest worden verbreed tot sociale en sanitaire hervormingen (riolering, waterleiding, huisvuilverwijdering). Daarom moest de regering een nationale bureaucratie van professionele hygiënisten in het leven roepen, die het leven van dag tot dag kon volgen en de gebeurtenissen in de openbare gezondheid kon registreren. Ook in Engeland was sprake van maatschappelijke onrust en politieke agitatie. Invloedrijk was de filosoof Jeremy Bentham (1748–1832), die benadrukte dat de staat tot taak had de burgers een zo groot mogelijk geluk te verschaffen door veiligheid te waarborgen, bestaansmiddelen te verschaffen, rijkdom te beschermen en gelijkheid te bevorderen.

Volgend op de cholera-epidemie van 1831–1832 wisten sanitaire hervormers als de jurist Edwin Chadwick (1800–1890) en de medicus Thomas Southwood Smith (1788–1861), beiden aanhanger van Benthams denkbeelden, het vraagstuk van de *'Condition of England'* tot een van de belangrijkste discussiepunten van hun tijd te maken.

In Duitsland ontketenden radicaaldemocratische groepen in diverse steden in 1848 een revolutionaire opstand waaraan talrijke geneeskundigen deelnamen. Voor de Berlijnse medicus Rudolf Virchow (1821–1902) was *'der grosse Kampf der Kritik gegen die Autorität, der Naturwissenschaft gegen das Dogma'* eindelijk begonnen. In zijn tijdschrift *Die medicinische Reform* eiste Virchow dat natuurwetenschappelijk gevormde geneeskundigen voortaan – als advocaten der armen – de taken van een democratisch gekozen regering zouden bepalen bij de bestrijding van volksziekten. In een verslag van onderzoek naar de vlektyfusepidemie in Opper-Silezië in 1847 legde Virchow de schuld voor de epidemie volledig bij de regering. Alleen een politieke en sociale emancipatie van burgerij en volksklasse konden dergelijke rampen in de toekomst voorkomen. *'Bildung mit ihren Töchtern Freiheit und Wohlstand'* was volgens Virchow de pijler van een goed gezondheidsbeleid.

De betekenis van de sociale gemeenschap

De sociale agitatie en de politieke kritiek van de jaren 1830 en 1840 hebben diepe sporen nagelaten in het politieke landschap van Europa. Tot ver in de 20^e eeuw hebben ze richting gegeven aan het denken over de openbare gezondheidszorg. Behalve het feit dat politiek debat en gezondheidsbeleid met elkaar verbonden raakten, is de vorming van bepaalde sociale condities waarin de zorg voor de publieke gezondheid kon gedijen fundamenteel gebleken. Al in de late 18^e eeuw ontstond een 'maatschappelijk middenveld' waar overheid, artsen en burgerlijke organisaties elkaar ontmoetten en in debat gingen over kwesties van de volksgezondheid (koepokinenting, hulpverlening bij drenkelingen). Maar pas in de loop van de 19^e eeuw groeide dit middenveld uit tot een publieke omgeving vol overleg en politiek debat. Juist in dit maatschappelijke domein konden de misstanden in de steden als collectieve problemen van de volksgezondheid worden geïdentificeerd en lag het vermogen tot samenwerking bij de bestrijding van die misstanden opgeslagen. Daar ontwikkelden zich de normen en waarden die het gezondheidsbeleid zouden vormgeven: rechtvaardigheid, geweldloosheid, solidariteit, burgerplicht, democratische zelforganisatie, eigen verantwoordelijkheid, de erkenning van pluraliteit en diversiteit en een oriëntatie op algemene zaken die verder strekten dan het individuele belang.

Dit valt goed te illustreren aan de hand van de sanitaire hervormingen die in de Europese steden na 1850 op gang kwamen. In het debat over de volksgezondheid werd gaandeweg duidelijk dat stadsbewoners voor hun gezondheid van elkaar afhankelijk waren. In de volle en steeds smeriger wordende steden kon cholera zich steeds makkelijker verspreiden van het ene naar een ander deel van de stad (◘ fig. 15.1). De oorzaak daarvan was dat de afvoer van organisch huisvuil en menselijke fecaliën en de toevoer van drinkwater niet via gescheiden systemen verliepen. De meeste bewoners moesten daardoor hun drinkwater uit verontreinigd grondwater of oppervlaktewater halen. Voor de sanitaire hervormers was dit verband tussen de gebrekkige sanitaire voorzieningen en cholera cruciaal. Cholera was een *gemeenschappelijk* probleem, waarvan de oplossing alleen een collectieve kon zijn. Het antwoord op de vraag hoe die collectieve oplossing er technisch, financieel en organisatorisch uit moest zien, gaf vorm zowel aan de collectieve voorziening zelf als aan het collectief van deelnemende stadsbewoners: via gemeenschappelijk gefinancierde riolering en waterleiding, beheerd door ingenieurs en andere toezichthouders en onder verantwoordelijkheid van het lokale bestuur.

15.3 · De hygiënische beweging en sanitaire hervormingen (1840–1900)

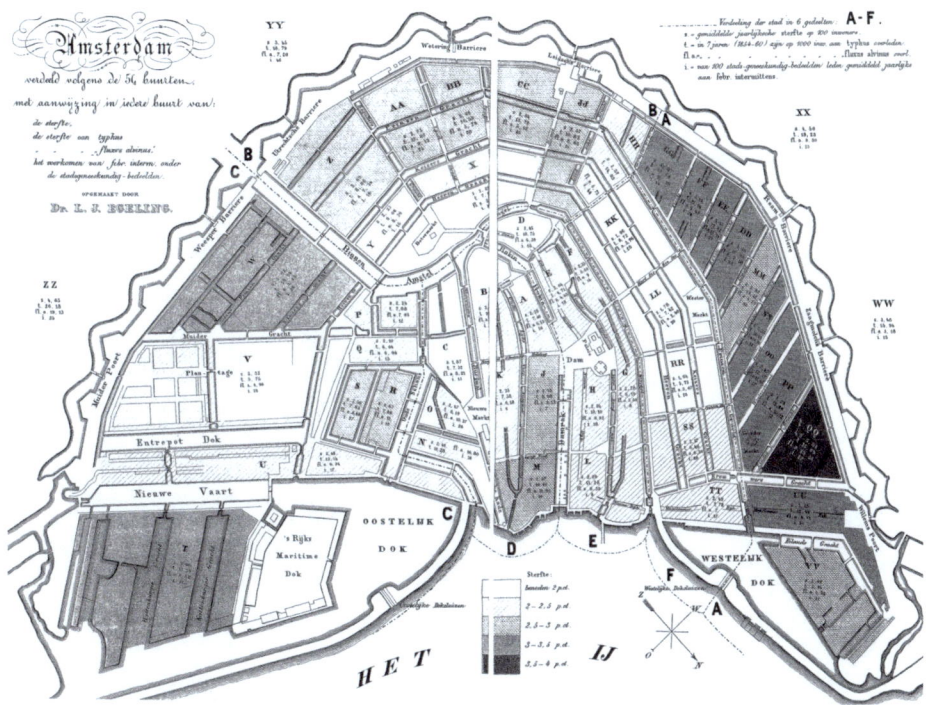

▪ **Figuur 15.1** Plattegrond Amsterdam met de sterftecijfers per buurt (1863)

De hygiënisten kenden het belang van de politieke en sociale kanten van wat we tegenwoordig de *civil society* noemen. Ze zagen de maatschappij als een organisme met een evolutionaire ontwikkeling. De gezondheid van de maatschappij was gebaseerd op een juiste afstemming tussen de activiteiten van de afzonderlijke delen en het belang van het gehele organisme – vergelijkbaar dus met een uit afzonderlijke organen bestaand biologisch organisme. Voor de hygiënisten gold dat de geneeskunde bij uitstek de gids was voor politici en burgers bij het bevorderen van de publieke gezondheid. Vooral de medische statistiek kon tonen hoe de samenleving niet was opgebouwd uit afzonderlijke individuen, maar bestond uit lokale gemeenschappen waar de condities voor gezondheid, beschaafd gedrag en volwaardig staatsburgerschap werden ontwikkeld (▶kadertekst). De Engelse hygiënist Willam Farr (1807–1883) maakte de statistiek in de vorm van een sociobiologische thermometer bruikbaar voor een politiek van sociale rechtvaardigheid. Hij zag een sterfte van 17 ‰ fysiologisch gezien als onvermijdelijk, maar een hoger sterftepercentage was het gevolg van slechte publieke hygiëne. Farr ontwikkelde zo een wetenschappelijk instrument waarmee autoriteiten kon worden getoond in hoeverre hun gemeente ongezond was (▪fig. 15.2). De biometer van Farr leverde in 1848 de wetenschappelijke onderbouwing van de eerste Public Health Act in Engeland, maar gold ook elders in Europa als de gouden standaard van epidemiologisch onderzoek. De biometer maakte in één oogopslag duidelijk welke steden en buurten gezond en ziek waren. De medische statistiek van de hervormers – de Fransen spraken treffend over *l'expression pathologique des localités* – schiep aldus een politieke en een morele orde: hoge sterftecijfers vormden de uitdrukking van slecht beheer van de stedelijke leefomgeving.

BINNENLAND.

Rangorde van de voornaamste steden des lands, naar het algemeene verhoudingscijfer van hare sterfte tot hare bevolking, in de jaren 1873 tot en met 1878.

In 1873.	In 1874.	In 1875.	In 1876.	In 1877.	In 1878.
Leeuwarden 2.14 pCt.	Leeuwarden 2.31 pCt.	Leeuwarden 2.76 pCt.	Haarlem 2.33 pCt.	Arnhem 2.34 pCt.	Arnhem 2.24 pCt.
Haarlem 2.46 pCt.	Haarlem 2.50 pCt.	Haarlem 2.85 pCt.	Arnhem 2.45 pCt.	's Gravenhage 2.35 pCt.	Leeuwarden 2.32 pCt.
Arnhem 2.60 pCt.	Arnhem 2.50 pCt.	Utrecht 2.95 pCt.	Leeuwarden 2.51 pCt.	's Hertogenb. 2.39 pCt.	Haarlem 2.45 pCt.
Amsterdam 2.64 pCt.	's Hertogenb. 2.54 pCt.	Arnhem 2.98 pCt.	Amsterdam 2.72 pCt.	Maastricht 2.43 pCt.	Amsterdam 2.66 pCt.
's Gravenhage 2.70 pCt.	Maastricht 2.71 pCt.	Maastricht 3.02 pCt.	Groningen 2.86 pCt.	Leeuwarden 2.45 pCt.	Utrecht 2.74 pCt.
Utrecht 2.79 pCt.	Amsterdam 2.73 pCt.	's Gravenhage 3.03 pCt.	's Gravenhage 2.90 pCt.	Haarlem 2.64 pCt.	's Gravenhage 2.84 pCt.
's Hertogenb. 2.86 pCt.	Groningen 2.79 pCt.	Amsterdam 3.06 pCt.	Leiden 2.93 pCt.	Utrecht 2.68 pCt.	's Hertogenb. 2.86 pCt.
Maastricht 2.96 pCt.	's Gravenhage 2.83 pCt.	Groningen 3.08 pCt.	Maastricht 2.93 pCt.	Amsterdam 2.75 pCt.	Groningen 2.97 pCt.
Groningen 3.05 pCt.	Utrecht 2.97 pCt.	Leiden 3.09 pCt.	Utrecht 2.94 pCt.	Rotterdam 2.83 pCt.	Rotterdam 3.00 pCt.
Leiden 3.10 pCt.	Leiden 3.09 pCt.	Dordrecht 3.21 pCt.	Rotterdam 3.05 pCt.	Dordrecht 2.92 pCt.	Maastricht 3.05 pCt.
Dordrecht 3.50 pCt.	Dordrecht 3.15 pCt.	Rotterdam 3.32 pCt.	Dordrecht 3.10 pCt.	Leiden 2.94 pCt.	Leiden 3.08 pCt.
Rotterdam 3.52 pCt.	Rotterdam 3.36 pCt.	's Hertogenb. 3.49 pCt.	's Hertogenb. 3.20 pCt.	Groningen 3.22 pCt.	Dordrecht 3.72 pCt.

◘ **Figuur 15.2** De biometer van Farr in Nederland: een top tien van bruto sterftecijfers per gemeente

John Snow

De Londense arts John Snow (1813-1858) is bekend geworden door zijn epidemiologisch onderzoek naar de oorzaken van cholera. Over cholera vonden in de 19e eeuw felle discussies plaats. Miasmatici meenden dat de verontreiniging van het milieu met organisch afval tot kwalijke dampen kon leiden die bij inademing cholera veroorzaakten. Contagionisten gingen ervan uit dat cholera via direct contact met patiënten werd overgebracht. In 1849 kwam Snow met de hypothese dat de ziekte via de ontlasting in bronnen van drinkwater terecht kon komen. Tijdens de cholera-epidemie van 1853 deed hij onderzoek naar de kwaliteit van het drinkwater. In woningen met een drinkwaterleiding van de maatschappij die water uit de weinig verontreinigde Theems boven Londen haalde kwam cholera relatief weinig voor. In woningen die waren aangesloten op de maatschappij die water haalde uit de Theems nabij de rioleringafvoer vielen juist veel choleraslachtoffers. De statistische bewerking van zijn gegevens konden de tijdgenoten er echter niet van overtuigen dat cholera een *waterborn disease* was. Later zou Snows werk als het schoolvoorbeeld van goed epidemiologisch onderzoek beroemd worden.

15.4 · Sociale hygiëne (1900–1945)

Geneeskundig Staatstoezicht in Nederland

Ook Nederland kende zijn hygiënisten. Vanaf 1850 ontplooiden medici verspreid over het land politieke en wetenschappelijke activiteiten gericht op de hervorming van de openbare gezondheidszorg. Zij slaagden erin *volksgezondheid* als algemeen belang op de politieke agenda te plaatsen, een nationale statistiek van sterfte(oorzaken) te realiseren en de biometer van Farr te introduceren. In 1865 werd met hun steun door minister Thorbecke het Geneeskundig Staatstoezicht in het leven geroepen (▶kadertekst en ▶H. 14). De oprichting van dit Staatstoezicht betekende een breuk met het oligarchische systeem van medische politie uit de voorgaande periode. Alleen door de actieve verwerving en openbaarmaking van alle mogelijke relevante gegevens konden de 'redelijk denkende' burgers hun verantwoordelijkheid voor de volksgezondheid nemen. Volgens de liberale politici en hygiënisten waren de gemeenten in de eerste plaats verantwoordelijk voor de volksgezondheid. De inspecteurs van het Staatstoezicht hadden tot taak de gemeenten en hun burgers te informeren, bij te staan en zo nodig aan te sporen. Ook latere hygiënische maatregelen, zoals de Wet op besmettelijke ziekten van 1872, waren op deze lokalistische en rationalistische gedachte gestoeld: kennis verspreiden onder de bevolking opdat inwoners van gemeenten steeds beter begrijpen hoe ziekten kunnen worden voorkomen.

Levy Ali Cohen

Levy Ali Cohen (1817–1889) is een typische representant van de Nederlandse beweging van hygiënisten. Na zijn opleiding in Groningen tot doctor medicinae raakte hij betrokken bij de kring van liberale critici van het landsbestuur. In 1849 was hij medeoprichter van de Maatschappij tot bevordering der Geneeskunst (NMG). Vanuit de NMG ontplooide Ali Cohen tal van politieke en wetenschappelijke activiteiten ter verbetering van de openbare gezondheidszorg. Met de medici J. Zeeman en L.J. Egeling legde hij door medisch-statistisch onderzoek naar sterfte de basis voor de moderne Nederlandse epidemiologie. Hij was adviseur van minister Thorbecke bij zijn pogingen de geneeskundige wetgeving te herzien. De kroon op dit werk was de Wet op het Geneeskundig Staatstoezicht in 1865. Daarna heeft Ali Cohen zich als inspecteur van het Geneeskundig Staatstoezicht sterk gemaakt voor sanitaire hervormingen en verbetering van de infectieziektebestrijding. Onder zijn redactie verscheen in 1872 in Nederland het eerste *Handboek voor de openbare gezondheidszorg*.

15.4 Sociale hygiëne (1900–1945)

Rond 1900 was de 'moderne stad' op vele plaatsen in Europa in aanbouw of zelfs al gerealiseerd. Veel steden beschikten nu over een ziekenhuis, een treinstation, een schouwburg, een openbaar slachthuis, scholen, een bibliotheek, een eigen elektriciteitsbedrijf, straatverlichting, huisvuilverwijdering, riolering en waterleiding. De openbare gezondheidszorg was geïnstitutionaliseerd in gemeentelijke diensten en sociale voorzieningen. Sociale wetgeving bood althans een deel van de bevolking financiële zekerheid bij ziekte of tegenslag (ziektekostenverzekering, ongevallenwet). Bovendien had de introductie van de bacteriologie nieuwe opsporingstechnieken voor infectieziekten opgeleverd – bijvoorbeeld van syfilis en tuberculose – en was het mogelijk geworden om naast de koepokinenting ook tegen tetanus, difterie en kinkhoest te vaccineren. Toch bleken de resultaten van de hygiënische beweging onvoldoende als antwoord op de sociale veranderingen die op het eind van de 19e eeuw in Europa plaatsvonden. De migratie naar de steden nam als gevolg van de landbouwcrisis en de industrialisatie massale vormen aan. De grote sociale en hygiënische misstanden waartoe bevolkingsconcentratie en armoede hadden geleid konden onmogelijk door een handvol hervormers worden overzien – laat staan bestreden. Daar kwam nog bij dat nieuwe politieke bewegingen – zoals socialistische en kerkelijke partijen – op het toneel verschenen. Het ging deze partijen niet om een geduldig en redelijk streven naar geleidelijke vooruitgang, zoals de liberalen. Op gepassioneerde wijze stelden zij juist omwenteling en groepsbelang voorop.

Tegen deze achtergrond raakten nieuwe interpretaties van de sociale gemeenschap als bron van publieke gezondheid in zwang. Ze maakten de weg vrij voor gezondheidbevordering gericht op specifieke bevolkingsgroepen en een hygiëne van het sociaal-culturele leven. Volgens de Berlijnse sociaaldemocratische arts Alfred Grotjahn (1869–1931) moesten ziekten niet langer geografisch of somatisch worden gelokaliseerd, maar in de sociale omgeving. Tussen mens en natuur stond cultuur en daarom moest de fysisch-geografische en de biologische aanpak van de public health worden verbreed met een sociaal-culturele hervorming van het menselijk bestaan. Voortaan ging het vooral om sociale omstandigheden die de gezondheid van de gemeenschap konden ondermijnen; het ging om de verzorging van kinderen, de oorzaken van alcoholisme, de gevolgen van asociaal gedrag en de zorg voor een gezond nageslacht (►H. 2).

De 'sociale hygiëne' van Grotjahn vond veel weerklank. In Europa en de Verenigde Staten richtte een bonte stoet van particuliere organisaties en overheidsinstanties onder het vaandel van de sociale hygiëne zich op moederschapszorg, kinderhygiëne, de bevordering van een gezond huwelijksleven, de bestrijding van geslachtsziekten en de verwijdering van alcoholisten, asocialen en 'vuile gezinnen' uit de samenleving. Die nieuwe benadering gold ook voor infectieziekten. Van tuberculose kende men inmiddels de bacteriële oorzaak en wist men dat de bacil zich voornamelijk via opgehoeste speekseldeeltjes verspreidt. Tuberculose gold als een ziekte van het sociale verkeer, niet van de fysisch-geografische omgeving, zoals cholera. Tuberculose was ook de ziekte van bepaalde beroepsgroepen, zoals diamantslijpers, sigarenmakers, steenhouwers en mijnwerkers. De ziekte moest daarom worden opgespoord door te zoeken naar zieke mensen of, beter nog, naar mensen die ogenschijnlijk gezond waren, maar in werkelijkheid de ziekte onder de leden hadden. Met behulp van immunologische technieken en de gloednieuwe röntgendiagnostiek kon een dergelijke vroegopsporing vanaf de jaren twintig op grote schaal worden uitgevoerd. In de jaren 1930 mondde dit uit in een opsporingscampagne zonder precedent, gericht op het screenen van fabrieksarbeiders, soldaten en schoolkinderen. Dergelijke campagnes illustreren het begin van een gezondheidscultuur, waarin niet zozeer zieke burgers maar *potentieel* zieke burgers onderwerp van zorg werden (◘fig. 15.3). Voor de lokale gemeenschappen betekende dit het openstellen van het interne sociale leven voor sociaalhygiënisten; de consequentie voor de individuele burger was dat zij zich moest realiseren dat ze zonder klachten ziek kon zijn; voor medici gold voortaan dat het zinvol was om burgers zonder klachten te bezoeken en te onderzoeken.

De snel groeiende sector van de sociale hygiëne vormde een geschikte omgeving voor de invloedrijke eugenetische beweging, die sinds 1890 radicale oplossingen aandroeg voor wat zij zag als de ondermijning van de gezondheid van het maatschappelijk organisme door zieke 'elementen' en afwijkend gedrag. De Engelse statisticus, psycholoog en antropoloog Francis Galton (1822–1911) gaf na 1880 het startsein voor deze beweging. Zijn statistische studies moesten aantonen dat de beschaving met haar streven mensen in zwakke posities te helpen de

15.4 · Sociale hygiëne (1900–1945)

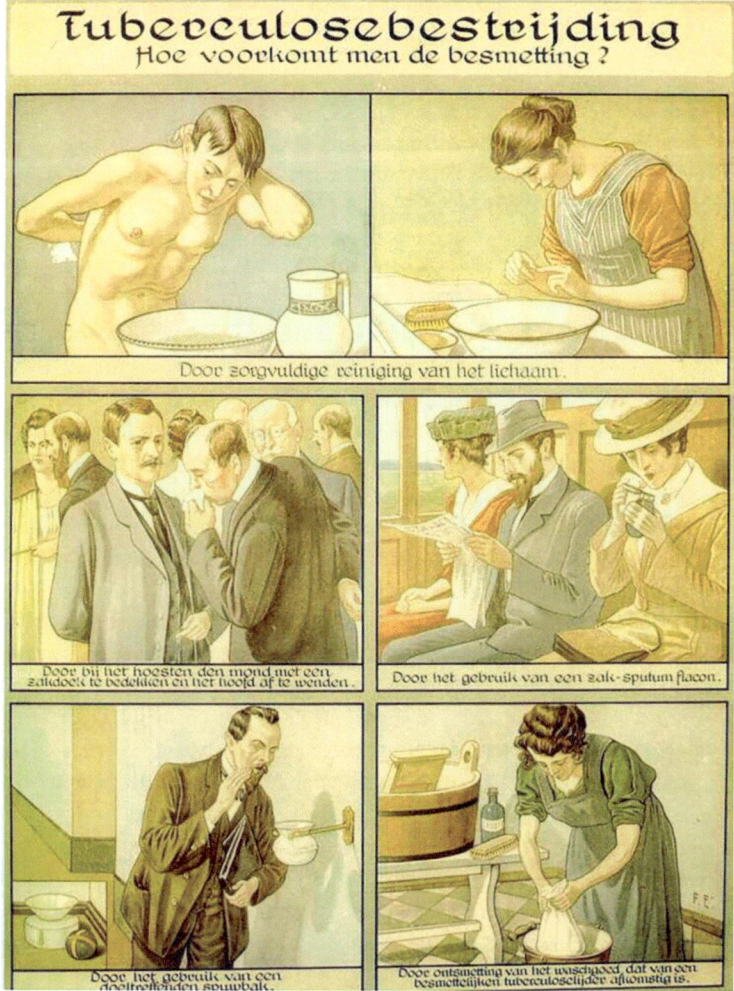

Figuur 15.3　Wandplaat tuberculosebestrijding, omstreeks 1930

natuurlijke selectie ongedaan maakte, waardoor de zwakkeren in leven bleven. Onder Galtons aanhangers bevonden zich veel medici. Ook zij vonden dat morele en sociale degeneratie het gevolg was van een ongeremde voortplanting van alcoholisten, epileptici, zwakzinnigen en asocialen. In meer dan dertig landen over de gehele wereld waren eugenetische organisaties werkzaam. De eugenetische maatregelen varieerden van gedwongen sterilisatie tot segregatie van minderwaardigen, immigratiebeperkingen, onderdrukking van etnische groepen en huwelijksverboden. Ook Grotjahn meende dat de sociale hygiëne zich niet moest beperken tot de hygiënische cultuur van dat moment. Men moest ook aan de toekomst werken: door een rationalisering van de menselijke voortplanting zou de maatschappij zich kunnen ontdoen van zieken en minderwaardigen. Om dit standpunt hebben sociaalhygiënisten met sympathie voor de eugenetica later het verwijt gekregen wegbereiders te zijn geweest van de nationaalsocialistische euthanasieprogramma's en rassenpolitiek in de jaren 1933–1945.

15.5 Verzorgingsstaat en sociale geneeskunde (1945-1970)

De openbare gezondheidszorg stond in de eerste decennia na de Tweede Wereldoorlog in het teken van de uitbouw van sociale voorzieningen: nationale verzekeringen tegen ziektekosten, landelijke regelingen voor pensioenen en arbeidsongeschiktheid, bejaardenoorden en voorzieningen voor langdurige zorg. Veel landen lieten zich leiden door het beginsel dat iedere burger recht had op zelfontplooiing en dat burgers gelijke kansen op welzijn moesten hebben. Alleen een actieve rijksoverheid kon die garantie bieden, zo luidde de algemene opinie in navolging van het Britse Beveridge rapport over sociale zekerheid en gezondheidszorg uit 1942 (▶H. 17). Sociale zekerheid was onverbrekelijk verbonden met het principe dat iedere burger recht had op arbeid en dat iedereen de plicht had te werken wanneer hij daartoe in staat was. De overheid op haar beurt had tot taak grote werkloosheid te voorkomen. De lasten die het gevolg waren van al deze overheidsgaranties moesten door de gemeenschap worden gedragen. In de westerse wereld van na 1945 was sprake van een gemeenschappelijke set van politieke waarden en de zojuist opgerichte Wereldgezondheidsorganisatie probeerde daar concreet vorm aan te geven. De leidende principes waren: rechtvaardigheid, diversiteit, collectief belang gaat boven individueel belang, geen commercie in de sociale zorg, wetenschappelijke kennis als gids bij de opbouw van de verzorgingsstaat.

In de public health werd ten dele voortgeborduurd op vooroorlogse structuren en technieken. De eugenetische beweging was in diskrediet geraakt door de nationaalsocialistische gezondheidspolitiek. Het streven naar een gezond nageslacht via (eu)genetische technieken zou tot in de jaren tachtig een politiek en moreel taboe blijven. Op andere punten werd de draad van vóór de oorlog echter wel weer opgepakt. De sociale hygiëne van Grotjahn kreeg in de jaren 1940 en 1950 een vervolg in het werk van de Britse medicus John Ryle (1889-1950). Ryle liet zien dat sommige bevolkingsgroepen vatbaarder waren voor ziekten dan andere, als gevolg van sociale omstandigheden (bijvoorbeeld slechte voeding). Volgens hem was het tijd voor een *social medicine*, waarin de aandacht van public health en de epidemiologie niet langer naar de bestrijding van afzonderlijke infectieziekten ging, maar naar *alle* mogelijke sociale aspecten van volledige gemeenschappen. Bevolkingsonderzoek met behulp van steekproef- en *case control*-technieken die in de jaren 1920 en 1930 waren ontwikkeld, moesten een nieuwe epidemiologie van gezondheidsproblemen in specifieke bevolkingsgroepen en buurten mogelijk maken.

De vooroorlogse public health werd ook voortgezet via een intensivering van de tuberculosecampagnes. Vanaf 1950 werd in heel Europa gebruikgemaakt van mobiele röntgenapparatuur voor de uitvoering van vroegdiagnostiek bij de totale bevolking. De campagnes hadden het karakter van een complete volksmobilisering die gepaard ging met voorlichtingsfilms, advertenties en beschouwingen in dag- en weekbladen. In Nederland lieten vrijwel alle burgers zich in de jaren vijftig onder de leus 'voor allen, door allen' doorlichten in röntgenbussen die bij hen in de buurt te vinden waren. Verder kwamen er na 1950 nationale inentingscampagnes tegen difterie, tetanus en kinkhoest en – na 1957 – tegen de polio (in Nederland het Rijksvaccinatieprogramma geheten, ◘fig. 15.4). Ten slotte werd de zuigelingen- en kleuterzorg verbreed naar prenatale zorg en schoolartsendiensten (◘fig. 15.5).

15.6 Risicofactoren en politieke onzekerheid (1970-1990)

In de jaren zestig leek de strijd tegen de infectieziekten gewonnen. Ziekte en sterfte als gevolg van infectieziekten waren tot een minimum geslonken. We weten nu dat de volksgezondheid een flinke tijd eerder in een nieuwe epidemiologische fase was beland, waarin degeneratieve

15.6 · Risicofactoren en politieke onzekerheid (1970–1990)

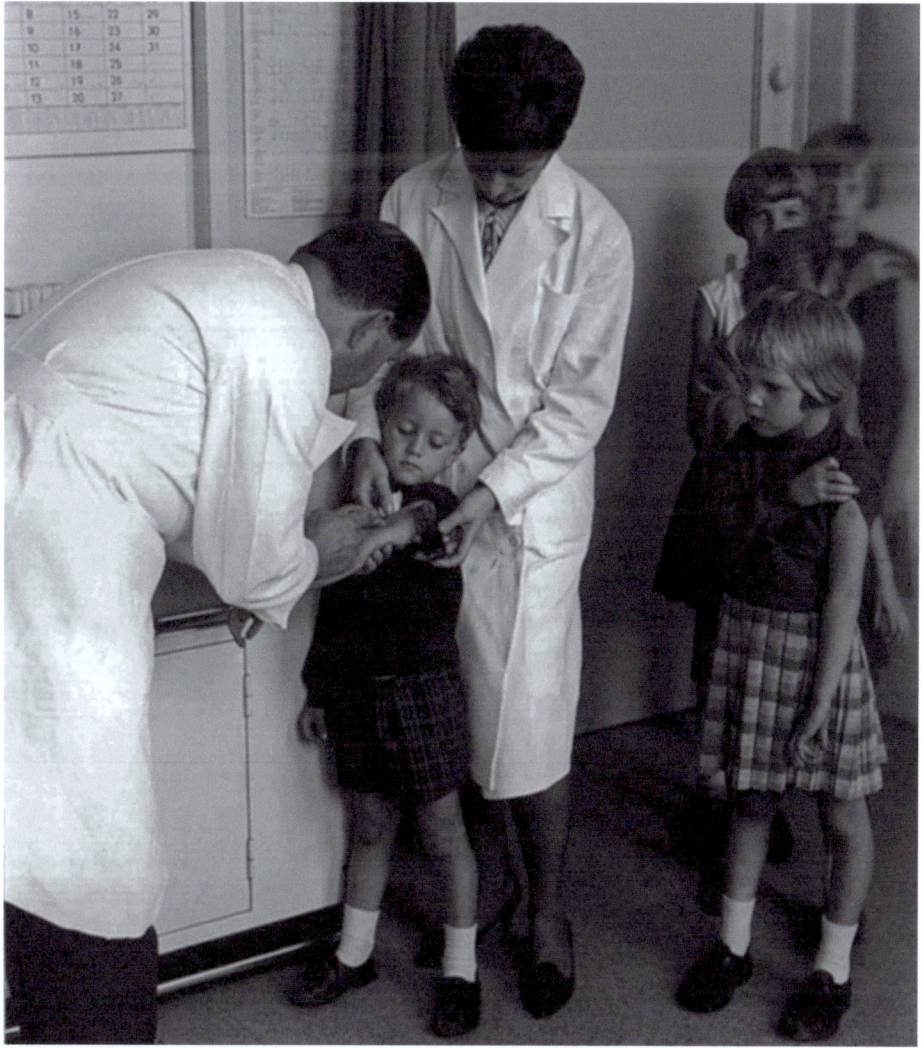

Figuur 15.4 Vaccinatie bij de GGD omstreeks 1960

en door de mens veroorzaakte ziekten domineerden, terwijl infectieziekten nog amper een rol speelden (▶H. 1). Bij de tijdgenoten was het besef dat men in een nieuw epidemiologisch tijdperk was beland echter nog nauwelijks doorgedrongen. Omstreeks 1950 was in de Verenigde Staten onder sociaalgeneeskundigen wel grote ongerustheid ontstaan over een sterke toename van de sterfte als gevolg van het hartinfarct. Men startte een aantal bevolkingsonderzoeken naar het voorkomen van hart- en vaatziekten, waaronder de wereldberoemd geworden *Framingham Heart study*. De conclusie van het onderzoek was dat er meerdere biologische variabelen waren die correleerden met het voorkomen van hart- en vaatziekten: cholesterolhoudend voedsel, roken, hoge bloeddruk, overgewicht en langdurige stress. Omdat elk van de variabelen niet als echte oorzaak kon worden gezien, besloten de onderzoekers ze als 'risicofactoren' aan te duiden (▶kadertekst).

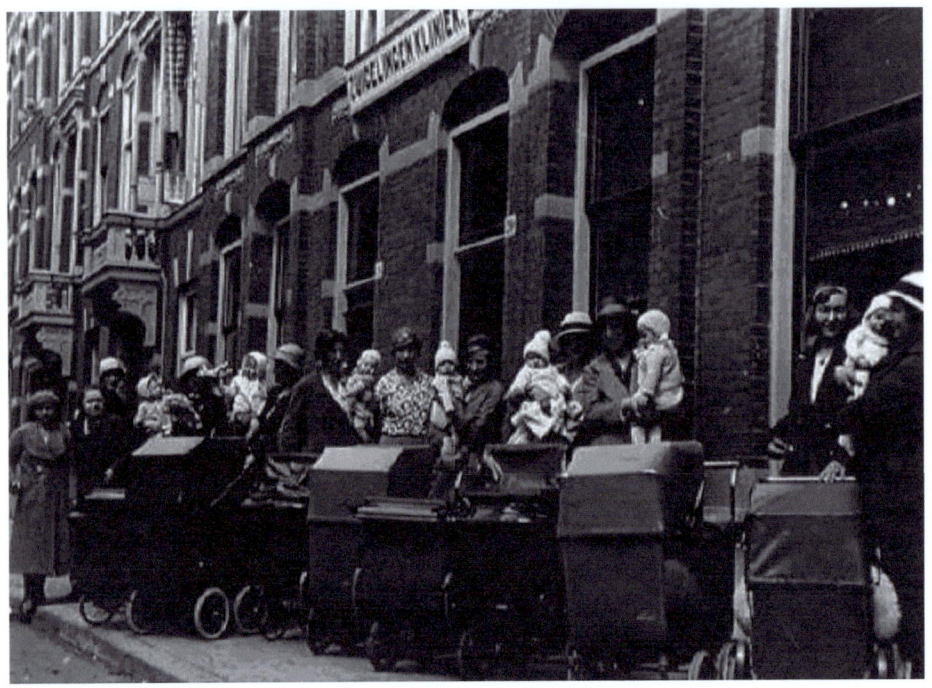

Figuur 15.5 Consultatiebureau in de jaren 1950

Framingham Heart study

De *Framingham Heart study* is wereldberoemd geworden als een van de eerste longitudinale gezondheidsstudies. Public health-officials vroegen zich af of het moment waarop hart- en vaatziekten zich aandienden door preventie naar een later moment kon worden uitgesteld. Ze besloten epidemiologisch onderzoek te doen naar het 'gedrag' van de ziekten en naar de factoren die dit gedrag beïnvloedden. Onder leiding van de medicus Thomas Dawber (1913-2005) richtte het onderzoek zich op atherosclerose, angina pectoris en CVA bij 5.200 inwoners van het plaatsje Framingham. Het onderzoek vond plaats op geleide van elf hypotheses over mogelijk relevante factoren, zoals roken, hypertensie, serumcholesterol en lichaamsgewicht. In 1961 introduceerde Dawber in *Annals of Internal Medicine* het concept van *risicofactoren*. Het artikel groeide in de jaren daarop uit tot het manifest van een geheel nieuwe manier van denken over epidemiologie en public health.

De introductie van het concept van risicofactoren heeft in alle westerse landen grote gevolgen gehad voor het public health-onderzoek en voor het volksgezondheidsbeleid.

Het vakgebied epidemiologie – dat bij velen nog altijd gelijk stond aan 'de leer van het vóórkomen van infectieziekten' – veranderde in de jaren 1960 en 1970 in een discipline van onderzoek naar alle mogelijke gezondheidsproblemen. Daarbij werden veel nieuwe onderzoekstechnieken geïntroduceerd, zoals biochemische bloedbepalingen, ECG-registraties en de BMI. De veranderingen waren zo ingrijpend dat velen spreken van een paradigmawisseling in de public health.

Health promotion

De omslag in het epidemiologisch denken was echter niet de enige fundamentele verandering die zich in de jaren 1960 en 1970 in de publieke gezondheidszorg voltrok. In de eerste plaats verschoof het zwaartepunt van preventief beleid – als gevolg van de introductie van de notie van risicofactoren – van collectieve voorzieningen naar individueel gedrag. Deze verschuiving betekende het startsein voor gezondheidsvoorlichting en -opvoeding (GVO). Gezondheidsvoorlichting op het terrein van alcoholisme, seksuele voorlichting en 'levens- en gezinsvragen' bestond al sinds de jaren 1940, maar werd nu onder de nieuwe vlag van GVO geschaard. Niet alleen het aantal preventiewerkers bij gezondheidsdiensten en consultatiebureaus nam daarna snel toe, ook ging men gebruikmaken van wetenschappelijke modellen van gedragsbeïnvloeding. Van grote invloed wereldwijd zijn hierbij geweest het preventief-psychiatrische werk van Gerard Caplan (1917–2008) en het rapport van de Canadese minister van Volksgezondheid Marc Lalonde (geb.1960). Lalonde generaliseerde de conclusies van de *Framingham Heart study* en verwoordde in 1974 wat iedereen binnen de public health op dat moment dacht: de enige methode waarmee een significante reductie van ziekte en sterfte kan worden bereikt is door een verandering van de individuele leefstijl op het gebied van voeding, beweging, roken, gebruik van alcohol en drugs, autorijden en omgaan met stress. *Health education* groeide daarna uit tot een gezichtsbepalend onderdeel van de public health, compleet met evidence-based effectiviteitstudies. De Ottawa charter for health promotion dat in 1986 door de Wereldgezondheidsorganisatie is aanvaard staat aan de basis van de *healthy public policies*, waarin hernieuwde aandacht is voor omgevingsverandering en voor gezondheidsbevorderend 'facetbeleid' van overheidsinstanties.

Politieke onzekerheid

In de tweede plaats vonden er veranderingen plaats die raakten aan de fundamenten van de public health zoals die in de 19[e] eeuw waren ontwikkeld. Eind jaren 1960 verdween de vanzelfsprekendheid van normen en waarden die verbonden waren met de publieke gezondheid. Het vertrouwen in allerlei vormen van gezag viel weg. Er kwam kritiek op het paternalisme en op de soms verstikkende moraal van gezondheidsbeleid (woonscholen, seksualiteit). Voorheen had men het gevoel te wortelen in een morele gemeenschap, bestaande uit een netwerk van kerk, school, ziekenhuis en instellingen voor cultureel leven. Daar hoorde een gemeenschapsbeeld bij. Vanaf de jaren 1960 echter verloor levensbeschouwing als leidend beginsel in het dagelijks leven aanzien en relevantie ('ontzuiling'). Traditionele sociale verbanden vielen uiteen. Het zwaartepunt van de gemeenschappelijke moraal verschoof in de richting van de verhouding tussen professionele hulpverleners enerzijds en de mondige patiënt anderzijds. De morele gemeenschap van weleer werd een gemeenschap waar patiënten, familieleden en professionals op gelijke voet naast elkaar kwamen te staan.

Deze culturele omslag heeft gevolgen gehad voor het politieke en sociale draagvlak van de 'klassieke' public health. De gang van zaken rond een kroonjuweel van de naoorlogse public health, de drinkwaterfluoridering, kan dit illustreren. Wetenschappelijk onderzoek in de jaren 1940 had laten zien dat de toevoeging van fluor aan drinkwater tot een vermindering van tandbederf leidde. Sociaalgeneeskundigen wereldwijd twijfelden er niet aan dat drinkwaterfluoridering moest worden ingezet tegen cariës als één van de grote volksziekten. De maatregel vertoonde gelijkenis met eerdere zuiveringstechnieken van drinkwater en met de toevoeging van jodium aan broodzout en had als collectieve voorziening dus iets vertrouwds. In diverse landen werd in de jaren 1960 begonnen met de fluoridering van het drinkwater, ook in Nederland. Na enkele jaren klonken echter steeds vaker kritische geluiden vanuit alle lagen van de bevolking: de maatregel was ongrondwettig, ongewenst en misschien wel gevaarlijk. In de honderd jaar geschiedenis van de openbare gezondheidszorg was het zonder precedent dat deskundigen, politici en (boze) burgers openlijk met elkaar in discussie gingen. De televisie heeft daarbij als nieuw massamedium een cruciale rol gespeeld. Het resultaat was dat de fluoridering in sommige landen geheel ongedaan werd gemaakt. In Nederland werd fluoridering in 1973 zelfs door de Hoge Raad verboden, omdat dit de vrijheid van de drinkwatergebruikers op ontoelaatbare wijze zou aantasten.

Het voorbeeld toont dat er een nieuwe verhouding is gegroeid tussen public health-deskundigen en burgers. Het toont ook dat in de openbare ruimte nieuwe media zoals televisie – en later ook de social media – belangrijk waren geworden voor de politieke vormgeving van gezondheidbeleid. Het fluordebat markeert in veel opzichten het einde van de goedwillende, paternalistisch werkende medische professional (▶H. 14).

> **Public health sinds 1990**
> I. Volksgezondheidsproblemen worden bestudeerd met een breed arsenaal van kwantitatieve onderzoeksmethoden, onder meer uit de epidemiologie, de sociale wetenschappen en de gezondheidseconomie. Waar nodig worden ook kwalitatieve methoden gebruikt, waarmee direct betrokkenen aan het woord worden gelaten over hun interpretatie van de problemen.
> II. Volksgezondheidsproblemen worden bestreden door de keten van ziekteoorzaak naar ziektegevolg in een zo vroeg mogelijk stadium te doorbreken. De voorkeur gaat daarom uit naar primaire boven secundaire preventie, en naar secundaire preventie boven curatie, maar indien nodig kan zelfs revalidatie onderdeel uitmaken van de publieke gezondheidszorg.
> III. Concrete interventiemethoden lopen uiteen van op het individu gerichte medische interventies tot internationale handelsafspraken, met alles daartussenin. Bij iedere interventiemethode wordt een gepaste organisatievorm gekozen, waardoor instellingen voor publieke gezondheidszorg steeds meer een netwerkkarakter krijgen.
> IV. Volksgezondheidsbeleid wordt gezien als de gezamenlijke verantwoordelijkheid van vele maatschappelijke groeperingen en individuen. Het mobiliseren van anderen is een belangrijk onderdeel van het werk in de publieke gezondheidszorg. Er blijft echter een bijzondere verantwoordelijkheid voor de overheid, die *healthy public policies* moet nastreven.
>
> Bron: J.P. Mackenbach (2011).

15.7 De 'new public health' (1990-heden)

Op het eind van de 20ᵉ eeuw is de public health-sector het rumoer en de onzekerheid gedeeltelijk te boven gekomen. Er zijn lessen getrokken uit het verleden, die goed konden worden gebruikt toen zich nieuwe vraagstukken aandienden. Zo blijken infectieziekten sinds de jaren 1980 toch weer een belangrijke bedreiging voor de volksgezondheid te kunnen vormen (SARS, Q-koorts, rubella, antibioticaresistentie). In het begin van de jaren 1980 bijvoorbeeld werden public health-professionals volkomen onverwacht met een nieuwe ziekte geconfronteerd: aids. De bestrijding van de aidsepidemie in de jaren 1980 en 1990 riep veel vragen op, bijvoorbeeld of de sluiting van sauna's terecht was en of de voorlichting zich moest richten op de gehele bevolking of op specifieke bevolkingsgroepen. In de Verenigde Staten verliep het debat zeer heftig, in andere landen slaagden professionals en de homobeweging erin samen te werken en stigmatisering van homoseksuelen te voorkomen. De ervaringen bleken een goede leerschool: gezondheidsvoorlichting werkt beter wanneer die zich richt op nauwkeurig geselecteerde doelgroepen. Dat blijkt niet alleen het geval bij geslachtsziekten, maar ook bij het terugdringen van tabaksgebruik, de belangrijkste ziekte- en doodsoorzaak op het eind van de 20^e eeuw.

Een tweede ontwikkeling die voor veel discussie zorgde was de toename van het aantal bevolkingsonderzoeken. Sinds de jaren 1930 was men bekend met bevolkingsonderzoek, zoals bij tuberculose en in de jeugdgezondheidszorg. Maar vanaf de jaren 1950 kwamen daar onderzoeken rond hart- en vaatziekten en borstkanker bij. En nadat de test op de aangeboren afwijking PKU omstreeks 1970 zijn intrede had gedaan, groeide de hielprik uit tot een test op bijna twintig verschillende aandoeningen. Bij public health-professionals en in de publieke opinie rezen twijfels over de risico's, de kosten, de mate van keuzevrijheid en de betrouwbaarheid van al deze onderzoeken. Als eerste antwoord op die twijfels werd wereldwijd een set van criteria in gebruik genomen (de criteria van Wilson en Jungner) waaraan bevolkingsonderzoek moest voldoen. In Nederland is in 1992 het bevolkingsonderzoek wettelijk geregeld (in de WBO). Toch heeft deze regulering niet kunnen voorkomen dat de discussie over bepaalde screeningsprogramma's telkens weer oplaait, zoals bij het bevolkingsonderzoek op mammacarcinoom of bij de opsporing van cervixcarcinoom.

Ten slotte is er de aloude vraag in hoeverre de publieke gezondheidszorg gebruik kan maken van sociale gemeenschappen. Daarmee hangt de vraag samen in hoeverre healthprofessionals, politici en burgers nog kunnen samenwerken in het belang van een collectieve gezondheidsbevordering. In veel landen is in de jaren 1990 het belang van *community medicine* herontdekt en is het zwaartepunt van de public health verlegd naar lokale gemeenschappen (in Nederland in de WMO van 2007). Daarmee is de gemeenschap – die sinds de 19^e eeuw een prominente rol heeft gespeeld – weer op het toneel verschenen. Maar de morele gemeenschap van weleer bestaat niet meer. Ook het vooroorlogse paternalisme en de wetenschappelijk verantwoorde voorlichting werken niet langer. In het begin van de 21^e eeuw lijkt succes van gezondheidsbevordering (gezonde leefstijl, veiligheid, milieurisico's) alleen mogelijk wanneer public health-professionals op gelijke voet met burgers in gesprek raken over concrete zorgen, feiten, normen en waarden.

Verder lezen

Rosen G. A History of public health. Expanded ed. Baltimore: Johns Hopkins University Press; 1993.
Houwaart ES. De hygiënisten. Artsen, staat en volksgezondheid in Nederland 1840–1890. Groningen: Historische Uitgeverij Groningen; 1991.
Huisman F, Oosterhuis H, editors. Health and citizenship. Political cultures of health in modern Europe. London: Pickering & Chattoo; 2013.

Soelaas voor geest en samenleving: de GGZ als werkveld

G. Blok

© Bohn Stafleu van Loghum is een imprint van Springer Media B.V., onderdeel van Springer Nature 2018
H. F. P. Hillen, E. S. Houwaart en F. G. Huisman (Red.), *Medische geschiedenis*,
https://doi.org/10.1007/978-90-368-2169-8_16

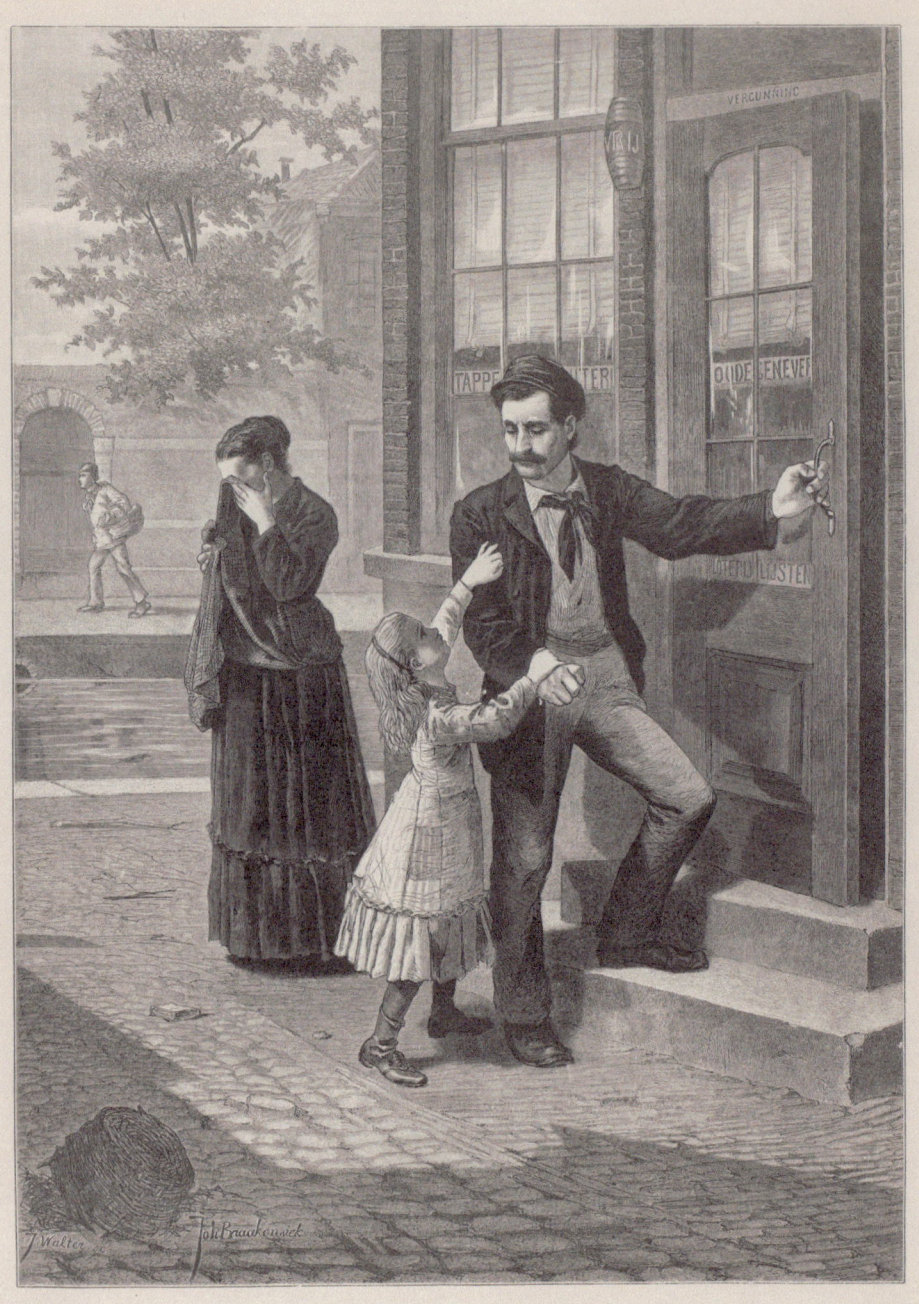

ACH VADER — NIET MEER!

> **Casus**
>
> **Jane**
> De Nederlandse Jane werd op haar achttiende psychiatrisch behandeld. Ze dacht dat mensen op tv haar opdrachten gaven. Na haar behandeling kreeg ze een baan, ze trouwde en kreeg een dochter. Toen ze ging scheiden op haar 22e liep het opnieuw mis. Een vriend liet haar kennismaken met heroïne: een krachtig opiaat, met een kalmerende, euforische en verslavende werking. Waanvoorstellingen staken de kop op en Jane werd agressief. Haar ouders, bij wie ze inwoonde, vroegen haar te vertrekken. Jane belandde op straat en ging zich prostitueren. Een team voor *Flexible Assertive Community Treatment* – psychiatrische behandeling in de eigen omgeving van de patiënt – wist echter een band met Jane op te bouwen. Met hun hulp kreeg ze haar leven weer op de rails. Wel bleek ze opnieuw zwanger. Janes moeder nam de baby in huis, terwijl Jane zelf intrek nam in een tehuis voor begeleid wonen.

16.1 Inleiding

Het verhaal van Jane is in veel opzichten een modern verhaal. Jane wordt niet opgesloten in een gesticht of gevangenis, zoals een eeuw geleden waarschijnlijk was gebeurd, maar geholpen door een zogeheten FACT-team (*flexible assertive community treatment*), dat haar in haar eigen omgeving en op haar voorwaarden probeert te helpen, in nauwe samenwerking met het steunsysteem (in dit geval haar ouders). Van dit soort FACT-teams zijn er inmiddels vele tientallen in Nederland. In 2013 werd 91 % van de psychiatrische patiënten uitsluitend ambulant behandeld; bij 9 % was sprake van een (korte) klinische opname.

Maar het verhaal van Jane illustreert ook tijdloze aspecten van de geestelijke gezondheidszorg. Allereerst het feit dat psychiatrische stoornissen vaak gepaard gaan met misbruik van drank, en tegenwoordig ook drugs. Verder de zware belasting van een psychiatrische stoornis, in de eerste plaats natuurlijk voor de patiënt zelf, maar daarnaast ook voor diens omgeving: ouders, kinderen, partners. Zij proberen vaak zo lang mogelijk voor hun lijdende naaste of geliefde te zorgen, maar hun zorgvermogen is niet oneindig. Tot slot de verwevenheid van psychiatrische klachten met overlast. Alle steden hebben te maken met mensen zoals Jane; verwarde en vaak ook verslaafde mensen, die niet zelden dakloos raken en hun toevlucht nemen tot prostitutie en/of criminaliteit.

Dit hoofdstuk beschrijft de ontwikkeling van het werkveld van de geestelijke gezondheidszorg: een terrein dat zich richt op de behandeling, begeleiding, verpleging en verzorging van mensen met psychische problemen, en op preventie ter voorkoming van psychische problemen. De sector ziet zich voor de complexe taak gesteld om te laveren tussen enerzijds de wens om goede zorg te bieden aan de patiënt, maar anderzijds ook de noodzaak om rekening te houden met de draagkracht van diens omgeving. De ontwikkeling van de GGZ zal beschreven worden in drie fasen. In de eerste periode, grofweg tussen 1850 en 1920, zagen behandelaars veel heil in de behandeling van geesteszieken in een intramurale setting. Tientallen 'krankzinnigengestichten' werden gebouwd. In de tweede fase, ongeveer tussen 1920 en 1970, gingen vooruitstrevende psychiaters pleiten voor zorg en preventie buiten de muren van het gesticht. Deze 'ambulantisering' nam na 1970 een vlucht.

16.2 De grote opsluiting (1850-1920)

Rond 1800 begon een kleine groep westerse artsen zich intensiever dan voorheen te bemoeien met de zorg voor 'krankzinnigen'. Zo werden mensen destijds genoemd die bijvoorbeeld leden aan een psychose, een syndroom waarbij mensen het contact met de werkelijkheid verloren zijn en geplaagd worden door waandenkbeelden, of dingen zien of horen die er niet zijn. Andere 'krankzinnigen' leden aan zware depressies of hadden een stemmingsstoornis waarbij men schommelde tussen manische (hyperactieve, uitgelaten) en melancholische fasen. Artsen die zich bekommerden om hun lot waren bevlogen door het optimisme van de 18e-eeuwse Verlichting, een cultureel-filosofische stroming die ervan uitging dat de samenleving op veel punten verbeterd zou kunnen worden. Het duistere verleden kon de mensheid achter zich laten, als zij zich maar zou laten leiden door wetenschappelijke kennis en niet door religie en bijgeloof. De verlichte idealen van gelijkheid, vrijheid en broederschap stimuleerden niet alleen de Franse Revolutie, maar ook het verzet tegen allerlei vormen van onrecht en slechte behandeling van medemensen – bijvoorbeeld van slaven, maar ook van krankzinnigen.

Deze 'ongelukkigen' moesten worden bevrijd van de ijzeren ketenen waarmee ze vastgebonden zaten in ellendige gestichten, vergeten en verwaarloosd, betoogde onder meer de Franse arts Philippe Pinel (1745-1826). Hij pleitte voor een mildere behandeling van geesteszieken. Die heette in het Frans de *traitement moral*; in Nederland kwam de nieuwe aanpak bekend te staan als de 'zedenkundige behandeling'. Krankzinnigen moesten volgens deze methode niet worden aangepakt met fysieke dwang, maar op een vriendelijke manier worden verlokt tot zelfbeheersing. Het charisma en het morele overwicht van de geneesheer waren in dit proces belangrijk, maar ook de heilzame rust van het gestichtsbestaan – met zijn rust, reinheid en regelmaat – zou een positieve invloed kunnen uitoefenen. Dit gesticht moest gelegen zijn in de natuur, om een tijdelijke time-out te kunnen bieden van het gewoel in de stad.

Een essentieel onderdeel van deze nieuwe aandacht voor krankzinnigen was de notie dat hun stoornis *geneesbaar* was. Geheel in de optimistische geest van de Verlichting, met haar vertrouwen in wetenschap als sleutel tot de maakbaarheid van mens en maatschappij, vatte rond 1800 de notie post dat ook de psychiatrische patiënt kon worden bestudeerd, geanalyseerd en beter gemaakt. In 1808 introduceerde de Duitse psychiater Johann Christian Reil (1759-1813) de term 'psychiatrie' voor deze nieuwe vorm van wetenschap. Een tweede kernelement was het welhaast utopisch geloof in de heilzame werking van een gestichtsopname. Hierdoor zou de wanhoop langzaam verdwijnen en de goede stemming weer opbloeien. Gestimuleerd door hun artsen en oppassers zouden de krankzinnigen zich weer fatsoenlijk gaan gedragen. In de woorden van de Engelse arts John Conolly was het gesticht de plaats waar '*humanity, if anywhere on earth, shall reign supreme*'. Dat de patiënt even weg was van zijn gezin, was ook heilzaam, dacht Pinel. Geesteszieken konden volgens hem niet worden genezen 'in de boezem van hun families'. De aanwezigheid van naasten verergerde vaak hun agitatie.

Ook in het prille koninkrijk der Nederlanden bloeide de aandacht voor krankzinnigenzorg begin 19e eeuw op. In 1818 vaardigde koning Willem I het 'Menschlievend Besluit' uit, waarin hij sprak van de noodzaak de bestaande bewaarplaatsen voor krankzinnigen te verbeteren. Er bestonden in ons land sinds de late middeleeuwen in meerdere steden zogenoemde 'dolhuizen', zoals het in 1442 opgerichte Reinier van Arkel in 's Hertogenbosch, bedoeld voor mensen die men 'van noetewegen spannen, bynden ende sluyten moet'. Twintig jaar later stichtte Willem Arntsz in 1461 in Utrecht het tweede dolhuis; Amsterdam volgde in 1569, en het aantal groeide hierna gestaag. Tot de 19e eeuw bleven het echter kleinschalige voorzieningen, vooral bedoeld voor zorg en bewaring. Opname in een dolhuis werd meestal bekostigd

16.2 · De grote opsluiting (1850–1920)

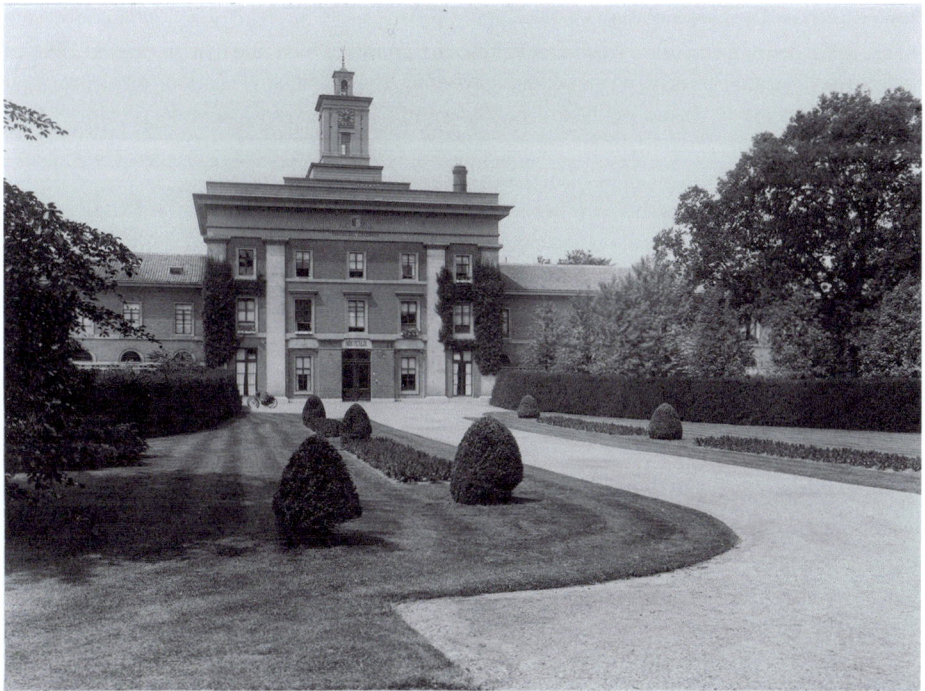

◘ **Figuur 16.1** Het in 1849 geopende provinciale gesticht voor krankzinnigen Meerenberg

vanuit de armenzorg en was voorbehouden aan krankzinnigen die agressief of schrikwekkend gedrag vertoonden. Van de ambitie hen te genezen was geen sprake. Koning Willem I vond dat een nieuw type gesticht nodig was, waarin genezing voorop stond.

Het bleef vooralsnog bij goede voornemens, maar een betrokken ambtenaar van binnenlandse zaken, C.J. Feith, en de hervormingsgezinde arts Jacob Schroeder van der Kolk (1797– 1862), bleven aandringen op verbeteringen. Volgens Schroeder – ook wel de Nederlandse Pinel genoemd – heerste er een slechte situatie in veel gestichten. In het Utrechtse dolhuis waar hij werkte, trof hij in 1827 krankzinnigen aan in hokken, die van zware deuren en grendels waren voorzien. Ze zaten grotendeels dag en nacht opgesloten. Het stonk er vreselijk – 'wegens de geringe opening kon weinig verversing van lucht plaats hebben, terwijl de reeds bedorven lucht door een in een hoek geplaatst secreet [= toilet, meestal een ton; GB] aanmerkelijk verergerd werd'. Schroeder gruwde ervan; hij stond een behandelmethode voor die zich richtte op het inleven in de patiënt, ofwel het 'uitvorschen van diens gemoed'. Na een rondreis langs de bewaarplaatsen voor krankzinnigen in het land publiceerde Schroeder van der Kolk in 1838 een *Schets der volstrekte vereischten van een goed gesticht tot genezing van krankzinnigen, en der wijze van beheer van het zelve*. Dit stuk legde de basis voor de eerste Nederlandse Krankzinnigenwet (1841), die regels formuleerde over opname en ontslag, medische rapportage en de geneeskundige functie van de gestichten. Die kwamen bovendien onder toezicht te staan van de Rijksoverheid.

Van de 31 instellingen voor krankzinnigen die Nederland in 1842 telde, waren er in 1843 nog maar 25 over, om verder te dalen tot 14 in 1884. 'Ondermaatse bewaarplaatsen' gingen dicht om te worden vervangen door erkende geneeskundige gestichten. In 1849 opende het eerste moderne gesticht voor krankzinnigen zijn deuren, geheel gebouwd op basis van de inzichten van de zedenkundige behandeling: het provinciale gesticht Meerenberg nabij Santpoort (◘ fig. 16.1).

Tussen 1850 en 1884 verviervoudigde het aantal verpleegden in ons land, van 1.200 tot meer dan 4.900. Maar de ware explosie van de krankzinnigenzorg moest toen nog komen. Tussen 1884 en 1920 steeg het aantal gestichten van 14 tot 32, waarvan 13 particulier (vaak door religieuze organisaties opgericht) en de rest publiek (gebouwd op initiatief van een gemeente, provincie of de landelijke overheid). De gestichtsbevolking nam toe tot bijna 16.000 in 1920. Dit was ook ten opzichte van de groei van de totale Nederlandse bevolking een forse stijging.

Hoeveel er ook werd gebouwd, het was nooit genoeg, zo leek het. Werden Nederlanders steeds gekker? Was de moderne maatschappij ziekmakend? Deskundigen destijds braken zich er het hoofd over. Historici wijzen op de 19^e-eeuwse toename van de geslachtsziekte syfilis, die – indien onbehandeld – kan lijden tot de dodelijke hersenziekte dementia paralytica. Dit psychiatrisch ziektebeeld komt nu in het Westen nauwelijks meer voor, omdat syfilis nu te behandelen is met penicilline, maar was rond 1900 verantwoordelijk voor naar schatting 10–20 % van de opnames van (vooral mannelijke) patiënten.

Wellicht nam de tolerantie voor verward gedrag bovendien af door de laat 19^e-eeuwse verstedelijking en de industrialisatie. De benarde situatie in de snel groeiende steden, waar mensen dicht op elkaar leefden in armoedige omstandigheden en lange werkdagen maakten in fabrieken, was mogelijk niet bevorderlijk voor de geestelijke draagkracht en tolerantie van burgers. Zeker is dat meer mensen uit de steden werden opgenomen dan van het platteland. Ook kwam het grootste deel van de verpleegden uit de lagere standen.

Daarbij schiep het aanbod waarschijnlijk deels de vraag. Het stijgende aantal gestichten vergrootte de toegankelijkheid van de krankzinnigenzorg. De medische legitimatie en de belofte van genezing en goede zorg, maakten het voor familie waarschijnlijk makkelijker hun getroebleerde gezinslid toe te vertrouwen aan een gesticht. Toch deden zij dat zeker niet lichtzinnig. Onderzoek toont aan dat gezinnen lang zelf met hun geesteszieke verwanten bleven rond tobben. Het gesticht gold als *ultimum refugium*.

Voor 'drankzuchtigen' ontstonden rond 1900 ook meer opnamemogelijkheden, waarbij dwang en overlast een grote rol speelden. De Drankwet van 1881 stelde openbare dronkenschap strafbaar en bepaalde dat 'habituele dronkaards' moesten worden gezonden naar een Rijkswerkinrichting om te worden heropgevoed. Veel drinkers belandden echter ook in de krankzinnigengestichten, bijvoorbeeld wanneer zij plotseling stopten met drinken en hierdoor een levensbedreigend *delirium tremens* ontwikkelden, met stuiptrekkingen, hallucinaties en verlaagd bewustzijn. Vaak werden drankzuchtigen opgenomen als zij de orde verstoorden en hun familie het niet meer aankon. Neem bijvoorbeeld de 52-jarige schilder Hendrik Bolle uit Amsterdam, die in 1897 voor de tweede maal werd opgenomen in Meerenberg op verzoek van zijn vrouw. Hendrik dronk sinds vele jaren, maar de laatste tijd was hij 'lastig en gevaarlijk' geworden. Hij sloeg zijn vrouw en kinderen, vloekte de hele dag door en ging op de tramrails liggen in de Leidsestraat. Ooit een 'knap en fatsoenlijk man', had hij nu 'alle schaamte geheel verloren', noteerde de arts.

Rond 1920 was het optimisme waarmee de grote opsluiting was begonnen flink getaand. De gestichten zaten overvol en de gemiddelde leeftijd van de opgenomen mensen was omhoog gegaan. De gestichtsbevolking bestond voor zo'n 40 % uit mensen waarvoor tegenwoordig specialistische zorg bestaat, zoals verstandelijk gehandicapten, epileptici en demente bejaarden. Ondanks de arbeidstherapie, een belangrijke behandelmethode destijds, was 'onrust' op de afdelingen een lastig probleem. Kritische patiënten trokken aan de bel over de slechte behandeling en het kwistig toedienen van opium in de krankzinnigengestichten. Hoewel psychiaters probeerden opnames zo kort mogelijk te laten duren, bijvoorbeeld door middel van proefverloven, verbleef een groeiend aantal patiënten voor langere tijd in het gesticht. Het stigma van de 'enkele reis' zonder mogelijkheid van een retour, ging het ooit zo opgehemelde krankzinnigengesticht aankleven.

16.3 Hulp in de 'vrije maatschappij' (1920-1970)

Het werd tijd voor een nieuwe aanpak, vonden sommige psychiaters. Een belangrijke stimulans voor dit nieuwe elan was de autobiografie van de Amerikaan Clifford Beers, *A mind that found itself* (1908), waarin hij vertelde over de slechte behandeling die hij had ervaren tijdens zijn opname in een psychiatrische inrichting. Vernieuwingsgezinde psychiaters formuleerden rond 1920 ideeën onder de noemer 'geestelijke volksgezondheid' (*mental hygiene*). Voorstanders van deze internationale beweging betoogden dat ze 'baanbrekende' ideeën hadden over de preventie van psychische stoornissen. Bekeken moest worden of psychische problemen ook buiten het gesticht konden worden behandeld en of een psychiatrische opname op die manier misschien kon worden voorkomen. Door in te grijpen in de omgeving van een patiënt kon escalatie van de problemen worden tegengegaan. Deze nieuwe lichting psychiaters nam afstand van het gesticht en noemde een verblijf in een psychiatrische inrichting ronduit schadelijk. Het waren 'oorden der verveling', waar patiënten afstompten en wegkwijnden.

Het betekende het begin van de groei van de 'ambulante' geestelijke gezondheidszorg: psychische hulpverlening buiten de muren van het gesticht, waarbij de patiënt in vrijheid in de samenleving rond kon blijven lopen (*ambulare* in het Latijn). De bloei van deze nieuwe soort hulpverlening betekende overigens niet dat de psychiatrische inrichtingen kleiner werden; integendeel, het aantal psychiatrische bedden bereikte in 1958 zelfs een piek van 27.000. Daarnaast ontstond echter ook ambulante hulp, en wel in verschillende vormen. Op diverse plaatsen in het land ontstonden aparte afdelingen, vanuit gestichten of vanuit gemeentelijke geneeskundige diensten, die 'voorzorg' en 'nazorg' aan geesteszieken verleenden: voorzorg om zo mogelijk een opname te voorkomen, nazorg om mensen te helpen na hun ontslag uit het gesticht weer op eigen benen te staan. Dit was echter niet alleen het gevolg van idealisme en vernieuwingsdrang onder psychiaters; gemeenten hadden er ook belang bij om de stijgende kosten van de gestichtsopnames naar beneden te brengen. De Armenwet van 1854 had de betalingsverplichting voor medische armenzorg bij de gemeenten gelegd. Als niemand anders kon betalen, zoals familie of religieuze organisaties, dan moest de gemeente indien nodig een opname financieren.

Deze verplichting begon flink te drukken op gemeentelijke begrotingen, vooral in Amsterdam. De prijs voor de verzorging van krankzinnigen en maatschappelijk ongeschikten in tehuizen en gestichten was tussen 1902 en 1917 verviervoudigd. Amsterdam had te maken met het snelst stijgende aantal gestichtsopnamen in Nederland: dat lag ongeveer vijftien procent boven het landelijk gemiddelde. Niet verwonderlijk speelde Amsterdam dan ook een leidende rol in de ontwikkeling van de sociale psychiatrie. Psychiater Arie Querido (▶kadertekst) ontwikkelde hiervoor een methode die hij de 'acute psychiatrie' noemde: een soort psychiatrische eerste hulp, waarbij de behandelaar langsging bij mensen in een crisissituatie. Inzet was het 'herstel van een rustige atmosfeer', vervolgens een analyse van de situatie om te zien of hier wel sprake was van 'echte' krankzinnigheid of vooral van sociale spanningen. Die konden mogelijk op een andere manier worden verlicht dan door een opname in een gesticht: een goed gesprek kon al veel helpen, maar daarnaast bijvoorbeeld hulp bij het zoeken naar een woning of een baan, het aflossen van schulden, enzovoorts.

> **Arie Querido**
> Sociaalpsychiater Arie Querido (1901-1983) was een vooraanstaand lid van de Beweging voor Geestelijke Volksgezondheid in Nederland. In publicaties keerde hij zich tegen de uitstoting en stigmatisering van geesteszieken. Hij is echter vooral bekend om zijn introductie van de 'acute psychiatrie', ofwel de crisispsychiatrie. Hij ontwikkelde deze werkmethode nadat hij in 1931 bij de Amsterdamse GGD werd aangesteld om de kosten voor de krankzinnigenzorg omlaag te krijgen. Hij moest bezien of dure opnames in een gesticht konden worden voorkomen. Querido dacht van wel. Een psychische uitbarsting moest niet automatisch tot opname leiden, vond hij. Er moest eerst een bezoek worden gebracht aan de persoon in crisis, thuis, op het politiebureau of desnoods op straat, om te bezien of de situatie tot rust gebracht kon worden en of er werkelijk sprake was van krankzinnigheid. Inmiddels is deze werkwijze standaardpraktijk geworden in de GGZ. Overal in het land functioneren 24-uurs crisisdiensten.

Zo nam de geestelijke gezondheidszorg in deze periode een belangrijke wending. Waar men in de tijd van Pinel afzondering van de familie nog beschouwde als heilzaam, daar betoogden psychiaters nu juist dat gezinnen moesten leren de psychiatrische patiënt beter te verdragen. Ook de samenleving als geheel moest zich over de irrationele 'angst voor de gek' heen zetten. Het nieuwe ideaal was om te voorkomen dat de krankzinnige zou worden uitgestoten en vereenzamen. Het streven van de sociale psychiatrie was om de patiënt in de gemeenschap te houden. *Community treatment* noemde men het in Amerika. Inmiddels is dit een leidend beginsel in de zorg voor mensen met psychische problemen, maar rond 1920 was het nieuw en revolutionair.

Dat wil niet zeggen dat er destijds nog geen enkele psychiatrische zorg beschikbaar was buiten het gesticht. Die was er wel, in de vorm van luxe particuliere sanatoria voor 'zenuw- en zielszieken', of bij vrijgevestigde psychiaters of psychoanalytici, die gesprekstherapie aanboden. Maar dit soort psychische hulp zonder dwang, die je vrijwillig kon opzoeken, was in de jaren 1920 en 1930 slechts beschikbaar voor mensen met een goed gevulde portemonnee. Langzaam begon dit echter te veranderen. Gestichten openden speciaal aangewezen afdelingen voor vrijwillig opgenomen patiënten, vooral 'zenuwlijders'. Er ontstonden ook instituten voor 'medische psychologie' en voor psychoanalyse.

In deze periode groeide er bovendien een heel nieuw circuit van consultatiebureaus, sommige opgericht door kerkelijke of particuliere organisaties, andere door gemeenten of provincies, bestemd voor volwassenen en kinderen met psychische klachten. Zij konden nu terecht in Medisch Opvoedkundige Bureaus, Bureaus voor Levens- en Gezinsmoeilijkheden en Bureaus voor Huwelijksaangelegenheden. Psychiaters werkten hier samen met maatschappelijk werksters, een beroepsgroep die zich richtte op hulpverlening 'in de vrije maatschappij'. Voor drankzuchtigen ontstonden enkele tientallen consultatiebureaus voor alcoholisme. Vaak kwamen de klanten hier niet uit vrije wil, maar onder druk van hun familie of nadat ze met justitie in aanraking waren gekomen. In deze consultatiebureaus werkten vooral drankbestrijders, met een arts of psychiater in een consulterende functie op de achtergrond. Ze praatten met de drinkers, om hen te stimuleren te komen tot een nuchtere levensstijl, maar ze boden ook praktische hulp aan hun gezinnen. De consultatiebureaus voor alcoholisme beheerden bijvoorbeeld de financiën van een alcoholistengezin, zodat het geld niet verdween naar de kroeg maar werd besteed aan de huur, voedsel en kleding.

Na de Tweede Wereldoorlog groeide deze ambulante sector snel door, mede gestimuleerd door de overheid, die er een middel in zag om de geestelijke crisis te bedwingen waarin Nederlandse gezinnen zouden zijn beland als gevolg van de ingrijpende gebeurtenissen tijdens de bezetting. De geestelijke gezondheidszorg (GGZ) – zoals men in deze periode het geheel van instellingen die zich bezighielden met psychische hulpverlening en preventie van psychische stoornissen ging aanduiden – moest bijdragen aan het benodigde 'volksherstel'. Mede dankzij genereuze rijkssubsidies nam het aantal consultatiebureaus flink toe. Ook groeide het aantal PAAZ-en: psychiatrische afdelingen van algemene ziekenhuizen, waar mensen zich vrijwillig konden laten opnemen voor maximaal enkele maanden. De gewone psychiatrische ziekenhuizen – zoals de krankzinnigen gestichten inmiddels heetten – kregen na de oorlog allemaal een afdeling voor sociale psychiatrie. Verpleegkundige en dokter gingen op fietsen, brommers en auto's langs bij de patiënten thuis, om voor- en nazorg te bieden. Sommige inrichtingen experimenteerden met sociowoningen en *half way houses* waar patiënten konden oefenen met zelfstandig wonen, ter voorbereiding op hun terugkeer in de samenleving.

Wat zeker ook hielp bij de groei van dit soort behandelvormen was de zogenoemde 'medicijnrevolutie' in de psychiatrie. Dit was de introductie na 1952 van een nieuwe lichting psychofarmaca, pillen met een antipsychotische, antidepressieve of kalmerende werking. Volgens sommige ooggetuigen moet er worden gesproken van een psychiatrie vóór 1952 en erna, die totaal anders was. De omslag zou dramatisch zijn geweest: psychosen verbleekten in enkele weken tijd, patiënten werden weer aanspreekbaar. Overal in het Westen, ook in Nederland, zorgden de psychofarmaca voor een verkorting van de opnameduur en een groter verloop van patiënten. Voor de verslavingszorg hadden de nieuwe pillen ook voordelen. Zo werd in 1948 Refusal op de markt gebracht, een pil die ervoor zorgde dat je enorm ziek werd van een glas wijn, bier of jenever. Refusal en alcohol gaan niet goed samen in het lichaam; de combinatie zorgt voor hoofdpijn, benauwdheid en misselijkheid. Het kalmerende middel Librium (1960) bleek ondertussen een ideaal middel om in te zetten tijdens het afkicken van de alcohol, om de nare eerste dagen en weken mee te doorstaan, de ontwenningsverschijnselen te temperen en gevaarlijke insulten of zelfs een delirium te voorkomen.

Toch waren er ook nadelen verbonden aan de nieuwe middelen, vooral aan antipsychotica als Largactil: lichamelijke bijwerkingen, zoals Parkinsonachtige trillingen en stuiptrekkingen, kwijlen, gewichtstoename, overgevoeligheid voor zonlicht en constipatie. Maar ook de geestelijke bijwerkingen werden door veel patiënten als erg onprettig ervaren: ze voelden zich emotioneel afgestompt en duf. Veel mensen wilden de antipsychotica niet graag nemen en probeerden ze heimelijk weg te gooien. Andere pillen waren juist erg gewild, zoals Librium en Valium (1963), maar die brachten weer het gevaar van verslaving met zich mee, net als de oude middelen die men vroeger ter beschikking had in de psychiatrie: opium, morfine, chloral en paraldehyde. Ook voor psychiaters was de nieuwe lichting medicijnen niet altijd ideaal. Zo beklaagde een psychiater zich erover dat zijn afdeling was veranderd in een 'wassenbeeldententoonstelling'. Desondanks viel de opmars van de psychofarmaca niet te stuiten. Voor veel behandelaars gaf de doorslag, zoals een van hen het uitdrukte, dat de patiënten dankzij die pillen in ieder geval 'weer "normaal", tussen aanhalingstekens wellicht, maar toch sociaal konden functioneren'.

16.4 Crisis en vernieuwing (1970-heden)

Rond 1970 leek de GGZ er goed voor te staan. Het behandelaanbod was steeds gedifferentieerder geworden. Naast intramurale was er ook ambulante hulp ontstaan (◘fig. 16.2) en nieuwe medicijnen maakten veel meer mogelijk dan voorheen. Bovendien was er geld: de stijgende welvaart in de samenleving, in combinatie met de nieuwe ideologie van de

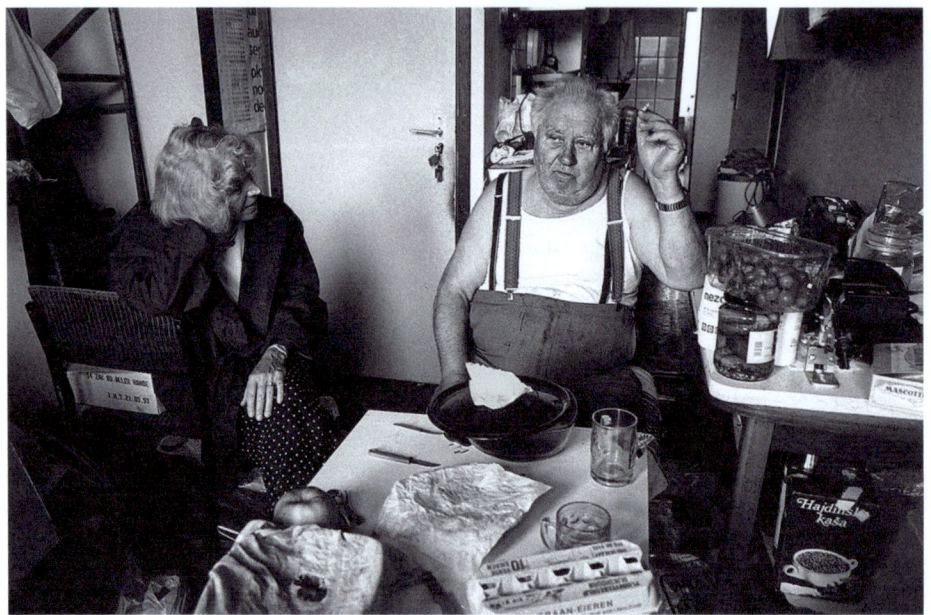

Figuur 16.2 Een hulpverleenster bij een GGZ-cliënt thuis

verzorgingsstaat, leidde ertoe dat psychiatrische hulp steeds meer door de nationale overheid werd vergoed. Dat gold zowel voor een psychiatrische opname als voor ambulante hulpverlening. De GGZ werd in de jaren zestig definitief financieel losgekoppeld van de (morele) bemoeienis van de kerkelijke en particuliere armenzorg. Net als bijstand werd ook psychiatrische en psychotherapeutische hulp een recht, in plaats van een gunst (▶H. 17).

Juist nu kwam de sector evenwel zwaar onder vuur te liggen van een heel leger aan critici. Kritische psychiaters voerden de troepen aan, maar ook patiënten en hun familieleden, sympathiserende journalisten, verpleegkundigen en andere hulpverleners vielen de status quo in de GGZ aan. Deze sociale beweging stond bekend onder de noemer 'antipsychiatrie', een term die de Britse psychiater David Cooper in 1961 had geïntroduceerd. Hij doelde hiermee op een nieuw soort hulpverlening dat volgens hem nodig was en dat de patiënt emancipeerde in plaats van hem te hospitaliseren.

Niet alleen Cooper viel zijn eigen werkveld aan, in alle westerse landen deden 'antipsychiaters' van zich horen. Ze uitten felle kritiek op de dominantie van versuffende pillen in de behandeling, op het psychiatrisch ziekenhuis als ontmenselijkend instituut, en op het gebruik van dwangmiddelen en ingrijpende lichamelijke behandelingen (zoals de elektroshocktherapie). Het 'medisch model' in de behandeling moest volgens hen vervangen worden door een 'sociaal model': een behandeling die gericht was op praten, om te achterhalen welke omstandigheden hadden geleid tot de psychische klachten, en na te denken over wat mensen in hun leven konden veranderen om zich beter te voelen. Op die manier kon – in de woorden van de populaire Schotse antipsychiater Ronald D. Laing – de psychische ineenstorting een 'doorbraak' worden. Geen pillen, maar praten – dat werd het nieuwe ideaal. Critici riepen in 1979 op tot een 'Valiumvrije Vrijdag' (◘fig. 16.3).

16.4 · Crisis en vernieuwing (1970-heden)

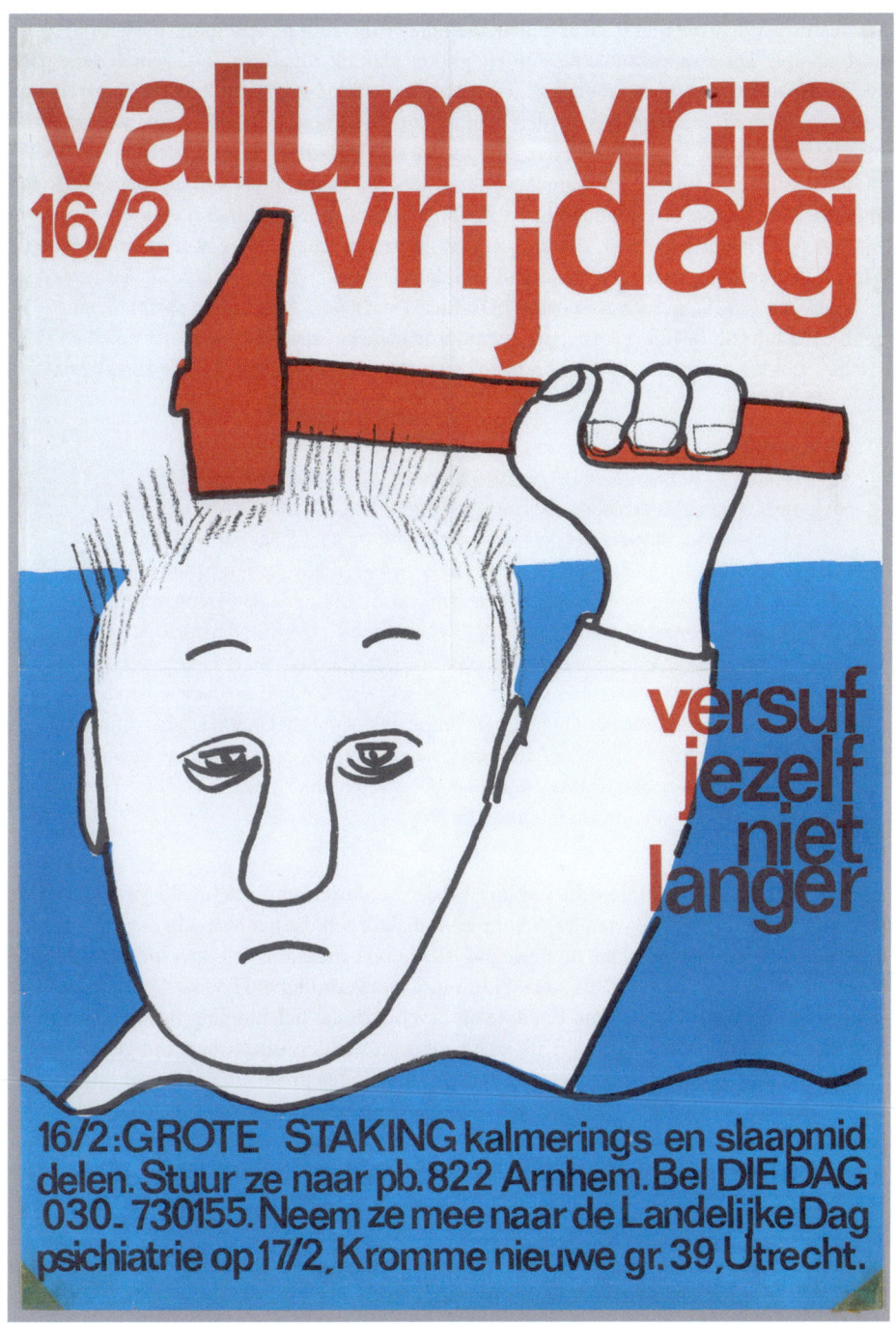

◘ **Figuur 16.3** Stakingsoproep: poster van de Valiumvrije Vrijdag

De antipsychiatrie richtte haar pijlen niet alleen op de hulpverlening, maar ook op de maatschappij. Die zou ziekmakend zijn en 'gekker' dan de zogenoemde psychiatrische patiënt. Zoals Jan Foudraine (▶kadertekst), de meest beroemde Nederlandse kritische psychiater, het verwoordde: '"Geestelijk gestoorden" zijn de luidsprekers waaruit de kwalen van onze tijd misschien het duidelijkst weerklinken.' Met die kwalen duidde hij bijvoorbeeld op de onderdrukking van seksualiteit en bangmakerij door kerk en religie, maar ook op het gebrek aan emotionele openheid in samenleving en gezin. Voor het individu en zijn wensen en gevoelens was geen ruimte; iedereen diende zich aan te passen aan de eisen van de maatschappij. Wie dat niet aankon, werd 'gek' genoemd. Foudraines boek *Wie is van hout... Een gang door de psychiatrie* (1971) werd een enorme bestseller. Psychiaters kregen een slechte naam – als 'beulsknechten van de bourgeoisie', die ontspoorde mensen 'maar al te snel met pillen en elektrische schokken weer in het gareel brengen', zoals een journalist schreef in *de Volkskrant*.

Jan Foudraine

'Antipsychiater' Jan Foudraine (1929–2016) verwierf zich enorme bekendheid met zijn boek *Wie is van hout... Een gang door de psychiatrie* (1971). Daarin uitte hij felle kritiek op zijn vakgenoten. Het was tijd dat psychiaters van hun voetstuk kwamen vond hij, en anders leerden kijken naar hun patiënten: als mensen die worstelden met jeugd- en levenservaringen, en niet als lijders aan hersenkwalen. Foudraine had enige tijd gewerkt in Amerika in de kliniek Chestnut Lodge. Hij kwam terug als overtuigd aanhanger van het neofreudianisme: een behandelstroming die vond dat ook mensen met een psychose konden worden behandeld met psychotherapie, iets waarin Freud zelf weinig had gezien. De neofreudianen, en ook Foudraine, zagen gezinsrelaties als belangrijke achtergrond van psychische problemen. Hun ideeën raakten in de loop van de jaren tachtig en negentig in diskrediet, mede door het protest van ouders die zich ten onrechte beschuldigd voelden van het ziek maken van hun kinderen.

De antipsychiatrie was onderdeel van het bredere culturele protest uit de jaren zestig en zeventig, dat zich keerde tegen allerlei vormen van autoriteit die het individu in zijn ontplooiing zouden belemmeren. Maar de beweging stelde ook fundamentele kwesties aan de orde die inherent zijn aan de GGZ als werkveld: wat is 'krankzinnigheid'? Waar ligt de grens tussen gek en normaal? Diende een opname en psychiatrische behandeling het welzijn van de patiënt, of dat van de samenleving? En welke mate en vormen van dwang zijn geoorloofd in de omgang met geestelijk zieken? Deze vragen spelen minder pregnant een rol in andere sectoren van de gezondheidszorg, waar patiënten vaak meer 'ziekte-inzicht' hebben, graag van hun klachten afgeholpen worden, en waar de kwalen waaraan mensen lijden beter zichtbaar gemaakt kunnen worden door middel van bijvoorbeeld röntgenfoto's, bloedanalyse enzovoort (▶H. 3 en 4).

Psychische problemen uiten zich in eerste instantie door 'vreemd' en afwijkend gedrag. De lijder vindt zichzelf lang niet altijd ziek en is vaak wars van ingrijpen. Zijn kwaal is bovendien moeilijk meetbaar. De vraag 'wat is waanzin' raakt dan ook aan allerlei terreinen: psychologie, filosofie, spiritualiteit, biologie, sociologie, genetica, antropologie en ethiek. Symptomatisch voor deze complexiteit is de veranderlijkheid van psychiatrische diagnostiek in de geschiedenis van de GGZ; diagnosen komen en gaan, en zelfs de validiteit van een gevestigde diagnose als schizofrenie wordt recentelijk weer in twijfel getrokken.

16.4 · Crisis en vernieuwing (1970-heden)

Ondertussen had ook de zorg voor verslaafden het zwaar te verduren, want in de periode van de antipsychiatrie had Nederland te maken met een 'epidemie' van heroïnegebruik. Tussen 1970 en 1980 steeg het aantal problematische gebruikers van opiaten (vaak in combinatie met speed of cocaïne) van enkele honderden naar ongeveer 30.000. De verslavingszorg was hier totaal niet op voorbereid; de consumptie van harddrugs op deze schaal was nieuw voor ons land. Men deed verwoede pogingen de verslaafde jongeren te laten afkicken, bijvoorbeeld met behulp van afbouwende doses methadon (een synthetisch opiaat, dat als medicijn wordt verstrekt), of in therapeutische gemeenschappen waar zij op vrijwillige basis aan hun emotionele groei moesten werken. Veel gebruikers belandden na een overdosis of met een drugspsychose in psychiatrische ziekenhuizen.

Het bood allemaal onvoldoende soelaas en veel gebruikers zwierven op straat, woonden in armoedige omstandigheden en vervielen tot criminaliteit om hun extreem dure drugs te kunnen bekostigen. Een dagdosis heroïne kostte eind jaren zeventig honderden guldens. Veel Nederlanders hadden een hekel aan die vieze 'junks', die hun auto's leegroofden en de binnensteden vervuilden, terwijl anderen schande spraken van de verwaarlozing die deze afhankelijke mensen ten deel viel. Gebruikers zelf verenigden zich in 'Junkiebonden' en eisten methadon op onderhoudsbasis. Ze wilden niet worden gedwongen tot afkicken en voelden zich het slachtoffer van de 'War on Drugs', die heroïne illegaal had gemaakt waardoor dealers ervoor konden vragen wat ze wilden. Waarom kon een burger zich wel naar believen bedwelmen met Valium of alcohol, maar werd de gebruiker van heroïne veroordeeld tot een marginaal bestaan?

De GGZ bevond zich kortom in zwaar weer, maar de crisis ging ook gepaard met groei en vernieuwing. Zo groeiden sinds 1970 zowel de vraag naar, als het aanbod van psychotherapeutische vormen van hulpverlening enorm. Massaal gingen Nederlanders praten over hun problemen bij vrijgevestigde psychiaters of psychotherapeuten. Nederland werd zelfs een van de meest 'gepsychologiseerde' landen ter wereld. Rond het jaar 2000 bezocht vier procent van de bevolking een instelling voor geestelijke gezondheidszorg, waar ruim 50.000 'psy-professionals' hen hulp poogden te bieden. In de praktijk ging al dit praten vaak ook gepaard met het gebruik van pillen, vooral na de introductie van een nieuwe lichting antidepressiva eind jaren tachtig: Prozac, Zoloft, Seroxat en andere middelen. Deze zogenaamde SSRI's (*selective serotonine re-uptake inhibitors*) zouden de activiteit van de neurotransmitter serotonine in de hersenen verhogen, met een positief effect op de stemming. Deze SSRI's versuften niet, betoogden behandelaars, producenten en enthousiaste consumenten. Ze stelden de gebruiker juist in staat om eindelijk 'zichzelf' te worden. Ondanks felle kritiek op de 'depressie-epidemie' en op de tactieken van de farmaceutische industrie in het aanprijzen van deze nieuwe waar, steeg het gebruik van deze middelen gestaag. In 2016 kende ons land ruim 1 miljoen gebruikers van antidepressiva.

Een tweede vernieuwing, naast deze explosie van pillen en praten, was de 'vermaatschappelijking' van de GGZ, ofwel het streven naar integratie van (de zorg voor) geestesziekten in de maatschappij. De Nieuwe Nota Geestelijke Volksgezondheid uit 1984 betekende een belangrijke ommekeer. De overheid ging expliciet streven naar terugdringing van het aantal opnamen en de verblijfsduur van patiënten in psychiatrische ziekenhuizen, en de groei van voorzieningen in de samenleving. De capaciteit van de Nederlandse psychiatrische ziekenhuizen daalde van 25.000 bedden in 1980 naar zo'n 23.000 bedden rond het jaar 2000. Dat was geen spectaculaire daling, maar het aantal plaatsen in instellingen voor beschermd wonen nam wel flink toe, te weten van 3.000 in 1984 tot bijna 15.000 in 2009.

Het ooit zo moderne 'krankzinnigengesticht' Meerenberg nabij Santpoort, in 1849 gebouwd volgens de inzichten van de zedenkundige behandeling, werd gesloten. Ter vervanging kwamen er kleinschaliger behandelklinieken in stadswijken. De psychiatrische tegenbeweging juichte, maar de Geneeskundige Inspectie voor de Geestelijke Volksgezondheid wees op de overbelasting van familieleden en andere mantelzorgers, alsmede op de verloedering van bepaalde groepen patiënten, vaak met een combinatie van psychiatrische en verslavingsproblematiek. Juist rond deze groep cliënten met hardnekkige, ernstige, gecombineerde problematiek bloeiden nieuwe initiatieven, zoals de eerder genoemde FACT-teams voor *community treatment*. Ook gaven psychiaters als Jules Tielens (▶kadertekst) een nieuwe behandelmethode vorm die zij 'bemoeizorg' noemden: een manier om 'zorgwekkende zorgmijders' ertoe te verleiden hulp en steun te accepteren.

> **Jules Tielens**
> Jules Tielens (1960) is psychiater en rockgitarist. Hij maakte furore met zijn boek *Bemoeizorg* (2010), waarvoor hij putte uit jarenlange ervaring in het werken op straat met dak- en thuislozen die aan psychoses lijden. Hoe verleid je mensen die de hulpverlening liever mijden, om toch de nodige zorg te accepteren? Tielens wist het op een inspirerende en praktische manier te beschrijven. Respectvol contact maken, aanwezig zijn, goed luisteren, een vriendschappelijke band opbouwen, en kijken of de stress in het leven van mensen wat verminderd kan worden. Zacht zijn waar het kan, maar hard indien nodig. In zijn boek *In gesprek met psychose* (2012) ging hij nader in op zijn werkwijze die hij omschreef met de term 'verbindende gesprekstechniek.' Ga mensen niet vertellen dat ze een psychose hebben, maar vraag: 'Wat kan ik voor u doen?' In 2012 opende Tielens zijn eigen kleinschalige psychosecentrum De Brouwerij in het centrum van Amsterdam.

In de verslavingszorg ontstond een heel nieuw behandelparadigma: *harm reduction*, ofwel het beperken van de lichamelijke, geestelijke en sociale schade van een (chronische) verslaving voor de gebruiker en diens omgeving. Niet langer was afkicken de enige inzet. Dat stoppen met gebruik op korte termijn niet haalbaar was voor een deel van de cliënten werd rond 1990 breed erkend. De behandeling ging zich richten op hulp en steun, bijvoorbeeld door gebruikers schone naalden aan te bieden, of condooms als zij in de prostitutie werkten. De hiv/aids-epidemie speelde in dit proces ook een belangrijke rol. De door de Junkiebonden bepleite laagdrempelige methadonbehandeling won snel terrein, en rond 2000 kwam hier de medische heroïneverstrekking nog bij (◘fig. 16.4).

16.5 Conclusie

Zo is de GGZ in zo'n 150 jaar gegroeid en steeds wijder vertakt geraakt. In de loop der jaren groeide het inzicht dat naast specialistische zorg ook samenwerking tussen psychiatrie en verslavingszorg nuttig was omdat cliënten vaak meer dan één soort problematiek vertoonden. Binnen het werkveld van de GGZ gingen instellingen voor verslavingszorg en psychiatrische hulpverlening aan het begin van deze eeuw steeds intensiever samenwerken en soms zelfs fuseren.

De zorg is ook steeds minder intramuraal geworden; 88,5 % van de GGZ-cliëntèle wordt ambulant behandeld. En waar rond 1900 het overgrote deel van de behandelingen in de GGZ onder dwang plaatsvond, wordt het gros van de mensen nu vrijwillig geholpen. Toch is de

Verder lezen

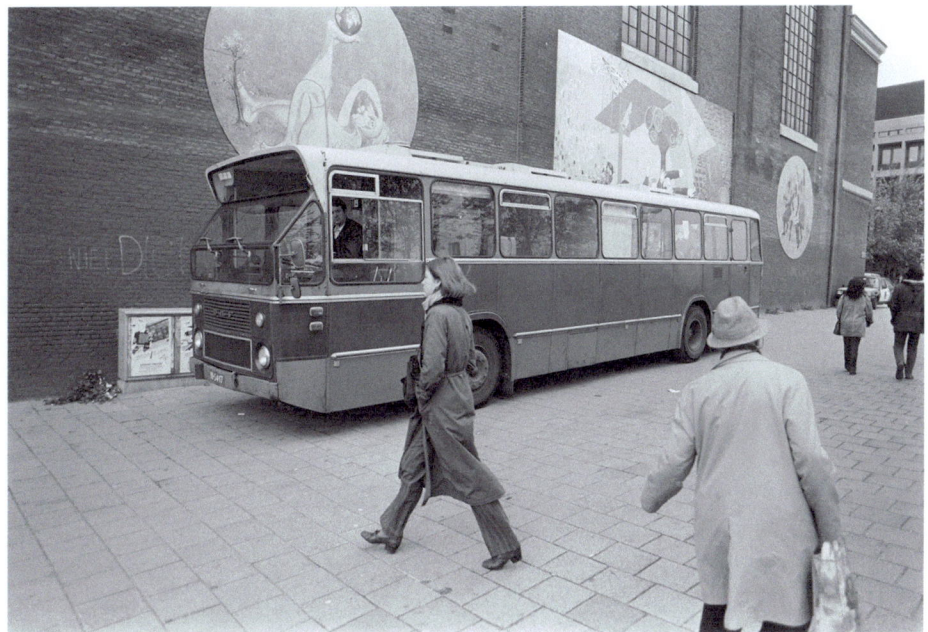

Figuur 16.4 De Amsterdamse methadonbus

maatschappelijke participatiegraad van mensen met ernstige psychische problemen nog altijd laag. Slechts 10 tot 20 % van hen heeft een baan. Eenzaamheid is een veelvoorkomend probleem in deze groep. Het ideaal van de beweging voor geestelijke volksgezondheid uit het interbellum, lijkt nog altijd actueel: voorkomen dat de geesteszieke medemens wordt uitgestoten. Stigmatisering ligt steeds op de loer voor cliënten van de GGZ – en ook voor de sector als geheel. Typerend voor de GGZ als werkveld binnen de gezondheidszorg is dat het bijzonder controversieel is en vatbaar voor kritiek van binnen en van buiten, in verband met de complexe aard van de stoornissen die er behandeld worden en doordat het veld zich bevindt op het snijvlak van hulpverlening en overlastbestrijding.

Verder lezen

Goei L de. De psychohygiënisten. Psychiatrie, cultuurkritiek en de beweging voor geestelijke volksgezondheid in Nederland 1924–1970. Nijmegen: SUN; 2001.
Gijswijt-Hofstra M, Oosterhuis H. Verward van geest en ander ongerief. Psychiatrie en geestelijke gezondheidszorg (1870–2005). Houten: Bohn Stafleu van Loghum; 2008.
Vijselaar J. Het gesticht. Enkele reis of retour. Amsterdam: Boom; 2010.

Gezondheidszorg en de verzorgingsstaat: financiering, organisatie en bestuur

R.A.A. Vonk en T.E.D. van der Grinten

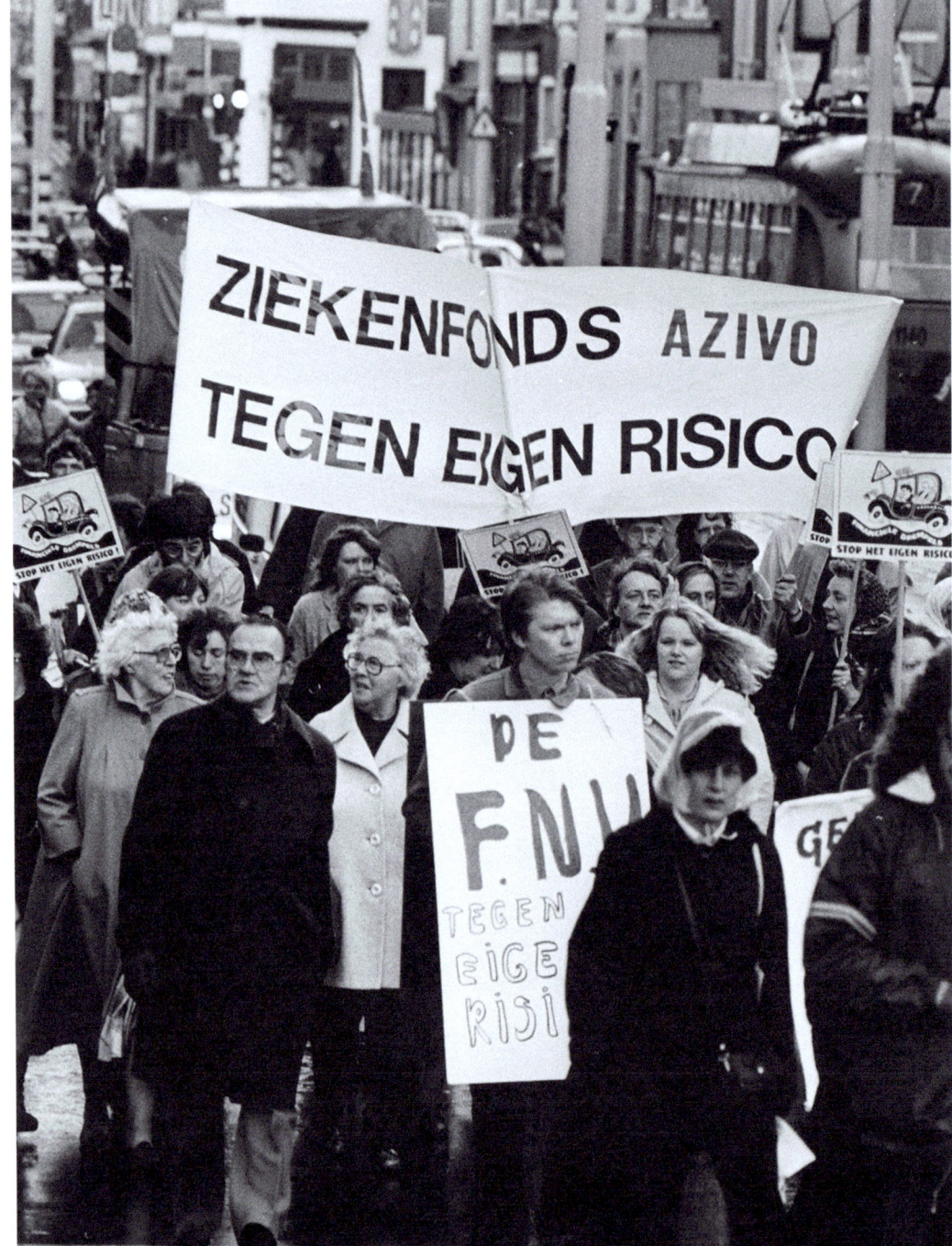

> **Casus**
>
> **Het Zorgakkoord van 2011**
> In 2011 bedragen de zorguitgaven in Nederland 62 miljard euro; een vijfde van de totale collectieve uitgaven. De zorgpremies stijgen en dat drukt de koopkracht. Edith Schippers, minister van Volksgezondheid, Welzijn en Sport moet bezuinigen, maar ze heeft een probleem. De zorguitgaven zijn haar verantwoordelijkheid, maar doordat de overheid de zorg niet direct financiert heeft ze geen middelen om zorgverleners en zorgverzekeraars te sturen. Noodgedwongen grijpt ze terug op een veel ouder sturingsmodel in de Nederlandse gezondheidzorg: gezamenlijk overleg. Opmerkelijk, want in aanloop naar de invoering van gereguleerde concurrentie was 'het overlegcircus' in de gezondheidszorg systematisch afgebroken. Schippers roept vertegenwoordigers van de organisaties van ziekenhuizen (NVZ), universitaire medische centra (NFU), zelfstandige klinieken (ZKN) en zorgverzekeraars (ZN) bij elkaar. Deze partijen moeten gezamenlijk een plan bedenken om te komen tot de gewenste bezuiniging. De overeenkomst gaat de geschiedenis in als 'het Zorgakkoord' (2011), een succesformule die vervolgens vaker herhaald zal worden.

17.1 Inleiding

Het denken over gezondheidszorg als recht, vastgelegd in wetgeving en gegarandeerd door de staat, is een recent verschijnsel. Vóór 1800 was gezondheidszorg bovenal een zaak van zorgverleners en hun patiënten. Het idee dat de staat haar burgers bepaalde rechten moest garanderen – zoals het recht op zorg of bestaanszekerheid – leefde aan het begin van de 19^e eeuw alleen onder een kleine groep radicale Verlichtingsdenkers. Rond 1900 was deze situatie totaal veranderd. In grote delen van West-Europa was sociale zekerheidswetgeving doorgevoerd en stond de staat garant voor pensioenen en verzekeringen tegen arbeidsongevallen, invaliditeit, werkloosheid en ziektekosten.

Maar niet in Nederland. Dit had een aantal oorzaken. Het ontstaan van verzorgingsstaten in de 19e eeuw wordt vaak in verband gebracht met industrialisatie, verstedelijking en natievorming. Door het ontstaan van grote industriesteden nam in veel landen zowel de individuele als collectieve welvaart toe, maar ook de sociale tegenstellingen én de sociale onrust. Gezondheid en medische zorg kregen hierdoor naast een praktisch en economisch belang – gezonde arbeiders voor de industrie – ook een humanitair en politiek karakter. Sociale onrust en de dreiging van revolutie maakten het garanderen van bestaanszekerheid aan de lagere sociale klassen ook belangrijk voor de welgestelden.

Deze aanjagers van sociale politiek speelden in Nederland nauwelijks een rol. Nederland was weliswaar een eenheidsstaat, maar steden en religieuze gemeenschappen waren relatief autonoom en konden nationaal beleid vaak blokkeren. Daarnaast was Nederland tot aan het einde van de 19^e eeuw nauwelijks geïndustrialiseerd, waardoor de industriële (revolutionaire) arbeidersklasse in Nederland veel kleiner was dan in andere Europese landen. Ten slotte was de invloed van verstedelijking en geografische mobiliteit in Nederland minder ingrijpend. Er waren in Nederland al van oudsher veel steden en het rondtrekken tussen steden was eenvoudiger dan elders. Hierdoor ontstonden in Nederland geen uit hun voegen barstende metropolen zoals Manchester, Berlijn of Parijs en bleven de daarbij horende sociale spanningen grotendeels uit.

Toch bestond er een sociale politiek in het Nederland van de 19^e eeuw, maar die werd gedreven door het motief van de *sociale rechtvaardigheid*. Hier vonden door strijd en samenwerking twee ogenschijnlijk tegengestelde drijfveren elkaar. Ten eerste de liberale drijfveer van de *sociale beheersing*. Dit wil zeggen dat de hogere maatschappelijke klassen sociale politiek vooral gebruikten om zichzelf te 'beschermen' tegen de groeiende groep armen. De liberale drijfveer vond een natuurlijke bondgenoot in de socialistische en confessionele drijfveer van de *emancipatie van de eigen groep*, waarbij de politieke nadruk lag op directe verbetering van leefomstandigheden binnen de bestaande kaders van de samenleving – in tegenstelling tot het afdwingen hiervan via een revolutie.

De sociaaleconomische en politieke structuur van Nederland had grote invloed op de ontwikkeling van de financiering, organisatie en het bestuur van de gezondheidszorg tussen 1850 en 2006. In deze ontwikkelingsgeschiedenis staan twee thema's centraal: a) de omgang met risico's en solidariteit; wie heeft er toegang tot de ziektekostenverzekering (risicoselectie) en hoe worden de lasten en opbrengsten tussen verschillende groepen verdeeld (risicoverevening)? en b) de rolverdeling tussen overheid, maatschappelijke organisaties en markt; wie doet wat?

De historische ontwikkeling van deze twee thema's wordt in dit hoofdstuk nader belicht. Daarbij worden drie fasen onderscheiden: ten eerste de periode 1840–1945, waarin zelfsturing en sociale verzekeringen centraal staan, met als gezicht Otto von Bismarck; ten tweede de periode 1946–1969, waarin het zwaartepunt verschuift naar algemene toegankelijkheid en brede risicosolidariteit, geïnspireerd door William Beveridge; en ten slotte de periode 1970–2006, waarin doelmatigheidsdenken en marktwerking hun intrede doen, met als boegbeeld Alain Enthoven.

Verzorgingsstaat

De verzorgingsstaat is een maatschappijmodel waarin de overheid een centrale rol speelt bij het beschermen en bevorderen van het welzijn van haar burgers door het garanderen van een bestaansminimum en het bevorderen van gelijke kansen. Het basiskenmerk van de verzorgingsstaat – en tevens het cruciale verschil met bijvoorbeeld christelijke liefdadigheid en liberale armenzorg – is het *rechtskarakter* van de geboden voorzieningen. Onder deze voorzieningen vallen zaken als onderwijs, gezondheidszorg en andere sociale voorzieningen, bijvoorbeeld uitkeringen bij werkloosheid, ziekte en invaliditeit en ouderdom. Toegang hiertoe is geen gunst maar een *recht*. Er zijn verschillende manieren waarop dit *rechtskarakter* – en dus de verzorgingsstaat zelf – vorm kan krijgen. De overheid kan bijvoorbeeld zelf publieke diensten aanbieden en financieren (het Beveridge-model). Maar de overheid kan ook via wetgeving de kaders stellen en de uitvoering en financiering overlaten aan de betrokken partijen (het Bismarck-model). In de praktijk komen deze modellen in hun zuivere vorm niet voor.

17.2 Gezondheidszorg – zelfsturing en sociale verzekeringen (1840–1945)

Medische armenzorg

In het politieke debat over de toegankelijkheid van gezondheidszorg in Nederland in de 19[e] eeuw zijn twee fases te onderscheiden. Tijdens de eerste fase, vanaf 1840, richtte het debat zich op de armenzorg. Vanaf 1880 verschuift het debat naar het vraagstuk van sociale verzekeringen.

Armenzorg was in Nederland lange tijd voorbehouden aan stedelijke overheden en kerken. In de Grondwet van 1848 en de Gemeentewet van 1851 werd dit grotendeels bevestigd; in deze wetten werd de gemeente aangewezen als verantwoordelijk voor de invulling en organisatie van de sociale zorg, inclusief medische zorg. Daarnaast bevestigde de Grondwet dat de rijksoverheid zich niet direct mocht en kon bemoeien met het beleid van provincies en gemeentes.

Ook de Armenwet van 1854 ging uit van dit principe. De wens van de liberaal Johan Thorbecke om de armenzorg volledig te nationaliseren was eerder stukgelopen op heftig verzet van gemeentes en kerken. Hierdoor werd de Armenwet uiteindelijk erg terughoudend en bevatte weinig prikkels voor gemeentelijke inzet. Gemeentebesturen waren verplicht te zorgen voor medische armenzorg uitsluitend voor de *echte armen*, als het *absoluut onvermijdelijk* was en dan nog alleen *als aanvulling op de zorg van anderen*, zoals familie, kerk en particuliere liefdadigheid.

De overheidsbemoeienis met medische zorg bleef hierdoor beperkt. Hiermee week Nederland af van bijvoorbeeld de Duitse gebieden (Pruissen) waar tussen 1840 en 1860 de armenzorg wel was genationaliseerd. De Nederlandse Armenwet weerspiegelde niet alleen het toenmalige politieke klimaat, maar ook het gebrek aan politieke noodzaak om te komen tot goede armenzorg. Armenzorg bleef een gunst en stond primair in het teken van het bewaren van de openbare orde (sociale beheersing).

Onbedoeld werd de Armenwet toch belangrijk voor de financiering van zorg. Het vrijblijvende karakter van de Armenwet verbood eigen initiatief van gemeentebesturen namelijk niet. Die ruimte werd in progressieve gemeentes als Amsterdam, Haarlem en Den Haag benut. Bovendien gaf de wettelijke koppeling tussen de Armenwet en de Krankzinnigenwet van 1884 gemeentes mogelijkheden om dure vormen van geestelijke gezondheidszorg (zoals een psychiatrische opname) te financieren. De Armenwet baande mede hierdoor de weg voor directe overheidsfinanciering van langdurige zorg in Nederland.

Sociale verzekeringen

Het debat over sociale verzekeringen kreeg vanaf 1880 een krachtig impuls. Door het op gang komen van de industrialisatie van Nederland was ook de politieke druk toegenomen om sociale voorzieningen in te voeren. Bovendien was er een buitenlands voorbeeld voor de organisatie van een samenhangend systeem van sociale verzekeringen: het Bismarck-model.

De Duitse Rijkskanselier Otto von Bismarck (▶kadertekst) had aan het einde van de 19^e eeuw een groot aantal sociale wetten tot stand gebracht in Duitsland. Dit geheel bestond uit verzekeringen tegen onvermijdbare bestaansrisico's als werkloosheid, invaliditeit en ouderdom, maar ook een verplichte sociale ziektekostenverzekering voor arbeiders met een inkomen onder een door de overheid bepaalde grens. De premie voor deze verzekering was inkomensafhankelijk en werd betaald door zowel werkgever als werknemer. De uitvoering werd overgelaten aan reeds bestaande ziekenfondsen.

Rond 1900 was er ook in Nederland een politieke meerderheid vóór de invoering van verplichte sociale verzekeringen voor arbeiders. Het Bismarck-model werd hierbij als blauwdruk gebruikt. Dit model was aanvaardbaar voor de diverse politieke stromingen; de liberalen kregen hun kleine rol voor de overheid, de confessionelen kregen een rol van hun maatschappelijke organisaties – het 'maatschappelijk middenveld' – en de socialisten en sociaaldemocraten kregen (mede)zeggenschap over sociale voorzieningen. In het Bismarck-model vonden de motieven van sociale beheersing en emancipatie elkaar vrijwel vanzelf, want niet de staat, maar werkgevers- en werknemers waren de 'eigenaar' van de verzekeringen. Dit idee van zelfsturing kwam tot uiting in de opzet: a) verzekeringen waren beperkt door een inkomensgrens tot bepaalde groepen werknemers; b) ze werden gefinancierd uit inkomensafhankelijke premies, betaald door werkgevers én werknemers; die c) de verzekeringen ook bestuurden.

> **Otto Eduard Leopold von Bismarck**
> Otto Eduard Leopold von Bismarck (1815–1898) was een Pruisische conservatieve staatsman en architect van de Duitse eenwording in 1871. Na de eenwording richtte hij zich op het stimuleren van de Duitse natievorming; eerst door een felle bestrijding van de Rooms-katholieke kerk, later door het actief onderdrukken van de socialistische Arbeiderspartij. Vanaf 1880 zette Bismarck sociale wetgeving in om de bestaande revolutiedreiging te verminderen en de loyaliteit van Duitse arbeiders aan de staat te vergroten. Deze sociale wetgeving had enkele karakteristieke elementen die we later het Bismarck-model zijn gaan noemen. De sociale verzekeringen waren niet bedoeld voor de gehele bevolking, maar alleen gericht op loonarbeiders. De verzekeringen waren bovendien inkomensgerelateerd, zowel in reikwijdte (via een inkomensgrens) als in premie (inkomensafhankelijk). Daarnaast ging de sociale wetgeving uit van de samenwerkingsbereidheid tussen overheid, werkgevers en werknemers. De overheid stelde via wetgeving de kaders vast en hield toezicht, maar de financiering en de uitvoering bleven in handen van de direct belanghebbenden: werkgevers en werknemers.

In de eerste decennia van de 20^e eeuw kreeg het Bismarck-model zijn weerslag in de Ongevallenwet (1901), de Invaliditeits- en Ouderdomswet (1913) en de Ziektewet (1913). De gezondheidszorg – de zorg door medisch professionals – werd echter buiten de sociale zekerheid gehouden. Een sociale ziektekostenverzekering kwam er niet, ondanks verscheidene voostellen daartoe (1903, 1920, 1935, 1937). Politieke tegenstellingen over de mate van overheidsinvloed op medische zorg speelden hierbij een grote rol. Overheidsbemoeienis was volgens de tegenstanders van de sociale ziektekostenverzekering ook helemaal niet nodig, omdat er in de eerste decennia van de 20^e eeuw een florerende markt voor zorgverzekeringen was ontstaan. Er waren ziekenfondsen die zich richtten op de arbeiders, commerciële particuliere ziektekostenverzekeraars die zich richtten op de middeninkomensgroepen en op het platteland waren in veel kleine steden en dorpen ziekenhuisverplegingsverenigingen opgericht. Deze verzekeringsvormen hadden één ding gemeen: ze richtten zich met name op de verzekering van curatieve zorg (huisarts, geneesmiddelen en ziekenhuiszorg). Tussen 1900 en 1940 was het aantal Nederlanders dat zich via een van deze private verzekeringsvormen tegen ziektekosten had verzekerd, gestegen naar ongeveer 65 % van de bevolking (◯fig. 17.1).

Overheid en particulier initiatief

Naast het vraagstuk van de financiering werd er ook nagedacht over de manier waarop de gezondheidszorg moest worden georganiseerd en bestuurd. Ook hier stelde de rijksoverheid in Nederland zich terughoudend op. Het zwaartepunt lag bij gemeentes en de medische beroepsgroep.

Zoals eerder genoemd, was de rol van gemeentes vastgelegd in de Gemeentewet (1851) en de Armenwet (1854). De rol van artsen werd vastgelegd in de vier geneeskundige wetten van 1865, en met name in de Wet op de Uitoefening der Geneeskunst van Thorbecke (▶H. 14). In deze wet werd vastgelegd dat geneeskundigen zelf toezicht moesten houden op de kwaliteit van hun opleiding en hun werk. De autonomie van het geneeskundige beroep was stevig in wetgeving verankerd.

De Wet regelende het geneeskundig Staatstoezigt was bedoeld als aanvulling op de Gemeentewet. De inspecteurs van staatstoezicht kregen de opdracht om gemeentebeleid met

17.2 · Gezondheidszorg – zelfsturing en sociale verzekeringen (1840–1945)

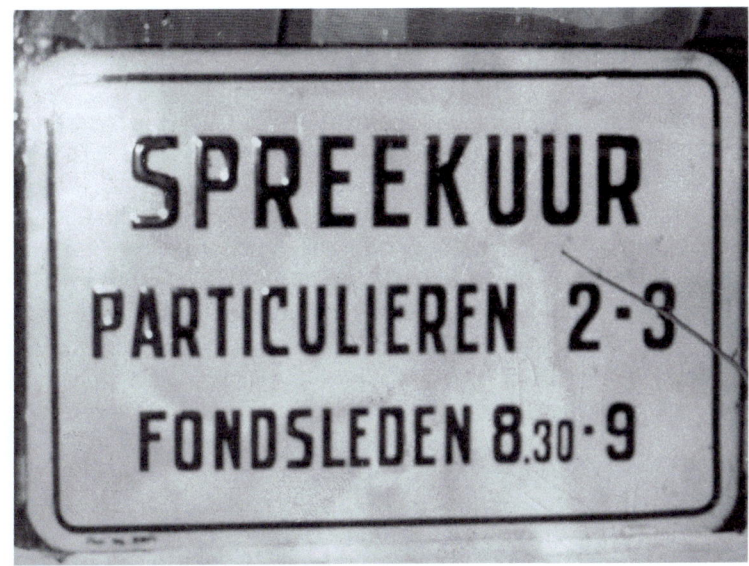

◘ **Figuur 17.1** Verschillende tijden voor particulier verzekerde patiënten en ziekenfondspatiënten in een huisartsenpraktijk (ca. 1960)

betrekking tot de openbare gezondheid te onderzoeken en gemeentes te adviseren en te stimuleren om hun taak uit te voeren. Inspecteurs konden gemeentes echter niet dwingen. Dit leidde tot ongewenste situaties. De meeste gemeentes deden weinig om de problemen op het gebied van de volksgezondheid en medische zorg het hoofd te bieden. Dit dwong zowel de rijksoverheid als inspecteurs en gemeentes tot actie.

Zo zette het falen van gemeentelijk gezondheidsbeleid bij uitbraken van besmettelijke ziekten de rijksoverheid aan tot pogingen om meer grip te krijgen op de organisatie van zorg. De Wet op de besmettelijke ziekten (1872) was hiervan een eerste uiting. Deze wet dwong gemeentebesturen om verordeningen te maken met betrekking tot de isolatie van patiënten met besmettelijke ziekten, het ontsmetten van gebouwen en het opzetten van verpleeglocaties. Via deze wet legde de rijksoverheid gemeentes voor het eerst iets dwingends op. Het resultaat was halfslachtig. De rijksoverheid kon bij epidemieën ingrijpen, maar kon er niet voor zorgen dat gezondheidszorgvoorzieningen op peil bleven. De meeste gemeentes bleven zich principieel verzetten tegen elke vorm van staatsbemoeienis. Dit bleek wederom bij de invoering van de Gezondheidswet (1901). De Gezondheidswet gaf inspecteurs grotere sturende bevoegdheden en voorzag tevens in de instelling van rijksgezondheidscommissies, die zowel adviserend, controlerend, maar ook sturend konden optreden. Dit alles werd massaal geboycot door gemeentes.

In arren moede wendden inspecteurs zich tot betrokken burgers en particuliere organisaties. Jacobus Penn (1821–1890), geneeskundig-inspecteur van de provincie Noord-Holland, was daarin een belangrijke pionier. Hij stimuleerde de bevolking om commissies op te richtten: de zogenoemde 'Kruisverenigingen'. Deze verenigingen hielden zich bezig met ziektepreventie, gezondheidsvoorlichting en verbetering van de hygiëne. In 1875 werden deze lokale commissies verenigd in een provinciale vereniging, het Witte Kruis. Dit initiatief vond in heel Nederland navolging. In 1911 werden deze neutrale kruisverenigingen samengebracht in de landelijke *algemene* vereniging: het Groene Kruis. In de jaren 1920–1940, toen de samenleving in de greep van de verzuiling raakte (zie hierna), ontstonden ook kruisverenigingen op katholieke (Wit-Gele Kruis, 1923) en protestantse (Oranje-Groene

Kruis, 1938) grondslag. Het organisatiemodel van de kruisverenigingen was het schoolvoorbeeld van wat later het 'Particulier Initiatief' in de gezondheidszorg werd genoemd – voortgekomen uit de bevolking en bestuurd en financieel gedragen door de leden.

Gemeentes verzetten zich niet alleen tegen het opdringen van de rijksgezondheidscommissies. Ze reageerden er ook op door eigen Gemeentelijke gezondheidsdiensten (GGD) op te richten en de oprichting van kruisverenigingen te stimuleren. Het idee van de GGD-en werd vervolgens door de rijksoverheid weer overgenomen in een plan om het bestaande netwerk van de geboycotte gezondheidscommissies te vervangen door een netwerk van gemeentelijke gezondheidsdiensten. Dit plan sneuvelde rond 1933. Het was te duur en het was inmiddels ook niet meer nodig. Het particulier initiatief stond te trappelen om deze taak op zich te nemen.

Dit particulier initiatief ontleende zijn maatschappelijke en politieke gewicht aan de verzuiling van de samenleving, die door de Grondwetswijziging van 1917 vaste voet aan de grond had gekregen. De Grondwet erkende vanaf 1917 officieel de gelijkwaardigheid van confessionele (protestantse en katholieke) voorzieningen en 'openbare' door de overheid geleverde voorzieningen. Confessionele en openbare voorzieningen zouden voortaan gelijk behandeld worden bij het ontvangen van overheidssubsidies. Dit was gebaseerd op de opvatting dat de staat zich niet moest bezighouden met het organiseren van sociale taken, maar deze diende over te laten aan het particulier initiatief. Het particulier initiatief organiseerde en bestuurde het geheel, de overheid moest enkel financieren.

Deze wettelijke gelijkschakeling van confessionele en openbare voorzieningen stimuleerde het ontstaan van bondgenootschappen van kerken, particuliere organisaties en politieke partijen in verschillende levensbeschouwelijke blokken (de zuilen). Deze gingen ook de gezondheidszorg beheersen. De verzuiling was overigens geen uniek Nederlands verschijnsel. Wel uitzonderlijk was de intensiteit die dit in Nederland kreeg: de verdeling van de samenleving in protestantse en katholieke blokken van ongeveer gelijk politiek gewicht met een min of meer afgedwongen algemeen blok als restcategorie. Ook uniek was de manier waarop het politieke systeem door confessionele partijvorming werd overheerst en hoe dit doorwerkte in het staatsapparaat, het bestuur én de organisatie van onderwijs, sociale voorzieningen en de gezondheidszorg. De verzuiling had in Nederland het karakter van een compleet maatschappelijk stelsel.

Al snel werd dit stelsel geconfronteerd met een typisch probleem: het risico van chaos. Hoe zorgde je in een stelsel zonder centrale sturing door de overheid voor voldoende samenhang in bijvoorbeeld ziekenhuisvoorzieningen, verpleeghuizen of psychiatrische inrichtingen? De oplossing werd gezocht in het organiseren van bestuurlijk overleg tussen de elites van de zuilen – scheiding aan de basis, maar samenwerking aan de top –, bijgestaan door vertegenwoordigers van de overheid. Het smeermiddel voor dit overleg was de verdeling van overheidssubsidies: protestantse, katholieke en openbare voorzieningen kregen allemaal evenveel geld. Doordat gaandeweg de afhankelijkheid van overheidsfinanciering groter werd, kon de overheid met de geldkraan ook steeds meer samenhang afdwingen.

Zo raakten vanaf 1920 twee aanvankelijk verschillende maatschappelijke bewegingen met elkaar verbonden: de 19e-eeuwse traditie van charitas en zelfsturing én de 20e-eeuwse behoefte aan levensbeschouwelijke profilering. Dit bondgenootschap zou de Nederlandse gezondheidszorg zestig jaar lang domineren.

54 **160**

160

VERORDNUNG

des Generalsekretärs im Ministerium für Soziale Angelegenheiten über das Krankenkassenwesen (Krankenkassenverordnung).

Auf Grund des § 1 der Verordnung Nr. 23/1940 und gemäss den §§ 2 und 3 der Verordnung Nr. 3/1940 des Reichskommissars für die besetzten niederländischen Gebiete wird verordnet:

§ 1.

Krankenkassen *(ziekenfonds)* im Sinne dieser Verordnung sind die vom Generalsekretär im Ministerium für Soziale Angelegenheiten anerkannten Einrichtungen jeder Art zum Zwecke der Durchführung der Versicherung von Personen für den Fall der Krankheit in dem durch die nachfolgenden Vorschriften festgesetzten Mindestumfang.

C

160

BESLUIT

van den Secretaris-Generaal van het Departement van Sociale Zaken betreffende het ziekenfondswezen (Ziekenfondsenbesluit).

Op grond van § 1 der Verordening No. 23/1940 en in overeenstemming met de §§ 2 en 3 der Verordening No. 3/1940 van den Rijkscommissaris voor het bezette Nederlandsche gebied wordt bepaald:

Artikel 1.

Ziekenfondsen in den zin van dit besluit zijn de door den Secretaris-Generaal van het Departement van Sociale Zaken erkende instellingen van iederen aard, welker doel is de uitvoering van de verzekering van personen in geval van ziekte overeenkomstig de in de volgende artikelen vastgestelde minimumeischen.

Figuur 17.2 Het Ziekenfondsenbesluit van 1941, gepubliceerd in het *Verordeningsblad*

Het Ziekenfondsenbesluit van 1941

Rond 1939 was in Nederland nog geen sprake van een wettelijk vastgelegd recht op toegankelijke zorg. Dat betekende echter niet dat er geen voorzieningen waren. De zorg was grotendeels op private grondslag geregeld. Nederland kende dus eerder een *verzorgingsmaatschappij* dan een *verzorgingsstaat*. Dit veranderde tijdens de Duitse bezetting (1940–1945). Na de inval in 1940 begon de Duitse overheid met het vervlechten van de Nederlandse en Duitse economie. Nederland moest immers bijdragen aan de Duitse oorlogsinspanning. Dit betekende ook dat de Duitse en Nederlandse sociale zekerheidswetgeving op elkaar moesten aansluiten. De sociale ziektekostenverzekering werd daarbij een speerpunt. Zonder sociale ziektekostenverzekering en de daar bijhorende werkgeverspremies, hadden Nederlandse werkgevers immers een (in Duitse ogen) ontoelaatbaar concurrentievoordeel.

Het Duitse Ziekenfondsenbesluit van 1941 (fig. 17.2) vormde de voltooiing van een verzorgingsstaat volgens het Bismarck-model, waarvoor in 1901 in Nederland de basis was gelegd (Ongevallenwet). Door de invoering van een verplichte sociale ziektekostenverzekering werd de gezondheidszorg onderdeel van het sociale zekerheidsstelsel. Maar het recht op zorg gold niet voor iedereen. De verplichte Ziekenfondsverzekering was bedoeld voor een bepaalde groep: werknemers met een inkomen *onder* een door de overheid bepaalde loongrens. De inkomensafhankelijke premie werd in gelijke mate door werknemers en werkgevers betaald. De uitvoering van de verplichte verzekering werd toevertrouwd aan bestaande ziekenfondsen, die hiervoor een officiële overheidserkenning moesten krijgen. De verzekering dekte zorg door huisarts, specialist en tandarts, ziekenhuisopnames en genees- en hulpmiddelen. Ongeveer 40 % van de bevolking was verplicht verzekerd, het grootste deel van de bevolking bleef afhankelijk van private verzekeringsarrangementen.

17.3 Toegankelijke gezondheidszorg voor iedereen (1946–1969)

Uitbreiding van het verzekeringsstelsel

Direct na de Duitse bezetting barstte in Nederland een discussie los over de uitbreiding van het recht op zorg. Wederom kwam de aanleiding voor dit debat uit het buitenland: het *Atlantic Charter* (1941). Dit document, getekend door de Amerikaanse president Franklin D. Roosevelt en de Britse premier Winston Churchill, stelde dat ieder mens het recht had om te leven in welvaart, zonder angst en zonder gebrek. Dit idee was praktisch uitgewerkt door een Britse commissie onder leiding van de econoom William Beveridge (▶kadertekst). Het eindrapport, *Social insurance and allied services* (1942), sloeg in binnen- en buitenland in als een bom. Volgens Beveridge hadden alle burgers van Groot-Brittannië recht op sociale ondersteuning voor alle risico's van het leven, van de wieg tot het graf, georganiseerd en gegarandeerd door de staat. De gezondheidszorg werd hiervoor volledig genationaliseerd in een *National Health Service* (NHS).

> **William Henry Beveridge**
> William Henry Beveridge (1879–1963) was een Britse econoom en progressieve politicus die wereldberoemd werd met het rapport *Social insurance and allied services* (1942). Het rapport geldt als een van de belangrijkste inspiratiebronnen voor de opbouw van vrijwel alle naoorlogse verzorgingsstaten. Hij gold in de periode 1910–1939 als dé expert in Groot-Brittannië op het gebied werkloosheidsverzekeringen en andere sociale verzekeringen. Tijdens de Tweede Wereldoorlog werkte hij op verzoek van de Britse regering de ideeën van het *Atlantic Charter* (1941) praktisch uit. Zijn eindrapport stelde dat sociale zekerheid primair de verantwoordelijkheid is van de staat. De staat moest haar burgers een bestaansminimum garanderen '*below which no one should be allowed to fall*'. Na de oorlog werd dit programma in Groot-Brittannië door een Labour-kabinet gerealiseerd. Naast het doorvoeren van de *National Insurance Act* en de *National Assistance Act* werd in 1948 ook de Britse de gezondheidszorg volledig genationaliseerd in een National Health Service (NHS).

Het gedachtegoed van Beveridge is ook in Nederland van groot belang geweest. In de jaren vijftig en zestig bleken zowel de sociaaldemocraten als de confessionele partijen bij de opbouw van Nederlandse verzorgingsstaat door Beveridge geïnspireerd, maar dan wel zonder al te grote staatsbemoeienis (▶kadertekst verzorgingsstaat). Dit gold ook voor de financiering van gezondheidszorg. De door de bezetter ingevoerde verplichte ziekenfondsverzekering bleef van kracht, maar werd niet uitgebreid. Lacunes werden aangepakt met aparte regelingen die niet verplicht werden opgelegd. De vrijwillige ziekenfondsenverzekering voor zelfstandigen bleef bestaan en daarnaast kwam een aparte bejaardenverzekering. De overheid bemoeide zich echter niet met de vrije markt van particuliere ziektekostenverzekeringen.

Toch raakten de publieke sociale ziektekostenverzekeringen en private markt van particuliere ziektekostenverzekering in de jaren vijftig innig met elkaar verstrengeld. Doordat particuliere verzekeraars veel meer betaalden voor dezelfde vormen van zorg dan ziekenfondsen, konden de ziekenfondstarieven kunstmatig laag worden gehouden. Voor zorgverleners vormden de hogere particuliere tarieven een manier om hun lagere (ziekenfonds)inkomen te compenseren. Voor de overheid was deze vorm van kruissubsidie een manier om de kosten van de ziekenfondsverzekering te drukken. Daarnaast gingen ziekenfondsen ook zelf de vrije markt op. Ziekenfondsen richtten tussen 1947 en 1950 massaal hun eigen particuliere ziektekostenverzekeringsinstellingen op: de 'bovenbouwers'. De bovenbouwers waren particuliere ziektekostenverzekeraars die werkten volgens het Beveridge-gedachtegoed: algemene toegankelijkheid en 'sociale verzorging naar sociale behoefte' (risicosolidariteit).

Commerciële ziektekostenverzekeraars kwamen hierdoor klem te zitten. Zij verloren aan twee kanten verzekerden aan het ziekenfonds: via de verhoging van de loongrens én door concurrentie van bovenbouwers. Onder die druk veranderden zij hun beleid. Voorheen hadden commerciële particuliere ziektekostenverzekeraars 'slechte risico's' (ouderen, chronisch zieken, pasgeborenen en zwangere vrouwen) door risicoselectie zo veel mogelijk geweerd uit het verzekerdenbestand, bijvoorbeeld door het eenzijdig opzeggen van verzekeringen bij hoge claims of het weigeren van mensen op basis van hun 'risicoprofiel'. Dit werd nu zo veel mogelijk afgeschaft. Maar deze beleidswijziging was alleen mogelijk doordat verzekeraars concurrentie via kartels en (in)formele afspraken zo veel mogelijk beperkten. Onder druk van het Beveridge-gedachtegoed – toegankelijke zorg voor iedereen – maakte de markt zelf een einde aan marktwerking.

De Algemene Wet Bijzondere Ziektekosten (AWBZ) van 1968 was volgens velen de sluitsteen van de Nederlandse verzorgingsstaat. De algemene toegankelijkheid die in de curatieve zorg via ziekenfonds- en particuliere ziektekostenverzekering was gerealiseerd, werd via de AWBZ ook voor de langdurige zorg geregeld. De aanleiding hiervoor was de vervanging van de Armenwet door de Algemene Bijstandswet in 1965. De Bijstandswet kende niet dezelfde mazen en kieren als de Armenwet die, zoals we eerder hebben gezien, sommige gemeentes de mogelijkheid had gegeven om dure vormen van zorg te financieren. Vooral de GGZ en zorg voor mensen met een beperking kwamen hierdoor in de knel te zitten (▶H. 16). De AWBZ bood een nieuwe financieringsbron voor vrijwel alle vormen van langdurige zorg.

Organisatie en bestuur – ruim baan voor het particulier initiatief

Zowel de organisatie en het bestuur van zorg bleven na 1945 stevig in handen van het particulier initiatief. Vrijwel alle vormen van zorg bleven privaat georganiseerd. Daarbij speelde het particulier initiatief ook een sleutelrol in de opbouw van de Nederlandse verzorgingsstaat. In tegenstelling tot bijvoorbeeld Engeland, trok de overheid in Nederland deze taak niet volledig naar zich toe. De overheid was weliswaar verantwoordelijk voor de kwaliteit en toegankelijkheid van zorg, maar de concretisering hiervan lag in handen van de ziekenfondsen en verzekeraars, beroepsbeoefenaren en instellingen. Dit betekende ook een verregaande betrokkenheid van het particulier initiatief bij het overheidsbeleid. Geïnspireerd door het bestuurlijke model van de verzuiling – scheiding aan de basis, samenwerking aan de top – werden

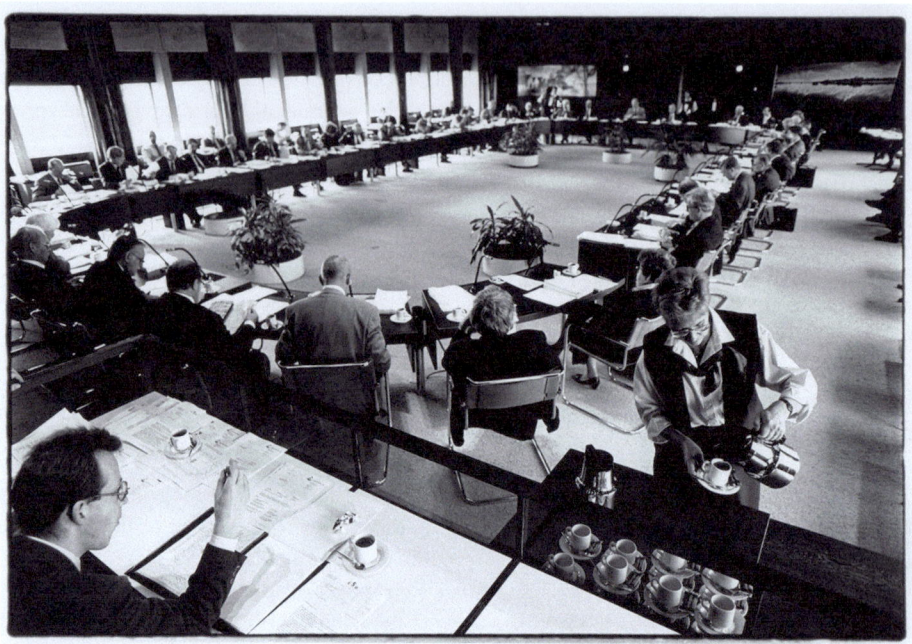

Figuur 17.3 Nederland polderland: de Ziekenfondsraad in vergadering bijeen (1994)

er landelijke overleg- en adviesorganen opgetuigd, waarin de bestuurlijke elites uit de zorg zich, samen met vertegenwoordigers van de overheid, bogen over vrijwel alle aspecten van de gezondheidszorg, zoals de:
- Centrale Commissie voor de Volksgezondheid (1945): overleg, advies en coördinatie van het beleid;
- Ziekenfondsraad (1949): advies, beheer, toezicht en uitvoering van de sociale ziektekostenverzekering;
- Ziekenhuiscommissie (1947): advisering over de planning en bouw van ziekenhuizen;
- Stichting Centraal Orgaan Ziekenhuistarieven (1962): goedkeuring en vaststelling van tarieven.

De Ziekenfondsraad was het meest uitgesproken voorbeeld van deze gezamenlijke manier van beleid maken. In deze raad beheerden vertegenwoordigers van de overheid en van werknemers- en werkgeversorganisaties, ziekenfondsen, artsen en instellingen alle sociale ziektekostenverzekeringen (fig. 17.3). De Ziekenfondsraad was toezichthouder, regelgever én verplicht college van advies voor minister en parlement. Er kon geen zorgbeleid worden doorgevoerd zonder dat de Ziekenfondsraad was geraadpleegd. Ook beheerde de Ziekenfondsraad de premies van de verplichte ziekenfondsverzekering en de AWBZ.

Ook toen de confessionele signatuur van de organisaties vanaf 1960 op de achtergrond raakte, bleef dit bestuurlijke bouwwerk gewoon functioneren. Het was profijtelijk en succesvol. Profijt was er voor alle partijen. De overheid had direct inzicht in de opvattingen en wensen van belanghebbenden in de gezondheidszorg en door hun betrokkenheid bij het overheidsbeleid was er vanzelfsprekende steun voor. Bovendien kon het overheidsapparaat klein blijven doordat veel beleidsvoorbereidend werk door de landelijke organisaties en in de overlegorganen werd gedaan. Ook voor organisaties zelf was deze betrokkenheid bij de beleidsvorming voordelig. Men was in een vroeg stadium op de hoogte van beleidsvoornemens, de lobby naar de overheid was goedkoop en effectief en de betrokkenheid van de particuliere organisaties bij het beleid gaf hen ook maatschappelijk gezag. Het succes van deze manier van beleid maken weerspiegelde zich in de geslaagde opbouw van de Nederlandse verzorgingsstaat.

17.4 Een nieuw geluid – gereguleerde concurrentie (1970-heden)

De gezondheidszorg onder druk

Aan het einde van de jaren zestig was volgens velen de verzorgingsstaat voltooid. Op het gebied van de gezondheidszorg waren de verschillende publieke en private ziektekostenverzekeringen samengesmeed tot een stelsel dat voor de gehele bevolking toegang bood tot alle mogelijke vormen van zorg. Ongeveer tweederde van de bevolking was verzekerd via een publiek-sociale ziektekostenverzekering; eenderde van de bevolking was verzekerd via een private particuliere ziektekostenverzekering. In de loop van de jaren zeventig begon het stelsel echter te kraken. Drie ontwikkelingen waren daarvoor verantwoordelijk: snel stijgende kosten, vergrijzing en een zich doorzettende individualisering.

De kostenexplosie die de gezondheidszorg rond 1970 trof, werd veroorzaakt door een snelle stijging van de loonkosten. De gezondheidszorg is, vergeleken met bijvoorbeeld de industrie, een arbeidsintensieve bedrijfstak waar loonstijgingen niet altijd samenvallen met hogere productiviteit. Waar in de industrie hogere loonkosten kunnen worden gecompenseerd door bijvoorbeeld mechanisering of automatisering, moeten in de gezondheidszorg met hogere lonen evenveel handen aan het bed werkzaam blijven. De zorg wordt daardoor in vergelijking met de industrie duurder. Dit wordt ook wel het Baumol-effect genoemd. Dit fundamentele economische gegeven stuwde met name de prijzen sterk omhoog: tussen 1970 en 1975 stegen bijvoorbeeld de prijzen voor ziekenhuisopnames met gemiddeld 20 % per jaar. Dit zette de particuliere ziektekostenverzekering onder druk. Particuliere verzekeraars werden geconfronteerd met het feit dat oudere verzekerden gemiddeld genomen veel hogere kosten maakten dan jongeren. Tegelijkertijd kregen zij te maken met de verplichting tot reserveopbouw vanuit de Europese Economische Gemeenschap (de voorloper van de EU) en een door de hoge inflatie ingegeven stringent prijsbeleid, waardoor prijsstijgingen eerst moesten worden goedgekeurd door de overheid.

De enige uitweg voor particuliere verzekeraars uit deze ongelukkige samenloop van omstandigheden, was het vol inzetten op de werving van jonge verzekerden. Tegen het einde van de jaren zeventig werd er door verzekeraars volop gebruik gemaakt van polissen met hoge eigen risico's en vanaf 1980 ook van leeftijdsafhankelijke premies. Deze nieuwe producten sloten goed aan bij de geïndividualiseerde leefwereld van de zogenoemde 'babyboomgeneratie' (geboren tussen 1945 en 1955) die in de jaren zeventig volwassen werd. Zij wilden graag een ruime keuze en een zo laag mogelijke prijs. We zien dan ook dat in deze periode het vergelijken van ziektekostenverzekeringen op prijs en dekking door bijvoorbeeld de Consumentenbond een grote vlucht nam; iets wat vóór 1970 niet gebeurde.

Particuliere ziektekostenverzekeraars hadden steeds meer moeite om het Beveridgegedachtegoed overeind te houden. De beleidsreacties op dit probleem zouden de financiering en organisatie van zorg de komende decennia bepalen. Progressieve politieke partijen zochten hun heil in de nationalisatie van de gezondheidszorg, zoals vervat in de Structuurnota (1974) van het kabinet Den Uyl. Tegelijkertijd werden ook de eerste ideeën over beperkte marktwerking geïntroduceerd via het Zeven Pijlersplan (1972) van het particuliere ziektekostenverzekeringsbedrijf. Geen van beide ideeën kon echter rekenen op een politieke meerderheid.

De jacht op jonge gezonde verzekerden destabiliseerde het gehele verzekeringssysteem. Door het weglokken van jongeren met lage premies uit de vrijwillige ziekenfondsverzekering kwam deze aan de rand van een faillissement te staan. Uiteindelijk was overheidsingrijpen onvermijdelijk. Met de Kleine Stelselwijziging (1986) werden algemene toegankelijkheid en risicosolidariteit wettelijk verankerd in de particuliere ziektekostenverzekering.

Niet alleen het financieringssysteem, maar ook de manier van beleid maken kwam in de loop van de jaren zeventig en tachtig in de knel. In het veranderende maatschappelijke en politiek klimaat, waarin partijen als D'66 pleitten voor meer directe democratie en staatsrechtelijke zuiverheid, kwam de dubbelrol van beroepsorganisaties en instellingen – private organisaties die publieke taken vervullen – steeds meer onder vuur te liggen. Tegelijkertijd zorgde de doorzettende ontzuiling vanaf 1970 voor het wegvallen van het maatschappelijk draagvlak van de particuliere betrokkenheid bij beleidsvorming. Afzonderlijke leden begonnen zich steeds onafhankelijker te gedragen en wensten zich niet meer op voorhand vast te leggen op de uitkomsten van wat zich in de beslotenheid van de overlegkamertjes afspeelde. De kritiek op de ondoorzichtige afwegingen en ondemocratische besluitvorming in de overleg- en adviescolleges zwol aan, evenals de politieke weerzin tegen wat inmiddels ervaren werd als hun 'hindermacht'.

De opmars van gereguleerde concurrentie

De kostenexplosie in de zorg werd in de jaren tachtig effectief beteugeld. De overheid had hiervoor ingrijpende maatregelen genomen, zoals het beperken van het zorgaanbod via budgettering. Dit betekende dat ziekenhuizen en andere zorgvoorzieningen elk jaar een vooraf bepaald maximumbudget kregen toegewezen. Door deze financiële begrenzing namen ook de wachttijden toe, want het aanbod bleef noodgedwongen achter bij de vraag. De Commissie-Dekker (1987) stelde voor om het overheidsbeleid niet langer op het aanbod te richten, maar op de vraag. Het idee van gereguleerde concurrentie, afkomstig van de Amerikaanse gezondheidseconoom Alain Enthoven (▶kadertekst), werd hiervoor als uitgangspunt genomen.

Alain Enthoven

Alain Enthoven (1930) is een Amerikaans gezondheidseconoom en geestelijk vader van 'gereguleerde concurrentie' in de gezondheidszorg. Aanvankelijk hield hij zich bezig met defensievraagstukken, maar begin jaren zeventig ontstond zijn interesse voor gezondheidseconomie. Dit werkte hij als hoogleraar aan Stanford University verder uit. Daar ontwikkelde hij ook zijn ideeën over gereguleerde concurrentie. Hij vond, evenals Beveridge, dat gezondheidszorg voor iedereen toegankelijk moest zijn. Maar hij stelde ook vast dat genationaliseerde gezondheidszorgsystemen als de NHS niet uitblonken in doelmatigheid. De geleverde zorg sloot vaak niet aan bij de wensen van de patiënt en de patiënt had weinig macht of keuzevrijheid. Omdat niemand zich goed realiseerde hoeveel zorg eigenlijk kostte, werd er volgens hem veel geld vermorst aan onnodige of zelfs onzinnige zorg. Concurrentie tussen zorgverleners en zorgverzekeraars moest daarom zorgen voor zowel kostenbeheersing als hogere kwaliteit. De overheid moest bewaken dat dit niet ten koste ging van de solidariteit en toegankelijkheid.

De wereldwijde kostenexplosie in de zorg had de wetenschappelijke discipline van de gezondheidseconomie een sterke impuls gegeven, vooral in de Verenigde Staten. Daar probeerden economen al langere tijd te achterhalen waarom de gezondheidszorg zich zo anders gedroeg dan andere economische sectoren. In zijn boek *Health Plan* (1980) had Enthoven bestaande ideeën over een basisverzekering met gereguleerde concurrentie tussen zorgverzekeraars én zorgverleners verder uitgewerkt tot één geheel. Enthovens systeem bood niet alleen meer doelmatigheid door marktwerking, maar door regulering ook garanties voor toegankelijke zorg. De Commissie-Dekker, die goed zag dat het Nederlandse ziektekostenverzekeringssysteem grote gelijkenissen vertoonde met het publiek-private verzekeringssysteem van de Verenigde Staten, nam Enthovens ideeën over. De basisverzekering van Dekker ging uit van concurrentie tussen verzekeraars en zorgverleners, maar het was de overheid die de verzekerings- en acceptatieplicht zou opleggen, de samenstelling van de basisverzekering en de hoogte van de inkomensafhankelijke premie zou bepalen en de risicoverevening tussen verzekeraars zou organiseren (zie hierna).

Het Dekker-plan viel eind jaren tachtig in vruchtbare bodem. Een stevige economische crisis dwong de overheid tot bezuinigingen. Bovendien sloot het idee van vraagsturing niet alleen naadloos aan bij de roep om meer keuzevrijheid en zelfbeschikking, maar ook bij het neoliberale denken over kleinere verzorgingsstaten. Een snelle invoering van het Dekker-plan mislukte echter. De bestaande bestuursstructuur met verplichte advisering door onder andere de Ziekenfondsraad en de SER maakte dat onmogelijk.

Toch ging de politieke en maatschappelijke discussie begin jaren negentig niet over de vraag óf er gereguleerde concurrentie moest komen; het ging over het *invoeringstraject* – wel of niet via de AWBZ – en de *randvoorwaarden*: risicoverevening en de omschrijving van zorgfuncties. Een door de overheid ingericht risicovereveningsysteem moest verzekeraars met veel 'slechte risico's' in hun verzekerdenbestand compenseren voor de hogere kosten die dit met zich meebracht. Dit zou eerlijke concurrentie mogelijk maken en de prikkel voor risicoselectie bij verzekeraars wegnemen. Dat laatste was essentieel voor een voor iedereen toegankelijke ziektekostenverzekering (Beveridge). Over de details van dit systeem kon echter geen overeenstemming worden bereikt. Dit gold ook voor de discussie over de omschrijving van zorgfuncties. Om patiënten in staat te stellen zelf hun zorg te kiezen, moest die op een andere manier worden omschreven in het verzekerde pakket – een manier die in het midden liet wie de zorg zou verlenen. Dit zorgde direct voor hoogoplopende ruzies tussen zorgverleners wie over welke vorm van zorg ging.

Rond 1993 leek de basisverzekering van Dekker dood en begraven, gesneuveld op vastgelopen discussies over randvoorwaarden, politieke weerstanden en verzet van werkgeverszijde en organisaties uit de zorg. Maar onder het kabinet Kok I (1994–1998) werd achter de schermen hard doorgewerkt, onder andere met het hervormen van het stelsel van wettelijke advies- en bestuursorganen. Die werden één voor één ontmanteld of omgebouwd. De Ziekenfondsraad werd in 1998 opgeheven en vervangen door het College voor Zorgverzekeringen (CvZ). Het CvZ was geen raad van belangenvertegenwoordigers, maar Zelfstandig bestuursorgaan (ZBO) van de overheid, bemand door onafhankelijke deskundigen. Nog nooit was de directe invloed van de overheid zo groot geweest.

Rond 2000 waren de bestuurlijke en financiële kaders van de Nederlandse gezondheidszorg verregaand veranderd. De niet-teruggedraaide voorbereidingen op het mislukte Dekker-plan hadden er in de jaren negentig voor gezorgd dat publieke en private ziektekostenverzekering op natuurlijke wijze waren samengesmolten: ziekenfondsen en particuliere ziektekostenverzekeraars deden eigenlijk hetzelfde. De verlammende invloed van het particulier initiatief op de landelijke beleidsvorming was verdwenen, maar de rol van particuliere organisaties in de gezondheidszorg was zeker niet uitgespeeld. Enkele belangrijke basiskenmerken van de gezondheidszorg waren namelijk niet veranderd. Zelfregulering (Bismarck) en solidariteit waren nog steeds belangrijke waarden. De zorg werd nog steeds verleend door private organisaties en zelfstandige beroepsbeoefenaren en werd nog steeds grotendeels gefinancierd door publieke én private verzekeringen. De overheid was nog steeds verantwoordelijk voor de kwaliteit, toegankelijkheid (Beveridge) en doelmatigheid (Enthoven) van de gezondheidszorg, maar had nog steeds weinig *materiële* overheidsmacht om die op eigen kracht waar te maken.

Dit bleek wederom bij de invoering van de Zorgverzekeringswet (2006). Weliswaar kon de overheid door de afschaffing van het verplichte 'adviescircus' vrijer opereren bij het zoeken naar politieke steun, maar ze was nog steeds erg afhankelijk van medewerking uit het veld. Medewerking van werkgevers, zorgverzekeraars, ziekenhuizen, artsen- en patiëntenorganisaties was onontbeerlijk en hun invloed op de beleidsvorming was nog steeds groot. De Zorgverzekeringswet was evenzeer een overwinning voor de 'gereguleerde markt' als een bevestiging van de vitaliteit van de 'oude' overlegcultuur. De basisverzekering die hiermee in het leven werd geroepen, was in de kern een door de overheid gecontroleerd sociale ziektekostenverzekering, waarin plaats was ingeruimd voor gereguleerde concurrentie: privaat ondernemerschap onder toezicht, maar ook in dienst van de staat.

Verder lezen

Swaan A de. Zorg en de staat. Welzijn, onderwijs en gezondheidszorg in Europa en de Verenigde Staten in de nieuwe tijd. Amsterdam: Uitgeverij Bert Bakker; 1989.

Velden HF van der. Financiële toegankelijkheid tot gezondheidszorg in Nederland 1850–1941. Medische armenzorg, ziekenfondsen en de verenigingen voor ziekenhuisverpleging op nationaal en lokaal niveau (Schiedam, Roordahuizum en Amsterdam). Dissertatie Erasmus Universiteit Rotterdam; 1993.

Companje K-P, Hendriks RHM, Veraghtert KFE, Widdershoven BEM. Two centuries of solidarity. German, Belgian and Dutch social health insurance 1770–2008. Amsterdam: Aksant; 2009.

Bijlagen

© Bohn Stafleu van Loghum is een imprint van Springer Media B.V., onderdeel van Springer Nature 2018
H. F. P. Hillen, E. S. Houwaart en F. G. Huisman (Red.), *Medische geschiedenis*,
https://doi.org/10.1007/978-90-368-2169-8

Bronvermelding illustraties en figuurbijschriften afbeeldingen hoofdstukopeningen

Er is naar gestreefd de rechten van de illustraties in dit boek te regelen volgens de wettelijke bepalingen. Hiervoor is daar waar nodig contact gezocht met de rechtenhebbende. Als het zo is dat dat niet zou zijn gebeurd voor een voorkomend geval en er wordt gemeend rechten te kunnen doen gelden, gelieve dan contact op te nemen met de uitgever.

Figuurbijschriften beelden hoofdstukopeningen

Hoofdstuk 1: Detail van Triomf van de dood (Pieter Brueghel de Oude, ca. 1562).
Hoofdstuk 2: De dood was altijd dichtbij: een jonge tuberculosepatiënt en de dood, allegorie van de tuberculose (Richard Tennant Cooper, 1912).
Hoofdstuk 3: De 'ziekte-man': afbeelding van de aandoeningen die eens mens kunnen treffen. Ziekten werden geacht vooral een constitutioneel karakter te hebben, en werden dus niet gelokaliseerd (Fasciculus medicinae van Johannes de Ketham, 1491).
Hoofdstuk 4: Frenologische modellen, die werden gebruikt in het medisch onderwijs. Franz Joseph Gall (1758–1828) stelde dat aanleg en karakter kunnen worden gemeten aan de vorm en de grootte van de schedel.
Hoofdstuk 5: Cinchona officinalis of de ware Jezuïetenbast. Kinabast werd in Europa geïmporteerd uit Peru, Bolivia en later Java en werd vanaf 1650 massaal gebruikt tegen koortsende ziekten.
Hoofdstuk 6: Titelpagina van de verzamelde werken van Hippocrates (Venetië: Hieronymus Mercurialis, 1588).
Hoofdstuk 7: De monaurale stethoscoop van Laennec, rechts de eerste versie uit 1819 en links de verbeterde versie uit 1838.
Hoofdstuk 8: Testbuizen voor tuberculosekweken uit het Instituut Pasteur (Parijs, ca.1900).
Hoofdstuk 9: Choleramortaliteit in samenhang met meteorologische metingen in Engeland in 1849.
Hoofdstuk 10: Elektrocardiograaf van Thomas Lewis (1881–1945). In overleg met Willem Einthoven liet Lewis in 1930 een cardiograaf bouwen op basis van de snaargalvanometer. Met dit toestel werden de eerste waarnemingen bij ritmestoornissen gedaan.
Hoofdstuk 11: De consultatie (naar Thomas Rowlandson, 1869).
Hoofdstuk 12: Cosmas en Damianus, patroonheiligen van de geneeskunde en de chirurgie. Door de kleding en de attributen wordt de ambachtsman (links) en de geleerde (rechts) herkend (gewelfschildering Martinikerk Groningen).
Hoofdstuk 13: Het Sint-Servaasgasthuis, gelegen aan het Vrijthof te Maastricht (1669). Al in 1050 in gebruik als Godshuis voor de verzorging van zieke pelgrims. Tot 1821 in gebruik geweest als burgerlijk en militair hospitaal.
Hoofdstuk 14: De klassieke en de moderne professie. Studenten van Johns Hopkins Medical School staan voor een schilderij van 'The Four Doctors', waarop de grondleggers van de moderne medische professie in de Verenigde Staten staan afgebeeld. V.l.n.r.: de patholoog William Henry Welch, de chirurg William Halsted, de internist William Osler en (niet in beeld) de gynaecoloog Howard Kelly.
Hoofdstuk 15: De huisvlieg als bedreiging van de openbare gezondheid. (U.S. Public Health Service, 1922).
Hoofdstuk 16: 'Ach vader, drink niet meer' (campagne van de Volksbond tegen drankmisbruik, ca 1880).
Hoofdstuk 17: Demonstratie op het Binnenhof van de groep "Stop het eigen risico". November 1979.

Omslag

Una sala del hospital durante la visita del médico en jefe (uitsnede), Luis Jiménez Aranda ©. Museo Nacional del Prado.

Hoofdstuk 1

- Hoofdstukopeningsbeeld: Wikimedia Commons. Publiek Domein. Schilderij 'De triomf van de dood', Pieter Brueghel de Oude ca.1562. Prado Museum, Madrid.
Alle grafieken zijn door de auteur zelf gemaakt.

Hoofdstuk 2

- Hoofdstukopeningsbeeld: Wellcome Library 24009i. A sickly young woman sits covered up on a balcony; death (a ghostly skeleton clutching a scythe and an hourglass) is standing next to her; representing tuberculosis. Cooper R.T, Gouache, 1912
- Figuur 2.1: foto van Mario Suriani, genomen tijdens de Gay Parade in New York (1983)
- Figuur 2.2: Stadsarchief Amsterdam: prent van Claes Jansz Visscher uit de collectie Atlas Dreesmann
- Figuur 2.3: Wikimedia Commons (publiek domein)
- Figuur 2.4: Wellcome-collectie Londen: Edward Jenner vaccineert patiënten tegen pokken; karikatuur door James Gillray (1802)
- Figuur 2.5: Wellcome-collectie Londen: Syphilis; gouache door Richard Tennant Cooper (1912)
- Figuur 2.6: Universiteit van Amsterdam: bijzondere collecties, plaatsnummer OTM: K 96–159. Uit Louis Raemaekers, *Gezondheid is de grootste schat* Uitgegeven door de Nederlandsche Centrale Vereeniging tot bestrijding der tuberculose (Den Haag, 1927)

Hoofdstuk 3

- Hoofdstukopeningsbeeld: Wellcome Images L0001164. Male figure with diseases attached and functions of braincells. late 15th century. Fasciculus medicinae. Johannes de Ketham.
- Figuur 3.1: a World Health Organization (WHO) Genève, International Classification of Diseases (ICD), editie 1948; b World Health Organization (WHO) Genève, International Classification of Diseases (ICD) editie 1967; c World Health Organization (WHO) Genève, International Classification of Diseases (ICD) editie 1992

Hoofdstuk 4

- Hoofdstukopeningsbeeld: Wellcome Images. Science museum London. Sixty miniature heads used in phrenology Manchester.
- Figuur 4.1: Wellcome-collectie Londen: René Descartes; gravure door J. Chapman (1800) naar Frans Hals (1649)
- Figuur 4.2: Wikimedia Commons (publiek domein)
- Figuur 4.3: Wellcome-collectie Londen: Emil Kraepelin
- Figuur 4.4: Wellcome-collectie Londen: frenologisch hoofd van Lorenzo Niles Fowler

Hoofdstuk 5

- Hoofdstukopeningsbeeld: Wellcome Library 25394i. Cinchona plant (Cinchona officinalis). Johann Ihle, 1801, ets met waterverf inkleuring
- Figuur 5.1: Wellcome-collectie Londen: illustratie door Benjamin Armand Rabier
- Figuur 5.2: Wellcome-collectie Londen: uit Andreas Cleyer, *Specimen medicinae Sinicae* (1682)
- Figuur 5.3: Wellcome-collectie Londen: uit D. Gopalacharlu, *Ayurvedic medicines prepared by Ayurveda Marthanda Bhishangmani Pandit* (1909)

Hoofdstuk 6

- Hoofdstukopeningsbeeld: Wellcome Collection. Hippocratis Coi. Opera quae extent Graece et Latine. Venetië 1588
- Figuur 6.1: Wellcome-collectie Londen: miniatuur uit Hippocrates, *Aphorismi* (ms late 15e eeuw)
- Figuur 6.2: Wellcome-collectie Londen: houtsnede uit Galenus, *Therapeutica liber XIV* (1500)
- Figuur 6.3: Wellcome-collectie Londen: uit Herman Boerhaave, *Sermo academicus de comparando certo in physicis* (1715)

Hoofdstuk 7

- Hoofdstukopeningsbeeld: Wellcome Collection. voorpagina van: Laennec, L'auscultation mediate et des maladies des poumons et du coeur. Engelse uitgave 1838
- Figuur 7.1: Universiteitsbibliotheek Groningen: titelpagina van Frederick Ruysch, *Hondert anatomische en chirurgicaale aanmerkingen*
- Figuur 7.2: Wellcome-collectie Londen: gravure Hôtel Dieu van R. Wallis naar B. Ferrey (1830)
- Figuur 7.3: Wikimedia Commons (publiek domein)

Hoofdstuk 8

- Hoofdstukopeningsbeeld: Wellcome images, Science Museum London. Bacteriological preparations from the Pasteur Institute. France 1900.
- Figuur 8.1: Wellcome-collectie Londen: litho naar Wilhelm Trautschold (ca. 1840)
- Figuur 8.2: Wellcome-collectie Londen: uit L. Brunton, *Therapeutics of the circulation* (1914)
- Figuur 8.3: Wikimedia Commons (publiek domein)

Hoofdstuk 9

- Hoofdstukopeningsbeeld: Wellcome Collection K 27942. Report on the mortality of cholera in England 1848–49. William Farr
- Figuur 9.1: Wellcome-collectie Londen: portret van Louis door Maurin
- Figuur 9.2: van ▶http://www.jameslindlibrary.org (geraadpleegd op 13 november 2017)
- Figuur 9.3: foto: Bart Versteeg

Hoofdstuk 10

- Hoofdstukopeningsbeeld: Wellcome Collection, Science museum London. Thomas Lewis' electrocardiograph, Cambridge, England 1930
- Figuur 10.1: Universiteitsmuseum Utrecht, Collectie dr. F.P. Fischerstichting (inv.nr. UF-71). Foto: Peter Rothengatter
- Figuur 10.2: publiek domein
- Figuur 10.3: uit Harold E.B. Pardee (1925), 'Heart disease and abnormal electrocardiogram, with special reference to the coronary T Wave' in: *American journal of the medical sciences,* 169, 270. (verkregen via ►https://archive.org)
- Figuur 10.4A en B: Siemens Healthineers MedArchive

Hoofdstuk 11

- Hoofdstukopeningsbeeld: Wellcome images, (Wellcome images, ►https://wellcomecollection.org/works/ujj3ef8y)
- Figuur 11.1: Wellcome-collectie Londen: gekleurde houtgravure
- Figuur 11.2: Rijksmuseum Boerhaave Leiden. Foto: Tom Haartsen
- Figuur 11.3: Tate Gallery Londen: Luke Fildes, 'The doctor' (1887)
- Figuur 11.4: van ►http://iotworm.com (geraadpleegd op 13 november 2017)

Hoofdstuk 12

- Hoofdstukopeningsbeeld: Wikipedia. Gewelfschildering. Maria met Cosmas en Damianus in de Martinikerk in Groningen
- Figuur 12.1: Wellcome-collectie Londen: uit W.S. Halsted, *Surgical papers* (1924)
- Figuur 12.2: Wellcome-collectie Londen: portret van Ehrlich in zijn laboratorium
- Figuur 12.3: van ►http://www.pravmir.ru (geraadpleegd op 13 november 2017)

Hoofdstuk 13

- Hoofdstukopeningsbeeld: Regionaal Historisch Centrum Limburg. Tekening van het Sint-Servaasgasthuis in Maastricht. Josua de Grave (1645-1712)
- Figuur 13.1: collectie Rijksmuseum Twenthe, Enschede (foto: R. Klein Gotink)
- Figuur 13.2: Wikimedia Commons (publiek domein)
- Figuur 13.3: collectie Stadsarchief Rotterdam: Coolsingelziekenhuis te Rotterdam, ca 1930
- Figuur 13.4: Wellcome-collectie Londen: ontwerptekening van Plymouth hospital
- Figuur 13.5: Wellcome-collectie Londen: foto van de London Stereoscopic & Photographic Company Ltd

Hoofdstuk 14

- Hoofdstukopeningsbeeld: Johns Hopkins School of Medicine. Alumni News, 55, 2016. (hopkins ►medicine.org)
- Figuur 14.1: Wellcome-collectie Londen: naar een houtsnede uit 1493

- Figuur 14.2: Rijksmuseum Amsterdam: schilderij door Johan Heinrich Neuman Wikimedia Commons (publiek domein)
- Figuur 14.3: ►http://wellbeing-support.com

Hoofdstuk 15

- Hoofdstukopeningsbeeld: Wellcome images. House Fly. Public Health poster U.S. Public Health Service. L.H.Wilder, kleuren lithograph. 1912/1922
- Figuur 15.1: *Nederlandsch tijdschrift voor geneeskunde 7* (1863) 577
- Figuur 15.2: *Nederlandsch tijdschrift voor geneeskunde 24* (1880) I, 31
- Figuur 15.3: publiek domein
- Figuur 15.4: publiek domein
- Figuur 15.5: GGD Maastricht

Hoofdstuk 16

- Hoofdstukopeningsbeeld: Rijksstudio Rijksmuseum. Publiek domein. 'Vader, niet meer', gravure van Johannes Walter, naar Johan Braakensiek (1849–1878)
- Figuur 16.1: Stadsarchief Amsterdam
- Figuur 16.2: Rijksmuseum Amsterdam. Foto: Roel Visser
- Figuur 16.3: van de website 'Het geheugen van Nederland', ontwikkeld door de Koninklijke Bibliotheek: ►http://www.geheugenvannederland.nl (geraadpleegd op 13 november 2017)
- Figuur 16.4: Nationaal Archief Den Haag, fotocollectie

Hoofdstuk 17

- Hoofdstukopeningsbeeld: Fotocollectie Anefo. Nationaal archief
- Figuur 17.1: Stichting Spaarnestad Photo/Nationaal Archief
- Figuur 17.2: collectie Stichting Historie Ziekenfondswezen
- Figuur 17.3: van de website 'Het geheugen van Nederland', ontwikkeld door de Koninklijke Bibliotheek: ►http://www.geheugenvannederland.nl (geraadpleegd op 13 november 2017)

Register

A

abolitionist 29
Academiedebat 131
Academisch Medisch Centrum (AMC) 193
acupunctuur 74
aderlating 215
afschafgeneeskunde 142
aids 111, 240
Albinus, Bernard Siegfried 106
Algemene Bijstandswet 269
Algemene Wet Bijzondere Ziektekosten (AWBZ) 269
alkaloïdenchemie 72
Allgemeines Krankenhaus 196, 199
alternatieve behandelwijze 67
alternatieve denkstijl 73
ambulante geestelijke gezondheidszorg 249
ambulante hulp 251
ambulantisering 245
anamnese 88, 168, 171, 173, 216
Andral, Gabriel 106
antibioticaresistentie 240
antibioticum 12
antipsychiatrie 254
antipsychotisch middel 58
antiseptische methode 203
antivivisectiebeweging 119
Aphrodisias, Alexander van 130
appendicitis 181
arbeidstherapie 248
Aristoteles 52, 213
Armenwet 249, 263, 264
armenzorg 262
Armstrong, David 221
artemisinine 69
arts 219
arts-bricoleur 150
arts-patiëntrelatie 165
– humanistisch model 176
– strijdmodel 175
– technologisch model 175
asepsis 203
Aspirine 72, 124
Atlantic Charter 268
Auenbrugger, Leopold 103
auscultatie 171
Avicenna 67, 76, 213
Ayurveda 74

B

Babinski, Joseph 56
bacteriologie 233
barmhartigheid 194
basisverzekering 273
Baumol-effect 271
Bayer 72, 124
Bayle, Antoine 55
Beard, George 61
beeldvormende techniek 158
behandeling 168
– systemisch 183
– zedekundig 246
behandelstijl 181
Bentham, Jeremy 229
Bernard, Claude 116, 118, 132
beroep 211
Bertillon, Jacques 43
besmettelijke ziekte 219
betekenisgeving 21
Beveridge-gedachtegoed 269
Beveridge-rapport 236
Beveridge, William Henry 262, 268, 273
bevolkingsonderzoek 241
Bichat, Xavier 104
Billroth, Theodor 185
Bins-Vunderink 174
biomedische wetenschap 78
biometer 233
biometrische school 136
biopiracy 72
bioprospecting 71
Bismarck-model 267
Bismarck, Otto Eduard Leopold von 262, 264
Boccaccio, Giovanni 24
Boë Sylvius, Franciscus dele 101
boekenkennis 92
Boerhaave, Herman 88, 93, 101
Bontius, Jacobus 71
Boorse, Christopher 44
Borst-Eilers, Els 141, 222
borstkanker 182
Bradford Hill, Austin 138, 140
Bright's disease 104
Broca, Paul 58
Broussais, François 105, 186
Brücke, Ernst 117

C

Cabanis, Pierre 54, 102
Cabanis, Pierre-Jean-Georges 198
Caeciliagasthuis 100
Canguilhem, Georges 46
Caplan, Gerard 239
care 78, 176
Casanova, Giacomo 28
Celsus 212
Centrale Commissie voor de Volksgezondheid 270
Chadwick, Edwin 230
Charcot, Jean-Martin 55, 56
Chinese geneeskunde 73
chirurgijn 181, 215
cholera 9, 230
chronische ziekte 138
classificatie van doodsoorzaken 11
Cleyer, Andreas 71
Cochrane, Archie 140
Cochrane Collaboration 142
Cohen, Levy Ali 233
collectieve zonde 24
collegium medicum 216
commentaar 89
Commissie Alternatieve Geneeswijzen 77
commissie-Dekker 272
Commissie van Geneeskundig Onderzoek en Toevoorzigt 217
communicatie 83
– met patiënt 166
constitutie 166
constructivisme
– idee- 41
– object- 41
constructivistische benadering 93
consultatiebureau 30, 250
consultatiepatroon 170
contingentie 40, 41
controverse 105, 106
Coolsingelziekenhuis 199
Cooper, David 252
Cooper, Rachel 47
corridorhospitaal 196
cortison 124
Corvisart, Jean-Nicolas 103
creating likeness 154
Crick, Francis 42
critical appaisal 142
cure 78, 176
Curie, Marie 183

D

d'Amador, Benigno Risueño 131
d'Arsonvalle, J. Arsène 150
Darwin, Charles 114
De la Tourette, Gilles 56
degeneratie 29, 30, 235
degeneratieve ziekte 236
dehumanisering 173
Dekker-plan 273
denkcollectief 188
denkstijl 181
– lokalistisch 185
– ontologisch 185
depressie-epidemie 255
Descartes, René 54
determinisme 60, 133
diagnose 166, 168
Diagnostic and Statistical Manual of Mental Disorders (DSM) 5, 37, 39
diathermie 150
differentiaaldiagnose 171
disease 78
DNA 124
doctor medicinae 166, 181, 213, 216
doelmatigheid 274
Doll, Richard 138
Donders, Franciscus Cornelis 150
doodsoorzaak 219
dosa 75
doxografie 91
drinkwaterfluoridering 239
Du Bois-Reymond, Emil 116, 117
dualisme 53

E

ECG-apparaat 155
echelonnering 205
eed van Hippocrates 177
eenheid van bevoegdheid 217
eenheid van opleiding 217
eenheid van stand 216, 217, 218
Ehrlich, Paul 183, 186
Einthoven, Willem 151, 154
elektrocardiograaf 147
elektrocardiogram 154
emetine 72
Enthoven, Alain 262, 272
epidemiologische polarisatie 16
epidemiologische transitie 6, 138
ervaringskennis 92
Esquirol, Jean-Etienne Dominique 55
eugenetische beweging 234
evidence-based medicine (EBM) 83, 85, 129, 142, 223
experiment 116

F

Farr, William 133, 231
Feinstein, Alvan 140
Finsen, Niels 150
Fleck, Ludwik 181, 188
Flexible Assertive Community Treatment (FACT) 245
Fliedner, Theodor 202
Flourens, Jean Pierre 58
Foreest, Pieter van 98
Foucault, Michel 41, 100, 221
Foudraine, Jan 254
Fourcroy, Antoine 102
Framingham Heart study 238, 239
Frank, Johann Peter 228
Franse school 197
Freidson, Eliot 212, 223
Freud, Sigmund 56
Fulford, Bill 45
fysiologie 112, 115

G

Galenus, Claudius 53, 88–91, 98, 105, 183, 185, 212, 213
Gall, Franz-Joseph 58
Galton, Francis 136, 234
gasthuis 193, 195
Gaussische verdeling 134
geest 51, 52
geestelijke gezondheidszorg (GGZ) 245, 251, 255
geestelijke volksgezondheid 249
Gemeentelijke gezondheidsdiensten (GGD) 32, 266
Gemeentewet 218, 262, 264
geneeskunde
– palliatief 182, 188
Geneeskundig Staatstoezicht 11, 218, 233
Geneeskundige Inspectie voor de Geestelijke Volksgezondheid 256
geneeskundige plaatsbeschrijving 229
Geneeskundige Staatsregeling 229
genomics 159
gereguleerde concurrentie 272, 274
Geuns, Matthias van 228
gezondheidscultuur 234
Gezondheidsraad 67
gezondheidsvoorlichting en -opvoeding (GVO) 239
Gezondheidswet 265
gezondheidszorg als recht 261
gilde 215
goddelijke orde 25
Graham, Evarts 138

grande chirurgie 216
Greenwood, Major 136
Groen, Joannes Juda 61
Grotjahn, Alfred 234, 235
guaiacum 71

H

Halsted, William 171, 185
hart- en vaatziekte 13
Harvey, William 42, 53, 92, 105
Helmholtz, Hermann von 117, 150
heroïnegebruik 255
hindermacht 272
Hippocrates 29, 87–89, 91, 98, 102, 104, 130, 167, 185, 212
– eed van 177
hiv/aids 21
hofbouw 195
holisme 45, 73
homoseksualiteit 37
Hongerwinter 11
Hôpital Lariboisière 200
hospice 188
hospitalitas 194, 205
Hounsfield, Godfrey 158
HPV 32, 33
huisarts 219, 220
hulp als recht 252
humorale theorie 185
humores 73, 215
hygiena privata 228
hygiena publica 227
hygiënische beweging 233
hygiënist 15, 229, 231
hysterie 55, 56

I

idee-constructivisme 41
Illich, Ivan 221
illness 78
individualisering 271
inenting 26
inoculatie 26
insuline 124
International Classification of Diseases (ICD) 5, 37, 39, 83
International Classification of Functioning, Disability and Health (ICF) 5
internet 175
Invaliditeits- en Ouderdomswet 264
ipecacuanha 71
Islam 76

Register

J

Jelgersma, Gerbrandus 57
Jenner, Edward 26

K

kanker 13
Keats, John 30
Kelly, Howard 171
Kendell, Robert 43
keuzevrijheid 273
kinine 69
Kleinman, Arthur 78
kliniek 135
klinische blik 100
klinische casus 87
klinische epidemiologie 140
klinische school 217
Koch, Robert 29, 120, 121, 170
koepokbestrijder 26
koepokinenting 230
kookboekgeneeskunde 142
Kos 67
kostenopdrijvende innovatie 157
kostenstijging 205, 271, 272
Kraepelin, Emil 58
Krankzinnigenwet 247, 263
Kräupl Taylor, Frederick 47
Kruisvereniging 30, 265
Kuhn, Thomas 42
kwaliteit 274
kymograaf 148

L

laboratorium 114, 135
Laennec, René 149
lage rugpijn 51
Laing, Ronald D. 252
Lalonde, Marc 239
Latour, Bruno 43, 121
laudanum 72
leefstijl 239, 241
leerproces 148, 159, 160
lepra 22, 23, 33
lepragasthuis 23
Librium 251
lichaam 51, 52
lichamelijk onderzoek 168, 174
Liebig, Justus 113
Lind, James 130
Lister, Joseph 121, 184, 203
logica van de bureaucratie 223
logica van de markt 223
logica van de professie 223
logica van het kiezen 176
logica van het zorgen 177
lokaliserende en systemische curatieve zorg 190
longtuberculose 12
Louis, Pierre 106, 130
Ludwig, Carl 116, 117, 148

M

Maatschappij tot bevordering der Geneeskunst (NMG) 233
magic bullet 186
magnetic resonance imaging (MRI) 58, 147
maha-bhu-ta 75
malaria 9, 70
Marcgraf, Georg 71
Marie, Pierre 56
marktwerking 211, 223, 273
materialisme 53, 60, 73
– niet-reductief 61
McKeown, Thomas 15, 221
Medical Humanities 85, 94
medicalisering 39, 196
Medisch handelen op een tweesprong 141, 222
medisch specialist 219
medische encyclopedie 89
medische politie 228, 229
medische statistiek 231
Meerenberg 247
Menschlievend Besluit 246
methadon 255
miasmatheorie 184
micro- en macrokosmos 75
microbiologie 112
Mol, Annemarie 176
Montaigne, Michel de 169
moralisering 27
morfine 72
moxibustie 74
Muller, Johannes 117
multimorbiditeit 18

N

narcose 203
narrative-based medicine (NBM) 83, 85, 94
Nederlands Huisartsen Genootschap (NHG) 220
Nederlandsche Maatschappij tot bevordering der Geneeskunst (NMG) 11, 170, 217
Nederlandse Patiënten Consumenten Federatie (NPCF) 175
Nederlandse Vereniging Kritisch Prikken 32
neoliberaal denken 273
new public health 240
Nightingale, Florence 200
Nordenfelt, Lennart 45
normaalverdeling 133
numerist 132

O

objectivering 154
objectiviteit 106
observeren 97
Offray de la Mettrie, Julien 54
Oldendorf, Willem 158
Omran, Abdel 6, 7, 13
onderzoek
– lichamelijk 168
Ongevallenwet 264, 267
ontzuiling 239, 272
oogspiegel 150
organische chemie 114
Orta, Garcia de 70
Osler, William 170
overzichtswerk 89

P

palliatieve zorg 188, 190
palpatie 171
paradigma 42
paradox van de moderne gezondheidszorg 18
Parijse kliniek 101
particuliere ziektekostenverzekeraar 269, 271, 273
Pasteur, Louis 42, 120, 121, 170, 203
paternalisme 165, 223
pathologie 115
patiënt
– mondig 165, 175
patiëntenrecht 174
patiëntenvereniging 165, 175
paviljoentype 199
Pearson, Karl 136
Pelletier, Pierre-Joseph 69
penicilline 124
Penn, Jacobus 265
pensioen 261
percussie 103, 171
Pergamum 67
personalized medicine 159
pest 7, 24

pestgasthuis 24
petite chirurgie 215
Pettenkofer, Max von 123
Pinel, Philippe 55, 246
placebo-effect 171, 173
Plantes, Bernard Ziedses des 156
Plato 52
Plinius 212
pokken 9, 25, 33
polariteit
– regionale 16
– sociale 16
polikliniek 204
poliovaccin 124
popularisering 89
Porter, Roy X
postmoderne staat 221
Power Cobbe, Frances 119
preventie 15, 16
privaat verzekeringsarrangement 268
probabilisme 133
professie 211
prognose 166
psychofarmacum 251
psychosomatiek 61, 172
PubMed 84

Q

Q-koorts 240
qi 73, 74
Quality Adjusted Life Year (QALY) 129
Querido, Arie 250
Quetelet, Adolphe 133

R

randomized controlled trial (RCT) 137, 140
Rang, Jacob Folkert 174
rassenpolitiek 235
realisme 37, 39
realist 48
reductionisme 45, 60, 72, 73
Reede, Henricus van 71
reglementarist 29
Reil, Johann Christian 246
reizende meester 216
repetitive strain injury (RSI) 62
Rhijne, Willem ten 74
richtlijn 142, 223
Rijksvaccinatieprogramma (RVP) 5, 32, 236
risico 262
risicofactor 236, 238
risicoprofiel 269

risicoselectie 269
risicosolidariteit 269, 272
risicoverevening 273
Röntgen, Wilhelm Conrad 152
röntgenapparaat 147, 152, 155
rubella 240
Rufus van Efese 88
Ruysch, Frederik 98, 99
Ryle, John 236

S

Sackett, David 140, 142
sanatorium 15, 30
sanitaire hervorming 230
SARS 240
Saunders, Cicely 188
Schroeder van der Kolk, Jacob 247
selective serotonine re-uptake inhibitor (SSRI) 255
Semmelweis, Ignaz 184
Serturner, Friedrich 72
sfygmograaf 148
shared decision making 176
Shattuck, George 133
Shorter, Edward 165, 171, 175
Sigerist, Henry X
Skoda, Joseph 149
sociaal constructivisme 37, 39, 40, 48
sociale beheersing 262
sociale geneeskunde 236
sociale hygiëne 233, 234
sociale kwestie 30
sociale rechtvaardigheid 229, 261
sociale verzekering 263
Socrates 52
solidariteit 262, 274
soma 76
somatisatie 61
somatisch onvoldoende verklaarde lichamelijke klachten (SOLK) 61
Southwood Smith, Thomas 230
Spaanse griep 11
specialisme 219
specialistenregister 220
specificiteitsdenken 122
specificiteitsprobleem 187
staatsvorming 216
standaardisering 136, 204
statistiek 135
stethoscoop 147, 149
Stevens, Edward Fletcher 204
Stichting Centraal Orgaan Ziekenhuistarieven 270
stochastische traditie 130
Structuurnota 271
suggestie 171

supportive care 188
Sydenham, Thomas 186
syfilis 27, 33, 55
Szasz, Thomas 41

T

tai chi 74
Temkin, Owsei 182
thermometer 147, 149
Thorbecke, Johan Rudolph 11, 218, 233, 263
Tijgerbalsem 72
toegankelijkheid 269, 272, 274
total pain 189
Traditional Chinese Medicine (TCM) 74
Tu, Youyou 69
tuberculose 29, 33, 234

U

universiteit 213

V

vaccinatie 26, 219
– patroon 26
– weigeraar 32
– weigering 227
vakterminologie 83
Valium 251
vergrijzing 271
verhandeling 89
Verlichting 228, 246
verouderende bevolking 18
verpleegkundige zorg 202
verzekering 261
verzekerings- en acceptatieplicht 273
verzorgingsstaat 236, 262, 267, 271
verzuiling 265, 266
Vesalius, Andreas 92, 184
Virchow, Rudolf 115, 230
visual literacy 97
vitalisme 132
voorbehouden handeling 222
vroegdiagnostiek 236

W

Wakefield, Jerome 45
waterzucht 104
Watson, James 42
Welch, William 171
welvaartspeil 15

Register

welvaartstoename 15
Wereldgezondheidsorganisatie (WHO) 83, 236, 239
westerse beschaving 68
Wet op besmettelijke ziekten 233
Wet op de beroepen in de individuele gezondheidszorg (Wet BIG) 211, 221
Wet op de besmettelijke ziekten 265
Wet op de Uitoefening der Geneeskunst (WUG) 211, 217, 264
Wet op het Geneeskundig Staatstoezicht 6, 264
Wet op het Hoger Onderwijs 217, 218
WHO-congres 77
Wilson en Jungner, criteria van 241
Wortley Montagu, Lady Mary 26
Wulff, Henrick 140
Wunderlich, Carl 101, 149
Wundt, Wilhelm 58
Wynder, Ernst 138

Ziektewet 264
ziel 51, 52
zonde 22
Zorgakkoord 261
Zorgkaart Nederland 175
Zorgmonitor 175
Zorgverzekeringswet 274

Y

yang 73
yin 73

Z

zelfmedicatie 166
zelfregulering 274
Zelfstandig bestuursorgaan (ZBO) 273
zenuwstelsel 52
ziekenfonds 263, 267, 269
Ziekenfondsenbesluit 220, 267
Ziekenfondsraad 270
ziekenhuis 193
Ziekenhuiscommissie 270
ziekenhuismodel
– Allgemeines Krankenhaus 199
– corridorziekenhuis 199
– paviljoentype 199
– stadsziekenhuis 199
ziektebegrip
– fysiologisch 182
– ontologisch 182, 186
ziektebeschrijving 98
ziekteduur 17
ziektegeschiedenis 83, 86–88
ziektelast 17, 18
ziektemodel 43
– biomedisch 48
– cultureel-maatschappelijk 48
– holistisch 48
– subjectief 48
ziektepatroon 17

MIX
Papier aus verantwortungsvollen Quellen
Paper from responsible sources
FSC® C105338

If you have any concerns about our products,
you can contact us on
ProductSafety@springernature.com

In case Publisher is established outside the EU,
the EU authorized representative is:
**Springer Nature Customer Service Center GmbH
Europaplatz 3, 69115 Heidelberg, Germany**

Printed by Libri Plureos GmbH
in Hamburg, Germany